백혈병 클리닉
Leukemia Clinic

급성 골수성·림프구성 백혈병/만성 골수성·림프구성 백혈병
골수이형성증후군/골수증식성 질환/다발성 골수종

성주명 지음

군자출판사

백혈병 클리닉 2nd.ed.
Leukemia Clinic

제1판 1쇄 인쇄 | 2005년 1월 4일
제1판 1쇄 발행 | 2005년 1월 7일
제2판 1쇄 발행 | 2007년 4월 20일
제2판 2쇄 발행 | 2008년 10월 15일
제2판 3쇄 발행 | 2017년 1월 1일
제2판 4쇄 발행 | 2022년 1월 27일

지 은 이 성주명
발 행 인 장주연
편집디자인 최진하
표지디자인 박봉래
발 행 처 군자출판사(주)
등 록 제 4-139호(1991.6.24)
본사 (10881) **파주출판단지** 경기도 파주시 회동길 338(서패동 474-1)
전화 (031) 943-1888 팩스 (031) 955-9545
www.koonja.co.kr

* 파본은 교환하여 드립니다.

ISBN 978-89-7089-906-0

정가 25,000원

첫째판 서문

우리말에 "청천벽력(靑天霹靂)같다" 라는 말이 있는데 이 말은 대부분의 백혈병 환우들이 의료팀으로부터 백혈병에 걸렸다는 말을 처음에 전해들었을 때 받는 느낌일 것이다. 유년기, 청소년기, 장년기 및 노년기에 각각 그 나름대로 삶에 대해 기대와 목표를 갖고 살아가는 중에, 해마다 기천명씩이나 "백혈병" 으로 인생의 큰 암초에 부딪치게 되는 것이다.

저자는 1980년, 연세대 의과대학을 졸업한 후 1982년부터 1985년까지 일리노이대학에서 내과전공의 과정을 수료하던 중, 백혈병을 포함한 혈액종양에 관심이 생기게 되었다. 백혈병은 치료가 잘 안된다(10명 중 1-2명이 완치)는 고정관념이 있었던 저자에게, 수련의 과정동안의 경험은 놀랍게도 3사람 중 1사람은 완치가 되는 것이었다. 이러한 발전된 결과들에 대해 저자는 무척 고무되었으며, 결국 85년부터 88년까지 백혈병치료의 선두주자 중의 하나인 텍사스에 있는 M.D. 엔더슨 골수이식센터에서 전임의 과정(fellowship)을 받게 되었다. 이 기간동안 직접 환자들을 돌보면서 많은 백혈병이 완치될 수 있다는 경험을 할 수 있었다. 특히, 일부의 급성백혈병(소위 예후가 좋은 일부의 급성백혈병)에서는 항암제만으로 70%이상 완치가 되고 있었으며, 형제간의 동종골수이식시 2/3에서 완치가 되는 것이었다.

저자는 89년에 M.D. 엔더슨 병원의 "Blood and Marrow Transplantation" 과의 교수로 임명받고 줄곧 1996년 12월까지 혈액학과의 50여 명의 교수들과 근무하였다. 이 기간동안, 전임의 시절보다 더욱 어려운 환자들을 많이 돌보게 되었고 골수이식을 위해 정상공여자로부터 골수채취를 하는 과정을 자주 실시하다 보니(M.D. 엔더슨 골수이식센터 팀은 한 해에 골수이식을 500여 케이스 이상을 시행) 저자에게는 종아리에 정맥류(靜脈瘤)가 생기기도 하였다. 돌이켜볼 때 그곳에서의 생활은 무척 고된 훈련이었다. 전임의임에도 불구하고 미국 내의 타 대학병원과는 달리 3-4일마다 한번씩 당직을 하며, 전세계에서 몰려 온 어려운 백혈병 등 혈액종양계통의 환자들의 치료에 온 힘을 쏟아야 했다. 그 당시에는 고된 과정에 대해 불평내지는 후회까지 했었지만 이제는 그 당시의 어려웠던 훈련과 경험을 오히려 고맙게(?) 생각하며 살고 있다. 그 훈련이 지금의 어려운 상황의 환자들 치료에 있어 큰 도움이 되는 것을 경험하게 된다.

1997년, 17년간의 미국체류생활을 접고 이화의료원으로 자리를 옮긴 후, 지난 수년간 여러 혈액종양 환우들을 치료하며 많은 경험을 하며 반복적으로 느끼는 것이 있었다. 환우들이 혈액종양 전반에 걸쳐 어느 정도 지식은 갖고 있으나, 많은 경우 정확하지 않은 정보를 갖고 있다는 것이었다. 그 결과 완치에 대한 너무 비관적인 태도를 보이는가 하면, 정립되지 않은 "대체의학"에 심하게 의존하는 경향도 있다. 물론, 진단과정 및 치료과정이 너무 복잡하고 난해(難解)해서 이러한 결과를 초래한 것이라고 이해가 되는 면도 있지만 의료진들이 그간 백혈병에 관해 환우들에게 충분한 정보를 제공하지 못한 면도 인정해야 될 것 같다. 따라서, 『백혈병 클리닉』은 백혈병으로 고생하는 환우들에게 질환에 대한 이해를 넓히고 또 우수한 치료를 통해 완치가 잘 될 수 있다는 희망을 드렸으면 하는 마음이다.

한편, 2004년도에 들어서며 치료가 더욱 혁신적으로 바뀌고 있으며 그 결과 완치(完治)율이 좋아지고 있다. 특히, 산모가 아기를 출산하며 생기는 탯줄피(제대혈)를 이용한 제대혈이식(臍帶血移植, Cord Blood Transplantation)이 소아 백혈병에서는 무척 보편화되고 있다. 즉 소아에서는 형제간 골수이식이 불가능할 경우 타인제대혈이식을 통해 타인골수이식과 동등한 결과를 기대해 볼만하다. 또한 제대혈이식은 성인 백혈병(60kg 이상)에서도 조직항원이 맞는 형제나 타인 골수가 없는 경우에는 충분히 고려해 봐야 하는 것이다. 또한 만성백혈병에서 글리벡의 출현은 이미 큰 사건(?)이 되었으며, 급성백혈병의 경우에도 백혈병에만 표현되는 단구성 항체를 이용한 신약의 개발이 무척 기대가 되고 있다. 즉, 분화(分化)하는 모든 세포, 특히 백혈병세포를 목표로 하는 기존 화학요법에 비해 monoclonal antibody(단(單)클론(clone) 항체(抗體))등 새로 개발되는 신약들은 유전자 중에서 손상된 부분에만 목표로 하기에 문제가 없는 정상세포들에게는 피해를 주지 않는다. 그 결과, 더욱 효율적인 치료가 되며 일반적인 화학요법 후 흔히 보는 독성(탈모, 설사, 장염 등)이 대폭 줄게 되는 것이다. 따라서 공상영화에서 나오듯 몇 개 알약을 복용하고서 백혈병이 치료도 되고 또 재발도 막게 되는 등이 미래에는 현실이 될 수도 있어 보인다.

마지막으로, 이 책의 저술에 필요한 많은 지식과 경험을 내과 수련의 과정 중 쌓게 도와주신 일리노이대학(Univ. of Illinois)의 Alan Hatfield 교수님과 전임의 과정 중 백혈병의 치료와 골수이식에 관해 많은 것을 가르쳐 주신 M.D. 엔더슨병원의 백혈병센터 소장인 Hagop Kantarjian 및 골수이식센터 소장인 Richard Champlin 교수님께 감사를 드린다. 또한 이 책의 저술 과정을 도와주신 이화조혈모이식센터의 문영철, 이경은, 남승현 선생님과 소아백혈병에 관해 조언해 주신 유은선 선생님, 교정에 수고하신 박미현, 구현아 코디네이터, 군자출판사 장주연 사장님 이하 직원들께 감사의 말을 전하고 싶다. 또한 1997년 이후 늘 이화조혈모이식센터를 후원해 주신 윤후정 이사장님, 우복희 상임이사님과 윤견일 의료원장님, 서현숙 목동병원장님, 무균실과 82병동의 의료팀과 간호팀, 진단검사의학과의 교수님들, 2층 조혈모이식센터의 외래 간호팀, 이화조혈모이식센터 연구팀과 의료진을 위해 늘 기도해 주시는 어머니, 아내, 두 자녀(아용, 선용), 친우들과 교우들께 감사의 말씀을 꼭 드리고 싶다.

저자 성 주 명

둘째판을 출간하며

2005년 1월에 첫 판이 나온 이래 여러 환우분들로부터 책에 대한 반응/평가가 비교적 긍정적이었다. 특히 백혈병에 대한 정보가 아쉬운 터에 환우의 보호자들이 "본서를 접하면서 덜 불안하고..." 또는 "치료일정에 대해 덜 궁금하다"고는 평을 들을 때 저자로서 보람을 느낄 수가 있었다. 더 나아가서, 개중에는 환우들이 "힘을 내게 되었습니다" 또는 "내게도 희망이 생겼습니다" 등의 말을 들을 때는 저술과정에서 힘들었던 기억은 어느덧 사라지고 오히려 기쁨이 밀려오곤 했다.

이제 1년 반여가 지나 '백혈병 클리닉' 둘째판을 인쇄하는 이시점에서, 여러곳에서 그 내용을 바꾸게 되었다. 왜냐하면 '백혈병클리닉'이 출간된지 불과 얼마 안된 1년 여 동안의 기간이었지만 혈액학은 빠른 속도로 발전하고 있기 때문이었다.

이번 둘째 판에서는 급성백혈병, 만성백혈명 및 골수이형증후군에서 앞으로 기대가 되는 신약이 보강되었으며, 감염과 통증에 대한 대처, 구토증에 대한 치료 등이 보강되었다. 그 외에도 소아백혈병 치료에서 제대혈이식을 포함한 최근 발전상과 다발성골수종이 새로운 chapter로 첨가되었다. 또한, 환우들이 치료를 받는 과정에 동사무소, 구청 등 나라에서 경제적으로 도움을 받는 길과 사단법인 등을 통해 경제적인 지원을 받는 방법 등을 보강시켰다.

글리벡이 만성골수성 백혈병 치료의 현격한 발전에 기여함으로 백혈병 전문의들 자신 조차도 놀라게 했듯이, 급성백혈병, 골수증식성 질환(골수이형성증후군을 포함한) 및 다발성 골수종에서도 수년내로 target(목표선별)치료(즉, 정상세포는 건드리지 않고 혈액종양 세포만 사멸시키는 기술)가 지속적으로, 또 빠르게 발전할 것이라 믿어지며, 그 결과 완치율은 더 좋아지리라 생각된다.

그러하건만, 현재에 있어서도 백혈병, 골수이형성증후군, 다발성골수종 등 혈액종양의 대부분 치료는 여전히 어려운 국면에 있다고 고백할 수밖에 없다. 혈액종양으로 시달리는 환우 본인은 물론이지만, 또한 그 보호자들(남편, 아내, 부모, 자녀들)이 함께 큰 고통 속에 지나는 것을 저자는 잘 알고 있다. 특히 치료가 잘 되지 않는 환우를 만날 때는 의료진 역시 괴로우며, 환우분들과 그 주변 분들께 어떻게 위로의 말을 드릴지 정말 막막하기 조차하다. 그러나 저자가 존경하는 M. Scott Peck박사의 저서 "The road less traveled" 에서 인용한 글로 독자분들께 조금이라도 위로해 드리고 싶다.

Life is difficult.
This is great truth, one of the greatest truths. It is a great truth because once we truly see this truth, we transcend it. Once we truly know that life is difficult-once we truly understand and accept it-then life is no longer difficult. Because once it is accepted, the fact that life is difficult no longer matters.

"인생은 힘든 것" 이다.
이것은 우리가 알고 있는 여러 중요한 진리 중, 가장 중요한 진리 중 하나이다. 그러나 우리가 이것을 직시하기만 한다면 우리는 '인생은 힘든것 이다' 라는 사실을 초월 할 수 있게 된다. 즉, "인생은 당연히 힘든 것" 이라는 것을 잘 이해하고, 그것을 받아들인다면, 그 순간부터 인생은 더 이상 힘들지 않게 되며 그것이 고뇌의 대상이 되지 않게 된다.(저자주)

삶이란 대부분이 우리가 조절할 수 있는 것 보다는 더 많은 부분이 우리가 조절을 할 수 없는 것들로 점철되어지고 있는 것 같다. 그것이 사실이라면 바꿀 수 있는 것은 우리의 삶에 대한 태도(또는 자세)인 것 같으며, 그러기에 삶에 대한 태도/자세야말로 성공적인 삶을 영위하게 하는 비밀의 열쇠라고 말할 수 있겠다.

저자 성 주 명
Chunyung Sung, M.D.

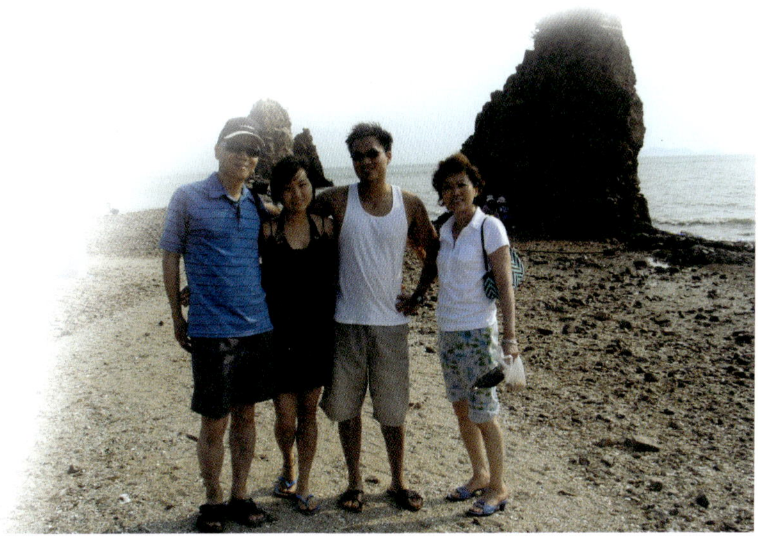

목차

제1부 피와 골수

제2부 백혈병 진단이 내려지며

제 3부 백혈병 치료를 통과하며

제 4부 퇴원을 하며

제5부 백혈병 치료 이후 새로운 삶을 얻은 환우들의 생생한 이야기

제 6부 백혈병과 유사한 질환들(골수이형성 증후군 / 골수 증식성 질환)

제 7부 다발성 골수종

제 8부 기억해야하는 주요 정보들

제1부

피와 골수

1. 골수/조혈기관 및 조혈성장인자에 관하여
2. 피에 대한 이해
3. 골수의 기능이 망가질 경우 생기는 일들

1. 골수/조혈기관 및 조혈성장인자에 관하여

1) 골수의 기능에 관하여

골수(骨髓, Bone Marrow)는 우리 몸에 있는 피를 만드는 중요한 곳이다. 이곳에서는 매초마다 무려 천만개 정도의 세포들을 만들어서 백혈구, 적혈구, 혈소판 등으로 피 속에 공급해주고 있다. 동시에 매초마다 천만개 정도의 피 세포들이 죽어 사라지게 된다.

따라서, 골수는 정확한 수요-공급의 법칙에 따라 긴밀하게 활동하고 있는 것이다. 예를 들면, 잇몸에 염증이 생기거나 폐렴 등의 염증이 생겼을 때는 각종 균(박테리아 등) 등과 싸우기 위해 천문학적인 백혈구 수가 증가하게 되며, 반대로 염증이 조절되면 급격히 백혈구 수가 줄어서 정상을 회복하게 된다.

이외에도, 갑자기 예기치 않은 출혈이 있는 경우(예, 장 출혈 등), 골수에서는 적혈구를 순환하는 혈액 내로 퍼부어내어 피 부족으로 생기는 산소부족을 방지하게 된다. 이러한 현상은 출혈이 멎으면 다시 정상을 되찾게 된다.

또한 고산(高山)지대에 가게 되면 산소가 부족하게 된다. 이때 몸에 필요한 산소를 메우기 위해, 골수에서는 적혈구 생성을 활성화시켜 피로 보내게 된다. 결과적으로 피 안의 적혈구의 농도(헤모글로빈)가 높아지게 된다.

이러한 놀라운 몸의 변화를 전문 운동가(예, 육상선수)들은 활용하고 있다. 즉, 중요한 육상경기 전에는 많은 선수들이 고산지대에서 훈련을 함으로써 골수에서 적혈구가 피로 많이 나오도록 하게 되며, 결과적으로 높은 산소요구량에 잘 대처하게 되어 좋은 경기기록이 나오게 된다.

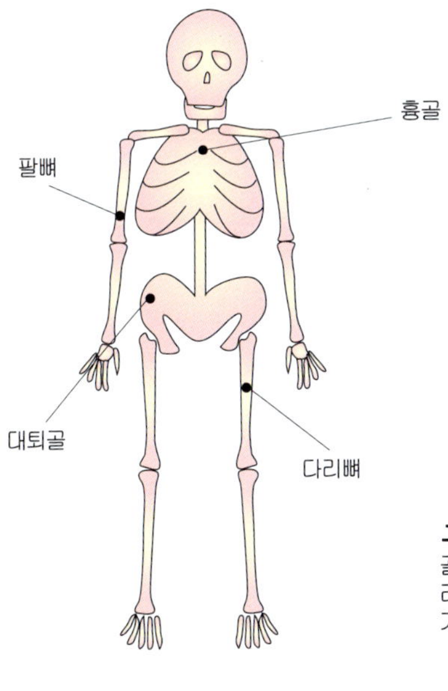

그림 1-1
골수(조혈모세포)를 많이 포함하고 있는 뼈들(팔이나 다리의 뼈보다 대퇴골의 뼈가 조직검사나 이식을 위해 채취가 가장 용이하여 널리 사용됨)

2) 피를 만드는 곳인 조혈기관의 변천과 림프시스템 및 비장에 관하여

(1) 조혈기관(造血器官, Hematopoietic Organ)의 발전과정

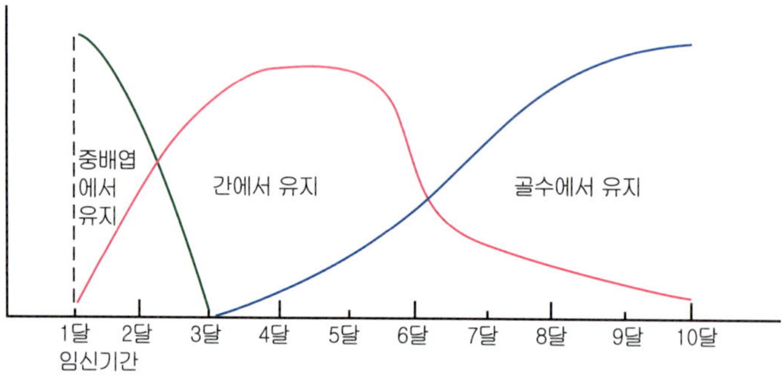

그림 1-2A 태아는 시간이 지남에 따라 피가 만들어 지는 곳이 변경됨.

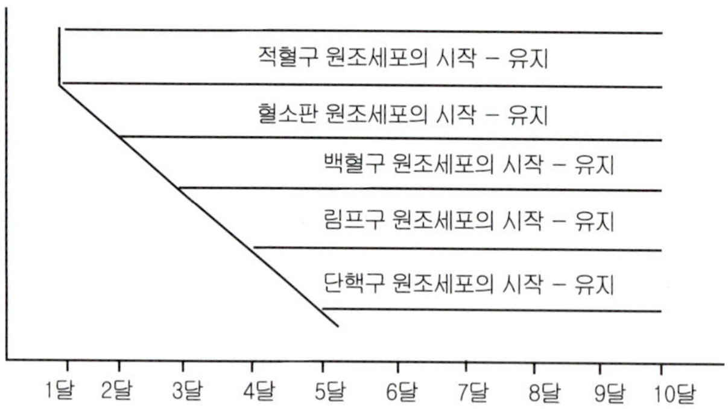

그림 1-2B 태아로부터 시간이 지나며 각각의 혈구생성이 시작됨.

① 중배엽기간(中胚葉期間, Mesoblastic Hematopoiesis)

난자가 수정이 된 후 불과 2-3주를 경과하면서 피를 만드는 응어리(Cluster, Island) 또는 혈구모세포(Progenitor)를 형성한다.

한달여가 되면 이들은 혈관망(Vascular network) 안에 머물게 된다. 다시 이들은 적혈구모세포(Primitive erythroblast) 등으로 분화가 된다.

② 간(Hepatic Hematopoiesis)에서 조혈을 담당하는 기간(태아 3-6개월째)

피를 만드는 주요장기가 이 기간에는 간으로 옮아온다.

③ 골수 조혈기간(Myeloid/Medullary Hematopoiesis)(태아 4-6개월부터, 출생, 또 그 이후)

중배엽과 간을 통해 유지되었던 혈구 모세포(Progenitor)는 이 기간동안 골수로 이동해서 일단, 태어날 때까지, 또 그 이후 유년기, 장년기, 노년기까지 조혈의 기능을 담당하게 된다. 태아 4-6개월부터는 골수의 내부가 공간을 형성하면서, 그 내용이 충실해진다. 이때부터는 활발하게 혈소판, 백혈구, 림프구 등이 형성된다.

(2) 림프 시스템(Lymphatic System)

① 림프결절(Lymph Nodes)

우리 몸 안에 있는 백혈구 중에는 림프구가 있으며, 이것이 많이 모여서 결절(結節)을 이루게 된다. 이들의 주된 임무는 각종 감염(感染)과 싸우는 것이다. 한편 이러한 결절은 악성 림프종의 주요 장소가 되기도 하며 그림1-3에서 보는 바와 같이 목, 빗장뼈, 흉골, 서혜부 주위에 주로 모여 있다.

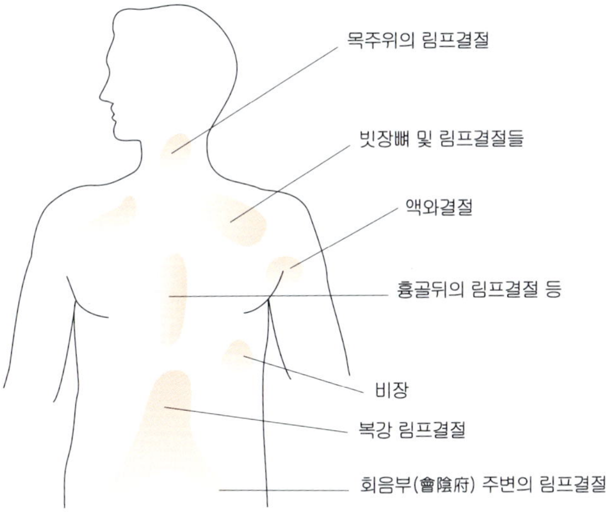

그림 1-3 림프결절

② 림프관(Lymphatic Ducts)

이는 림프결절과 림프결절을 연결하는 관이며, 염증 등이 있을 경우 백혈구는 림프관을 타고 가서 림프결절에 집결해서 외부에서 침입한 각종 균 등과 효율적으로 싸울 수 있게 된다. 한편 암이 몸에 존재할 때는 오히려 림프관을 따라 몸의 다른 곳으로 퍼지기도 한다.

(3) 비장에 관하여

이는 마치 피가 꽉 차있는 주머니와 같으며 크기는 10cm가량 된다. 비장(脾臟, Spleen)은 왼쪽 옆구리에 있으며 큰 충격에는 터질 수도 있다. 그 기능은 수명이 다 된 적혈구(수명: 약 120일)를 선별적으로 구분하여 피에서 제거하게 된다. 비장은 또한 피 속에 떠돌아다니는 박테리아 등을 처리하기도 한다. 따라서 바이러스균에 감염되거나 간질환 시 비장은 커지며, 악성 림프종이나 백혈병(특히 만성백혈병) 시 상당히 커지기도 한다. 심하게 커져 있을 때는 약간의 충격에도 비장이 파열할 수 있다.

T-림프구와 함께 B-림프구는 비장 안에서 작용하며 특히 비장 안에 있는 거식세포는 세포면에 당을 함유하고 있는 병원균을 제거해서 피로 배출시킨다. 그 대표적인 균은 뉴모코커스(pneumococci)와 메닝코커스(meningococci)이며, 따라서 비장이 없을 경우에는 수술 시 위의 두가지 균에 대해, 예방적 차원으로 반드시 항생제를 투여해야 한다.

3) 조혈성장인자

몸에 필요한 각종 피 세포들(적혈구, 백혈구, 혈소판)은 골수에 풍부한 조혈성장인자의 도움으로 골수 속에서 만들어져서 피로 나오게 된다. 그 중 대표적인 것으로는 에리트로포이에틴(Erythropoietin, 적혈구 생성에 관여), G-CSF/GM-CSF(백혈구 생성에 관여), 트롬보포이에틴(Thrombopoietin), 인터류킨-11(혈소판 생성에 관여) 등이다. 조혈성장인자(造血成長因子, Hematopoietic Growth Factors)는 마치 농부가 씨(조혈모세포)를 뿌린 후 잘 자라도록 하기 위해 주는 거름에 해당하는 것이다. 이들은 조혈모세포에 작용을 하기도 하지만 비교적 성숙하는 과정에 있는 세포에게도 작용한다(그림1-4).

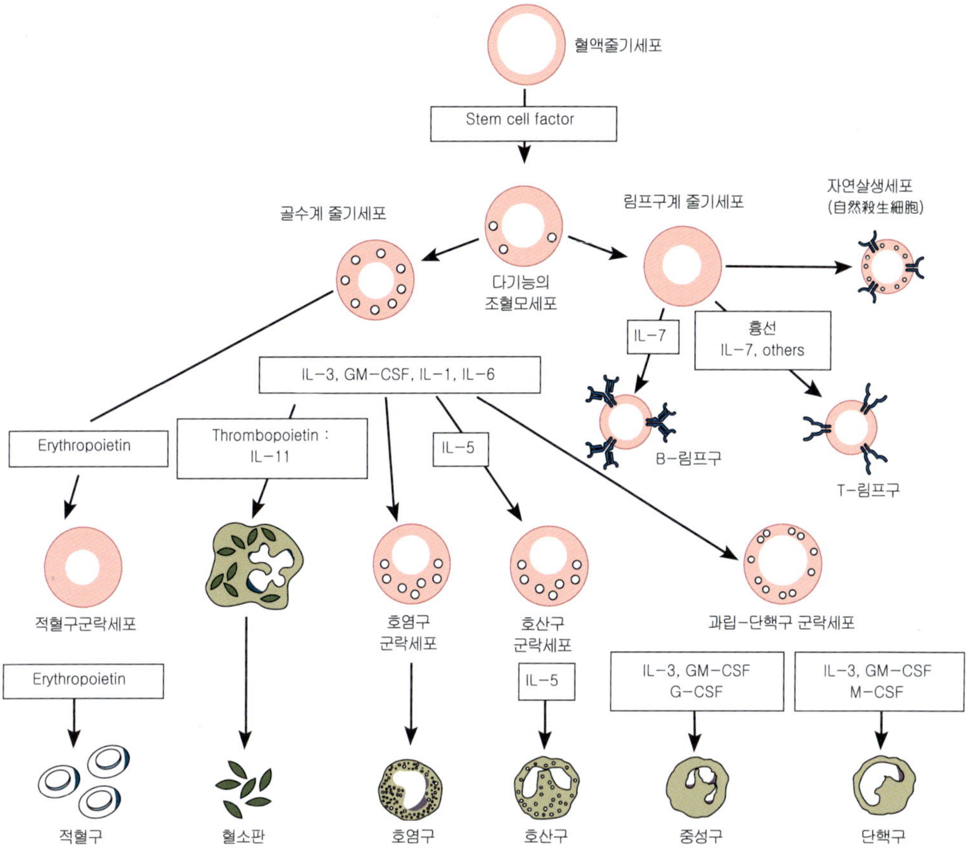

그림 1-4 림프결절
각각의 다른종류의 성장인자 : 각각의 세포들을 성숙시키도록 돕고 있다.

2. 피에 대한 이해

1) 어떻게 피가 만들어지나("조혈모세포"에 관하여)

골수 내에는 "조혈모세포(造血母細胞)"가 많이 상주하고 있다. 이는 조혈(造血)을 담당하는 어미(母)가 되는 세포이다(그림1-5). 실험 쥐에 치사(致死)량의 방사선을 조사할 경우, 그 쥐는 동종골수 이식을 받지 않는 한 생존할 수가 없다. 이때 동종골수이식을 통해 조혈모세포를 주입하게 된다. 실험결과에 의하면 치사량의 방사선조사 이후 이식 시 불과 10개 안팎의 "조혈모세포"를 주기만 해도 결국(2-3개월 이후) 이식 받은 쥐는 생존하게 된다. 그러나 사람의 경우에는, 이렇게 적은 수의 조혈모세포를 이식할 경우, 회복할 때까지 혈액성분의 수치가 낮은 오랜 기간(2-3개월)을 감염

(感染)이나 출혈로 버틸 수가 없게 되기 때문에 골수이식을 통해 대량의 조혈모세포(예 : 4×10^6 CD34 양성 세포/환자의 체중 kg)를 이식함으로써 불과 2-3주 내에 회복 또는 생착(生着)이 되도록 하는 것이다.

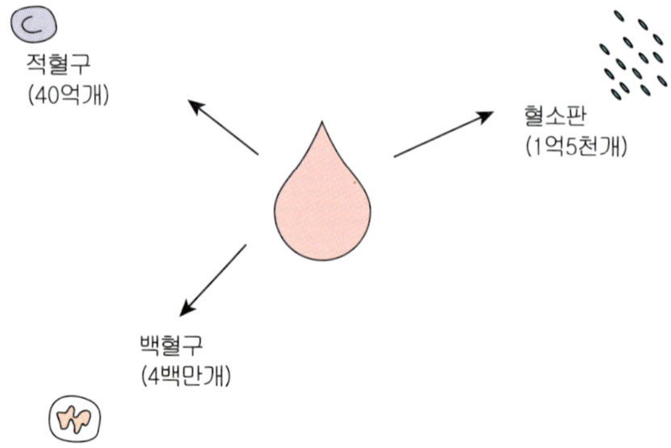

그림 1-5 한방울의 피에 들어있는 세포들

한편, 그림 1-4에서 보는 바와 같이, 조혈모세포에서 각각의 조혈성장인자의 지휘 하에 필요한 세포로 성숙해진다. 이러한 시스템은 출혈이나 감염 등의 경우 각각의 신체의 요구에 따라 필요한 세포들이 많이 생성되도록 조절하기도 한다.

2) 적혈구, 백혈구, 혈소판과 그 기능

(1) 적혈구

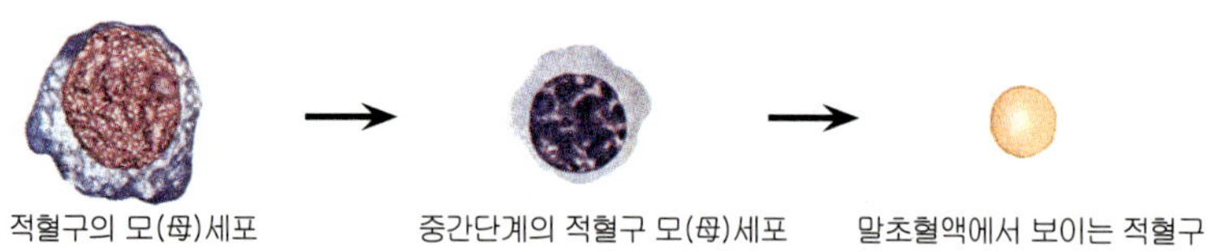

그림 1-6 적혈구의 발생과정

적혈구는 올림픽 경기에서 보이는 투원반에서 사용되는 원반과 비슷하게 생겼으며, 세포 속에 핵이 없다. 주요 임무는 폐를 통해 들어오는 산소를 각 조직으로 운반하는 일이다. 적혈구는 동맥을 통해 다니다가 폐, 심장, 근육 등에 산소를 공급하게 된다. 동시에 여러 장기로부터 이산화탄소를 거두어 들여서 정맥을 통해 폐로 운반하게 된다. 적혈구는 산소가 많이 함유된 경우에는 밝은 적색이지만 이산화탄소가 많이 함유되었을 때는 검붉은색으로 변한다. 따라서 동맥피는 밝은 적색이지만 정맥피는 검붉은 것도 그러한 이유이다.

피 $1mm^3$에는 5백만개의 적혈구가 있게 되며, 적혈구의 수명은 120일가량 이며 골수에서 생성된다. 적혈구의 숫자가 줄거나 적혈구가 운반하는 헤모글로빈이 적은 경우 결국 빈혈이 된다. 가장 흔한 빈혈은, 월경, 장출혈 등에 의한 철분결핍성빈혈이지만 경우에 따라서 재생 불량성 빈혈, 백혈병 및 악성 림프종 등 골수에 문제가 있을 때에 발생된다. 한편 적혈구는 그 표면에 혈액형을 결정하는 ABO와 Rh라는 항원을 갖고 있다.

(2) 백혈구

① 골수구세포 (Myelocytes)

이는 전체 백혈구의 50-60%를 차지한다. 기 십년 전에 최초로 세포의 모습을 관찰한 연구가들은 세포 안에 핵이 여러 개 있는 것을 발견한 후 "다핵(polynuctears)" 세포라고 이름을 붙였다. 그러나 최근 연구에 의하면 핵은 1개이며 단, 실과 같은 것에 몇 개의 핵의 부분들이 매달려 있는 것이다.

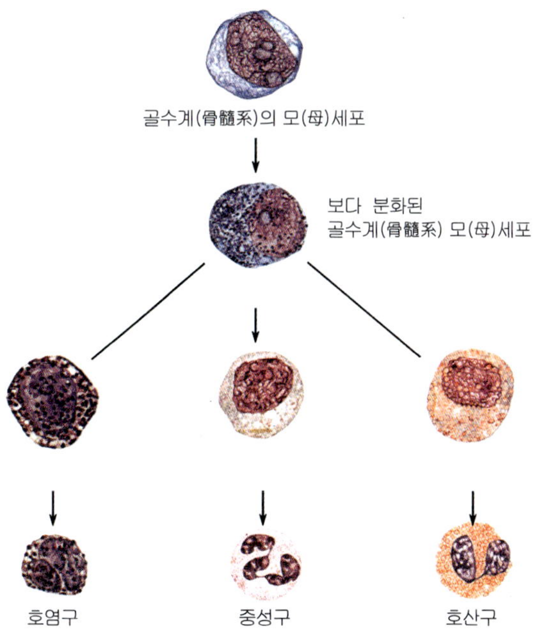

그림 1-7 골수(骨髓)계열 세포의 발생 과정

세포 안에는 작은 모래알(granules) 같은 것이 분포하며, 세포 염색시 푸르게 또는 붉게 보이게 된다. 따라서 골수구세포(myelocytes)는 과립백혈구 (granulocyte)라고 불리기도 한다. 또한 이러한 모래알(granule)같은 것의 색깔에 따라 호중구(好中球, neutrophil, 약간 푸른색), 호염구(好鹽

球, basophil, 보라빛) 또는 호산구(好酸球, eosinophil, 빨간색)로 구분된다.

각각의 기능을 요약하자면;

* 호중구는 몸에 생긴 감염(感染, infection) 시 증가한다.
* 호염구는 아직 정확한 기능이 밝혀지지 않는 상황이다.
* 호산구는 기생충 등에 의한 방어기전 시 또는 알러지 반응 시 증가하게 된다.

② 림프구세포(Lymphocyte)

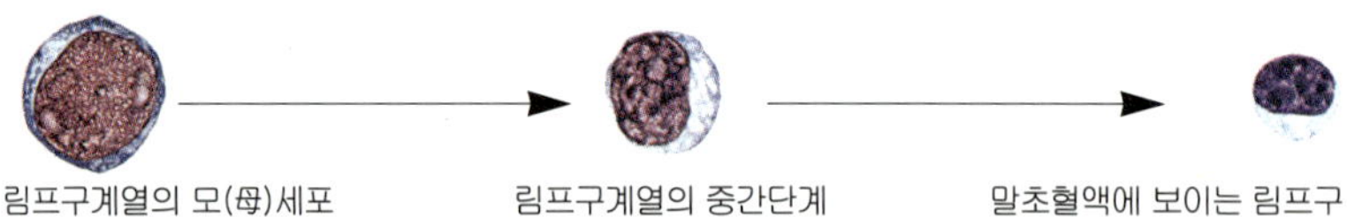
림프구계열의 모(母)세포
림프구계열의 중간단계
말초혈액에 보이는 림프구

그림 1-8 림프구 계열 세포의 발생과정

백혈구의 35-45%는 림프구가 차지하고 있다. 림프구는 크고, 동그스름한 핵(nucleus)을 갖고 있으며 세포 내에는 다른 백혈구에 보였던 과립(果粒, granule)이 보이지 않는다. 이들을 항체(antibody)를 만드는 기능이 있기에 바이러스 등의 감염에 많이 관여하며 또한 골수이식 이후 외부에서 들어온 골수에 대한 거부(rejection)작용이 있을 때 또한 관여한다. 림프구는 한번 몸 안에 들어온 바이러스를 기억하게 되며, 이를 활용해서 널리 쓰이는 것이 바로 예방접종(Vaccination, 백신)이다.

(3) 혈소판

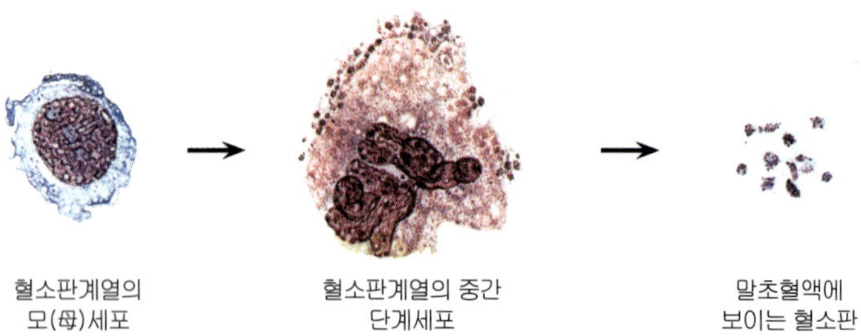
혈소판계열의
모(母)세포
혈소판계열의 중간
단계세포
말초혈액에
보이는 혈소판

그림 1-9 혈소판 계열 세포가 성숙되어가는 과정

혈소판은 현미경으로 보아야 보이는 먼지 같은 작은 세포로 피 응고 시(지혈(止血)이 필요할 때) 서로 붙는 특성이 있다. 이러한 응고(凝固)는 정맥이나 동맥에서 출혈이 될 때 아주 중요한 현상이다. 따라서 혈소판이 감소되는 상황에서는 환자들이 쉽게 멍이 들기도 하지만 출혈이 생기기도 한다.

3) 적혈구, 백혈구, 혈소판의 수명

줄기세포는 수십 년씩 그 수명이 되거나, 아니면 일생동안 유지가 되지만(아직 그 정확한 비밀의 기전은 잘 밝혀지지 않은 상태), 적혈구는 그 수명이 약 120일, 혈소판은 약 7일이다. 반면에 백혈구의 수명은 불과 수시간에서 하루 정도이다. 따라서 천문학적인 숫자의 백혈구가 골수에서 생성이 되어 피(말초혈액, 末梢血液)로 공급이 되며, 동시에 천문학적인 백혈구가 매일 죽어 사라지는 것이다.

4) 혈액 응고에 관하여

우리는 살다보면 크든작든 상처를 입고 피를 흘리는 경우가 있다. 상처를 입은 부위의 모세혈관에 손상이 오면 결국 출혈이 되며 이때, 우리 몸은 즉시 출혈이 있는 부위에서 지혈을 위한 생리적인 변화를 일으켜, 결국은 2-3분만에 출혈을 멈추게 한다.

이러한 지혈(hemostasis)과정에서는 앞에서 언급한 말초혈액을 구성하고 있는 구성성분 중 혈소판이 중요한 역할을 하고 있다. 그 외에도 우리 몸은 손상을 받은 혈관과 혈장에 존재하는 여러 종류의 혈액응고 단백질이 순차적으로 복잡한 과정을 거쳐 지혈을 완성하게 된다.

혈액응고(血液凝固, Blood Coagulation)는 액체모양의 혈액이 생리적이든 병리적이든 간에 고체의 덩어리를 형성하는 것을 말하며, 지혈과는 의미가 약간 다르지만 비슷한 의미로 사용되고 있다.

지혈은 혈관, 혈소판, 혈액응고계의 균형에 의해 유지된다. 혈관이 손상을 받으면, 수 분(數分) 이내에 혈소판이 본-빌리브란드 인자(Von Willibrand factor, VWF)의 도움으로 손상된 혈관의 내벽에 붙어 활성화된 후 혈소판 마개(platelet plug)를 형성하는 1차 지혈과정이 일어난다. 수 분 후 응고인자들이 활성화되는 2차 지혈과정과 섬유소용해(fibrinolysis)가 일어나며 지혈마개에 의한 혈관폐쇄를 방지함으로써 지혈과정이 완료된다.

그러므로 혈관, 혈소판, 혈액응고 인자가 선천적 혹은 후천적으로 양이나 기능이 감소하면 출혈이 발생하게 된다. 만약 혈관, 혈소판, 혈액응고 인자의 양이나 기능이 과다하면 혈전질환이 발현할 수 있다.

혈액응고(blood coagulation)는 궁극적으로는 혈액 속에 피브린(fibrin)이라고 하는 실 모양의 물질이 나와 그물 모양으로 얽히고, 그 속에 혈구를 가두어 둠으로써 일어난다. 이 혈구 덩어리는 시간이 지남에 따라 점점 수축하여 작아지면서 담황색의 투명한 액체가 스며 나온다.

혈구의 덩어리를 혈병(血餠)이라 하고, 스며 나온 투명한 액체를 혈청(血淸)이라고 한다. 혈액응고는 생명을 유지하는 데 불가결한 것으로, 만일 혈액에 이 작용이 없으면 출혈에 의하여 곧 죽게 된다. 일상생활에서는 끊임없이 외상을 입게 되고 그때 다소나마 모세혈관이 파열되는데, 파손부위는 혈액응고에 의하여 수복(修復)된다.

혈액응고가 일어나는 메커니즘(Mechanism)에 대해서는 몇 가지 설이 있지만 어느 것이든 기본적으로는 혈액이 혈관 밖으로 나오면 혈소판이 파괴되어 트롬보플라스틴(thromboplastin)이 생기고(혈액응고의 제1단계), 이것이 혈액 속의 칼슘이온(Ca2+)과 함께 작용하여 혈장단백질의 하나인 프로트롬빈(prothrombin)을 트롬빈(thrombin)으로 변화시킨다(혈액응고의 제2단계). 이 트롬빈이 피브리노겐(fibrinogen)에 작용하여 피브린이 된다(혈액응고의 제3단계).

이 과정에는 혈장이나 혈소판에 있는 많은 인자가 관여한다. 1단계의 트롬보플라스틴이 형성되는 과정이 가장 복잡하고, 혈액응고에 걸리는 대부분의 시간이 이 과정에 소요된다.

트롬보플라스틴이 만들어지는 데는 두 가지 경로가 있다. 처음 경로는 혈관 속에서 이루어진다. 혈장 속에 이물질과 접하면 활성화되는 효소가 있는데, 현재 제 XI인자와 제 XII인자의 두 가지가 알려져 있다. 이것이 방아쇠가 되어 제 V인자 · 제 VIII인자 · 제 IX인자 등과 혈소판으로부터의 인자가 작용하여 혈액 트롬보플라스틴이 생성된다. 다른 하나의 경로는 혈관 밖의 조직에서 이루어진다. 파괴된 조직에 혈장 속의 제 V인자 · 제VII인자 · 제X인자 등이 작용하여 조직 트롬보플라스틴이 생성된다.

2단계의 트롬빈의 생성에서는 혈액 및 조직에 생긴 활성 트롬보플라스틴이 칼슘이온과 함께 혈장 속의 프로트롬빈에 작용하여 트롬빈을 형성한다. 프로트롬빈은 간에서 비타민 K의 작용하에 만들어지고, 헤파린(Heparin)은 이 단계를 억제하여 혈액응고 저지작용을 나타낸다.

3단계에서는 트롬빈이 피브리노겐의 펩티드 결합을 분해하여 피브린섬유를 만들어낸다. 여기에 칼슘이온과 함께 제 XIII 인자가 작용하여 피브린망을 만들어 혈병이 완성된다.

여기에서 생성된 피브린은 그대로 두면 다시 용해되는데 이것을 섬유소용해(fibrinolysis)라고 한다(혈액응고의 제4단계). 이상의 4단계를 거치면서 정상적인 혈액응고의 과정을 완성하게 된다.

〈혈액응고의 과정〉

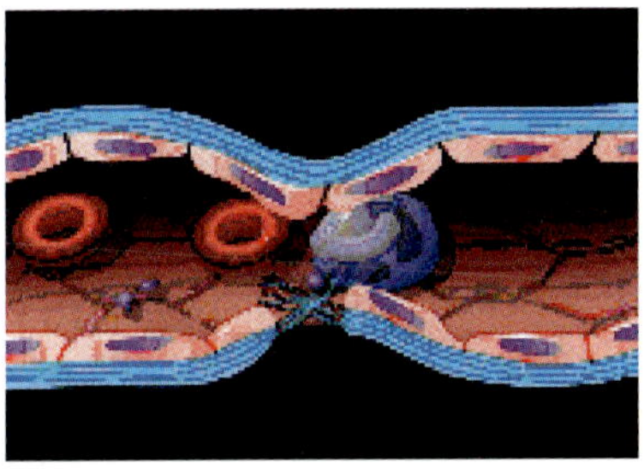

그림 1-10
혈관이 손상되면 손상된 혈관의 수축이 일어나 일차적인 지혈이 일어난다.

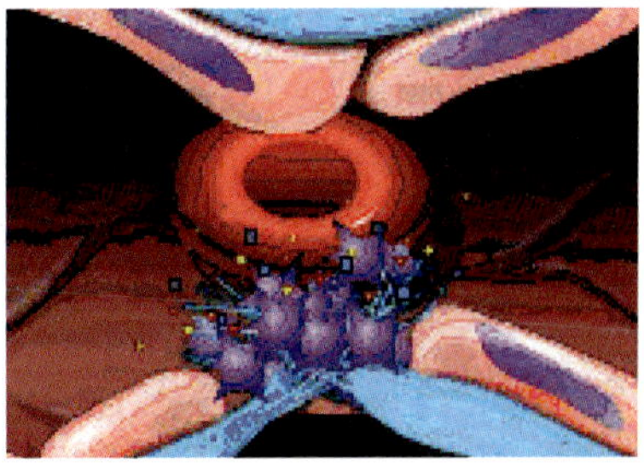

그림 1-11
응집된 혈소판이 활성화 되면서 각종 사이토카인이 혈소판과 혈관내피에서 방출되어 혈액응고를 더욱 활성화한다.

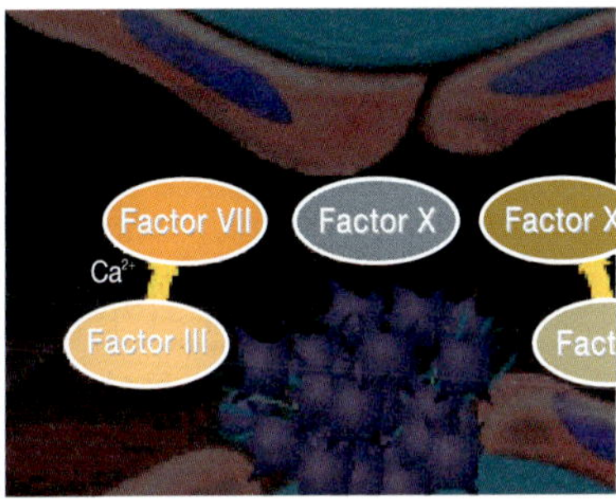

그림 1-12
혈액응고의 내인성 및 외인성 경로가 활성화된다.(내인성 경로 : 인자 XII, XI, IX, 외인성 경로 : 인자 VII)

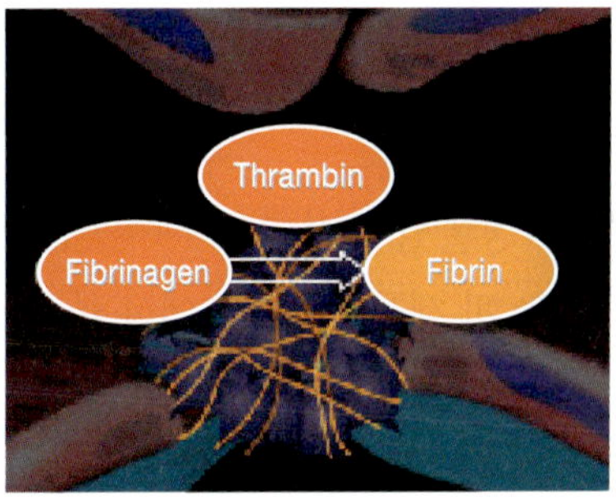

그림 1-13
혈액응고인자 XIII의 도움을 받아 피브린이 엉기면서 혈액응고 덩어리를 형성한다.

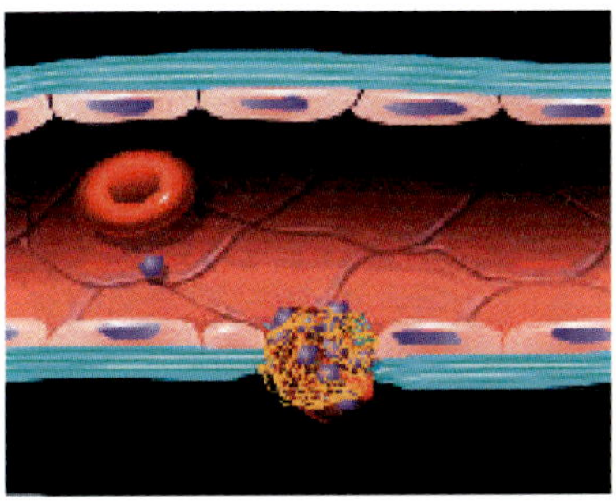

그림 1-14
트롬빈에 의해 피브리노겐이 피브린으로 만들어진다.

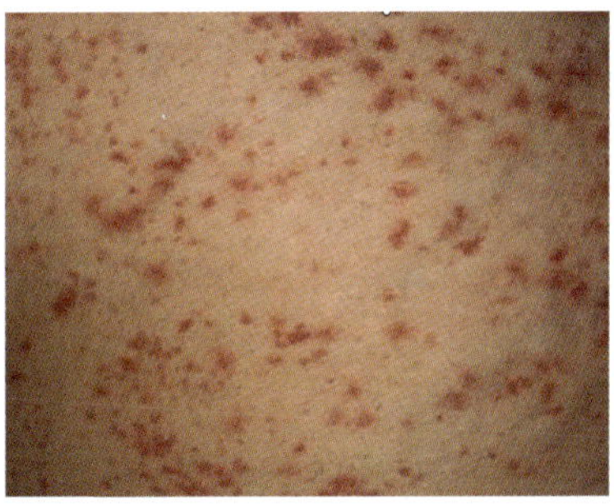

그림 1-15
purpura(피부자반, 皮膚紫斑)
<혈액응고에 문제가 있는 경우의 피부소견>

3. 골수의 기능이 망가질 경우 생기는 일들

1) 어떻게 백혈병이 시작되나

골수의 주요기능인 피 세포 공급/ 파괴 조절작용이 망가진 경우이다. 즉,

① 조혈모세포에서 그 아래 단계의 세포, 또 그 아래단계의 세포(그림1-4)로 점점 분화(分化, Differentiation)하는 길목이 막혀 있다.

② 몸의 필요(예, 감염, 출혈 등)에 따라 골수에서 대응(對應)해서 적절히 그 양을 만들어 주어야 하는데, 너무 과잉으로 생산을 하게 된다.

③ 사람도 70-80세 나이라는 수명이 있듯이, 피 속의 세포들도 수명을 다하면 사라져야 하는데, 백혈병의 경우에는 그 수명이 2배, 3배, 5배가 되는 것이다. 즉 죽어가게 하는 그 길목이 비정상적으로 막혀있는 것이다. 결과적으로 건강하지 못한 세포들이 몸에 축적이 되는 것이다.

2) 어떻게 재생불량성빈혈이 시작/진행되나

몸 안에 필요한 피 세포들은 골수에서 몸의 필요에 따라 적절히 공급이 되어야 하지만 다음이 망가진 경우 적혈구감소증(빈혈), 백혈구감소(폐렴) 및 혈소판감소증(출혈) 등이 올 수 있다.

① 골수에 있는 조혈모세포(Hematopoietic Stem Cell, 씨앗에 해당하는 것)의 숫자가 충분치 않은 상황과 또 조혈모세포의 질(質)이 부실한 경우, 골수에서 혈액으로 원활하게 공급되지 않게 된다.

② 농사에 비유하자면, 토양(골수의 환경 등)이 나쁜 경우 씨앗(조혈모세포, Hematopoietic Stem Cell)이 충분하게 잘 뿌려졌다 하더라도 싹(피 세포)이 트질 않게 된다. 또한 거름이 적정해야 하는데 이것에 해당하는 것이 혈액성장인자(血液成長因子, Hematopoietic Growth Factor)인데, 이것이 적절히 있지 않을 경우에 재생불량성 빈혈(再生不良性貧血, Aplastic Anemia)이 생길 수 있다.

③ 한편, 밭에 필요한 거름 대신, 주변의 공장에서 흘러 들어온 폐수(각종 조혈기능을 막는 억제제들) 등이 있는 경우 씨앗(조혈모세포)이 뿌리를 못 내리고 시들어 버린다. 이러한 조혈기능을 막는 억제제들로는 TNF(종양괴사인자) 등이 그 대표적이며 이러한 억제요소들에 대한 연구가 현재 활발하다.

3) 어떻게 골수이형성증후군이 시작/진행되나

종전에는 골수이형성증후군(骨髓異形成症候群, Myelodysplastic Syndrome)이 "백혈병 전단계", 즉 preleukemia로 불려졌었다. 왜냐하면 짧게는 6개월에서 1년, 길게는 8-9년 이후에 상당수에 있어 백혈병으로 진전되기 때문이었다. 그간 연구되어진 것들을 정리하자면,

① 몸에는 세포가 잘 자라도록 하는 유전자(遺傳子, gene)와 세포증식을 억제하는 유전자가 잘 조화롭게 어울리며 그 항상성(恒常性, Homeostasis)을 유지하게 된다. 이때 세포증식(細胞增殖)을 억제하는 유전자 등이 너무 부진하거나 사라질 경우, 역으로 세포증식은 기승(氣勝)을 부리게 되며 결과적으로 비정상의 모습인 골수이형성(骨髓異形性, "Dysplastic")을 형성하게 된다. 그 증거로서는 골수이형성 증후군에서는 5번, 7번, 20번의 염색체 등에서 두 짝 중 한 짝이 완전히 사라지거나 또는 부분적으로 사라져버리는 경우가 많다(이 사라져버린 염색체 속에는 중요한 세포증식을 억제/조절하는 유전자가 포함되어 있음).

② 요사이 각종 고형암(유방암, 폐암, 방광암)의 치료결과가 좋아지고 있다. 따라서 5년, 10년, 그 이상 이러한 암을 갖고도 생존하는 경우가 흔하다. 한편, 고형암 치료 시 사용된 각종 화학요법제제 등은(예, 부설판, 프로카바진, 나이트로즈유레아, 엔쓰라싸이클린) 정상 조혈모세포에 피해를 주며 골수의 조절기능을 망가뜨리게 된다. 그 결과 특히 염색체에 손상이 온다(특히, 5번, 7번 염색체와 11번 염색체의 손상이 흔함). 그 결과 골수이형성은 시작이 된다.

4) 어떻게 다발성골수종이 시작/진행되나

그림1-4에서 보는 바와 같이 림프구계 모(母)세포는 더욱 분화하여 결국에는 B림프구까지 이르게 된다. 그 중 일부는 각종 항체(抗體, Antibody)를 생성하는 형질세포(形質細胞, Plasma Cell)로 분화(分化)하게 된다. 형질세포와 골수에서 분비되는 각종 싸이토카인(Cytokine)은 조화롭게 몸에 필요한 항체를 만들게 되며 이는 외부에서 들어온 침입자(항원)들을 처리하게 한다. 그러나 다발성골수종(多發性骨髓腫, Multiple Myeloma)에서는 다음이 망가져 있다. 즉,

① 형질세포의 유지 및 증폭(增幅)을 조절하는 성장인자에 해당하는 싸이토카인 중 IL-6(인터류킨-6), IL-1(인터류킨-1), TNF(종양괴사인자) 등이 너무 과잉으로 분비된다.

② 형질세포는 과다하게 팽창하게 되어 OAF(Osteoclast Activating Factor) 등이 Osteoclast라는 세포를 자극하게 된다. 그 결과, 다발성골수종에서 흔히 보는 뼈가 녹아 내리는 현상이 있게 된다. 이는 몸에 칼슘이 증가하는 고칼슘혈증(Hypercalcemia)을 유발하며 심한 고칼슘혈증은 심각한 탈수, 의식저하 및 심장과 신장에 피해를 주어 위험할 수가 있다.

③ 또한 형질세포는 M-단백질이란 비정상적인 단백질을 분비하게 된다. 이는 신장(腎臟)에 피해를 준다.

5) 어떻게 악성림프종이 시작/진행되나

그림1-8에서 보는 바와 같이 림프구계 모(母)세포는 점점 분화/성숙해 가며 초기 림프구세포, 중간 림프구세포, 말기 림프구세포로 분해가며 이때 분화의 길목이 막히면서 악성림프종이 시작이 된다. 즉,

① 공통적인 문제의 양상은 염색체들이 서로 염색체 부분을 주고 받는(치환(置換), Translocation) 것이다(예, 14번 염색체와 18번 염색체의 치환, 11:14 사이의 치환, 또는 8:14 사이의 치환 등).

② 항체를 만드는 염색체의 부위가 소실(消失, Loss)되거나 T-림프구의 수용체(受用體)에 관여하는 유전자의 부위가 너무 과도하게 기능을 하게 되는 것이다.

제2부

백혈병진단이 내려지며

증례 I, II

1. 피에서 보이는 정상 혈구와 골수에서 보이는 정상 골수의 소견들
2. 백혈병에 대한 잘못된 이해들
3. 고형암들이 골수를 침범한 경우와 기타 골수질환이 진행되어 급성백혈병으로 진행된 경우들
4. 백혈병이 시작될 때 동반되는 공통적인 증상 및 신체 변화들
5. 백혈병의 종류 및 각각의 독특한 점
6. 밝혀진 백혈병의 위험인자와 원인들
7. 흔히 사용되는 진단 검사들

[증례 I] - 급성백혈병

A씨는 46세의 회사원이다. 최근에 찜질방에 다니면서 쉽게 피곤함(빈혈로 인한)을 유난히 더 느끼기 시작했다. 물론 오랫동안 사우나에 들어가 있었기에 땀을 너무 흘린 뒤 몸이 허기지는 느낌은 있었지만, 그러나 쉽게 어지럽고… 무엇인가 몸이 잘못된 느낌이었다. 이를 닦을 때는 쉽게 잇몸에서 피(혈소판 감소의 증거)가 나기도 하고 입 냄새(면역 저하로 인한 잇몸염이 심함)가 아주 불쾌해서 옆에 있는 사람에게 미안할 정도였다.

지난 10여년 환절기에도 감기 한번 안 걸리고 결근이란 몰랐던 A씨는 고열(건강한 백혈구의 감소 - 패혈증(敗血症)이 옴)로 직장을 몇 일간 쉬지 않을 수가 없었다. 자신의 몸을 자세히 관찰을 하게 된 A씨는 팔다리에 마치 얻어 맞은 사람처럼 여러 군데 멍(혈소판 감소)이 든 것을 발견하고 서둘러 대학병원을 찾게 되었다.

[증례 II]- 만성백혈병

B씨는 52세의 자원봉사자로 동네 구청에서 운영하는 복지관에서 근무하고 있던 중 배가 더부룩(비장이 커짐)해서 보건소에 들렸다. 담당의사는 배를 검진하더니 뭐가(비장, 脾臟, Spleen) 만져진다고 하며 최근 식사 후 배가 더부룩하지 않냐고 반문하는 것이었다. 결국 이 경우에는 비장이라고 해서 위 주위에 자리잡고 있는 장기(臟器)가 비정상적으로 커져 있는 상황이었다. 2년 전 폐경이 되었고, 최근 빈혈(나쁜 골수세포가 골수에서 팽창함으로 인해 정상세포(적혈구를 만드는)가 밀려남. 따라서 빈혈이 생김)도 발견되었다. 한편 주치의께서는 폐경이 되면서는 대부분 여성에서 빈혈은 없다고 하며 자세히 검사를 받아야 한다고 했다.

보건소에서 검사한 피검사 결과, 백혈구가 무려 5만개, 혈소판이 60만개까지 증가되어 있었다. 결국 골수검사를 했으며 염색체 검사에서 필라델피아 염색체라는 것이 발견되었다.

1. 피에서 보이는 정상 혈구와 골수에서 보이는 정상 골수의 소견들

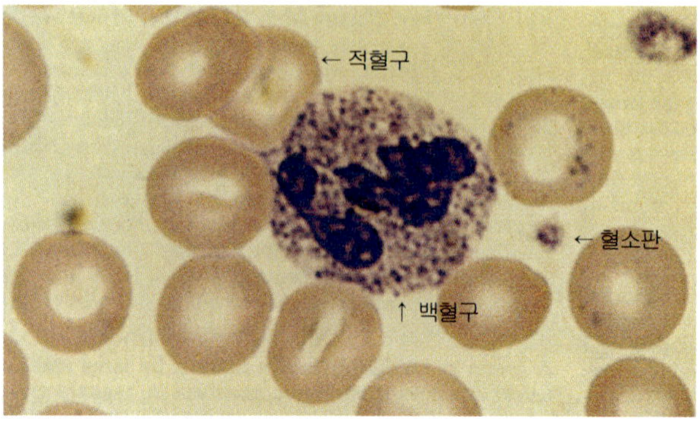

그림 2-1 정상 말초혈액을 현미경 하에서 본 세포들(2000배 확대)

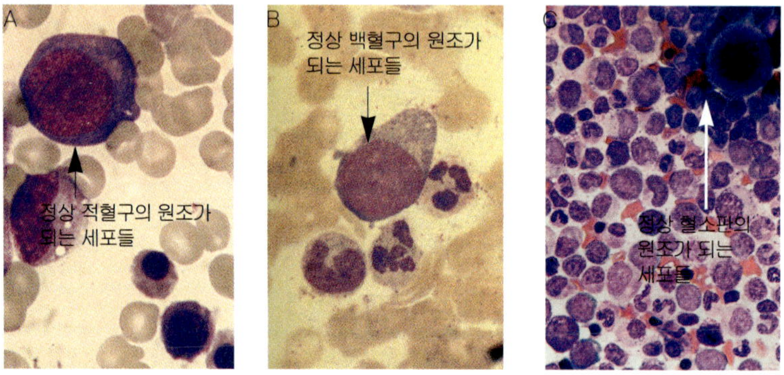

그림 2-2 정상 골수액(骨髓液, Aspiration)을 현미경으로 본 세포들

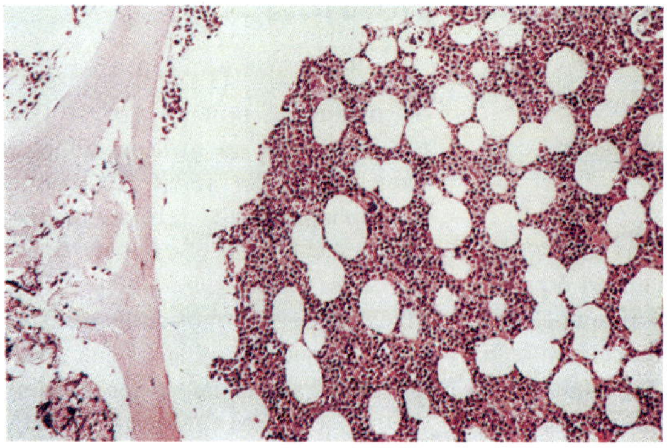

그림 2-3
정상골수의 조직 검사(Biopsy)를 현미경으로 본 소견들.
좌측에는 뼈조직을 보이고 있으며 중앙에 구멍이나 보이는 것은 지방(fat)
성분이며 좁쌀이 엉겨있는 것같은 것이 조혈세포의 군락임.
나이에 걸맞는 골밀도를 나타내고 있다. (갓 태어나서는 70-80% 이지만, 10대, 20대, 40대가 되면서 70%, 60%, 40%로 감소하게 된다.)

2. 백혈병에 대한 잘못된 이해들

1) 진단 시 백혈구 수치가 항상 올라간다(?)

물론, 많은 경우의 급성백혈병과 대부분의 만성백혈병에서는 정상 백혈구 수치인 4000~10,000의 범위를 넘어서 기만 또는 기십만까지 올라간다. 특히 M4(급성골수성백혈병의 한 부류)의 경우에는 대부분 백혈구 수치가 상당히 높게(기십만) 발견이 된다. 한편, 대부분의 급성 백혈병에서는 혈소판 수치가 정상 15만~45만보다 감소되면서 진단이 된다.

한편, M3 또는 급성전골수성백혈병(急性 全骨髓性白血病, Promyelocytic Leukemia)에서는 대부분 진단시, 정상 백혈구 수치(4천~1만)보다 낮게 백혈구가 보이게 되며, 백혈구 수치가 높게 진단이 되는 M3는 그 예후가 나쁘게 나오고 있다. M3의 경우에도 혈소판은 전반적으로 정상(15만 ~ 45만)보다 낮다.

만성 골수성백혈병에서는 대부분 백혈구와 혈소판이 정상보다 몇배씩 증가되어서 진단이 된다. 하지만 상당수의 가속기의 만성 골수성백혈병 또는 급성기의 만성 골수성백혈병에서는 혈소판이 정상 이하인 경우가 많다.

만성 림프구성백혈병에서는 대부분 백혈구가 올라가 있으며 특히 백혈구 중에 림프구가 5000 이상으로 상승되어 있다. 혈소판은 초기에는 정상이지만 만성 림프구성 백혈병이 진행이 되면서는 대부분 감소한다.

2) 백혈구가 많기에(증가하기에) 피가 하얗게(?) 된다

100여년 전에 피 속에 있는 세포들을 의사들이 기술(記述)할 때 적혈구(赤血球), 백혈구(白血球) 등으로 이름을 붙임으로 인해 일반인들에게 많은 선입견을 주게 되었다. 그러나 급성 또는 만성 백혈병시 아무리 백혈구 수치가 늘어나도 피 자체가 하얗게 되지는 않는다. 다만 급성 백혈병시 아세포 수치가 기십만이 될 수 있으며 이때는 치료를 목적으로 apheresis(성분채집, 成分採集)를 함으로써 높은 아세포의 숫자를 감소시키게 된다. 이때 기계를 통해 뽑은 농축된 아세포의 색깔은 약간 하얀 빛이 가미된 핑크 빛이 된다.

3) 백혈병은 대부분 진단 시 머리(중추신경계)속 또는 고환까지 퍼져있다(?)/백혈병의 "성역"에 대해

급성림프구성 백혈병(성인 또는 소아)에서 진단 시 머리가 아프다고 이야기하는 환자의 10-15%가량은 중추신경계(中樞神經系, Central Nervous System, CNS)에 이미 백혈병이 퍼져있게 된다. 한편 급성 골수성 백혈병에서는 진단 시 중추신경계에 백혈병(성인 또는 소아)이 침범하는 경우는 약 5-7%가량이다. 이때, 중추신경계란 뇌와 척추를 모두 포함하는 것이다. 특이한 일은, 화학요법을 피를 통해 전신에 주입을 하더라도 온 몸을 순환하는 피를 통해서는 중추신경계까지 침투하지는 못한다. 따라서 이미 중추신경계에 백혈병이 퍼져 있는 경우에는 직접 긴 바늘을 척수강(脊髓腔, Spinal Space)에 꽂은 후, 그곳에 항암제를 투여하여야 한다. 이러한 치료를 Intrathecal Therapy(척수강내치료, 脊髓腔內治療 : 척수강 안에 항암제를 투여하는 것)라 하며 나쁜 백혈병 세포가 없어질 때까지 일주일에 2번 정도씩 수주간 반복적으로 시행하게 된다.

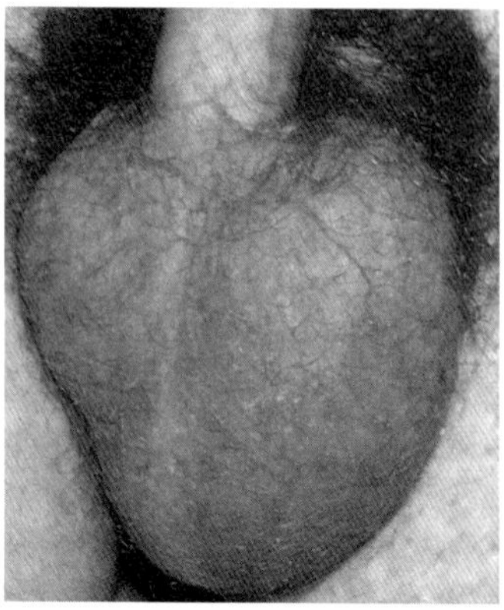

그림 2-4
백혈병 세포의 침윤(浸潤)으로 인해 고환(Testicle)이 부어있는 사진

이러한 중추신경계와 고환(睾丸, Testicle)에 침입한 백혈병 세포들은 항암요법이 잘 통과할 수 없기에 중추신경계와 고환을 백혈병치료 시 소위 "성역"(聖域, Santuary)이라고 하기도 한다. 즉, 외부의 공격(항암요법)으로부터 백혈병세포가 피신(避身)할 수 있는 곳이라는 뜻이다. (성역의 유래는 중세시대의 정치범들이 성당이나 사원에 피신할 경우 그 곳까지는 수색을 못하게 한 것에서 유래됨.)

한편, 진단 시 고환(睾丸, testicle)에 백혈병세포가 침범할 수가 있다. 이 경우에는 대개 고환이 커지는 경향이 있으며, 고환 부위가 "무겁다"라고 하거나, "아프다"라고 하기도 한다. 진단시, 급성 림프구성 백혈병에서는 25%까지 고환을 침범할 수 있으며, 급성 골수성 백혈병에서는 10-15%까지 고환을 침범할 수 있다. 치료는 위에서 언급한 것같이 정맥 항암제로는 퇴치되지 않기에 직접 고환부위에 방사선을 외부에서 조사한다. 이러한 중추신경 및 고환의 침범은 그 지독한 동종골수이식 이후에도 1% 가량에서 생길 수가 있다.

4) 백혈병은 결국 치료가 되지 않는다?/완치가 없다(?)

30-40년 전에는 급성 백혈병의 완치율이 고작 5-10%정도이었다. 그러나 임상시험을 통한 치료의 발전 및 치료 이후 오는 독성을 보조요법(수혈, 항생제, 내과적 치료)으로 극복한 덕택으로 완치율이 꾸준히 좋아지고 있다. 특히 M3(급성 골수성 백혈병의 일부)에서는 70-90%까지 완치가 되고 있으며 뚜렷한 염색체 이상이 없는 급성 골수성 백혈병에서는 자가이식으로 40-50%, 동종이식으로 60%가량 완치가 가능하며, 만성골수성 백혈병에서는 형제간 동종이식을 통해 70%까지 완치가 되고 있다. 한편 만성기 만성골수성 백혈병에서는 글리벡만으로도 필라델피아 염색체가 70%이상 사라지고 있으며, 이러한 그룹의 환자들은 결국 수년 동안 염색체 수준의 관해가 유지된다면 결국 완치를 예상해 볼 수가 있게 된다. 보다 자세한 정보는 이 책에 차례대로 기술되고 있는 "각각의 치료성적들"을 참고하면 된다.

5) 백혈병이 완치되려면 반드시 형제간 또는 타인간 동종골수이식을 시행해야 한다(?)

많은 사람들은 공식적으로 백혈병 환자들은 모두가 동종골수이식을 해야 완치가 된다고 생각하지만, 이는 옳은 생각이 아니다. 한편, 동종이식은 여러 조건이 맞아야 시행할 수 있다. 즉, 우선 형제가 4-5남매가 있을 경우 아픈 환자와 조직항원이 형제 중에서 잘 맞게 된다. 이는 유전자를 어머니와 아버지로부터 50%씩 물려받기에 통계적으로 각각의 형제 혹은 자매와 약 25%씩 조직항원이 일치하게 된다. 따라서 본인을 빼고 4명이 있을 경우 대개 조직항원이 형제 중에서 맞게 되며 이때 이식을 고려해 볼 수 있다. 또한, 환자 나이가 50-55세 이상이 될 경우에는 이식 이후 이식편대 숙주반응(심한 설사, 간기능 부전, 피부 발진)이 잘 오기 때문에 신중하게 골수이식의 결정을 내려야 한다.

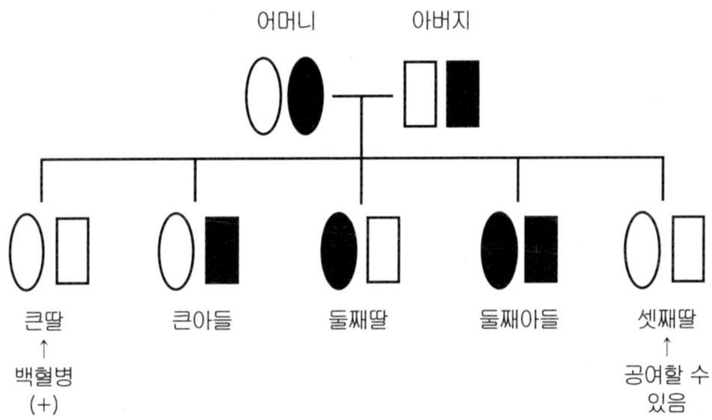

그림 2-5 5남매를 둔 가정이 있다면 이론상으로 병에 걸린 자녀와 4남매중 한 명이 다른 자녀와 조직항원이 일치할 확률이 높다(이때 피의 ABO이나 성별이 틀려도 조직항원은 맞을 수 있다.)

특히 타인/동종 골수이식은 이식편대 숙주반응이 무려 70%까지 올 수 있으며, 심하게 이식편대 이식반응이 온 사람의 50%는 독성으로 인해 사망할 수도 있다.

따라서, 동종이식(형제이건 타인)의 혜택과 그 위험도를 잘 저울질해야 한다. 물론 혜택이란 여러 치료(화학요법, 자가이식)에 비해 가장 재발률은 낮은 점이다. 그러나 치루어야 할 대가(代價)(이식편대 숙주반응, 착상(着床, Engraftment) 실패, 이식 이후 30일, 100일, 6개월, 1년 또 그 이상까지의 부작용들)를 신중히 따져봐야 한다.

3. 고형암들이 골수를 침범한 경우와 기타 골수질환이 진행되어 급성백혈병으로 진행된 경우들

"반짝이는 것이라고 전부 금(金)은 아니다…" 라는 서양속담이 있듯이 골수액을 유리 슬라이드에 밀어서 현미경으로 관찰할 때, 소위 미성숙 아세포(芽細胞, Immature Blast)가 보인다고 다 급성 백혈병은 아니다. 다음이 그 예이다.

① 악성 림프선 종양이 말기로 갈 때(또는 말기가 아니더라도) 간혹 악성 림프종 세포가 미성숙 아세포(芽細胞, Immature Blast)로 보일 수 있음.

② 위암, 폐암 등 고형암(固形癌, Solid Tumor) 등에서 암이 계속 진행이 될 때 결국 나쁜 세포들은 골수를 침범하게 되며 골수에서 암세포가 발견됨.

아래의 세 경우에는 원발성으로 백혈병이 시작된 것은 아니지만 그 양상 및 치료의 결과 등은 원발성만큼 또는 그 이상으로 나쁠 수 있다.

③ 다발성 골수종(多發性骨髓腫, Multiple Myeloma)은 원래 골수의 질환으로 비정상적인 M-단백질을 생성하며 뼈를 녹이는 질환이지만 이 질환이 말기로 진입하면서 급성백혈병과 같이 미성숙 다발성골수종 아세포(Plasmablast)가 피에 다니기도 하며 혈소판이 감소하기도 한다.

④ 만성백혈병이 계속 진행되어 결국은 급성기 만성골수성 백혈병으로 진행될 때

⑤ 골수섬유화질환(骨髓纖維化疾患, Myelofibrosis), 진성적혈구증가증 (眞性赤血球增加症, Polycythemia Vera), 원발성혈소판증가증(原發性血小板增加症, Essential Thrombocythemia) 등에서도 병이 수년에 걸쳐 진행이 되며 골수에서 아세포들이 간간히 보이기 시작하며, 더 시간이 지나면서 결국 급성백혈병으로 진행될 수도 있다.

4. 백혈병이 시작될 때 동반되는 공통적인 증상 및 신체 변화들

아래에서 기술하겠지만 백혈병은 크게 급성 및 만성백혈병으로 나뉘어지며 또 각각에서 골수구성 및 림프구성으로 나뉘어진다. 따라서 4가지 조합으로 분류된다. 비록 각각의 종류가 다르지만 4가지의 백혈병에서 대부분의 신체변화와 그의 부작용은 서로 비슷한 점이 많다.

임상증상 및 소견(所見)을 정리하면,

급성백혈병의 경우에는, 나쁜 백혈병세포가 정상 피를 만드는 골수를 침범하기에 그 결과, 적혈구 생성에 지장이 와서 빈혈(숨차고, 가슴이 답답하고, 어지럽고, 창백함)이 생기며, 혈소판 감소

로 인한 출혈(폐, 장, 뇌 출혈 등의 심각한 것부터 코피, 잇몸 출혈과 쉽게 멍이 듬)이 온다. 대부분 백혈구가 올라가지만(특히 M4의 경우), AML의 한 분야인 M3에서는 오히려 백혈구가 정상수치 이하로 내려가는 수가 흔히 있다.

만성골수성 백혈병에서도 빈혈은 잦게 오지만, 대개 백혈구 수치와 혈소판이 함께 상승되는 경향이 높다. 만약 만성골수성 백혈병에서 혈소판이 오히려 감소되었다면 이는 이미 만성기가 아닌 가속기 또는 급성기의 만성골수성 백혈병을 의심해야 한다. 만성 림프구성 백혈병에서는 혈소판이 정상이거나 줄어들면서 백혈구(특히 림프구)만 상승을 하는 경향이 있다. 만성 골수성 백혈병에서 림프결절이 커지는 경우는 극히 드물지만 반면에 만성 림프구성 백혈병에서는 림프결절이 커지는 경우가 꽤 흔하다.

1) 빈혈(貧血, Anemia) : 가장 흔함

창백함, 쉽게 피곤함, 기력이 없음, 가슴이 두근거림, 숨이 찰 수 있다.

2) 감염/고열

나쁜 백혈병세포의 팽창으로 인해 정상 백혈구는 오히려 감소된다. 특히 백혈구의 여러 종류 중 호중구(好中球, neutrophil)가 μ(micro) ℓ (liter)당 500개 이하로 현격하게 감소되었을 때는 심각한 감염(感染, Infection) 및 고열이 동반된다. 따라서 폐렴, 부비동염, 중이염, 편도선염, 신우신염, 장염 등이 잘 생긴다.

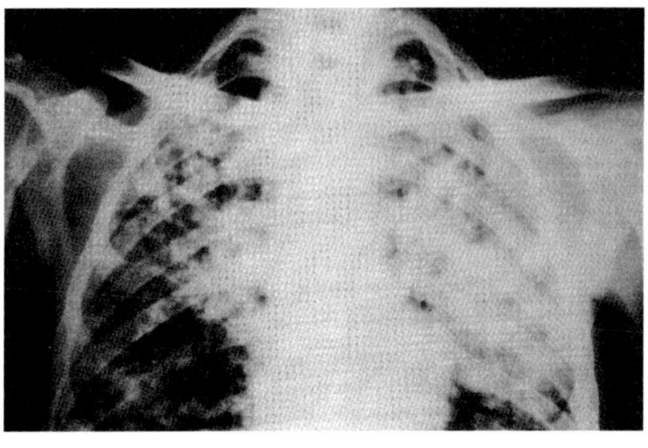

그림 2-6 폐렴의 방사선소견(양쪽 폐에 폐렴이 와 있으며, 특히 좌측 폐가 심하다.)

3) 출혈(出血, Hemorrhage)

혈소판 감소로 인해 오며, 쉽게 멍이 들고, 점상출혈(點狀出血), 코피, 잇몸출혈, 망막출혈이 온다. 이외에 뇌출혈, 폐출혈, 장출혈 등의 심각한 출혈도 올 수 있다.

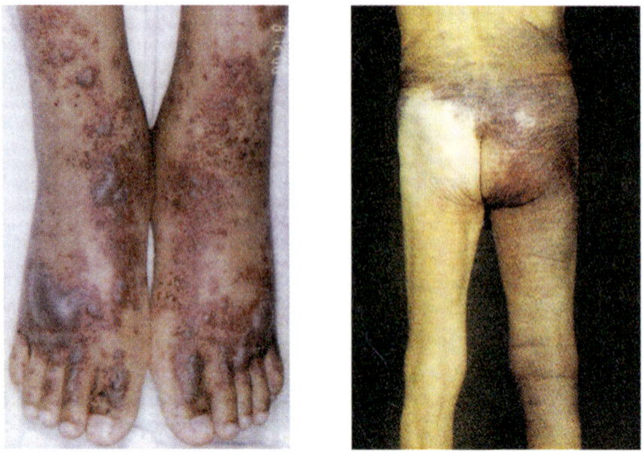

그림 2-7 A 발등에 출혈이 있음 **B** 피하출혈이 심하게 와 있음

4) 조직침범/ 침윤

백혈구의 전단계 세포인 골수모세포(Myeloblast)와 단핵모세포(Monoblast) 등이 결절(結節)을 이루면서 조직을 침입하게 된다. 이는 소위 녹색종(Chloroma)이라고 하며 피부, 망막, 안구, 위장관, 잇몸, 신경계, 고환 등에 침윤(浸潤, Infiltration)이 가능하다.

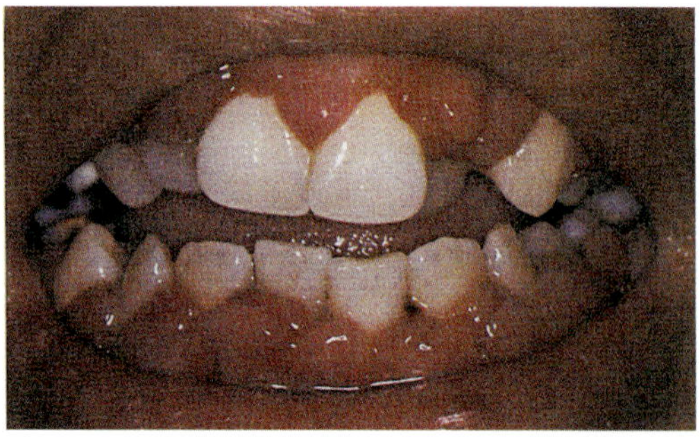

그림 2-8 잇몸에 백혈병 세포들이 침윤(浸潤)되어 있음

T-세포 ALL(급성림프구성 백혈병)의 경우에는 상부 종격동 증후군(Superior Mediastinal Syndrome)이라 하여 폐와 폐 사이에서 큰 백혈병응어리를 형성하며 주변의 혈관을 누르게 된다. 그 결과 얼굴이 심하게 붓게 되며 앞가슴에 혈관들이 현격하게 튀어나오게 되며 호흡곤란도 초래할 수 있다.

5) 뼈와 관절 통증

약 반정도의 백혈병 환자에서 뼈의 통증, 특히 앞 가슴뼈의 통증을 호소한다. 가끔, 심한 관절염으로 오인하며 진단내리는데 중요한 시간을 허비하는 수가 있다.

6) 간 또는 비장이 커짐

골수가 백혈병세포에 의해 침범을 받는 것 이외에 백혈병 세포가 간이나 비장에 침착이 되어 그러하다. 이러한 증상에 만성 백혈병에서 보다 두드러진다.

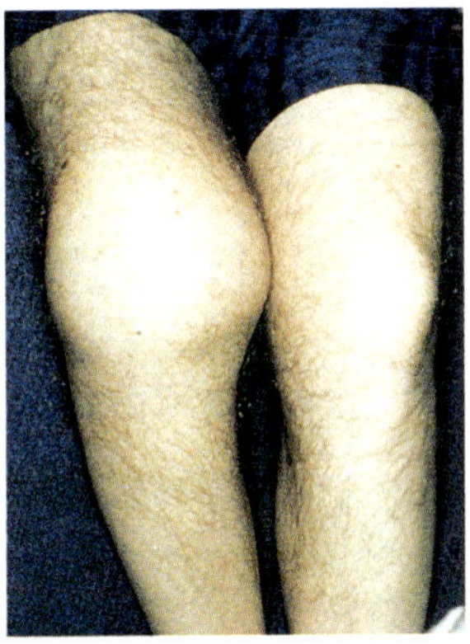

그림 2-9 무릎관절에 출혈이 되어 통증이 동반됨

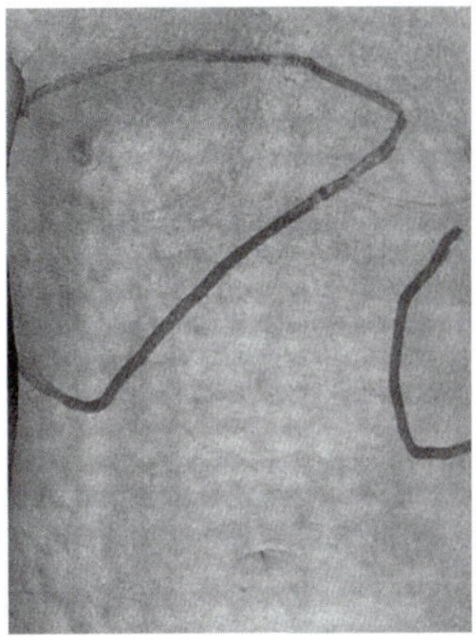

그림 2-10 간비대와 비장 비대의 도식적 표현

7) 대사성 부작용(代謝性不作用, Metabolic complications)

백혈병세포에서 분비하는 대사물의 양이 너무 높아 혈액 내의 P(인산), K(칼륨), Uric Acid(요산) 등이 높아지거나 또는 부갑상선(Parathyroid) 홀몬 등을 자극시켜 2차적으로 저칼슘혈증을 유도할 수 있다. 또한, 나쁜 백혈병세포에서 뿜어낸 Uric acid(요산)의 증가는 신장부전으로 이어지며, 치료를 위해 화학요법을 투여한 경우 이러한 현상이 일시적으로 더욱 악화될 수 있다. 이 부작용을 방지하기 위해 알로퓨리놀(Allopurinol)을 사용하는데, 이는 Uric acid의 형성 단계를 차단하는 효과가 있다.

5. 백혈병의 종류 및 각각의 독특한 점

1) 급성골수성백혈병

(1) 급성골수성백혈병의 종류

급성골수성백혈병(急性骨髓性白血病, Acute Myeloid Leukemia; AML)은 소위 M0, M1, M2, M3, M4, M5, M6, M7 으로 분류되기도 한다. 이는 프랑스(France), 미국(America), 영국(Britain)에서 백혈병 치료의 전문가가 모여 백혈병의 분류작업을 시행하다가 각 나라의 앞자를 따서 FAB분류

(classification)을 제정하면서 시작이 되었고, 이제는 전 세계적으로 그 분류가 사용되게 되었다.

위 분류는 골수세포를 현미경 하에서 관찰하며 각 세포의 모양에 따라 M0에서 M7까지 명명하게 된다. FAB명칭은 여러 종류의 AML를 정리하는 데 큰 공헌을 했지만, 이것(M0-M7)만으로는 AML의 특성을 나타내기에는 역부족이다. 따라서, 항상 염색체결과(세포유전학적 분석, Cytogenetics)와 함께 AML을 다루어야 한다. 그 이유는 M3를 제외한 M0, M1, M2, M4, M5, M6, M7에서는 진단시의 염색체분석결과가 그 사람의 완치율을 미리 예측하는 데 결정적이기 때문이다.

자세한 내용은 제 3부/ 4. 급성골수성 백혈병/ 1) 예후인자 및 제 3부/ 5. 급성림프구성 백혈병/ 1) 예후인자에서 자세히 다루고 있다.

AML에서는 FAB가 제정한 M0-M7 이외에도 면역세포화학염색법(즉, 골수의 백혈병 세포를 여러 염색약(Peroxidase, SBB, PAS, NSE 등)을 이용해 염색해서 특징을 구분하는 방법과 면역표현형(CD, 13, 33, 34 등) 방법을 통해 그 종류를 구분해 준다.

■ FAB 분류
- M0 : undifferentiated
- 비분화됨
- 원시적(原始的) 세포모양
- Peroxidase 염색 : 3% 이상

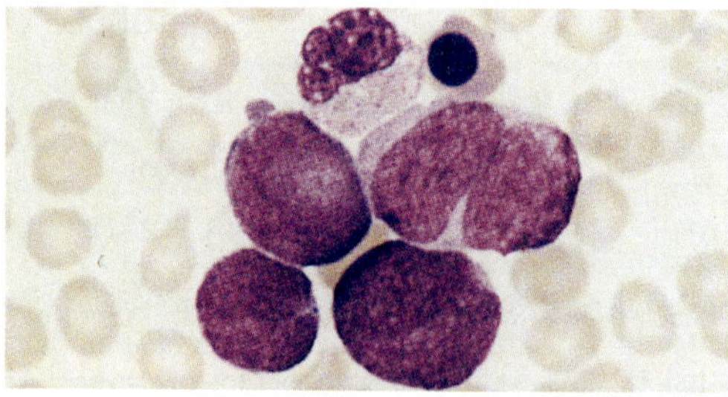

- M1 : Without maturation
- 성숙도가 미약
- Peroxidase 염색 : 3% 이상

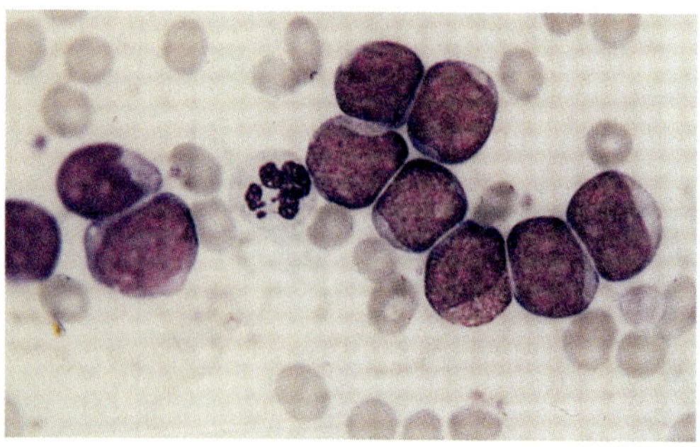

- M2 : With maturation
- 세포 내에 알갱이 존재
- 보다 많은 성숙도 있음
- Peroxidase에 염색이 됨 : 3% 이상

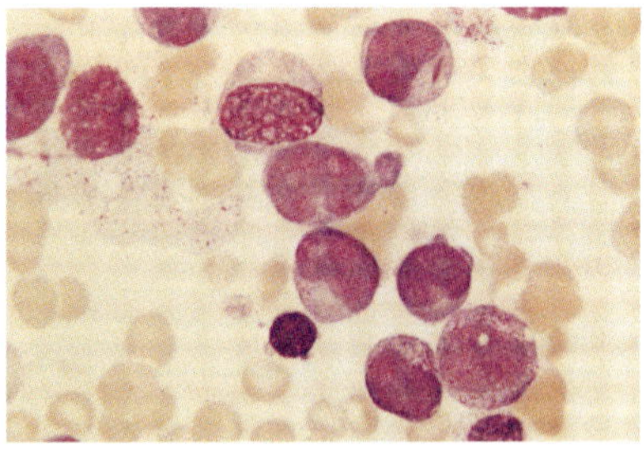

- M3 : Promyelocytic
- 세포내에 알갱이가 많음(특징적)
- 막대기같은 "아우어(Auer)rod"가 존재

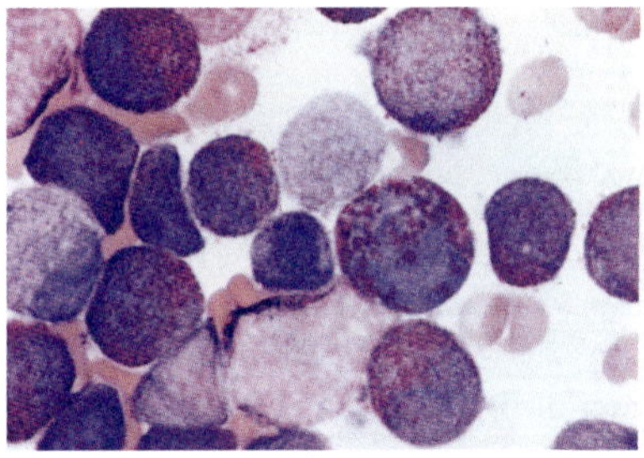

- M4 : Myelomonocytic
- 골수성세포와 더불어 단핵구의 특징을 보임
- NES 염색에 양성

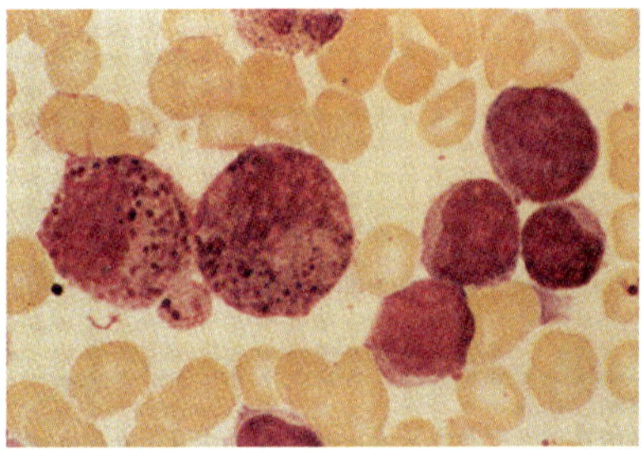

- M5 : Monocytic
- 단핵구가 주로 보임
- NSE에 염색

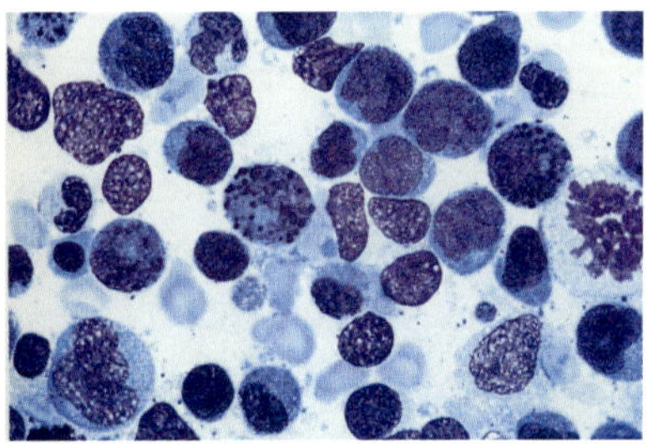

- M6 : Erythrocytic
- 적혈구의 원조(元祖)가 되는 세포 주로 보임
- PAS에 염색이 강하게 됨

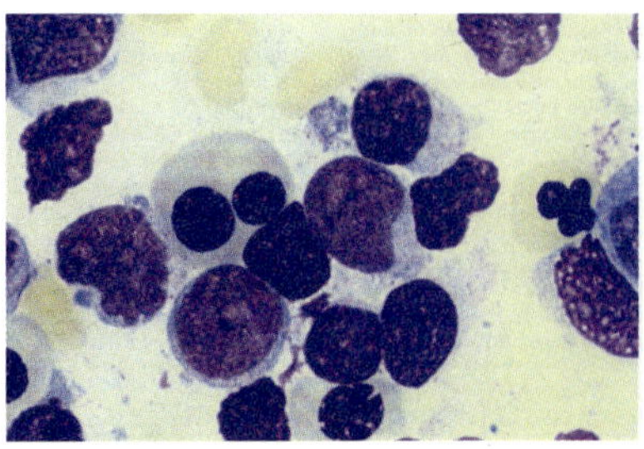

· M7 : Megakaryocytic
· 혈소판항체에 양성을 보임
· PAS에 염색이 됨

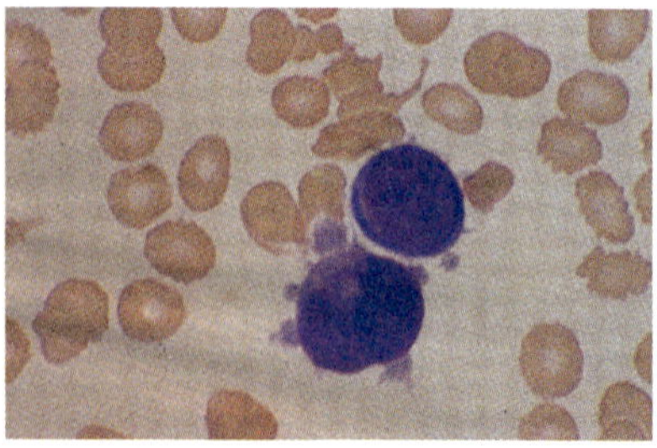

그림 2-11 골수액(骨髓液 Aspiration) 검사 소견

(2) 급성골수성백혈병의 독특한 점

① M2 등에서는 t(8:21)이라 해서 8번 염색체와 21번 염색체가 서로 주고 받는 수가 있으며(치환, 置換, Translocation), "예후가 좋은 그룹" 이라는 이 경우에는 골수이식 없이도 화학요법으로만 70%이상 완치가 가능하다.

② M3는 비교적 젊은 환자에게 잘 오며 진단 시, M3 백혈병 세포에서 분비되는 물질로 인해 혈관이 막히거나 출혈이 빈번히 동반된다. 또한 진단 시 백혈구가 낮은(1만개/㎕ 이하) 경우가 흔하며 특히 백혈구가 1만개/㎕ 이하이며 혈소판은 4만/㎕ 이상 시에는 화학요법만으로 90%이상 완치가 가능하다. 또는 대부분의 M3는 t(15:17)라는 염색체 소견을 보이는데, 이는 15번과 17번 염색체가 서로 주고 받는 치환이 동반된다.

또한 진단 시, 비타민A를 고량으로 먹기만 해도 상당수(70% 이상) 관하여가 오는 특징이 있으며 동시에 각종 출혈 등의 부작용도 동시에 막을 수 있다. 그러나, 비타민A만 갖고는 완치가 어려우며 결국 화학요법이 투여되어야만 완치가 가능하다.

③ M4, M5에서는 백혈병세포가 골수뿐만 아니라 기타 조직, 즉 피부, 잇몸, 고환, 중추신경계, 안구 등에 잘 침범을 한다.

④ M7에서는 골수섬유화(Bone Marrow Fibrosis)가 동반되는 수가 있으며, Down씨 증후군에서 M7가 동반되는 경향이 있다.

2) 급성림프구성백혈병

(1) 급성림프구성백혈병의 종류(L1, L2, L3, T-call ALL)

① 급성골수성 백혈병에서와는 달리 급성 림프구성 백혈병(急性림프球性 白血病, Acute Lymphocytic Leukemia, ALL)에서는 FAB에서 3가지 타입으로만 분류하고 있으며 L1, L2, L3 라고 부른다.

· L1
· 세포크기가 작다.
· 핵의 윤곽이 규칙적임.
· 핵을 포함하지 않은 세포분열이 거의 없다.

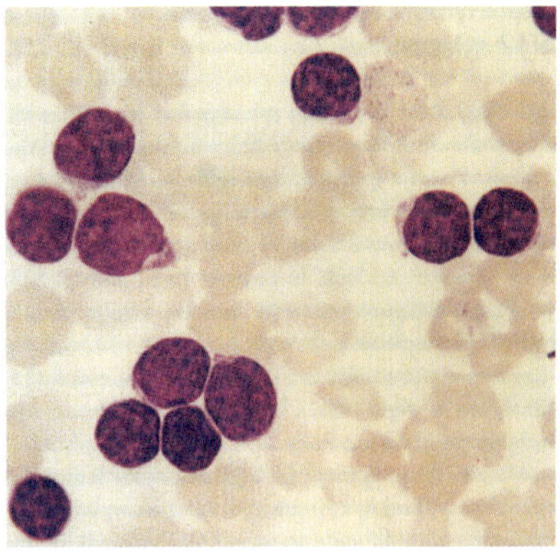

· L2
· 세포크기가 크다.
· 핵의 윤곽이 불규칙함.
· 핵을 포함하지 않은 세포부분이 꽤 된다.

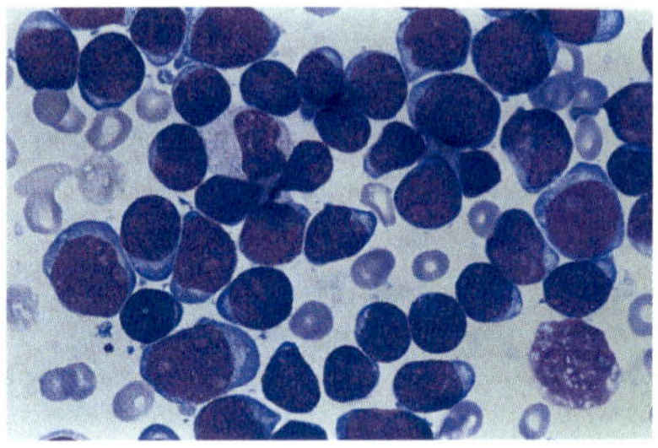

· L3
· 세포크기가 크다.
· 둥굴거나 또는 계란모양의 핵의 윤곽이 규칙적임.
· 핵을 포함하지 않은 세포의 부분이 꽤 된다.

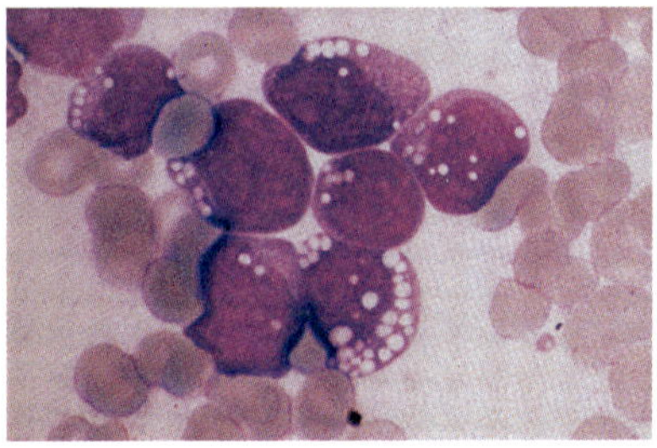

그림 2-12 골수액(骨髓液 Aspiration) 검사 소견

② 한편, 급성림프구성 백혈병에서는 위에서 기술한 L1, L2, L3의 방식으로 기술하는 방식 이외에 B림프구 또는 T림프구 계열(系列, Lineage)에 따라 림프구성 백혈병을 분류할 수도 있다. 대개 급성림프구성 백혈병을 75-80%는 B-림프구 계통이며 나머지 20-25%는 T 림프구 계통이다.

a) 미성숙 B-세포 ALL

대부분의 B-세포 ALL은 "pre-B" 세포이며 CD19, CD10 이라는 항원(抗原, Antigen)을 세포표면에 발현(發現)시키고 있다. 이는 아래 기술할 "성숙된" B-세포 ALL 보다 비교적 치료의 효과가 좋은 경향이 있다.

b) 성숙한 B-세포 ALL

소위 "버킷" 백혈병(Burkitt' s Leukemia)이 여기에 해당하며 위에서 기술한 L3 또한 여기에 해당한다. 미성숙 B-세포 ALL 보다 치료가 잘 안될 수 있다.

c) T-세포 ALL

대부분 T-세포 수용체(收容體, Receptor)가 망가진 특징을 보이고 있으며, 가슴사진을 찍을 경우 가슴과 가슴 사이에 큰 응어리(Mediastinal Mass)가 발견되는 수가 빈번하다. 또한 진단 시 백혈구 숫자가 대단히 높게 증가되어 있다.

d) 혼합형의 급성 백혈병 (Mixed lineage Leukemia or Biphenotype Leukemia) : 5. 3)에서 위와 같은 제목으로 기술하고 있다(아래를 참조할 것).

(2) 급성림프구성백혈병의 독특한 점

① 척추 및 뇌에 침윤하는 빈도가 급성 골수성 백혈병에 비해 그 빈도가 높다(10-15% 대 5-7%).

② 뼈(특히 앞 가슴뼈의 통증)와 관절이 백혈병으로 영향을 받을 수 있으며 그 빈도는 급성 골수성 백혈병보다 빈번하다.

③ 림프선(목, 겨드랑이, 사타구니 등)이 커지는 빈도는 급성 림프성 백혈병에서 50%까지 보일 수 있다(급성 골수성 백혈병에서는 M5를 제외한 다른 AML에서는 이러한 림프선 종대(림프腺 腫大)가 드물다).

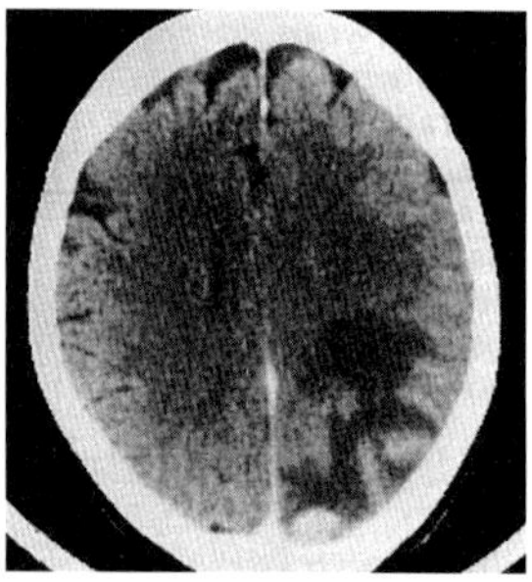

그림 2-13 백혈병 세포가 뇌에 침윤된 경우

④ 급성 백혈병 시 아세포(芽細胞, Immature cell)가 너무 증가할 경우(몇 만 개/μl) 폐나 뇌의 미세혈관을 막음으로 생기는 Hyperleukocytic syndrome(심한 세포증식에 따른 부작용)의 빈도는 급성 림프구성 백혈병이(ALL)이 급성 골수성 백혈병(AML)에 비해 적다.

⑤ 한편, T-세포 ALL에 걸린 사람 중에 칼슘이 증가되어 있거나 뼈가 녹아 내리는 경우가 있는데, 이때에는 사람에게 감염시키는 "Human T-cell Leukemia Virus-1(HTLV-1)를 꼭 점검해 봐야 한다.

⑥ T-세포 ALL의 경우에는 간비대(肝肥大, Hepatomegaly), 비장비대(脾臟肥大, Splenomegaly) 등이 잘 오며 고환(睾丸, Testicle)에도 잘 침윤이 된다.

(3) 소아 ALL과 성인 ALL을 비교 시 특이한 점

소아 백혈병의 임상적 증상은 성인과 크게 다른 것이 없다. 다만, 예후 및 생물학적 특징에 차이가 있다.

백혈병은 소아기의 악성종양 중 가장 빈도가 높아 15세 이하의 종양의 약 35-40%를 차지하는데, 이중 급성 림프구성 백혈병이 소아 백혈병의 약 75%를 차지하고 있다. 어느 연령층에서나 생기고 2세부터 발생빈도가 증가하여 3-5세 사이에 가장 많고, 이후 차츰 감소한다. 최근 미국의 통계를 보면 매년 10만명 당 4.3명의 발생빈도를 보이며, 여아보다 남아에서 약간 발생률이 높은 것으로 보고되고 있다. 나타나는 증상으로는 골수부전과 병적으로 증식된 림프구 계열의 백혈병 세포들이 골수 및 인체의 주요 장기에 침윤되어 나타나는 제반 증상들이 다음과 같이 나타날 수 있다.

증상 및 소견들

- 발열 및 전신 피로감
- 출혈
- 창백감
- 관절통, 복통
- 오심, 구토, 수면증가, 안면 신경마비, 사시
- 림프절이나 간, 비장의 종대

소아 백혈병은 최근 30년 동안 그 치료 성적이 향상되어 소아 악성 종양 중 완치의 개념이 통용되는 질환이다. 성인에 비해 치료 성적은 월등히 높은데, 백혈병의 관해유도치료로 97-99%에서 관해에 성공하고 있으며, 고위험군이라도 95% 이상에서 관해에 도달할 수 있다.

- 완전관해: 97-99%
- 완치율: 75%

한편, 미국 소아암 연구회에서 1980년대 치료 받은 환아들의 생존율(overall survival)과 재발 없는 무질병 생존율(EFS, Event Free Survival : 이는 백혈병 없이 생존하는 것)은 저위험군에서 각각 95%, 80%로 보고하였고, 고위험군에서는 약 75%와 65%로 보고하고 있다. 가장 치료성적이 나쁜 1세 미만의 영아에서의 생존율은 각각 70%, 50%를 보고하고 있다.

1980년대부터 미국에서는 CCSG(Children' s Cancer Study Group)과 POG(Pediatric Oncology Group)로 크게 2그룹에서 각각의 프로토콜을 시행해오고 있다. 최근에는 이 두 그룹이 COG(Children' s Oncology Group)으로 프로토콜을 공유하여 연구하고 있다.

현재 한국의 주요 대학병원에서도 CCSG 프로토콜을 따라 치료를 하고 있다.

3) 혼합형 급성백혈병과 미분화성 급성 백혈병

혼합형 급성백혈병(Biphenotypic Acute Leukemia)이란, 골수성 백혈병(Acute myeloid Leukemia)이나 림프구성 백혈병(Acute Lymphoblastic (B-cell) Leukemia 또는 Acute Lymphoblastic(T-cell) leukemia)이 모두 현격하게 양성(2점 이상)일 경우를 이야기한다. 그러나 이때 Myeloid, B-cell, T-cell 중에 한쪽만(예, Myeloid) 2점이 되지만 나머지 것(B-cell 이나 T-cell) 들이 2점이 되지 않을 때는 Myeloid(골수성)이 주요이며 나머지는 aberrant(변칙성)표현형이라고 명한다(아래 표 참조).

Score	B-lymphoid	T-lymphoid	Myeloid
2	CytCD79a	CD3(m/cyt)	MP0
	Cyt 1gM	Anti - TCR	
	CytCD22		
1	CD19	CD2	CD117
	CD20	CD5	CD13
	CD10	CD8	CD33
		CD10	CD65
0.5	TdT	TdT	CD14
	CD24	CD7	CD15
		CDla	CD64

한편, Undifferentiated Acute Leukemia(미 분화성 급성 백혈병)이란 위의 표에서 주요 인자(Marker)가 되는 그 어느 것도 합쳐 2점 이상 되지 않는 경우에 지칭한다(예, Myeloid, B-Lymphoid, T-Lymphoid) .

4) 만성골수성백혈병

(1) 만성골수성백혈병의 3 국면(局面, phase)과 각각의 특이사항

① 만성기(慢性期, Chronic Phase, CP)

원래 만성골수성백혈병(慢性骨髓性白血病, Chronic Myeloid Leukemia, CML)은 노인의 병으로 대개는 50-60대에 시작이 되지만 최근 들어 이보다 젊은 나이에서도 발병이 잘 되는 경향이다.

대부분 백혈구 및 혈소판의 증가와 더불어 빈혈이 생기면서 병원에 찾아오게 되며 복부검사시 비장이 커져 있음이 발견된다. 골수검사 시 "골수성(백혈구) 계열"의 세포가 "적혈구 계열"보다 무려 50배나 증가되는 수가 빈번하다(한편, 정상의 경우에는 "골수성 계열"과 "적혈구 계열"의 비율은 3:1 이다). 또한 1/4에서는 골수 섬유화를 보이는 수가 있다.

골수액검사(Aspiration)에서는 성숙된 백혈구 및 바로 그 전단계 세포들 "late myeloid"가 상당히 팽창되어 있으나 미성숙 세포는 10% 이하를 보이고 있다.

피검사 시 대부분, 혈소판은 정상 수치인 45만/㎕보다 증가되어 있으며 빈혈(여자 : 정상 수치인12g/dl 이하, 남자 : 정상 수치인14g/dl 이하)이 동반된다.

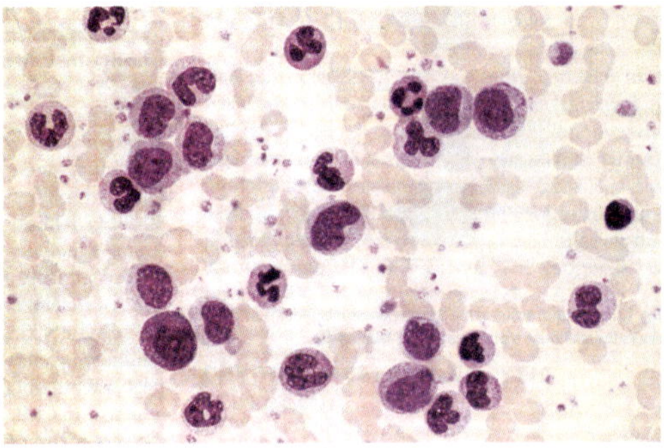

그림 2-14 성숙한 골수계(骨髓系) 백혈구가 현격하게 늘어나 있다.

② 가속기(加速期, Accelerated Phase, AP)

우선 가속기에서는 열, 땀이 많이 나며(특히 저녁시간), 체중감소, 비장이 커지며 뼈 통증이 동반된다. 따라서 만성기 환자들이 위의 증상이 갑자기 생겼을 때에는 특히 가속기로 진행되는 가능성에 대한 경각심(警覺心)을 높여야 한다.

또한 피검사상으로 나타나는 것은 호염구(Basophil, 20% 이상 증가), 말초혈액에서 아세포(芽細胞, Blast, 15% 이상 증가), 또는 아세포와 전골수구(Promyelocyte)를 합쳐 30% 이상 증가가 보이게 되며, 화학요법이나 글리벡의 치료와 관계없이 혈소판의 감소(10만/㎕ 이하)를 보인다. 한편 골수검사에서는 아세포가 10% 이상, 호염구(Basophil) 또는, 호산구 (Eosinophil)이 10% 이하이다. 이외에도 골수검사 시 섬유화 (Fibrosis)가 두드러지기도 한다.

염색체 검사에서는 소위 진단 시 보였던 필라델피아 염색체 이외에도 다른 염색체의 이상이 나타나게 되며 이를 소위 "Clonal Evolution" (클론성 진전) 이라고 하는데, 이것 또한 가속기에 와 있다는 증거이다. 또한 꾸준히 복용해 왔던 글리벡이나 하이드리아를 같은 양을 복용 하건만 백혈구 수가 계속 증가하는 것도 가속기의 증거가 되기도 한다.

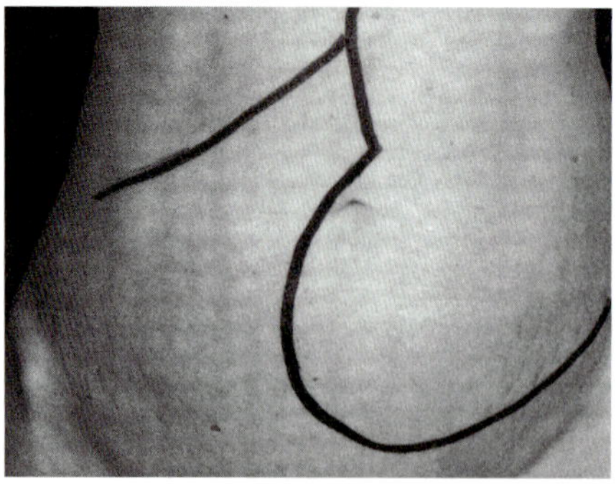

그림 2-15 왼쪽 옆구리에 비장이 굉장히 커져 있음
(정상인의 경우에는 만져지지 않음)

③ 급성기(急性期, Blastic Crisis, BC)

급성기에서의 증상은 대부분의 가속기에서 보이는 것과 동일하지만, 열감, 심하게 땀이 나는 것, 체중감소, 비장이 커짐, 및 뼈통증 이외에도 겨드랑이나 사타구니 부위에 림프선 결절이 올 수 있다. 이외에도 소위 녹색종 "Chloroma" 라 해서 미성숙한 백혈병 세포들이 뭉쳐서 피부(복부에도 가능) 등에 침착이 되는 것이다.

검사상 나타나는 것으로는 말초 혈액 검사상 미성숙 아세포가 30% 이상 보이며, 골수검사 시 미성숙 아세포가 30% 이상, 또는 전반적인 아세포의 양이 비록 30%는 되지 않는다 해도 이러한 아세포들이 골수의 요소 요소에 뭉쳐(Cluster) 있다면 "급성기" 라고 판정한다.

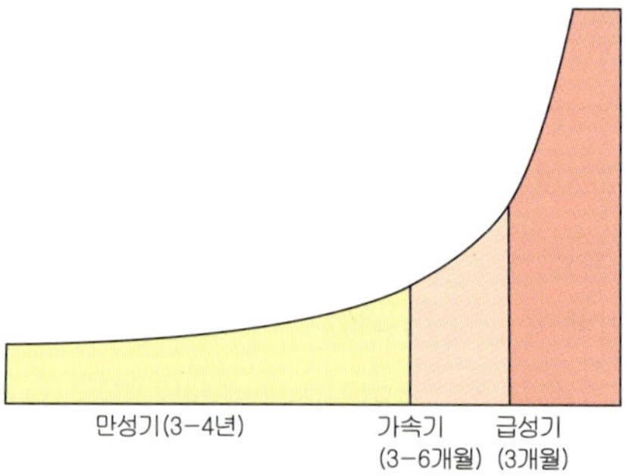

그림 2-16 만성골수성 백혈병의 3가지 국면(Phase) : 3~4년의 만성기를 보낸 후 3-6개월간의 가속기를 거친 후에는 대부분 급성백혈병으로 진행된다. 이때 아무런 치료를 하지 않을 경우에는 출혈이나 감염으로 심각한 어려움이 온다.

가속기(加速期, Accelerated Phase) 및 급성기(急性期, Blastic Phase)의 정의

	임상증상	피 또는 골수 검사결과
가속기	Fever(열)	Increasing peripheral basophilia to 〉 20%
	Nights sweats(야간발열)	Peripheral blood blasts 〉 15%
	Weight loss(체중감소)	Peripheral blood blasts plus promyelocytes 〉 30%
	Splenomegaly(비장종대)	Marrow blasts 〉 10%
		Marrow basophils or eosinophils 〉 10%
	Bone pain(뼈 통증)	Cytogenetic clonal evolution
		Difficult to control WBC with antiproliferative Rx
		Marrow reticulin or collagen fibrosis
		Thrombocytopenia(〈 100,000/μℓ) unrelated to Rx
급성기	Similar to AP	Peripheral blood blasts 〉 30%
	Lymphadenopathy (림프선이 촉진됨)	Marrow blasts 〉 30%
	Extramedullary blastic	Clumps of blasts on marrow examiniation
	chloroma : (골수이외의 조직침착)	Extramedullary blastic chloroma

(2) 필라델피아 염색체와 만성골수성백혈병

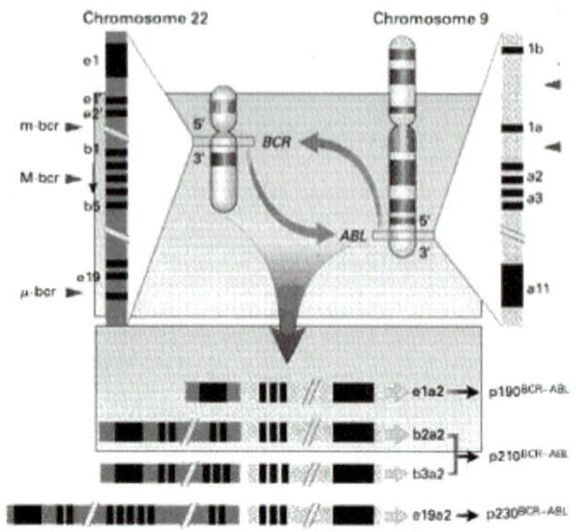

그림 2-17 필라델피아 염색체와 분자생물학적 변화

- 좌측의 22번 염색체의 하단부위가 짤려지고 동시에 오른쪽의 9번 염색체가 짤려지면서 서로 화살표가 보여주는 것 같이 교환(Translocation)이 일어난다. 22번의 많은 부분이 손실되며, 9번에서 온 염색체 부분이 적기 때문에 결과적으로 22번 염색체는 짧아지며 짧아진 22번 염색체를 필라델피아 염색체(Philadelphia Chromosome)라고 한다.
- 22번에 연이어서(BCR) 9번 염색체의 유전인자(ABL)가 서로 붙으며(Chimerism) 4가지 다른 크기의 유전자를 형성한다. 이렇게 형성된 BCR-ABL 유전자는 190, 210, 또는 230 KD의 단백질을 형성하게 된다.

1960년대, 필라델피아에서 염색체를 연구하던 몇몇 의료진들은 만성골수성 백혈병(CML)에 걸린 사람의 골수에서 염색체를 분석하다가 특이한 것을 발견하게 되었다. 즉 염색체 중 정상에서의 22번째 염색체에 비해 두 짝 중에서 22번 염색체의 한 짝이 유난히 짧은 것이었다. 그 후 연구가 더 지속되었고 70년대에 들어서는 CML 환자에 있어서 짧아진 22번째의 염색체 이외에도 9번 염색체가 길어진 것을 발견하게 되었다. 즉, 9번과 22번이 서로 호혜적(互惠的)으로 염색체를 주고 받게된 것(置換, Translocation)을 알게 되었다.

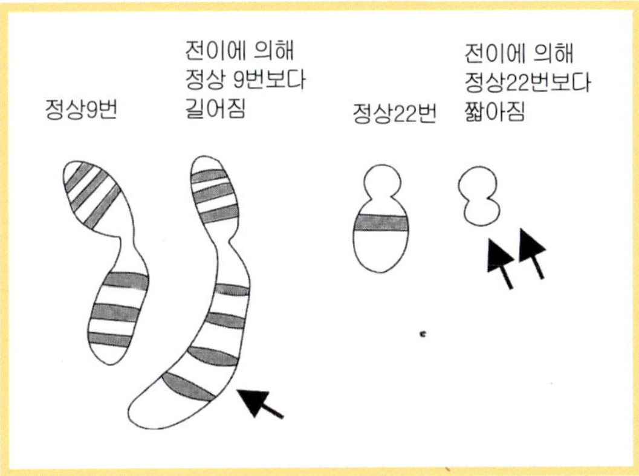

그림 2-18
B9번과 22번의 한개 염색체의 말단부분을 서로 주고 받음(전이).
결과적으로 9번이 길어지며 22번이 짧아짐 (이것이 ↖↖ 소위 필라델피아 염색체임).

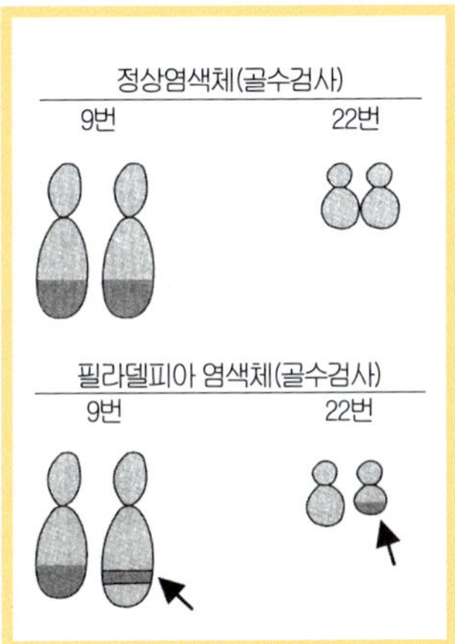

그림 2-19 CML의 FISH(골수)
상단 : 정상시에는 9번 끝에 있는 염색체의 부분이 그 자리에 있음.
하단 : 필라델피아(22번이 짧아짐)에서는 9번에서 치환(置換)된 염색체가 오게되며, 동시에 22번의 염색체는 9번으로 이동.

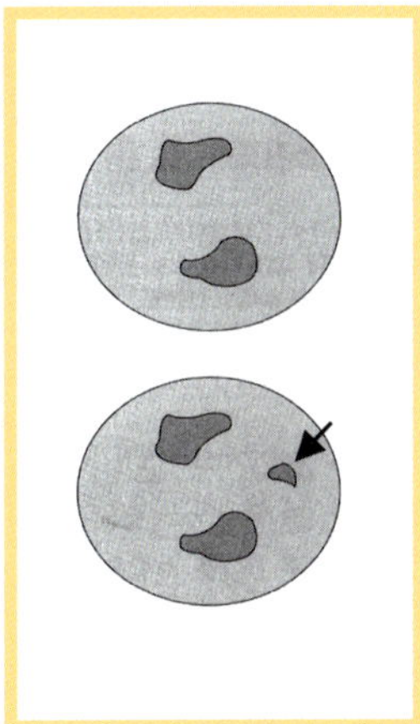

그림 2-20 CML의 FISH(말초혈액)
상단 : 정상에서는 9번 염색체의 부분이 골수세포에 묻혀 있음.
하단 : CML에서는 9번 염색체의 부분이 22번으로 이동하며 3번째 조각을 골수세포에서 보이고 있음.

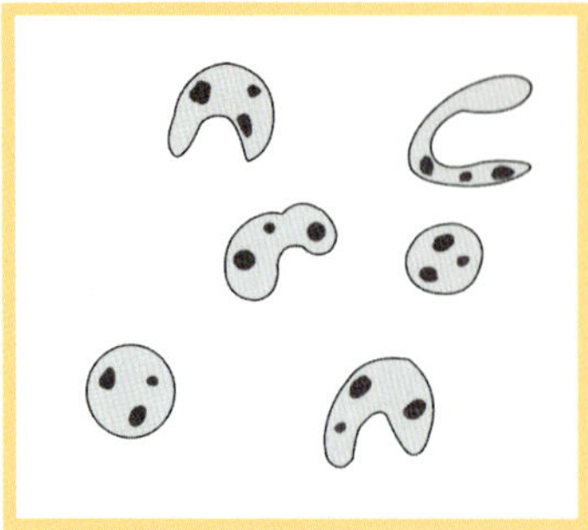

그림 2-21
CML 환자의 말초혈액(FISH) 각각의 백혈구에는 3번 조각(9번에서 떨어져 나간)이 형광물질을 발현하고 있음. 이것이 바로 필라델피아 염색체에 해당.

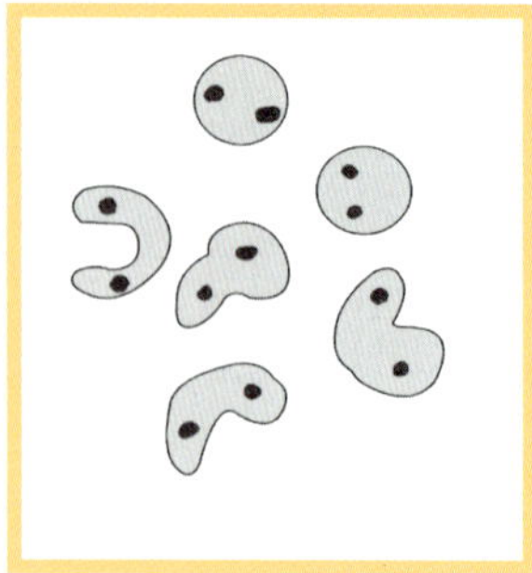

그림 2-22
CML이 치료된 이후 말초혈액(FISH) 옆그림에서 보였던 3번째 조각이 사라져서 정상백혈구에서 보이는 2개의 형광물질만 보임.

분자생물학이 눈부시게 발전되면서 보다 구체적인 문제의 유전자를 알게 되었다. 즉 9번 염색체에서의 ABL유전자가 22번 염색체의 BCR이란 유전자에 붙으면서 혼합유전자를 이루고, 결국 이것이 세포의 기형/변형을 일으키며 CML로 진행되는 것이다.

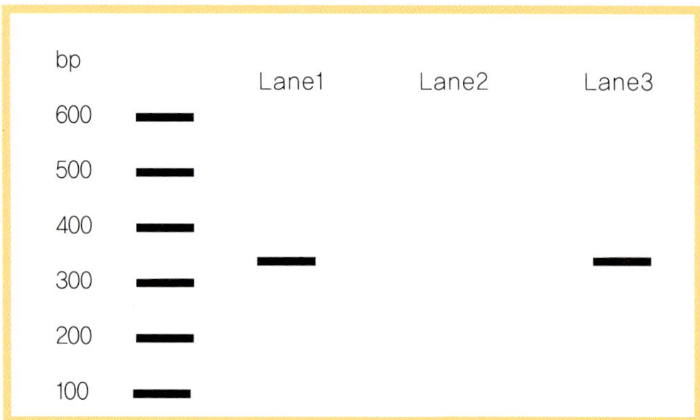

그림 2-23 분자생물학적으로 분석할 경우, Lane1과 Lane3에는 360bp의 band가 보이게 된다. 이는 만성골수성백혈병에서만 보이는 BCR-ABL 유전자가 증폭됨으로써 생기게 된다. 한편 Lane2에서는 300~400bp 사이에 문제의 BCR-ABL 유전자가 보이지 않는다.

필라델피아 염색체가 과연 CML의 직접적인 원인인가를 뒷받침해 주는 실험으로는 다음과 같다. 즉, 문제의 9번과 22번이 주고 받으면서 생기는 혼합된 DNA(BCR-ABL)를 면역이 전혀 없는 쥐에 주사를 할 경우, 사람의 CML에서 보는 것과 비슷한 백혈구의 증가를 혈액에서 관찰할 수 있으며, 골수에서도 CML시 볼 수 있는 소견과 비슷한 것이다.

글리벡 또는 인터페론에 반응이 좋은 그룹에서는 이러한 문제의 필라델피아 염색체가 보이지 않게 되는 것(사라짐)과 동시에 모든 피와 골수의 비정상 소견들(즉, 빈혈, 백혈구 및 혈소판 증가)과 비장이 커짐 등이 정상으로 되돌아 오는 것이다. 즉, 필라델피아 염색체와 CML은 아주 긴밀한 인과(因果) 관계가 있는 것이다.

(3) 만성골수성백혈병과 감별(鑑別)해야 되는 질환들

	CML	PV (진성다열증)	MF (골수섬유증)	ET (본태성 혈소판증가증)
적색소(Hematocrit)	Normal or ↓	↑↑	↓	Normal
백혈구(WBC)	↑↑↑	↑	↑ to ↓	Normal
혈소판(Platelet)	↑ or ↓	↑	↑ to ↓	↑↑↑
비장종대(Splenomegaly)	+++	+	+++	+
필라델피아 염색체/ 또는 유전자 전의 (Ph chromosome or bcr-abl translocation)	+	0	0	0
골수섬유화(Marrow fibrosis)	±	± or ↓	+++	±
LAP 점수(LAP : Leukocyte Alkine Phosphatose)	↓ to 0	↑↑	↑ to normal	↑ to normal

위에 기술된 PV(진성적혈구 증가증, Polycythemia Vera), MF(골수섬유증, Myelofibrosis) 및 ET(본태성(本態性) 혈소판 증가증, Essential Thrombocytosis) 등은 소위, 골수증식화 질환(Myeloproliferative Disorder)이라고 하는데, 그 이유는 골수검사시 골밀도가 늘어나기도 하고(PV), 또는 섬유화가 심하게 증가되며(MF), 또는 혈소판을 공급하는 Megakaryocyte가 비정상적으로 팽배되는 특징(ET)이 있다.

5) 만성림프구성백혈병

(1) 만성림프구성백혈병의 특징

이는 성숙(成熟, matured)한 림프구 계열이 팽창해서 생기는 병으로 림프구의 생존이 비정상적으로 연장되는 것이 특징이다. 대개, B-림프구계열(85-95%)이 주종을 이루고 있으며 그 나머지(5-15%)는 T-림프구계열이다.

만성림프구성백혈병(Chronic Lymphocytic Leukemia, CLL)은 유럽이나, 북미에서는 여러 백혈병 중 가장 흔한 백혈병으로 최근 50여년 동안 증가 추세(10만 명당 2.5에서 10만 명당 3.5-5.5)에 있어 보이기도 하지만, 최근 건강에 대한 경각심이 높아짐에 따라 초기에 조기 진단이 증가하는 것도 요인이 있어 보인다. 즉, 아주 초기의 질환, 즉 'Rai 병기' 의 0(아래에서 기술)에 해당하는 사람들의 발견이 늘어나는 경향이다.

남자 대 여자의 비율은 대개 2:1이지만, 나이가 들어가며(70대) 그 비율이 1:1로 변화한다. CLL은 대개 나이 드신 분들의 질환(65-70세)이지만, 드물게 35세 이하에서도 발견이 된다.

또한, CLL은 서양의 질환이지만 한국, 일본, 중국의 발병률이 최근 들어 조금씩 늘어나는 경향이 있다. 방사선에 노출, 항암제를 쓴 경험이 있는 경우, CLL의 빈도는 올라간다. 한편, 약 25%의 CLL 환자들에 있어서는 증상이 없는 경우가 많다. 그러나 나머지 환자들에게 있어서는 피곤함, 체중감소, 반복되는 감염, 출혈 등이 동반되며 목, 겨드랑이, 사타구니 등에 림프선이 커져서(약 80%) 병원에 오곤 한다. 또한, 진찰 시 간이나 비장이 커짐(50%)이 나타나는 경우가 있다.

(2) 만성림프구성백혈병 검사(피, 골수) 소견들

피검사시 림프구가 대부분 5,000/μl 이상으로 증가하며 동시에 빈혈이 생기며 혈소판이 감소할 수 있다. 현미경 상에는 CLL의 특이한 세포들(세포가 터져 보이거나, 핵이 나뉘어져 보이는 것들)이 보이게 된다.

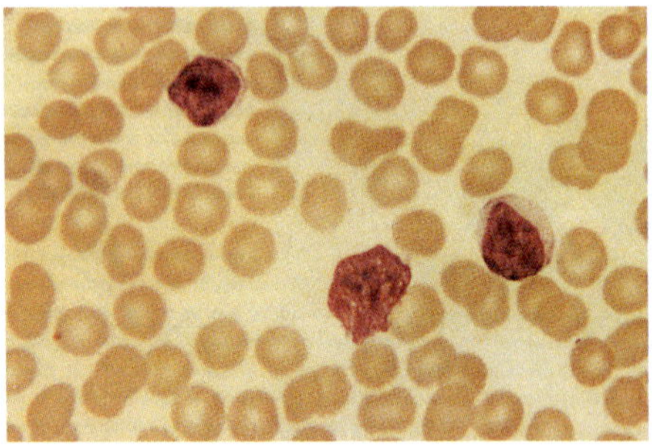

그림 2-24 말초조혈액에 보이는 CLL세포

한편, 림프구에 나타나는 면역표현형(免疫表現型, Immunophenotype)을 조사해 보면 95% 이상 소위 B-림프구(CD19, CD20 등 전형적 B-세포 marker임)이다. 그러나 특이한 것은 T-림프구 marker인 CD5가 대부분의 CLL에서 동시에 나타나는 점이다. 이외에는 감마글로불린(gammablobulin)이 대부분의 CLL에서는 감소되어 있다.

CLL을 진단하기에는 골수검사가 반드시 필요한 것은 아니며 골수조직검사 시 몇 가지 양상을 나타낸다. 즉, 간질형(間質型, Interstitial, 33%), 결절형(結節型, Nodular, 10%), 혼합형(25%) 또한 미만형(diffuse, 25%) 등이 있다.

(3) CLL의 병기(病期, Stage)

Rai(레이) 병기 및 Binet(비네이) 병기

Dr. Rai(레이)는 아래 나오듯이 각각의 레이(Rai)병기 0, 1, 2, 3, 4를 규정했으며 전세계적으로 그 병기를 널리 사용하고 있다. 이에 따르면 저위험군(low risk)인 림프구증가증만 있는 경우에는 중앙생존기간이 10년 이상으로 특별히 치료를 필요로 하지는 않는다. 림프구증가증과 함께 림프절종대나 비장종대를 보이는 중등도위험군(intermediate risk)의 경우는 중앙생존기간이 7-9년 정도이다. 빈혈과 혈소판감소증이 동반되는 고위험군(high risk)의 환자는 중앙생존기간이 5년으로 낮게 나타난다.

한편, Binet(비네이) 병기의 경우 A병기는 10년 이상, B병기는 7년, C병기는 5년 정도로 알려진다. 서로 다른 두 임상병기체계는 각각 유용한 예후와 관련한 정보를 주지만 항상 서로 일치하는 것은 아니다.

표. 만성림프구성백혈병(Rai 분류체계)

병기	수정병기	내용	중앙생존기간(년)
0	저위험군	림프구증가증	〉10
I	중등도위험군	림프구증가증+림프절종대	9
II	중등도위험군	림프구증가증+비장종대±림프절종대	7
III	고위험군	림프구증가증+빈혈±림프절종대 또는 비장종대	5
IV	고위험군	림프구증가증+혈소판감소증±빈혈± 림프절종대/비장종대	5

림프구증가증, 4주이상 림프구 〉 5,000/μl ; 빈혈, Hgb 〈 11g/dl ; 혈소판 감소증, 혈소판 100,000/μl

표. 만성림프구성백혈병(Binet 분류체계)

병기	혈액검사수치	침범부위	중앙생존기간(년)
A	Hb(적색소) 〉 10.0g/dl + 혈소판 〉 100,000/μl	〈 3	〉 10
B	Hb(적색소) 〉 10.0g/dl + 혈소판 〉 100,000/μl	〈 3	7
C	Hb(적색소) 〉 10.0g/dl + 혈소판 〉 100,000/μl	관계없음	5

침범부위 : 두경부, 액와부, 서혜부, 비장종대, 간종대

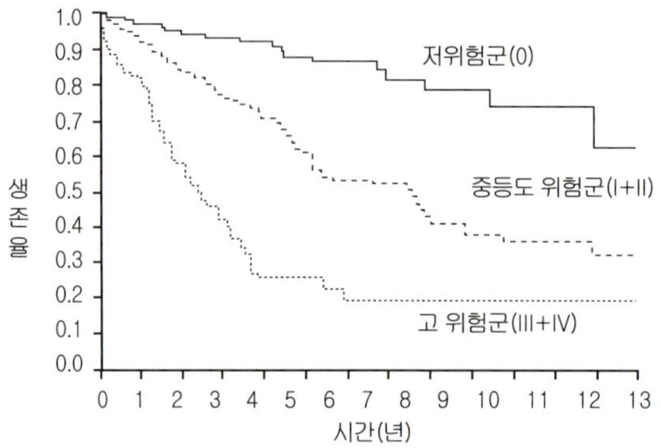

그림 2-25 각 병기에 따른 생존도식(Curve)
- Y축은 생존율을 보이고 있으며 X축은 시간(년)을 나타내고 있다.
- 각 커브(Curve)가 시간이 가며 떨어지는 것은 감염/ 출혈 등의 부작용이 동반되면서 생존의 대열에서 탈락하는 것을 보여준다.

(4) CLL과 감별해야 하는 진단들

① 악성이 아닌 질환

(가) T림프구 계열의 질환들

결핵이나 매독과 같은 만성감염질환 등이 림프구증가증을 일으킬 수 있다. 백일해나 감염성 단핵구증과 같은 바이러스성 감염질환도 점진적인 림프구증가증을 일으키나, 이 경우에는 주로 소아기나 청년기에 발생하게 되고, 림프구의 모양도 만성림프구성백혈병과 다른 형태로 관찰되므로 감별이 어렵지는 않다.

(나) B림프구 계열의 질환들

지속적인 다클론성 B림프구가 증가되는 현상은 드물지만 중년의 여성 흡연자에서 가족력이 있는 경우 특징적으로 나타날 수 있고, 대개 HLA-DR7이라는 항원이 발현되는 것으로 알려진다. 이 경우 만성림프구성백혈병에서 보이는 림프구의 표면항원(CD5, CD19, CD20, CD23)과는 달리 CD5가 잘 발현되지 않고 CD21, CD27, IgM 의 발현이 높게 되는 특징을 띤다. 많은 연구를 거친 결과 bcl-2/Ig 유전자 재조합이 그 근본원인으로 밝혀졌다. 열대성 비장증대 증후군(혹은 과반응성 말라리아성 비장증대증이라고도 함)의 경우에도 만성림프구성백혈병과 비슷한 양상을 띠는데, 말라리아 감염으로 B림프구가 과생산됨으로써 말초혈액에 림프구증가증을 보이고, 비장증대를 동반하는 것으로 알려지고 있다.

②악성질환

(가) B림프구 계열의 질환들

ㄱ. B 세포 전림프구성백혈병(B-cell prolymphocytic leukemia)

B세포 전림프구성백혈병은 림프구의 모양이 만성림프구성백혈병의 림프구보다 크고, 약간 미성숙한 형태를 띠고 있으며, 염색질이 진하게 응축되어 있고 인이 중앙에서 두드러져 보이는 특징이 있다. 만성림프구성백혈병은 보통 전림프구(prolymphocyte)가 10-50% 정도를 차지하고 있으나, 전림프구성백혈병은 55%이상이 전림프구로 형성되어 있는 차이점을 보인다. 전림프구성 백혈병은 진행이 빠른 질병으로 발열, 체중감소, 복부불쾌감과 같은 증상과 심한 비장종대, 약간의 림프절종대의 징후가 흔히 나타나고 치료가 잘되지 않는 특징이 있다. 혈액검사상 대개 백혈구가 15,000/㎕ 이상이면서 대개는 전림프구가 차지하고, 빈혈, 혈소판 감소증이 동반된다. 이들 백혈구의 표면에서는 만성림프구성백혈병에서는 관찰되지 않는 Ig, FMC7, CD20, CD79b와 같은 표면항원이 관찰된다. B세포 전림프구성 백혈병 환자의 1/3에서는 11q23의 결손, 1/2에서는 13q14의 결손, 3/4에서는 p53의 돌연변이를 가지고 있다. 일부 환자에서는 초기에는 병의 진행이 없이 안정되어 있기도 하지만, 대부분 다시 진행하게 되며, 평균 65개월의 중앙생존기간을 가진다.

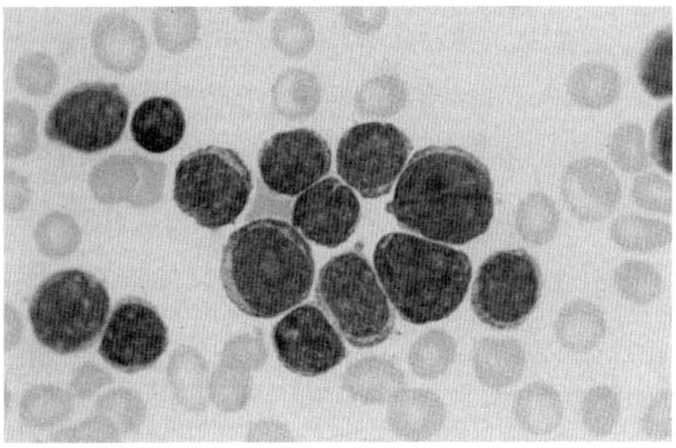

그림 2-26 핵의 모양이 불규칙이며 핵이 덜 성숙되어 있음.

ㄴ. 비호지킨림프종의 백혈병기(Leukemic phage of non-Hodgkin lymphoma)

비호지킨림프종의 백혈병기는 림프육종세포 백혈병이라고도 불리며, 외투층세포림프종(mantle cell lymphoma), 소포림프종(follicular lymphoma), 융모성 림프구를 보이는 비장림프종(splenic lymphoma), 기타 가장자리구역 림프종(marginal zone lymphoma), 드물게는 대세포림프종(large cell lymphoma)의 백혈병기(leukemic phage)가 포함된다.

외투층세포림프종에서 보이는 림프구는 만성림프구성백혈병에서 보이는 것 보다는 크기가 크고, 세포질이 더 많이 보인다. 이 세포들은 표면에 Ig가 강하게 발현되고 그 외에도 CD5, CD19, CD20, FMC7이 발현되나, CD10과 CD23은 발현되지 않는다. 11번 염색체의 장완과

14번 염색체 장완의 전위(t(11;14)(q13;q32))가 관찰되고, 면역조직염색을 시행하면 사이클린 D1(cyclin D1)이 강하게 발현되는 특징이 있다.
소포림프종의 백혈병기는 만성림프구성백혈병과 비슷한 양상으로 인하여 혼동이 잘 된다. 이 질환에서 보이는 림프구는 크기가 작고 핵염색질이 부드럽게 보이며 세포질이 거의 보이지 않고, 핵은 톱니모양을 하고 있다. 세포표면에 CD10, CD19, CD20, FMC7이 발현되며, CD5와 CD23은 발현되지 않는다. 확진은 14번 염색체의 장완과 18번 염색체의 장완의 전위(t(14;18)(q32;q21))이 확인되면 가능하다.
약 10%정도의 말초혈액 B림프구 증가증의 원인은 비장림프종에 의한 것인데, 실 모양의 돌기와 핵인이 림프구의 특징이다. 세포표면에 Ig이 강하게 발현되고, 그 외에 CD19, CD20, CD79b, FMC7이 발현되며, CD5, CD23은 발현되지 않는다.
점막관련 림프조직 림프종(mucosa-associated lymphoid tissue lymphoma, MALT lymphoma)과 단핵구양 B세포 림프종(monocytoid B-cell lymphoma)과 같은 가장자리구역 림프종 또한 드물지만 골수와 말초혈액을 침범할 수 있어 만성림프구성백혈병과 감별하여야 한다.

ㄷ. *털세포백혈병(Hairy cell leukemia)*

털세포백혈병은 광학현미경이나 전자현미경으로 관찰할 때 백혈병세포가 털 모양의 세포질의 돌기를 가지고 있는 것이 관찰되기 때문에 이름이 그렇게 불리게 되었다. 이 질환은 거의 항상 B림프구의 이상을 가지고 있으며, 림프구는 중간정도의 크기에 난원형의 핵과 다양한 크기와 모양의 두드러진 핵인을 가진다. 이 세포의 표면에는 만성림프구성백혈병과는 달리 CD5는 발현되지 않으나 그 밖의 다른 표면항원인 FMC7, CD11c, CD25, HC2 및 CD103(B-ly-7)은 발현되는 특징을 띠고 있다.

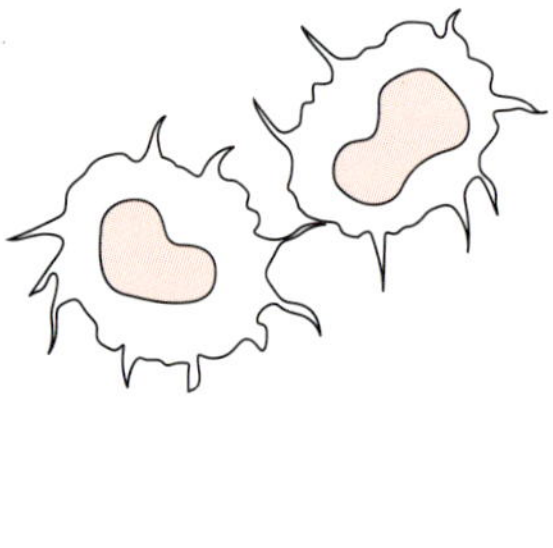

그림 2-27
땅콩모양의 핵을 갖고 있으며 hair(머리털) 모양의 돌기가 세포 주위에 나있다.

ㄹ. *발덴스트룀 마크로글로불린혈증(Waldenstrom macroglobulinemia)*

발덴스트룀 마크로글로불린혈증은 형질세포와 비슷한 풍부한 호염기의 세포질을 가진 세포의 증식이 특징이다. 말초혈의 림프구증가증은 심하지는 않으며, 세포표면에 IgM을 발현하고, 많은 양의 단클론성 면역글로불린인 IgM을 생산하는 특징이 있다.

(나) T림프구 계열의 질환들

T림프구 계열의 질환은 B림프구계열보다는 발병빈도는 낮다. 크게 아래의 4가지 그룹으로 구분할 수있다.

ㄱ. *T세포 전림프구성백혈병(T-cell prolymphocytic leukemia)*

T세포 전림프구성백혈병은 형태학적으로는 B세포 전림프구성백혈병과 동일하다. 그러나 림프절 종대와 피부병발의 빈도는 B세포 전림프구성백혈병보다 흔하다. 대부분 림프구표면에 CD3, CD4, CD7가 발현되고 CD8은 발현되지 않는 특징을 가지나, 드물게 CD4와 CD8이 모두 발현되거나 CD4는 발현되지 않고 CD8만 발현되는 경우도 있다. 대개는 중앙생존기간이 7.5개월 내외이나, 최근 CD52에 대한 단클론항체인 알렘투주맙(alemtuzumab)에 치료효과가 좋아 장기생존이 가능할 것으로 기대되고 있다.

ㄴ. *성인 T림프구 백혈병/림프종(Adult T-cell Leukemia/Lymphoma)*

성인 T림프구 백혈병/림프종은 우리나라와 같은 동양권에서 흔하며 다양한 임상양상으로 나타난다. 급성으로 나타나는 림프절종대와 간비장종대가 특징이고, 그 외 피부병발, 용해성 골병변, 고칼슘혈증 및 기타장기의 병발 등이 보이기도 한다. 세포표면에 CD4가 발현되며, HTLV-1(Human T-cell Leukemia/ Lymphoma Virus-1)에 감염되어 있다.

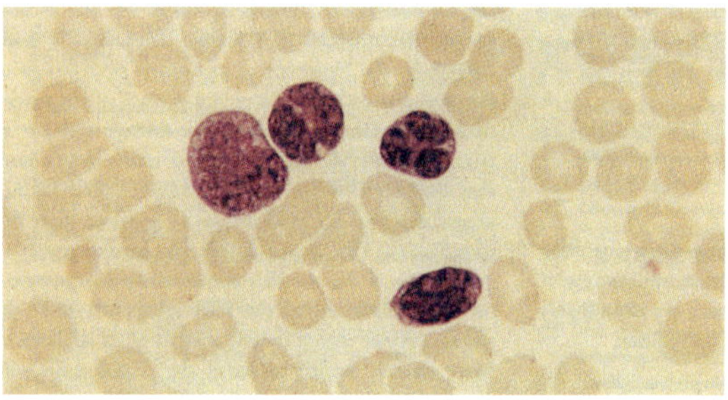

그림 2-28

ㄷ. *쎄자리 증후군(Sezary syndrome)*

쎄자리증후군은 피부 T세포림프종(cutaneous T-cell lymphoma)인 균상식육종(mycosis fungoides)의 백혈병기 형태를 말한다. 쎄자리증후군에 이환된 환자는 말초혈액의 림프구증가증만으로 발병하기도 하지만 광범위한 피부병변과 림프절종대 및 비장종대를 보이는 것이 특징이다. 이 질환에서 보이는 림프구는 특징적으로 대뇌모양(cerebriform)의 핵과 거친 염색질, 두드러지지 않는 핵인을 보이고, 표면에 CD4를 발현한다. 쎄자리증후군의 진단은 말초혈액의 쎄자리세포수가 1,000/μl 이상 또는 림프구의 20% 이상인 경우에 가능하다.

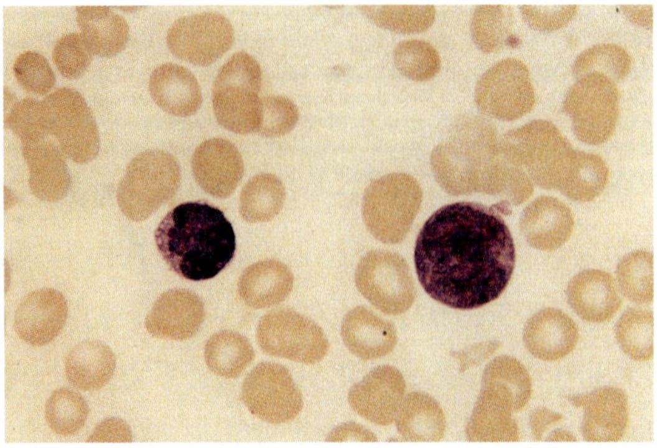

그림 2-29

ㄹ. *대과립구성 림프구성백혈병(Large granular lymphocytic leukemia, LGL leukemia)*

대과립성 림프구성백혈병은 중간정도(1,000-49,000/μl)의 림프구증가증과 만성림프구성백혈병에서 보이는 세포보다 크기가 크고 아주르친화성의 과립을 포함하고 있는 풍부한 세포질을 가진 림프구가 특징이다.

T세포 대과립성 림프구성백혈병(T-LGL leukemia)이 가장 흔한 형태로 약 85%에서 호중구감소증, 적혈구무형성증(red cell aplasia), 류마티스관절염과 관련이 있다. T세포 대과립성 림프구성백혈병의 면역표현형은 CD3양성, CD4음성, CD8양성, CD16양성, CD56음성, CD57양성, T세포수용체 αβ(TCR αβ)양성이며, T세포수용체 유전자재배열에서 T세포의 단클론성을 확인하면 확진이 된다. 치료는 사이클로스포린 또는 메토트렉세이트에 효과가 있다.

자연살상세포(NK cell) 대과립성 림프구성백혈병(NK-LGL leukemia)는 주로 동아시아에서 흔하며, 고열과 간비장종대 및 범혈구감소증의 전격적인 과정을 거친다. 세포표면의 면역형은 CD3음성, CD4음성, CD8음성, CD16양성, CD56양성, CD57음성으로 표현된다.

6) 화학요법 등 치료와 연관된 2차성 백혈병

: 이는 다음에 기술한 6. "밝혀진 백혈병의 위험인자와 원인들" 을 참조.

6. 밝혀진 백혈병의 위험인자와 원인들

: 약 95% 이상에서는 백혈병에 걸린 환자들에게서 전혀 이러한 위험 인자(危險因子, Risk Factors)나 원인(原因, causes)을 찾아내지 못하는 경우가 대부분이다. 그러나 약5% 정도에서는 아래의 것을 연계시킬 수 있다.

1) 바이러스(Viruses)

HTLV-1(Human T-cell Leukemia Virus)는 일본 남쪽이나 캐라비안해에 인접한 나라에 비교적 흔한 바이러스이며 T-cell Leukemia의 원인 중 하나로 밝혀지고 있다. 이러한 바이러스는 골수세포 내의 염색체에 손상을 주게 되며 면역체계를 망가뜨리게 되며 백혈병으로 진행된다.

2) 환경 요인들

(1) 방사선에 노출되었거나 원자탄이 투여되었던 지역 주민들(일본 히로시마 원폭피해, 또는, 러시아 체르노빌 원전 사고의 예)의 경우이다.

(2) 화학약품 노출

벤젠 및 석유제품(Petroleum Product)에 과다하게 노출된 후 10-30년이 경과하면서 백혈병의 빈도가 증가한다.

(3) 항암제 및 방사선치료

다발성 골수암, 악성 림프종, 유방암, 난소암의 치료로서 알킬레이팅(Alkylating Agent) 약들과 방사선 치료를 받는 경우 각각의 종양은 치료가 되었지만 3-5년이 지난 후 치료를 받은 그 일부환자에게, 급성 백혈병이나 골수이형성 증후군이 올 수도 있다. 이때 특히 염색체의 5, 7, 11, 17번 염색체 등이 손상을 입게 될 수 있다. 화학치료 중에서는 특히 멜파란(Melphalan(Alkeran), Cyclophosphamide(Cytoxan), Mechlorethamine(Mustargen) 등이 특히 원인이 될 수 있다. 특히 Topoisomerase II Inhibitor(Etoposide, Teniposide, Doxorubicin, Mitoxantrone) 등은 다발성 골수종, 급성 림프구성 백혈병, 고환암 등에 쓰이는데 이들은 11번 염색체(11q-23q)에 손상을 주며 2ndary Leukemia(2차성 백혈병)을 유도할 수 있다.

(4) 기타

농약, 머리 염색약, 흡연 (이는 위에서 기술한 것 보다 덜 연계가 있다고 봄)

3) 유전적 요인들

(1) 집안에 백혈병으로 아픈 아이가 있을 경우 모든 아이가 건강한 자녀를 둔 집안보다2-3배 정도 백혈병에 걸릴 확률이 높다고 봐야 한다(즉, 10만 명당 몇 명이 걸릴 수 있는 확률에 비해 그 위험도가 조금 올라간다는 뜻). 즉, 완연한 멘델리안 법칙에 근거하는 유전병은 아니다.

(2) 일란성 쌍둥이 중 한 아이가 백혈병에 걸린 경우, 다른 아이는 대부분 괜찮지만, 극히 일부 보고서에 의하면 약 20%까지 다른 아이에게 백혈병이 발생할 수 있다.

(3) 더 높은 백혈병의 빈도(위의 (1), (2)에 비해)를 보이는 경우들

① Bloom 증후군, Fanconi빈혈, Ataxia Telangiectasia 등 DNA가 손상되었을 때 회복하는 기전이 망가진 경우

② 다운씨 증후군(Down' s Syndrome), Klinefelter 증후군

③ 유전성 면역결핍 증후군

7. 흔히 사용되는 진단검사들

1) 혈액검사

(1) 정상 피 수치의 범위

혈액검사는 그 결과가 불과 10-20분 내에 나오는 가장 간단한 검사이지만 무척 많은 정보를 의료진에게 제공한다.

	정상범위		Comments(주)
WBC	4000~10,000/μℓ		백혈구; White Blood Cell, (WBC) – 여기에는 중성구(Neutrophil), 림프구(Lymphocyte), 단핵구(Monocyte), 호산구(Eosinophil), 호염구(Basophil) 등이 다 포함된다. – 간혹 4.0또는 10.0등으로 기술되는 수가 있는데μℓ(micro liter)당 4.0×1000 또는 10.0×1000 이라고 보면 된다.
Differential	Neutrophil (중성구)	55–65%	– 백혈구는 여러 부류의 세포로 이루어져 있음(즉, 백혈구의 전체를 100%로 볼 경우, 각각의 분포는 대략 왼쪽과 같다).
	Lymphocyte (림프구)	25–35%	– Metamyelocyte, Myelocyte, Promyelocyte, Blast, 및 Atypical Lymphocyte 등은 정상인에서 혈액검사시 발견이 거의 되지 않는다. (이러한 세포들이 발견되는 경우는 심각한 골수의 질환이 동반된 경우의 가능성이 높다.)
	Monocyte (단핵구)	3–7%	
	Eosinophil (호산구)	1–5%	
	Basophil (호염구)	0–1%	
	* Metamyelocyte (늦골수세포)	0	
	* Myelocyte (골수세포)	0	
	* Promyelocyte (전골수세포)	0	
	* Blast (아세포)	0	
	* Atypical Lymphocyte (비전형림프구)	0	
HB	여 12g–14g/dℓ 남 14g–18g/dℓ		헤모글로빈(HB, Hemoglobin) – 철분을 많이 함유하고 있는 적혈구 안의 단백질을 가르킴. – 폐에서 산소를 얻어서 온몸에 공급하는 중요한 역할 (이것이 부족하면 결국 빈혈이 생김)
RBC	여 $4.0–5.4\times10^{12}$/L 남 $4.6–6.1\times10^{12}$/L		적혈구(Red Blood Cell) 숫자 : 빈혈의 평가에 있어서 적혈구의 숫자보다는 헤보글로빈이 더 의의가 있음
Platelet	$130–450\times10^{9}$/L		혈소판 : 피 응고에 중요함

(2) 백혈구가 올라가거나/ 내려갈 수 있는 경우들

상승하는 경우

- 감염 (Infections)
- 염증성 질환(Inflammatory disease)
- 외상(外傷, Trauma) : 화상, 물리적인 사고
- 스테로이드 등 약제 복용
- 백혈병 등 골수의 질환

감소하는 경우

- 심한 감염
- 영양실조가 심각한 경우
- 간의 질환
- 항암제 치료를 받고 있는 경우
- 재생불량성빈혈, 악성림프종 등이 골수를 침범한 경우

(3) 헤모글로빈 수치가 올라가거나/ 내려가는 경우들

헤모글로빈 수치가 올라가는 경우

- 몸 안의 산소가 감소되는 경우
  - 심장 및 폐의 질환
  - 고지대에 사는 사람
- 신장질환(신장동맥의 협착 등)
- 각종 고형암이 있는 경우(중추신경암, 간암, 신장암 등)

헤모글로빈 수치가 내려가는 경우

- 출혈
- 용혈(적혈구가 쉽게 파괴됨)
- 임신 시 상대적으로 혈장이 적혈구에 비해 증가됨으로 인해
- 철분, 비타민 B12, 엽산 부족
- 신장, 갑상선 질환
- 항암제(유방암 등의 치료를 할 경우)치료 도중/ 이후

- 백혈병, 재생불량성 빈혈, 골수이형성 증후군, 다발성 골수종, 악성 림프종

(4) 혈소판의 변화

혈소판이 증가하는 경우

- 철분부족성 빈혈
- 비장이 없는 경우(수술 등으로 제거)
- 염증성 대장염
- 용혈(溶血), 출혈, 감염
- 본태성 혈소판 증가증, 만성 골수성 백혈병

혈소판이 감소하는 경우

- 비장이 커진 경우
- 간 질환
- 심한 감염 이후 골수기능이 저하된 경우
- 가속기 또는 급성기의 만성골수성 백혈병, 급성 백혈병, 다발성 골수종이 진행될 때, 악성 림프종이 골수를 침범한 경우

(5) 림프구의 변화

림프구가 증가하는 경우

- 바이러스 감염 시
- 악성 림프종이 진행될 때
- 만성 림프구성 백혈병, 급성림프구성 백혈병

림프구가 감소하는 경우

- 백혈구 감소의 경우와 유사

(6) 적혈구에 관한 피검사 시 나타나는 수치들

① 헤마토크릿(Hematocrit)

혈액 전체부피에 대한 적혈구 부피의 비율

- 성인여자 : 42-52%

• 성인남자 : 42-52%

② MCV(Mean Corpuscular Volume)
적혈구의 평균 용적을 나타내는 지수
정상치 : 성인여자 : 81-100 fL
성인남자 : 80-94 fL

③ MCH (Mean Corpuscular Hemoglobin)
적혈구 1개당 혈색소의 양
정상치 : 27-33 pg

④ MCHC (Mean Corpuscular Hemoglobin Concontration)
적혈구 1개당 혈색소 농도
정상치 : 33-36g/dL

⑤ RDW (Red Cell Distribution width)
적혈구 크기의 다양성을 보는 검사
참고치 : 11.5-14%

(7) 망상적혈구(Reticulocyte)란?

① 정의

적혈구 생성이 적절하게 일어나는지를 판별하는 지표이다. 골수에서 적아구로부터 성숙되는 과정중 orthochromatophilic normoblasts 바로 다음 단계의 세포로서 핵이 빠져나간 직후를 말한다.

성숙 적혈구보다 크기가 크고, 남아있던 ribosomal RNA로 인해 wright staining에서 푸른색으로 염색되므로 혈색소에 의해 붉게 염색되는 부분과 혼합되어 다염색성(polychromasia)을 띠게 된다.

② 보고방법 ; %
(적혈구 1,000-30,000개중 관찰되는 망상적혈구수를 세어 %로 보고)
참고치 : 성인 0.5-1.5%, 신생아 2.5-6%(생후 2주 말부터 성인 값과 같아짐)

③ Corrected reticulocyte count
심한 빈혈에서는 절대 적혈구수가 적어 망상적혈구의 절대치도 감소하므로 이를 교정해야 한다.

공식 : reticulocyte count × (환자 Hct / 정상 Hct)

④ Reticulocyte production index (RPI)

빈혈이 있을 경우 골수에서 미처 성숙하지 못한 망상적혈구가 말초혈액으로 나와 1일 이상 말초혈액에 존재하므로 망상적혈구 계산 시 실제 적혈구 생산능력보다 높게 산정될 수 있다. 그러므로 망상적혈구 성숙시간으로 나누어 교정한다.

RPI가 2라면 이는 정상에 비해 적혈구 생산이 2배 증가했음을 의미한다.

공식 : Corrected reticulocyte count /maturation time(maturation time : Hct 45%-1day, Hct 35%-1.5day, Hct 25%-2.0day, Hct 15%-2.5 days)

⑤ 임상적 의의

증가 : 출혈, 용혈성 빈혈 등 적혈구 생산에는 이상이 없으나 과도한 적혈구 파괴가 있을 때

감소 : 골수기능 장애(암 전이, 백혈병, 철결핍성 빈혈, 비타민 B12 또는 엽산 결핍빈혈, erythropoietin 자극이 없는 경우, 결핵)

(8) 백혈구에 관한 피검사 시 나타나는 수치들

① 백혈구 수

정상 성인 4-10×10^9/L(4,000-10,000/㎕), 신생아와 소아는 다름

백혈구 감소 : 이하 4×10^9/L, 백혈구 증가 이상10×10^9/L

② 백혈구 감별계산

백혈구 감별계산으로 부터 각 백혈구 종류의 실제값을 계산할 수 있다.

절대치(×10^9/L) = 백혈구 아형(%) × 총백혈구 수(×10^9/L)

③정상 성인 감별계산 참고치 (평균 %)

segmented neutrophil(56%), lymphocyte(34%), monocyte(4%), eosinophil(3%), basophil(0.5%)

④ 기준(말초 혈액기준)

Neutrophilia : 7.5×10^9/L 이상

Neutropenia : 1.5×10^9/L 이하

1.0×10^9/L 이하 : 반복적인 감염이 발생할 가능성 높음

0.2×10^9/L 이하 : 무과립구증

Lymphocytosis : 성인 4.0×10^9/L 이상, 소아 9.0×10^9/L 이상
Monocytosis : 1.0×10^9/L 이상
Eosinophilia : 0.35×10^9/L 이상
Basophilia : 0.2×10^9/L 이상

(9) 혈소판 수치

정상인 : 14만-40만/㎕
혈소판감소:14만/㎕ 이하, 혈소판 증가:45만/㎕ 이상

2) 말초혈액도말검사

말초혈액도말검사(塗抹檢査, Peripheral Blood Smear)는 유리 슬라이드 위에 1방울의 피를 떨어뜨려 놓고 유리면으로 밀은 후 현미경 아래에서 피 속에 있는 각각의 세포들(백혈구, 적혈구, 혈소판)을 관찰하는 것이다. 이때 경험 있는 임상병리 전문의사는 다음을 관찰하게 되는 것이다.

각각의 세포(백혈구, 적혈구, 혈소판)의 숫자는 적당한가(증가/감소 여부)
각각의 세포의 모양은 정상인가(이형성(異形成, Dysplastic) 여부를 관찰)

3) 골수검사

(1) 골수흡인검사(骨髓吸引檢査, 골수 "액"(液) 검사, Bone Marrow Aspiration)

이는 아래와 같이 골수를 뽑은 후(흡인) 액상(液狀)의 골수를 1-2방울 떨어뜨린 후 유리 슬라이드(slide)에 놓고 다른 슬라이드로 밀어서 현미경 하에 관찰하는 것이다. 이때 Wright-Giemsa라는 염색을 해서 각 세포의 모양을 관찰하게 된다. 또한 특수염색(Peroxidaso, PAS, Sudan black B, Esterase)도 각각의 골수성, 림프구성 등의 특징을 구분 짓는다.

이 검사는 굳이 입원할 필요 없이 외래에서 가능한 검사이며 국소마취 10-15분가량, 검사 10분가량, 검사 후 30분가량 누워있게 되니 약 1시간 정도 소요된다. 물론 국소 마취를 한다 하더라도 검사 이후 몇 시간 약간 뻐근한 느낌이 있지만 반나절에서 하루 정도 지난 후에는 거의 정상으로 돌아온다.

약 10-20㎖를 뽑게 되며 그 중 일부는 세포화학법, 면역표현형, 및 염색체검사를 위해 보내진다.

제1부에서 이미 언급한 대로 중요한 각종 피의 세포를 만드는 곳은 골수이다. 따라서 피만 조사할 경우에는 결국 빙산의 일각만 조사하는 것이며, 큰 빙산의 9/10 정도가 물에 잠겨 있듯이 혈액종양 여부를 알고 싶을 때는 당연히 골수검사를 해야 하는 것이다. 실제적으로 피의 소견은 그

리 심각하지 않지만(빈혈만 있다던지, 또는 혈소판만 감소가 있는 경우), 몸은 상당히 심각하게 혈액종양의 피해 속에 있는 경우가 흔히 있다.

골수 흡인검사에서는 피를 만드는 조혈모세포(造血母細胞)를 비롯하여 그 중간단계의 세포 및 완전히 성숙된 세포 등을 동시에 보게 된다. 또한 각각의 세포(적혈구의 원조세포 및 그 계통의 세포, 백혈구의 원조세포 및 그 계통과 혈소판을 만드는 세포 등)들의 분화단계와 이형성(異形成, dysplastic) 여부도 관찰하게 된다.

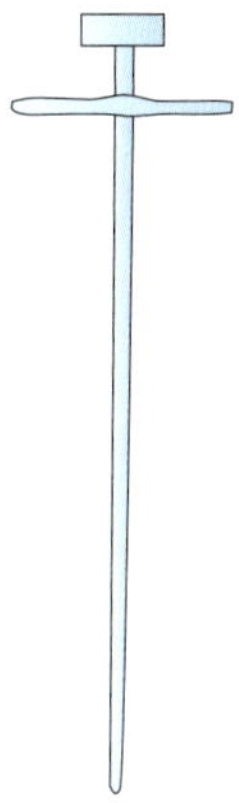

그림 2-30
Jamshidi 바늘의 도식적 그림

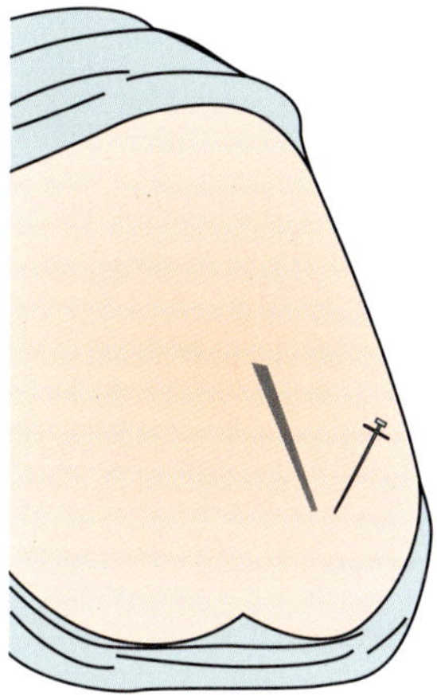

그림 2-31
골반(骨盤)의 뼈를 통해 골수검사를 하는 그림

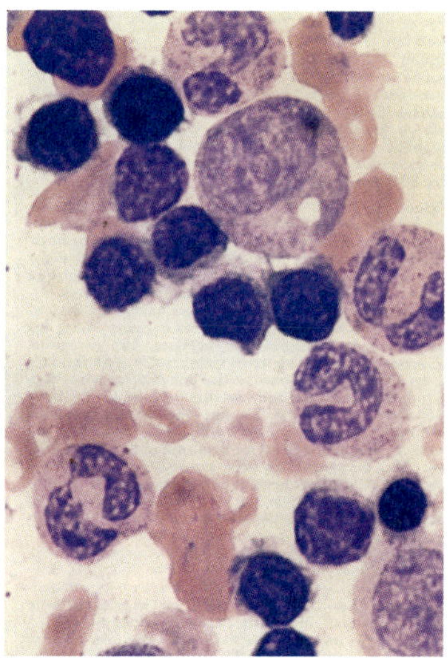

그림 2-32 여러가지 세포가 골고루 섞여져 있음(정상 2000배)

(2)골수생검(骨髓生檢, Bone Marrow Biopsy (골수 "조직" 검사))

이는 약 11-gauge(꽤 두꺼운 바늘)에 해당하는 대(大)바늘로 엉치뼈의 뒷 부분으로부터 골수(뼈 부분)를 채취한 뒤, 예리한 칼로 종단하여 현미경 하에 보게 되는 것이다.

이 검사는 골수흡인검사의 연장으로 시행이 된다. 이 검사를 통해 보고자 하는 가장 중요한 목표는 골수의 구조(Marrow Architecture)와 골수세포 충실도(骨髓細胞忠實度, Marrow Cellularity)이다.

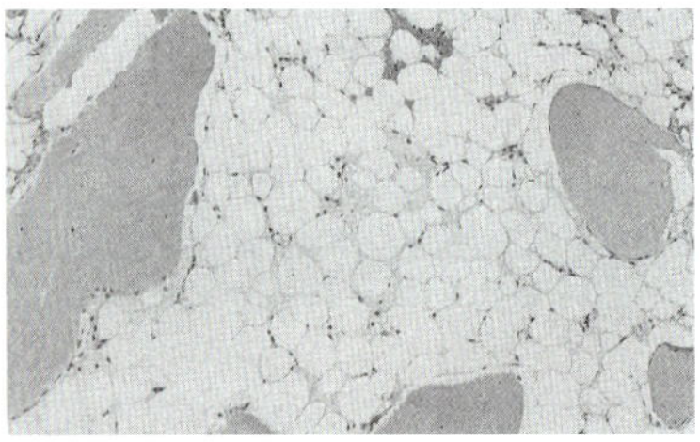

재생불량성 빈혈환자의 골수생검(生檢) 모습

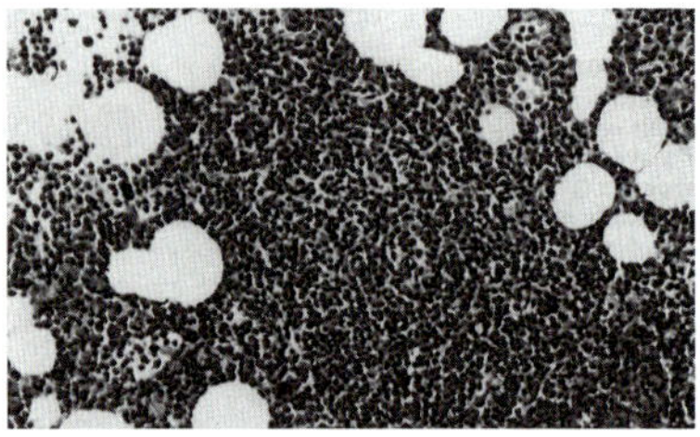

백혈병환자의 골수생검(生檢) 모습

그림 2-33

한편 골수세포 충실도는 각각의 나이에 따라 다르다. 따라서 이 검사의 판독시 반드시 나이를 감안하여 판정해야 한다. 즉 70대 환자의 골밀도가 50%라고 해서 (70-80%가 안되었다고) 재생불량성 빈혈이라 하면 이는 옳지 않다.

- 나이별 골수세포 충실도

  유아/소아 : 80%

  성 인 : 40-60%

  60세 이상 : 30-50%

이 검사를 통해 골수의 세포 충실도를 봄으로써 재생불량성 빈혈(충실도가 낮음) 등은 즉시 판명이 나며, 백혈병의 경우는 완연하게 세포충실도가 올라가 있게 된다. 또한 부분적으로 미성숙 백혈병 세포들이 군락(群落, cluster)을 이루게 된다.

4) M0, M1, M2…M7 이란? / L1, L2, L3 란? / FAB에 관하여

이는 '5. 백혈병 종류 및 각각의 독특한 점' 의 1)급성 골수성 백혈병과 2)급성 림프구성 백혈병에서 잘 다루고 있음(참조).

5) 세포화학적 검사법(細胞化學的 檢査法, Histochemisrty)

이는 골수성 급성백혈병인지 아니면 림프구성 급성백혈병인지 구분 시 유용할 수 있다. 아래에 그 예가 있다.

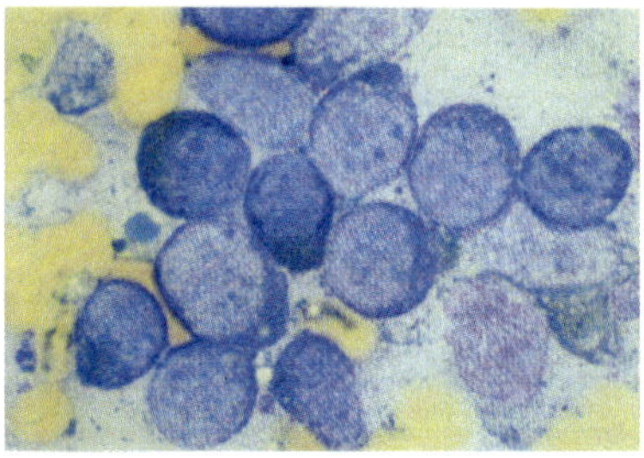

MPO(AML,M1)

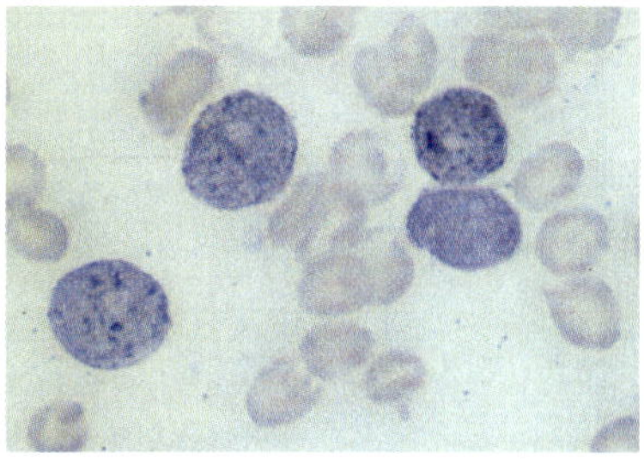

Sudan Black(AML,M4)

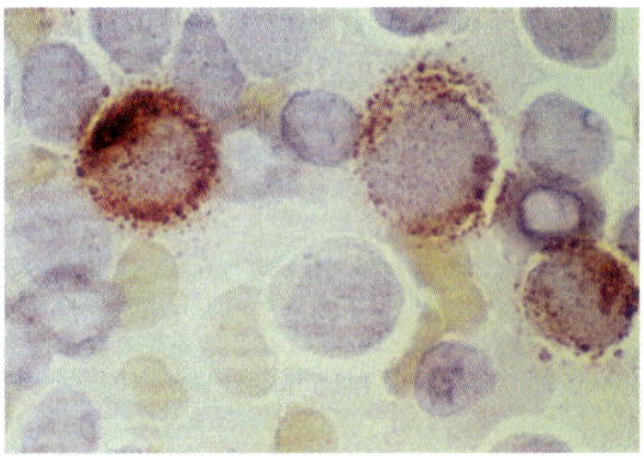

NSE(AML, M5)

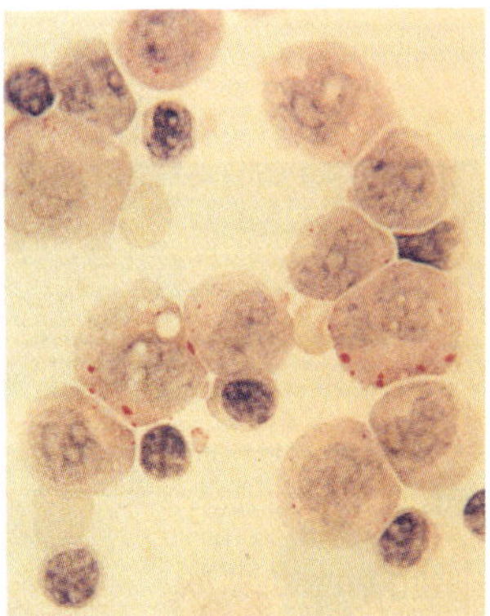

PAS(ALL)

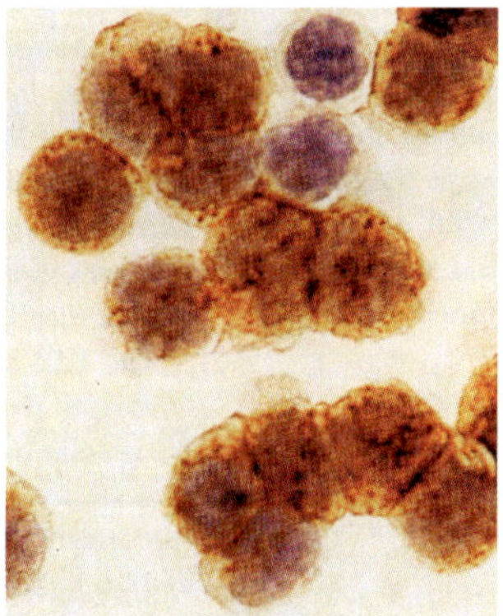

TdT(ALL)

그림 2-34 각각의 백혈병에서 특수한 염색물질에 따라 특이하게 염색이 된다.

6) 면역표현형(免疫表現形, Immunophenotype) : Monoclonal Antibody

이는 각 세포면에 나타나는(표현하는) 단백질, 소위 monoclonal(단클론) 또는 polyclonal(다클론) 항체(抗體, Antibody)를 이용하여 규명하는 것이다. 최근 진단기술의 발전으로 말미암아 레이져(Laser)를 이용하여 1초에 수 만개 이상의 세포들을 분석할 수 있게 되었다. 이때 "CD" (Cluster of Differentiation)라 해서 세포 표면에 발현하는 단백질을 연구가들이 정리해서 숫자를 붙였다(예 : CD1, 5, 10..) 현재 CD 247까지 정리가 되었으며 이 숫자는 지속적으로 늘어날 것이다.

이 데이터는 주로 급성 림프구성 백혈병(ALL)에서 더욱 유용하지만 최근 급성 골수성 백혈병에서도 유용한 데이터로 사용되어지고 있다.

급성골수성 백혈병의 면역 표현형

AML Subtype	CD11	CD13	CD14	CD15	CD33	CD34	CD41	CD42b	HLA-DR	TdT
M0	−	+	−	−	+	+	−	−	−	+
M1	−	±	−	−	+	+	−	−	+	±
M2	+	+	±	+	+	−	−	−	+	−
M3	+	+	−	±	+	−	−	−	−	−
M4	+	+	−	±	+	−	−	−	+	−
M5	+	+	+	±	+	−	−	−	+	−
M6	−	−	−	−	−	−	−	−	−	−
M7	−	−	−	−	±	±	+	+	−	−

• 급성 림프구성 백혈병의 면역 표현형
각각의 항체를 이용하여 B 또는 T림프구의 종류를 더 분류할 수 있다.

B-세포 ALL

CD19, CD20, CD21, CD24, CD10

T-세포 ALL

CD1, CD2, CD3, CD4, CD5, CD7, CD8

7) 염색체(染色體) 검사 또는 세포유전학(細胞遺傳學, Cytogenetic)검사

혈액종양에 관하여 연구를 하면 할수록 밝혀지는 사실은 결국 거의 모든 혈액종양은 유전자(염색체)의 질환이라는 점이다. 즉 대부분 몸 안의 세포 안에는 핵(核, Neucleus)이 있으며 그 안에는 실 뭉치같이 얽힌 염색체가 있는 것이다. 이 핵을 잘 희석시킨 용액에 20분가량 처리한 후 검사해 보면 염색체 뭉치가 터져 나오게 되며 이를 잘 정리하면 어떤 염색체가 문제인지 알게 되는 것이다. 1960년대 시작된 염색체에 대한 연구는 70년대에 들어 오면서 소위 염색체를 염색하기 기술은 G-banding, Q-banding이 개발되면서 자세하게 염색체 내의 문제를 정확히 알 수 있게 되었다.

염색체검사의 보고서를 보면 대개 두 가지 부류로 나뉘어지게 된다.

정상의 염색체는 여자인 경우 46XX, 또 남자의 경우 46XY이다. 즉 23개의 염색체 1번부터 22번까지 각각 쌍으로 배열을 하며, 그 위에 성염색체인 XX 또는 XY가 배열하게 된다.

(1) 숫자적인 변화

즉, 각각 쌍으로 배열되어 있는 것이 어떤 특정한 염색체의 경우 1개를 읽어 버리는 것이다.(예, -5, -7, -21, 이는 5번, 7번 21번 염색체가 각각 1개를 읽어버려 단지 1개만 있는 경우 결과적으로 45XX 또는 45XY가 되는 것이다.) 또는 어떤 경우에는 특정한 염색체가 1개를 더 갖고 있는 경우 (예, +8, +21 : 이는 8번, 또는 21번 염색체가 정상의 한쌍 이외에 각 해당 염색체가 1개씩 더 있는 경우이다. 따라서 전체적으로 염색체가 47XX또는 47XY가 되는 것이다.

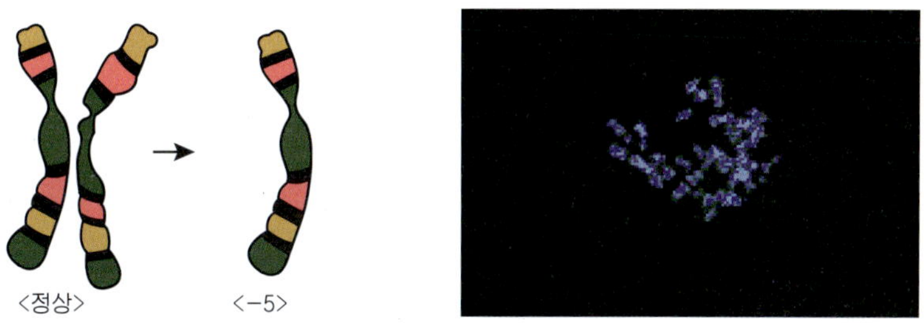

즉 20개의 염색체 뭉치를 분석한 결과, 각 염색체의 뭉치마다 5번 염색체만이 1쌍이 아니라 1개만으로 이루어져 있다는 뜻.

FISH (−5)
정상에서는 5번 염색체가 두개가 보여야 하지만, 여기서는 1개만 보임.

그림 2-35 실제 예 : G-banding

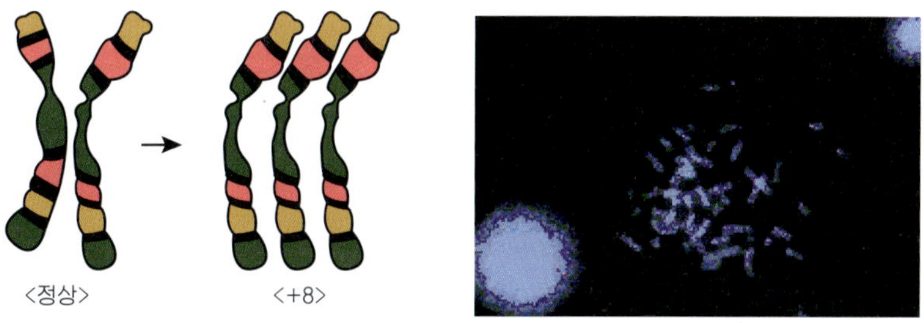

즉 20개의 염색체 뭉치를 분석한 결과, 각 염색체의 뭉치마다, 8번 염색체가 정상인 1쌍 이외에도 한 개가 더 있다는 뜻.

FISH (+8)
정상에서는 8번 염색체가 두개 보여야 하나, 여기서는 3개가 보이고 있음.

그림 2-36

(2) 구조적인 변화

이 경우에는 서로 다른 염색체끼리 서로 주고 받는다든지(치환, 置換, Translocation), 염색체가 중심 축을 두고 180° 회전 한다든지(역위, Inversion) 또는 염색체가 축을 중심으로 복사가 된 경우 등이다. 따라서 염색체 전체의 숫자에는 변화가 없으나 여러 비정상적인 사건들이 생기게 되는 것이다.

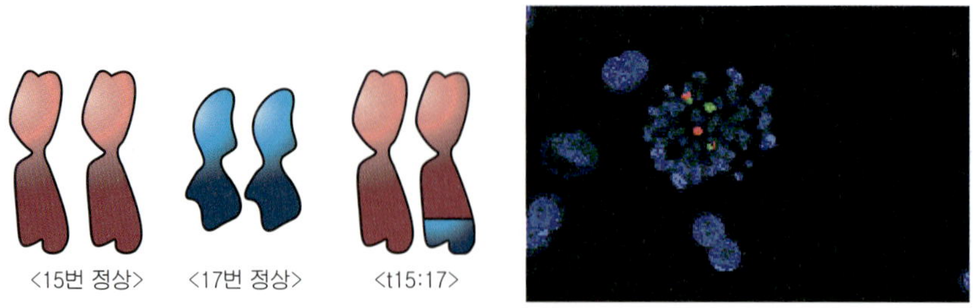

15번 염색체 중 하나는 정상이나 두번째 15번 염색체의 끝부분은 17번 염색체에서 온 것임. 이것이 문제의 t(15:17)임.

FISH
15번과 17번 염색체가 서로 주고 받고 있음.

그림 2-37

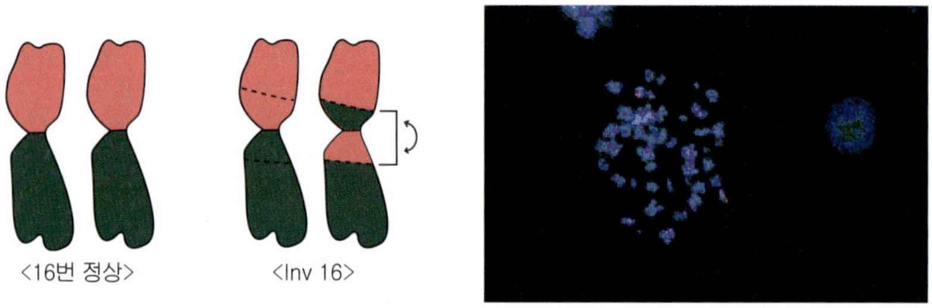

16번 염색체 중 하나는 정상이나 두번째 16번 염색체의 중간이 잘린 후, 180° 회전하게 되어 위의 현상이 나타남.

FISH
16번 염색체가 중심 축은 중심으로 180° 회전해 있음.

그림 2-38

(3) 염색체검사의 중요성

이러한 염색체 변화는 질환의 "예후"(豫後, Prognosis)에 대단히 중요한 정보가 되는 것이다. 즉 복합 화학요법 이후 몇 %에서 완치가 된 것인가를 미리 예측해 볼 수 있게 된다. 따라서 예후가 좋은 그룹이라면 화학요법만으로, 또는 예후가 나쁜 그룹이라면 독성을 감수하더라도 가장 강력한 동종골수이식으로 치료의 가닥을 잡아야 하는 것이다. 물론 치료가 성공적으로 된 경우에는 비정상적인 염색체의 소견은 사라지게 된다. 또한 비정상적인 염색체 소견이 다시 나타났다면, 비록 피 수치가 아직은 정상이라 해도 결국 시간이 지나면서, 대부분 재발이 되게 된다.

8) 뇌척수액(腦脊髓液, Spinal Tap)검사

이 검사는 급성 백혈병 환자, 특히 급성 림프구성 백혈병에서 진단 시 중추신경계의 증상(예, 사물이 2개로 보이거나, 극심한 두통, 안면근육마비 등등)이 있을 때, 또는 치료 도중 중추신경계에 재발의 위험도가 높을 때 예방차원으로 검사를 한 뒤 항암제를 척수강(脊髓腔, Spinal Space)에 주입하고 나올 때 사용한다.

방법

피부 국소마취를 한 뒤 가느다란 긴 바늘을 대개 허리척추(요추)와 허리척추 사이에 진입시킨 후 척수액을 얻어 다음을 분석한다.

- 바늘을 넣자마자 그 압력(Opening Pressure)을 잰다.
- 척수액 속에 있는 백혈구(호중구, 림프구), 적혈구 수치
- 척수액 속에 있는 당(glucose) 및 단백질(protein)
- 박테리아, 바이러스, 곰팡이 여부를 위해 현미경 하에서 직접관찰/ 배양
- 척수액을 농축 시킨 후 백혈병 세포의 여부를 관찰

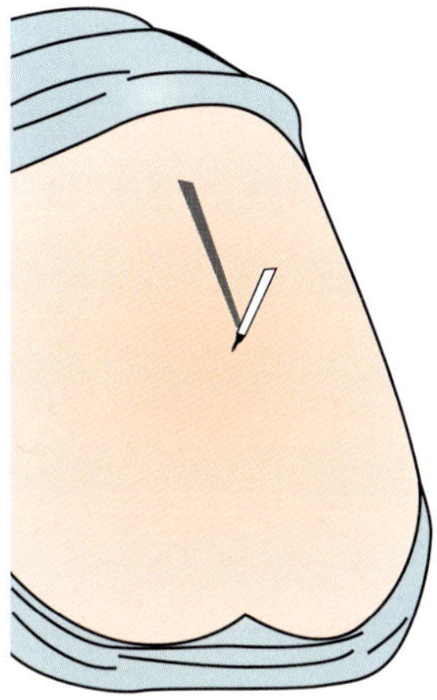

그림 2-39
요추(腰椎)와 요추 사이의 공간으로 바늘이 들어가서 척수강(脊髓腔)에 이름.

9) 세침흡인검사(細鍼吸引檢査, Fine Needle Aspiration, FNA)

이는 실낱처럼 가느다란 미세한 바늘로 원하는 조직의 부위에 들어가서 조직을 주사기의 음압을 이용하여 빨아들이는 것을 말하며 다음이 FNA를 활용/적용할 수 있는 경우이다.

- 악성림프종의 경우 치료 전 조직의 타입(type)이 중요한데, 이때 림프선이 외부로 드러나지 않는 경우 (목, 가슴과 가슴 사이, 복부 등 모두 가능)
- 심각한 폐렴이 희귀한 균(곰팡이류 포함)에 의해서 생긴 경우
- 간 또는 신장에 원인 불명의 응어리가 발견된 경우 그 원인(감염, 종양, 고름 등)을 밝히기 위해
- 대동맥 주위, 또는 위, 장 주위의 응어리(림프선, 고름주머니 등)의 성상을 규명하기 위해
- 백혈병 세포가 피부와 복강에 녹색종(Chloroma)을 형성하는 경우

10) 적출생검(摘出生檢, Excisional Biopsy)

- 이는 악성 림프종의 경우 FNA으로 확정적인 진단이 안되는 경우가 있다. 이때는 전통적인 수술적 방법으로 직접 문제의 부위를 검사하는 경우이다.
- 한편 피와 골수에 조직했던 백혈병이 더 악성이 되면서 소위 녹색종(chloroma)을 형성하는 수가 있는데, 이때 적출생검을 활용할 수 있다.

11) 개복(開腹, Laparotomy)/개흉(開胸, Thoracotomy) 생검(生檢, Biopsy)

- 악성림프종인 경우 적출생검(Excisional Biopsy)하기에는 너무 깊은 경우나(배 속, 또는 가슴 속), 세침흡인검사(FNA, Fine Needle Aspiration)으로 확정적인 진단이 어려운 경우에 이용하

는 수술적인 검사 방법이다.

- 한편, 매우 심각한 폐렴이나 복강염증(모든 항생제, 항곰팡이 치료, 항 바이러스치료 등 반응이 없는)의 경우 가슴이나, 배를 열고 들어가 조직검사를 해야 하는 수도 있다.
- 한편, 배나 가슴에 큰 수술자국 없이 아주 미세한 부분만 절제해서 복강경(腹腔鏡, Laparoscopy)이나 흉강경(胸腔鏡, Thoracoscopy)를 이용하는 검사법은 배나 가슴을 열고 들어가서 조직을 채취하는 것 만큼이나 효율적일 수 있다.

제3부

백혈병 치료를 통과하며

1. 치료 전의 준비사항들
2. 감염 및 패혈증(敗血症, Sepsis)에 관하여
3. 출혈과 파종성혈관내응고병증
4. 급성골수성백혈병
5. 급성림프구성백혈병
6. 만성골수성백혈병
7. 만성림프구성백혈병

1. 치료 전의 준비사항들

1) 치료 전에 마쳐야 하는 검사들

① 피검사, 화학검사 및 전해질 검사

피검사를 통해 심한 빈혈이 있을 경우에는 수혈을 하게 되며, 혈소판이 너무 낮을 경우에는 혈소판 수혈을 하게 된다. 한편, 백혈구가 너무 높은 경우에는 "백혈구 제거술"(White Blood Cell Depletion, 또는, Leukapharesis:이는 아래 7)에 기술하고 있음)을 함으로써 화학요법이 가급적 순탄하도록 미리 대비를 하는 것이다.

또한 화학검사에서 간 기능이나 신장기능이 많이 망가져 있는가에 따라 화학요법의 수위(水位)를 조절하게 된다. 백혈병 진단 시 요산(Uric Acid) 수치가 높을 수가 있으며(이는 나쁜 백혈병 세포에서 분비되는 독성(대사물질)의 일환으로 보면 된다) 신장에 큰 손상을 주어 치료시 걸림돌이 될 수 있다. 한편, 많은 수분 공급(3-5 liter)으로 그 후유증을 막을 수 있으며 소변을 알칼리화 할 때 그 배출이 용이하게 된다. 따라서 수액에 알칼리화를 유도하는 화학성분을 포함시켜 정맥을 통해 주입하게 된다. 몸 안에 백혈병 세포가 많게 되면 칼륨(K) 등이 너무 높아질 수가 있다. 이것 또한 조절이 잘 되어야 한다. 만약, 칼륨이 너무 높아질 경우 심장 박동이 불규칙하게 되는 어려움도 올 수 있다.

② 가슴사진(보통 가슴사진(Chest X-ray), 단층촬영(Chest CT), 혈액 배양(血液 培養), 소변 배양(小便 培養))

백혈병의 진단시 전체적인 백혈구가 증가되어 있기는 하나, 대부분 호중구는 오히려 감소되어 있다. 따라서, 폐렴 등이 초기에 잘 동반되며 이를 위해 흉부사진(Chest X-ray), 흉부 단층촬영(Chest CT)을 할 수 있다. 또한 고열 등이 대부분 흔한데, 이 경우에는 혈액 배양(血液 培養, Blood Culture) 및 소변 배양(小便 培養, Urine Culture) 등을 하여 패혈증과 방광염 및 신장감염 여부를 확인하게 된다.

물론, 피에 균이 있다고 의심스러운 경우(패혈증(敗血症, Sepsis)에는 항생제를 투여해서 퇴치시켜야 한다. 감염에 관해서는 '3부의 2장 감염에 관하여' 에서 자세히 다루고 있다.

③ 척수검사(脊髓檢査, Lumbar Puncture/Spinal Fluid Analysis)

만약, 진단 시 두통이 심한 경우 또는 사물이 두개로 보이는 경우, 안면마비가 되는 경우 및 팔이나 다리 한 부분에 기운이 현격히 떨어지는 경우에는 당연히 백혈병에 의한 중추신경 침입을 의심해 봐야 하며 척수검사를 해야 한다. 이것에 관해서는 '제2부, 7. 흔히 사용되는 진단검사들' 에서 다루고 있다.

④ **고환검사(睾丸檢査, Testicle Examination)**

진단 시 고환이 무겁거나, 아프거나, 단단해진 경우 비뇨기과 의사의 도움으로 조직검사를 해서 단순 염증에 의한 것인지, 백혈병 세포의 침윤(浸潤)인지를 구분해야 한다. 이 경우 초음파(Ultra Sound, 또는 Sonogram)를 이용하여 그 위치를 확인하며 가느다란 바늘(Fine Needle Biopsy)로 조직검사를 하게 된다.

2) 혈액형 (Blood Groups)

사람의 적혈구에는 500개 이상의 적혈구 항원들이 존재하며, 이중 임상적으로 중요한 혈액형 항원군은 20여 개 정도이다. 수혈에 가장 중요한 혈액형은 ABO 및 Rh 혈액형이다.

(1) ABO 혈액형

수혈에 가장 중요한 혈액형으로, 자신이 갖지 않은 항원에 대한 항체가 혈청 내에 존재하여 ABO 부적합 수혈의 경우는 급성 용혈성 수혈 부작용을 일으킨다.

ABO 항체로는 자연항체인 anti-A, anti-B이며, 이는 주로 IgM 한랭항체로 37℃에서 보다 낮은 온도에서 잘 반응한다.

한국인에서 ABO 혈액형의 표현형 빈도는 A형 34%(A2 0.15%), B형 27%, O형 28% 및 AB형 11%를 차지한다.

표 3-1. ABO 혈액형군의 항원 및 항체

혈액형	항원	항체
A	A	항-B
B	B	항-A
AB	A, B	none
O	none	항-A, 항-B

(2) Rh 혈액형

ABO 혈액형 다음으로 임상적으로 중요한 혈액형이며, Rh 혈액형군에 속하는 항원들로는 D, C, E, c, e, f, Cw, V 등 49개가 있으며 이중 가장 면역성이 강하고 임상적으로 중요한 항원은 D 항원으로 우리가 보통 Rh음성이라고 하는 것은 D항원이 없는 것을 말한다. RhD 항원은 적혈구에만 존재하고 혈소판에는 존재하지 않는데 RhD 양성 농축혈소판을 RhD 음성 환자에게 수혈하면 anti-D가 생길 수 있는데 이는 농축혈소판에 포함된 소량의 RhD 양성 적혈구 때문이다.

Rh 혈액형 항체는 ABO혈액형 항체와는 달리 대부분 면역 항체이고 가장 흔한 것이 anti-D로서 임신이나 수혈에 의해 형성되며 자연항체로는 anti-E가 가장 흔히 발견된다.

3) 수혈 전 검사

수혈 전 검사(Pre-transfusion Tests)를 하는 이유는 적절한 수혈 전 검사를 통하여 수혈부작용을 없도록 하는 것이고, 수혈 전 검사는 다음과 같다.

1. ABO 및 Rh 혈액형 검사 (ABO/Rh typing)
2. 항체선별검사(antibody screening test)
3. 항체동정검사(antibody identification test)
4. 교차시험 (crossmatching)

(1) ABO 및 Rh 혈액형 검사

세포 혈액형검사 : 항-A, 항-B를 이용하여 환자의 적혈구 혈액형을 보는 검사

혈청 혈액형검사 : A, B, O 혈구와 환자의 혈청을 반응시키는 검사. 드물게 아형이나 여러 가지 이유로 혈구형과 혈청형이 다르게 나타날 수 있으므로 반드시 두 가지 혈액형검사를 시행하여 혈액형을 판단하여야 한다.

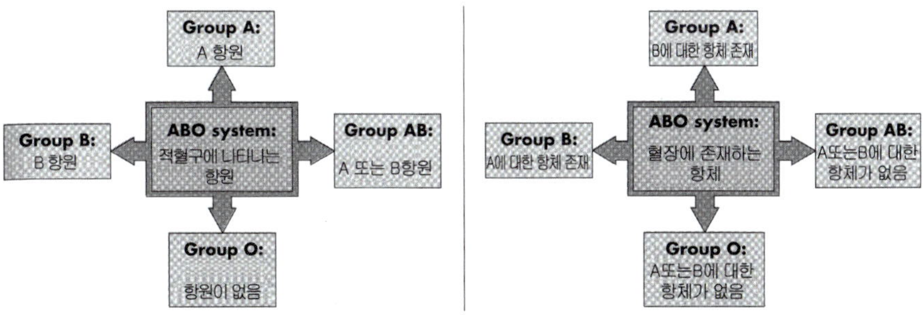

그림 3-1

(2) 항체선별 및 동정검사

- *비예기(un-expected) 항체*

A형인 사람이 항-B를 가지는 것, B형인 사람이 항-A를 가는 것 등은 예기(expected)할 수 있는 규칙적인 현상으로 자기가 가지고 있지 않은 항원에 대한 항체를 자연적으로 가지게 되는데 이를 예기항체라고 하고, 이에 반해 검사를 하기 전에는 어떤 사람의 혈청 내에 어떤 항원에 대한 항체가 존재할 것인지를 알 수 없는 경우를 불규칙항체(irregular antibody) 또는 비예기항체 (unexpected antibody)라고 하며 ABO 일부 P혈액형 항체를 제외하고는 대부분의 혈액형 항체들이 속한다.

- *항체선별검사(Ab screening)*

수혈자의 혈청 내 비예기항체가 존재하는지를 판단하는 검사로서 수혈자의 혈청과 선별혈구(screening cells)을 여러 조건 하에서 반응시킴으로 항체의 존재 여부를 알 수 있다.

- *Type & Screen*

ABO 및 Rh 혈액형 판정하고 항체선별검사하여 항체 음성인 경우는 혈액요청시 생리적 식염수 교차시험만 하고 불출하는 경우이다.

- *항체동정검사(Identificatian Test)*

항체선별검사상 양성반응을 보이면 다음으로 항체동정검사를 시행한다. 환자의 혈청을 10-18가지의 다양한 항원조합의 동정혈구(Panel cells)들과 반응시켜 그 결과를 분석하여 항체의 특이성을 확인할 수 있다.

(3) 교차시험

① **교차시험(Crossmatching)을 하는 이유?**

같은 ABO/Rh형 수혈을 받더라도 비예기 항체에 의해 수혈부작용을 일으킬 수 있으므로 이를 예방하고, 환자와 수혈할 혈액의 ABO형을 재확인하는 의미이다.

② **방법**

주교차시험(Major) : 수혈될(Donor) 적혈구 + 환자(Recipient) 혈청

부교차시험(Minor) : 수혈될(Donor) 혈청 + 환자 (Recipient) 적혈구

4) 헌혈 (Blood Donation)

(1) 주요 채혈 금지조건(혈액관리법 시행규칙)

① 전염병예방법 제2조 제 1항 규정에 의한 전염병 환자(간염 및 크로이츠펠트-야콥환자 포함)

② 체중: 남자 ‹ 50Kg, 여자 ‹ 45Kg

③ 구강 체온 : ≥ 37.5℃

④ 수축기혈압 : ≤90mmHg 혹은 ≥ 180mmHg, 이완기혈압 : ≥100mmHg

⑤ 맥박 : ≤50/min, 혹은 ≥100/min

⑥ 임신중인 자 혹은 분만 후 6개월, 외과 수술 후 6개월이 경과하지 아니한 자

⑦ 광견병예방접종 후 1년이 경과하지 아니한 자, 콜레라, 장티푸스, 렙토스피라의 예방접종후

24시간이 경과하지 아니한 자

⑧ 말라리아 병력자(3년 전에 치유된 자를 제외)

⑨ 기타 질환 및 문진 결과 헌혈불가로 판단되거나 의사에 의해 채혈이 부적당하다고 여겨진 자

⑩ 혈액비중 〈1.053 또는 혈색소 〈12.5g/dL(혈소판수혈인 경우 12.0g/dL), 혈청 단백 〈6.1g/dL, 혈소판수혈 시 〈150,000/㎕

⑪ 전혈채혈일로부터 2개월, 성분채혈일로부터 14일이 경과(혈소판 성분채혈인 경우 72시간)하지 아니한 자, 과거 1년이내 전혈채혈 횟수가 5회 이상인 자

(2) 공혈자 검사항목

① ABO/Rh(D) 혈액형

② VDRL

③ HBs Ag, anti-HCV

④ anti-HIV

⑤ AST/ALT

⑥ 혈색소, 혈소판 수, 혈장단백 등

⑦ 기타 검사

5) 혈액성분제제 및 성분수혈

성분수혈(Blood Component Therapy)이란 재래의 전혈수혈에 대비되는 개념으로 환자에게 필요한 혈액의 성분만을 수혈하는 것을 의미한다.

(1) 전혈

현재 우리나라에서는 한 단위 전혈(Whole blood) 400mL의 혈액과 56mL의 항응고제(CPD-A) 또는 320mL혈액에 45mL 항응고제가 들어 있다. 1-6℃에 보관하며 보존기간 35일이다.

적응증으로는 산소운반능과 혈액량확장이 동시에 요구될 때 사용하며 급성실혈에 의해 총혈액양의 25%이상의 출혈시나 신생아 용혈성질환의 교환수혈에는 채혈후 7일내의 신선 전혈을 사용한다. 성인인 경우 전혈 1단위 수혈시 혈색소 약 1g/dL증가한다.

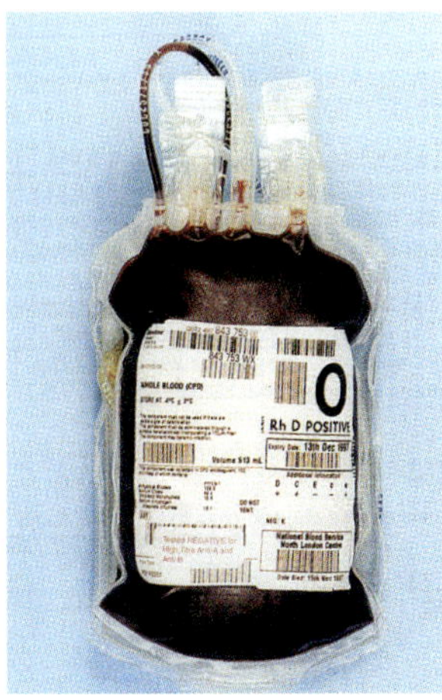

그림 3-2

(2) 농축적혈구(Red Blood Cells, Packed Red Cells)

전혈에서 200mL정도의 혈장을 제거하여 Hct는 약 70% 정도로

만든 제제로 산소운반능과 적혈구의 보충이 요구되는 경우에 사용하며, 1-6℃에 보관하며 보존기간 35일이다.

성인인 경우 농축적혈구 1단위 수혈시 혈색소 약 1g/dL증가한다. 소아는 혈색소 1g/dL증가하기 위해 8mL/Kg 의 농축적혈구가 필요하다.

(3) 백혈구제거 적혈구 및 백혈구제거 혈소판(Leukocyte-depleted RBCs and Leukocyte-depleted platelets)

적혈구제제에 포함된 백혈구항원 등에 의해 발혈성 수혈부작용이나 동종면역으로 인한 혈소판 수혈에 불응화 등이 초래될 수 있는데 백혈구제거 제제를 만드는 법으로는 원심침전법, 여과법, 세척법 등이 쓰이나 최근에는 백혈구제거 필터를 이용하는 여과법이 널리 사용된다.

적응증으로는 발열성 수혈부작용, 알레르기성 수혈반응, 혈소판수혈의 불응화 및 거대세포바이러스가 면역억제 환자에게 발병을 일으킬 수 있는 경우에 이를 예방하기 위해 사용된다.

(4) 혈소판 성분수혈

백혈병에 관한 화학요법이 시작되면 우선 나쁜 세포가 치명적인 손상을 받고 죽어나가게 되지만, 이때 어느 정도 정상 혈소판도 피해를 보게 된다. 그 결과 급성백혈병의 경우 이미 낮아져있는 혈소판은 화학요법 치료 이후 혈소판이 더 낮아지게 된다.

혈소판 수혈이 필요한 경우에는 각지역에 있는 혈액원에서 사올 수 있다. 혈액원에서 공급하는 혈소판은 대개의 경우 여러 사람으로부터 모아서 공급하게 된다. 따라서, 이러한 것을 Random Donor Platelet (RDP-여러 공여자로부터 채취한 혈소판)라고 부르게 된다. 이에 반해 ABO형이 일치하는 친지, 동료 또는 친구로부터 한사람을 지정해서 피를 걸러내면서 농축하여 뽑는 혈소판의 경우에는, Single Donor Platelet(SDP-한 공여자로부터의 혈소판)이라고 부른다.

외부에서 혈소판을 수혈할 때 그 효과 면에서는 후자 'SDP' 가 전자보다(RDP) 그 결과가 더 우수하다. 즉, 수혈 이후 혈소판 수치가 더 높게 올라가며, RDP에 비해 상대적으로 오랫동안 몸 안에서 머무는 경향이 있다. 따라서, 환자의 ABO형과 일치하는 공여자를 화학요법을 통과하며 약 7~10명 정도 확보해 둘 필요가 있다. 이때 직접 피를 나눈 형제, 자매 및 부모님, 자녀들은 수혈을 받은 이후 면역반응이 생길 수 있기에 피하는 것이 좋다. 따라서 친구, 직장동료 등이 헌혈해 주는 것이 좋다.

① 농축혈소판 (Platelets conentrate)

채혈후 6시간내 전혈에서 제조하며 혈장 50ml 당 약 5×10^{10}개 혈소판이 들어 있으며 20-24℃에서 지속적으로 천천히 혼합하면서 보관시 투과성 높인 혈소판보존용 백의 사용으로 5일간 보존가능하다.

② 성분채집혈소판 (Apheresis platelets;single donor platelet)

혈소판성분채집술(plateletpheresis)를 사용하여 한명의 공혈자로부터 많은 양의 혈소판을 얻는 방법으로 3×10^{11} 이상의 혈소판 (농축혈소판 약 6단위)이 들어 있다.

혈소판제제의 적응증으로는 출혈증상을 보이는 골수부전 환자, 혈소판기능장애, 대량수혈 시, 심폐회로수술, 파종성혈관내응고, 혈소판감소환자에서 수술시 등의 혈소판 감소증이나 기능장애를 가진 환자에서 사용된다.

보통 출혈시 6-10단위투여, 소아는 체중 10Kg당 1단위를 투여하고 가능하면 동일한 ABO형이 좋고 O형 공혈자 혈소판 투여시는 anti-A, anti-B 역가 낮은 것을 투여하는데 정상 성인에서 농축혈소판 1단위 투여했을 때 일반적으로 5,000-10,000/㎕ 의 혈소판치가 상승된다.

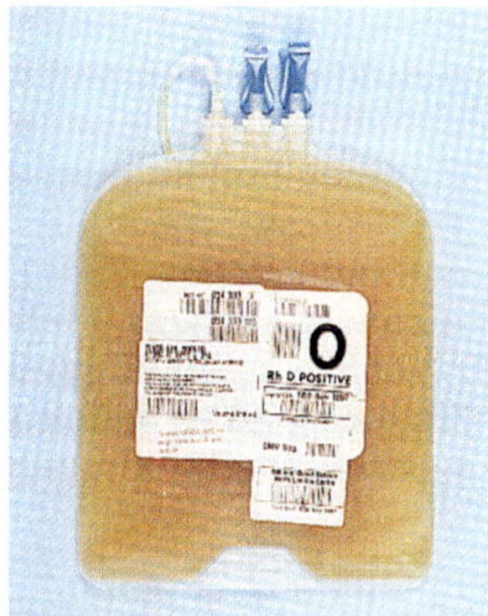

그림 3-3
여러명(4~6명)의 공여자로 부터 얻은 Random Donor Platelet(혈소판)

(5) 백혈구(Leukocytes) 성분수혈

한편, 화학요법이 시작되며 나쁜 백혈병세포는 물론이지만, 좋은 백혈구(정상 백혈구)도 감소하게 되며 이때, 각종 폐렴(박테리아, 곰팡이)이 생길 수 있다. 한편, 각종 항생제(항-박테리아, 항-곰팡이 등)를 다 투여해도 여전히 폐렴이 기승을 부리는 수가 종종 있으며, 이 경우 외부에서 건강한 공여자로부터 세포 분리술(Apheresis)을 이용하여 백혈구를 뽑아서 수혈해 줄 수 있다.

백혈구를 모으기 위해서는 혈소판 채취와 마찬가지로 공여자가 환자와 동일한 ABO형을 갖고 있어야 하며, 채취 24시간 전에 덱싸메타손(Dexamethasone) 을 8시간 간격으로 3차례 알약을 먹어야 한다. 또는 백혈구를 모으는 당일, 정맥주사로 덱싸메타손을 정맥주사로 맞거나 G-CSF(호중구 성장촉진제)를 주사맞아야 한다.

보통 단일 공혈자에서 leukapheresis를 이용하여 채집하며 성분채집백혈구는 20-24℃에 저장하며 가능한 한 빨리, 늦어도 24시간 이내에 수혈해야 한다.

적응증으로는 골수형성부전증, 호중구가 500/㎕ 이하인 호중구감소증, 적절한 항생제 치료에 호전되지 않는 발열이 24-48시간 지속될 때, 항균제 투여에 불응하는 감염증, 신생아 패혈증 등에 사용할 수 있다.

(6) 신선동결혈장 (Fresh Frozen Plasma)

채혈 후 6시간 이내에 전혈로부터 분리된 혈장을 동결시켜 제조하며 -18℃ 이하에서 1년간 보존 가능하다. 적응증으로 응고인자의 보충이 필요한 혈액응고인자결핍증, 와파린 효과의 신속한 역전, 비타민 K 결핍증, 급성파종성 혈관내 응고증 등 TTP 또는 hemolytic uremic syndrome에서 혈장교환술에 사용된다.

(7) 방사선조사 혈액제제

혈액제제의 방사선 조사는 수혈로 인한 이식편대숙주병을 예방하기 위해 시행하며 방사선 중 감마선을 이용하여 수혈할 혈액의 T 림프구의 DNA를 파괴하여 그 기능을 없애기 위해 사용되며, 전혈, 농축적혈구, 혈소판제제, 농축백혈구, 동결해동적혈구, 필터로 백혈구 제거된 혈액제제 등에서 시행한다.

적응증은 다음과 같다.

1) 급성백혈병, 호츠킨병 등 악성종양

2) 선천성 면역 기능저하증

3) 골수이식환자: 면역억제제 사용

4) 태아 또는 저체중 신생아 : 면역기능 미성숙

5) 심장 수술: 림프구의 활성이 높은 신선 혈액을 수혈하는 경우가 많음

6) 직계 가족이 수혈을 받는 경우

6) 수혈 (Transfusion)

(1) 수혈 기본원리

가장 중요한 절차는 환자 곁에서 환자와 검체를 정확하게 확인하는 것이다. 혈액 채취 후 환자와 검체표지를 확인하고 정확히 표지, 날짜기입, 서명하고 수혈시도 환자 곁에서 적합성을 확인하고, 환자의 이름, 병록번호를 비교하여 재확인한다.

아나필락시스반응, 용혈성수혈부작용, 패혈성 쇽 등 중요한 수혈부작용은 수혈 후 15분내 나타나는 경우가 많으므로 수혈이 시작된 후 10-15분간은 환자를 세밀히 관찰하여야 하며 활력징후도 처음 두 번은 매 15분마다, 그 후 30분마다 관찰하면서 수혈이 완료될 때까지 환자의 상태를 확인해야 한다.

가) 혈액의 가온

- 차가운 혈액을 1분당 100ml 이상의 속도로 수혈하면 심장마비를 일으킬 수 있다.
- 대량의 혈액을 빠른 시간 내 주입하는 경우에 가온 하는데 이때 38℃를 넘어서 안됨
- blood warmer 사용하는 경우: 대량수혈, 영아의 교환수혈, 한랭응집소를 가진 환자, 중심정맥 도관을 통한 빠른 수혈 시

나) 혈액주입시간

- 통상적인 경우 혈액 1단위의 수혈은 2시간 내 끝내야 하고 길어도 4시간을 초과해서는 안되며 혈액필터는 매 4-6시간마다 갈아주어야 한다.
- 온도가 10도 이상 올라갔던 혈액은 사용할 수 없고 (실온에 30분 방치 시), 혈액을 온도가 측정되지 않는 냉장고에 보관해서는 안된다.

다) 정맥주입용액의 동시 사용

- 생리적 식염수 외의 용액은 혈액과 같이 투여할 수 없다.
- 5% 포도당용액은 저장성이므로 체외에서 용혈을 일으킬 수 있다.
- Ringer' s lactate 등의 전해질용액은 calcium 때문에 응고됨.
- 혈액에 약제를 첨가해서는 안됨.

라) 혈액필터의 사용

- 모든 혈액 제제는 혈액 외 다른 찌꺼기를 제거하기 위해 170 μL크기의 필터를 사용한다.
- 혈액 2-4단위마다 필터교체하고 하나의 필터는 4-6시간까지만 사용

마) 혈액주입장치

- 전자식 주입장치 (혈액펌프)을 이용하면 시간당 1mL 정도로 투여
- 적혈구나 기타제제를 사용할 경우 그 기구의 용도에 맞는 것 선택

(2) 혈장교환(Plasma exchange)

이는 혈장에 존재하는 병적 면역글로불린, 면역복합체 등을 제거하기 위해 혈장을 모두 제거하고 이를 치환용액으로 바꾸어 주는 방법인데 최근에는 환자에게 문제가 되는 성분만을 선택적으로 제거하는 선택적 혈장교환법도 소개되어 있다. 임상적응증으로는 고점도증후군, Goodpasture' s syndrome, Posttransfusion purpura, 혈전성 혈소판감소성 자반증, 급성 Guillain-Barre syndrome, 근무력증에 효과가 있는 것으로 알려져 있으며 기타 전신성 홍반성 낭창, ABO 부적합 장기나 골수이식 등에서도 사용될 수 있다.

(3) 수혈 부작용(Transfusion Reactions)

수혈 부작용의 종류는 발생기전 및 시기에 따라 분류하는 것이 좋고 급성용혈성 수혈 부작용은 기존의 적혈구 항체에 의해 수혈된 적혈구가 파괴되어 나타나는 것이고 이는 적절한 수혈 전 검사를 통해 사전에 예방할 수 있으나 이는 드물게 발생하지만 매우 치명적이다. 백혈구나 혈장단

백에 대한 감작이 되어 나타나는 비용혈성 수혈 부작용은 훨씬 흔히 나타나며 전체 수혈 부작용의 95% 이상을 차지한다.

수혈 부작용의 분류

1. 급성 수혈성부작용(24시간 내)	2. 지연성 수혈부작용(24시간 이후)
A. 면역성	A. 면역성
급성용혈성 수혈부작용	동종면역 – 적혈구, 백혈구, 혈소판 항원, HLA
비용혈성 발열반응	연성 용혈성 부작용 – 적혈구항원에 대한 기왕반응
알레르기성 반응	(anamestic response)
Anaphylactic	GVHD – 림프구
	Posttransufsion purpura –혈소판 항체
B. 비면역성	B. 비면역성
Circulatory overload	Iron overload
비면역성 용혈	3. 감염성 수혈부작용: 간염, 후천성면역결핍증,
Air embolism	거대세포바이러스, Epstein-Barr virus, Parvovirus-
저칼슘혈증	like virus, Creutzfeld-Jacob disease, 말라리아,
	톡소프라스마증, 바베시아증, Chaga's disease, 매독,
	브루셀라증, 라임병, 기타 세균성 감염

주요 수혈 부작용의 원인, 증상 및 치료

종류	빈도	징후 및 증상	원인	치료 및 예방
Acute Hemolysis: 급성 용혈성 수혈부작용	1:33,000 – 1:12,000	발한, 오한, 흉통, 복통, 쇽, DIC, 호흡곤란 혈색소혈증 및 뇨증, oozing	적혈구 부적합	수분공급, 혈압호흡유지, 이뇨유발, 쇽 및 DIC 치료 /사무착오 방지
Acute Non-Hemolysis Fever: 급성 비용혈성 발열반응	1:200-1:100 (0.5-1%)	발열, 오한 드물게 저혈압	백혈구에 대한 항체 또는 cytokines	해열제/예방위해 백혈구제거 혈액제제
Allergy Reaction: 알레르기성 반응	1:100-1:33 (1-3%)	두드러기, rash flushing	unknown, 혈장단백(?)	항히스타민제

Anaphylaxis :아나필락시	1:170,000-1:18,000	두드러기 호흡곤란, 저혈압 laryngeal edema bronchospasm	혈장단백에 대한 대한 항체(IgA)	에피네프린, 항히스타민제/ IgA deficient blood 또는 세척적혈구
과다 수혈	1:10,000-1:100	호흡곤란, 고혈압 심부정맥	지나치게 빠른 속도로 대량수혈	이뇨, 산소, phlebotomy/급속 수혈이나 과량 수혈 피할 것
폐부종	1:5,000	호흡곤란, 폐부종	항-HLA 항체 또는 항 백혈구 항체	혈압 및 호흡유지 /세척적혈구 사용
동종면역	1:100(1%)	없음, 혈소판 불응화 초래	적혈구,백혈구, 혈소판에 대한 면역반응	불필요한 수혈을 피하고 백혈구제거 혈액제제사용

7) 백혈구 및 혈소판 제거술 (White Blood Cell & Platelet Depletion)

특히, 급성골수성백혈병의 경우에서 미성숙 백혈병 세포가 피안에 많이 떠돌아다닐 경우, 특히 그 수치가 5만~10만/㎕ 이상일 때 방치할 경우 폐, 뇌 등의 미세혈관을 막는 수가 있다. 그 결과 산소공급 중단되어 심각한 산소공급이나 뇌졸중 등을 초래할 수 있는 위험이 생긴다. 또한 반대로 폐, 뇌출혈도 생길 수 있다. 따라서, 인위적(물리적)으로 세포분리기계(Apheresis)를 이용하여 걸러 뽑아내야 한다. 한편, 급성골수성 백혈병의 아세포와는 달리 만성 백혈병에서의 비교적 성숙(成熟, matured)된 세포들은 ㎕당, 10만까지 육박하여도 뇌, 폐 등에 심각한 부작용들을 일으키지 않는다.

혈소판의 경우에는 만성골수성 백혈병이나 혹은 골수증식성 질환의 경우 100만/㎕ 이상 증가될 수가 있는데 이때 혈소판 제거술을 고려해 보아야 한다.

급성림프구성백혈병의 경우에는 비록 미성숙세포이긴 하나, 상대적으로 탄력성이 높아 혈관을 잘 막히게 하지 않는 경향이 높다.

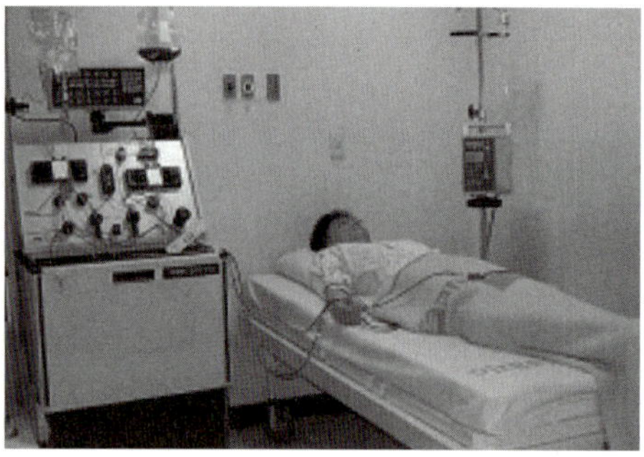

그림 3-4 Apheresis 기계. 마취 등은 필요 없으며 침대에 2~3시간 누워있게 된다.

8) 중심정맥관(中心靜脈管, Central Venous Line) 삽입(挿入, Insertion)

백혈병 치료에 주로 사용되는 화학요법 제제들(특히 아이다루비신 등)은 말초혈관(末梢血管)을 사용할 경우, 독(毒)한 항백혈병약이 들어가기 때문에 말초로 약을 투여했을 시에 혈관 밖으로 새는 경우에는 조직이 부식(腐植)될 수 있다. 심한 경우에는 감염 및 괴사가 생기며 통증도 동반된다. 따라서, 거의 모든 경우에는 빗장뼈 아래 중심정맥관을 넣어서 항백혈병약을 투여하며, 또 이를 통해 혈소판, 적혈구 등도 쉽게 투여할 수 있다. 또한 자주 피를 뽑아 검사하는 경우에도 중심정맥의 관(catheter)을 이용할 수 있는 장점이 있다. 특히, 중심정맥관은 관 속이 2개, 또는 3개까지 나뉘어져 화학요법 이외에도 나누어진 다른 부분을 이용한 수혈 및 항생제 주입도 가능하게 된다.

중심정맥관이 미생물에 의해 오염되는 것을 예방하고 삽입 부위를 건조하게 유지시키기 위해 중심정맥관의 관리가 필요하다. 소독은 매일 하며, 중심정맥관이 혈전에 의해 막히지 않도록 헤파린 용액을 주입해 주어야 한다. 헤파린(1:10~1:1000 U)을 정상식염수를 섞은 후, 주입해서 막히지 않게 한다.

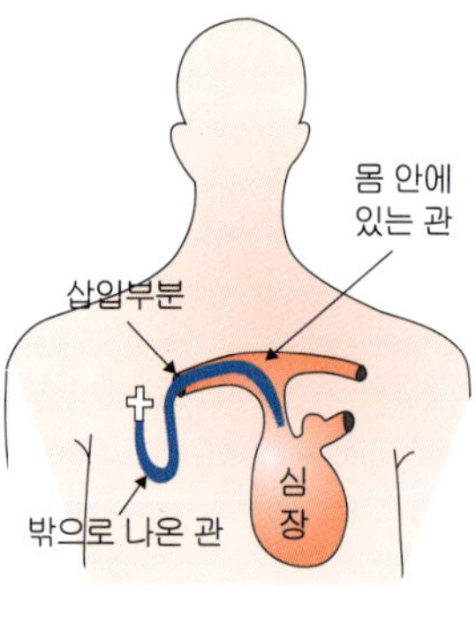

그림 3-5
중심 정맥관(진한부분)을 도식적으로 나타냄

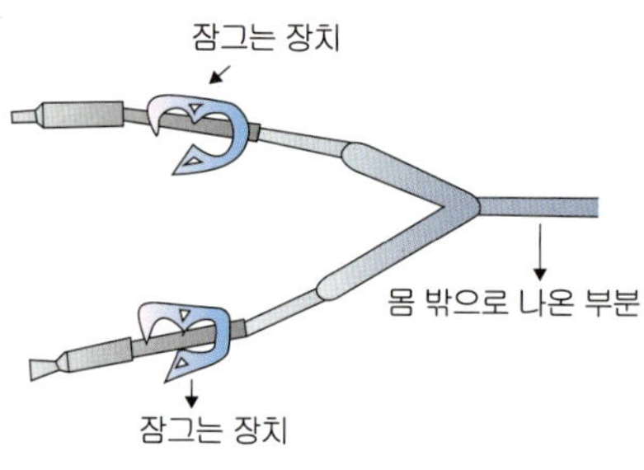

그림 3-6
Double-lumen(관 두개가 연결) 중심 정맥관

9) Chemoport 또는 Hickman(힉크만)관에 관하여

이는 위에서 언급한 8)중심정맥관과 거의 유사한 것이지만 다음의 차이점이 있다.

- 이는 수술의 방법으로 단추모양의 플라스틱을 몸에 집어넣게 된다. 따라서, 관의 입구가 환자의 앞가슴 속에 파묻혀 있다(물론 중심정맥관도 옷 밖으로 들어나지는 않지만, 힉크만관은 몸 밖으로 드러내지 않는다).
- 중심정맥관과는 달리 매일 힉크만관이 막히는 것을 방지하기 위해 식염수와 헤파린(Heparin) 주입이 필요 없다.
- 화학요법이나 수혈을 반복적으로 앞 가슴에 묻혀있는 단추모양의 관의 입구를 통해 할 수 있다.

한편 드물게 Hickman관도 감염이 발생할 수가 있다. 이때는 다시 수술실에 가서 관 전체를 제거해야 한다. 특히 화학요법 등을 강도 있게 하거나 동종이식 중에 너무 백혈구와 혈소판 수치 낮은 기간 동안에 이러한 감염 문제가 생긴 때에는 제거 수술이 위험할 수 있다.

따라서, 최근의 경향은 문제(감염 등)를 대비하여 8)의 중심정맥관을 더 선호하고 있다. 왜냐하면 중심정맥관은 힉크만관에 비해 어느 때나 손 쉽게 마취 없이 그 자리에서 제거가 용이하기 때문이다.

10) 백혈병 치료 전 의료진들이 하는 작업(치료)들

(1) 수혈 : 이는 헤모글로빈이 8.0g/dL 이하 시 packed 적혈구를 주어 끌어올리게 하며 혈소판이 2만/μl 이하 시는 혈소판을 수혈하게 된다.

(2) 백혈구 또는 혈소판 제거 : 피안에 있는 아세포의 수치가 5만~10만/μl 이상이거나 혈소판이 100만/μl 이상 시

(3) 항생제 투여 : 대부분의 백혈병 환자들은 전체적인 백혈구 수치는 높다 하더라도 건강한 백혈구 수치는 정상에 비해 오히려 미달이다. 따라서 각종 박테리아, 곰팡이 등의 감염(폐염을 포함한 패혈증)이 동반된다. 이때 항생제(항(抗) 박테리아)가 2-3가지까지 초반부터 시작될 수 있으며 항(抗) 곰팡이치료도 대부분 보강이 된다.

(4) 수액공급 : 하루에도 4-5 Liter의 수액을 신속히 투여함으로써 신장기능 부전을 방지하는데 도움이 된다. 즉, 나쁜 백혈병에서 생성이 되는 각종 독성물질내지는 과량의 요산(Uric Acid), 인산(P) 등이 마치 하수구(신장)를 막는 결과를 초래하게 된다. 또한 소변의 알카리화 및 요산(Uric Acid)를 막는 치료(알로퓨리놀)를 겸하면서 신장보호를 한다.

(5) 흉부사진 : 폐렴 여부, 폐출혈, 가슴종격동의 림프선 여부 판단, 과량의 백혈구들이 폐의 미세혈관을 막는 것의 판정

흉부CT : 세미한 폐렴 추적

복부 초음파 : 비장이나 간 비대를 보며 배 안에 고름주머니를 형성하고 있는지의 여부를 판정

복부CT : Chloroma 등의 관찰, Typhlitis 등의 관찰

MRI(척추, 뇌) : 나쁜 백혈병 세포의 척추 및 뇌 침범확인. 뇌의 감염, 뇌출혈 판정

척수액검사(Lumbar Puncture) : 백혈병의 침범 여부 판정, 척추 및 뇌 감염

(6) 동맥산소량측정(Arterial Blood Gas) : 폐렴이 있거나, 또는 백혈병 세포들이 미세혈관을 막을 경우 산소 공급이 차단되며 저산소증을 유발

(7) 화학검사시 : 크레아티닌(Creatinin), 비유엔(BUN) 검사 : 신장기능

ALT/ AST/ Bilirubin : 간기능 검사

(8) 면역학검사를 통해 간염(A, B, C형) 및 AIDS 등을 검사함.

(9) 심장기능 : 초음파를 이용한 EF(Ejection Fraction): 50% 이상이 되어야 함.

(10) 폐기능 : DLCO: 50% 이상이 되어야 함.

(11) 중심정맥관 삽입 : 위에서 기술함.

2. 감염 및 패혈증(敗血症, Sepsis)에 관하여

진단 시 비록 백혈구 등 피수치가 증가해 있기는 해도 그것들은 대부분 건강하지 않은 세포이다. 특히, 호중구는 μl 당 1,000개 이하 또는 심지어 500개 이하로 내려가 있게 된 경우에는 폐렴(박테리아, 곰팡이, 바이러스 등에 의하여)이 올 수 있으며 코, 귀, 목, 눈 등에도 감염이 올 수 있다. 또한, 피부염, 장염, 신장염, 방관염도 온다. 이밖에도 여성 생식기 주변 및 항문 등에도 감염이 올 수 있다. 그 중 더욱 심각한 것은 피에 균이 돌아다니는 패혈증과 중추신경계에 생기는 뇌막염이다. 따라서, 화학요법 등의 치료를 시작하기 전 각종 감염에 대해 신속히 항생제 치료를 시작하게 된다.

각종 감염에 관한 문제들은 관해요법, 공고요법/강화요법, 이식을 위한 전처치 시에도 지속적인 문제가 된다. 특히 구강이나 장에 점막염이 동반된 경우, 그 곳을 통하여 각종 균이 들어가게 된다.

1) 박테리아

(1) 포도상구균(Staphylococci)

이에는 30여 가지의 균종이 있으며, 최근 들어 강력한 화학요법에 의한 점막염 발생의 증가추세

에 있으며 정맥내의 관(Catheter)사용과 더불어 최근 들어 오용/남용되는 항생제의 사용으로 인해 내성이 생기는 균들이 더 늘어나고 있는 경향이다.

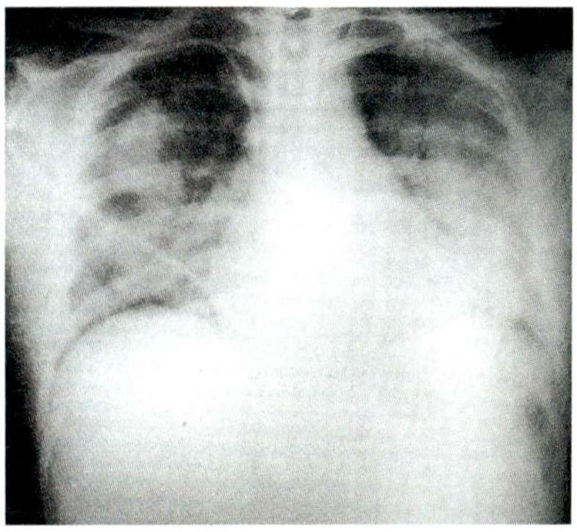

그림 3-7 양쪽 폐에 폐렴이 와 있음.

① 증상 및 종류
- 심내막염
- 캐터터(Catheter) 관련 감염
 (예: 중심정맥관)
- 피부 연조직 감염
- 골관절 감염
- 요로감염

② 진단
- 피 배양을 통해 균을 규명하는 것이 중요함. 열이 38℃ 이상 시 몇 일에 걸쳐 반복적으로 피를 채취하면서 균의 배양이 가능한 경우가 있음.
- 중심정맥관 등이 감염의 원인으로 문제가 될 때는, 신속히 제거(뽑아 버림)해야 하며, 동시에 뽑아낸 중심정맥관의 끝을 잘라서 배양한다.

③ 치료

중심정맥관들을 제거해야 되는 경우가 흔하며, 세팔로스포린(Cephalosporin) 계열의 항생제, 밴코마이신 또는 테이코플라닌을 사용하는 수가 흔하다. 상당기간 치료가 된 후(5-7일), 재차 피 배양을 한 후 확실하게 피에서 균이 사라지는가를 확인해야 한다. 대개 10여일 이상 항상제를 치료하게 되며, 피 수치가(특히 백혈구)가 완전히 회복될 때까지 지속적으로 사용되는 수도 흔하다.

(2) 연쇄구균(Streptococcus)

① 증상 및 진단

이는 용혈성 연쇄구균의 일종으로 세균성 심내막염(心內膜炎)의 중요 원인균이다. 구강에 상재균(normal flora, 정상적으로 일반인에게서도 발견)으로 존재하지만, 환자의 면역이 떨어져 있을 때는 심내막염, 뇌농양 및 간농양, 부비동염 등을 일으킬 수 있다.

특히, 고용량의 화학요법이나 동종이식을 통과하면서 패혈증(敗血症)을 일으킬 수 있으며 심한 점막염시 또는 호중구 감소시(특히 500개/㎕)에 동반될 수 있다.

② 치료

대부분 페니실린에 내성을 보이기에 반코마이신이나 테이코플라닌 등을 사용하며, 경우에 따라, 백혈구 수치가 낮은 경우에는 백혈구 수혈도 해 줘야 한다.

2) 곰팡이류(진균, 眞菌, Fungus)

(1) 캔디다(Candida, 파종성(Disseminated) 또는 국소성(localized))

구강내 점막, 소화기관, 비뇨기관에 존재하는 정상 상재균(항상 존재하는 균)이며 면역이 저하되면서 점막이 손상될 때 임상적 문제가 될 수 있다. 화학요법이 강할수록, 면역억제가 강할수록(동종골수이식의 경우, 또는 이식편대숙주반응의 치료시), 고농도의 영양제를 많이 사용할수록, 캔디다에 의한 문제가 생길 수 있다. 특히 간, 비장, 중추신경계 및 조직에 침범하는 전신성 캔디다증은 치료가 까다로울 수 있다(치사율: 40% 이상).

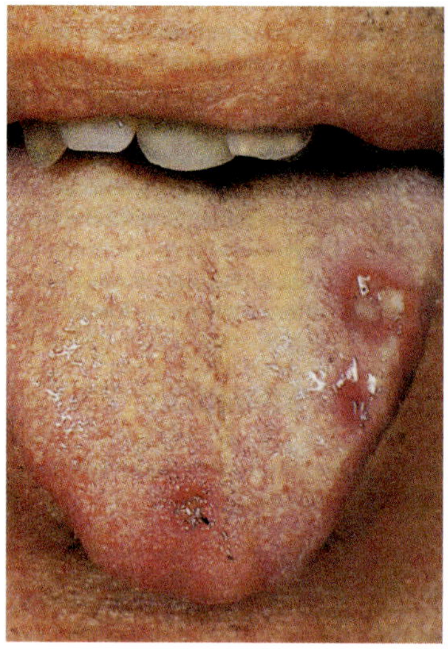

그림 3-8
심한 백혈구 감소증(500/㎕)으로 인해 혀의 가장자리에 궤양(ulcer)이 와 있음.

① 임상증상

a. 파종성 캔디다증(播種性 캔디다증, Disseminated Candidiasis)

주로 카테터(예, 중심정맥관) 사용과 연관이 높으며, 카테터를 사용하는 사람에서 10%까지도 발생할 수 있다. 급성백혈병이나 골수이식 환자에게서 그 빈도가 높으며 장기간 중심 정맥관을 갖고 있는 경우에도 생길 수 있다. 간, 신장기능의 악화와 폐렴 등이 오며 혈압이 심하게 떨어지며 쇼크(Shock)에 빠질 수도 있다. 피부 발진이 있는 경우 조직검사가 대단히 중요하며, 안저(眼底)도 들여다봐야 한다.

또한 백혈병치료 이후나 골수이식 이후 낮은 수치가 회복이 되면서 오히려, 열이 나며 동시에 간기능이 나빠질 경우는 특히 간에 있는 캔디다를 의심해야 한다.

b. 국소성 캔디다증(Localized Candidiasis)

- 구내염(口內炎), 설염(舌炎), 식도염(食道炎)
- 폐렴 : 객담만으로는 진단이 어려우며 조직검사가 필요함
- 요로감염

② 진단

a. 배양

배양이 되는 수도 있으나 배양이 잘 되지 않는 경우가 많다(검출율 25% 이하). 따라서 우선 항 곰팡이 치료를 하며, 중심정맥관 말초혈액에서 반복적인 배양을 해야 한다.

b. 조직검사

폐조직이나 피부병변이 그 대상이다.

c. 기타

(1), (2)에서 검출이 되지 않는 경우 소위 PCR이라는 분자생물학적 방법을 이용하기도 하나 아직 표준검사법으로 정립이 되어있지는 않다.

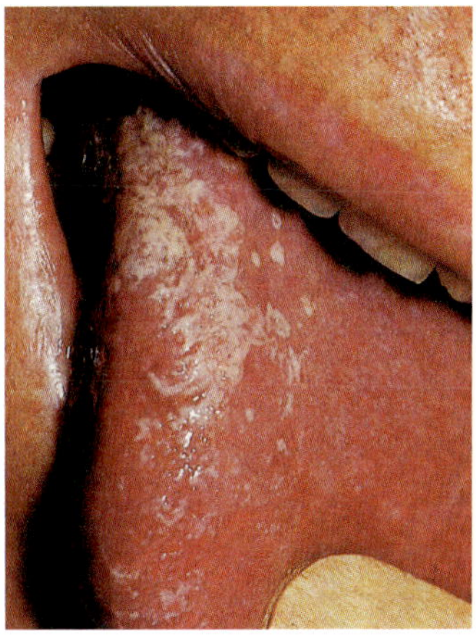

그림 3-9
혀의 옆부분에 곰팡이류(Candida)의 감염이 와 있음.

d. 치료

암포테리신B가 가장 널리 쓰여 왔으나 최근 신독성과 기타 부작용이 현격히 적은 라이포조말 암포테리신(암비좀)과 캐스퍼펀진 등이 새롭게 임상에 쓰이고 있다. 국소캔디다증에서는 경구용인 플그카누졸, 이트로카누졸을 선별적으로 쓸 수가 있다.

(2) 방선종균(Aspergillosis)

침습성 방선균은 호중구 감소증 환자에서 흔하며, 백혈병 환자의 25%까지 생길 수 있다.

① 증상

a. 호흡기 방선균증

호중구 감소기간이 긴 동종 골수이식 환자 및 이식편대 숙주반응의 치료로 스테로이드치료시, 급성백혈병환자로서 강력한 화학요법을 받을 경우 잘 동반이 되며 30% 에서는 흉통과 객혈이 올 수 있다.

② 진단

a. 도말

문제의 병변을 유리 슬라이드에 붙여서 염색한 후에 보는 검사이다.

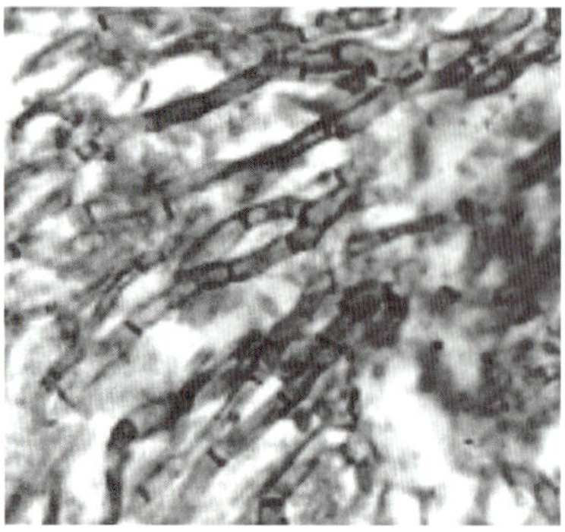

그림 3-10

방선균의 도말소견 : 문제의 부위에서 긁어서 현미경 slide에 놓고 관찰시 보임

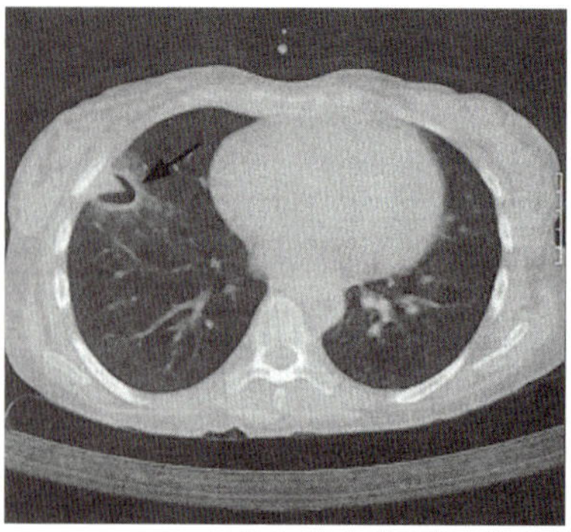

그림 3-11

가슴 단층촬영에서 Aspergilloma를 보여주고 있음.

b. 배양

원인균을 객담, 피, 소변 등에서 배양을 통해 분리하는 것이다.

c. 혈청학적 검사

손쉬운 면이 있으나 부정확한 경우가 있다. (위(僞)양성(False Positive)이 나올 수가 있다)

③ 치료

지난 20-30년간 이 계통의 치료는 발전이 부진했으나 최근 암비좀(Liposomal Amphotericin)과 캐스퍼펀진 등이 개발되어 부작용이 적으면서 좋은 치료결과를 보여주고 있다. 특히 후자, 캐스퍼펀진은 종전에 작용하던 암포테리신B나 암비좀의 작용기전과는 차별을 두고 있기에(세포막에 작용) 기존의 암포테리신이나 암비좀과 함께 사용시 상승작용을 기대할 수 있다.

3) 바이러스

(1) 단순 포진 바이러스(허피스, Herpes Virus)

단순포진 바이러스는 타입 1(주로 입주위)과 타입2(주로 회음부)로 나뉘어진다.

이들은 초기 감염 이후 회복한 후 신경절에 잠재(latency)상태로 있다가 화학요법 이후 또는 백혈병 등 혈액종양의 진행시 면역이 더 감소되면서 감염환자에서 재활성된다. 특히 골수이식 환자에서 이식 전에 혈청검사 시 양성인 사람의 반 정도에서 이식을 통과하며 재발할 수가 있다.

① 증상

대부분, 구강 및 안면부(口腔 및 安眠部, Oro-Facial)나 비뇨생식부위 (泌尿生殖部位, Urogenetal area)에 국한되어 나타나지만 치명적인 전신감염 (全身感染, Disseminated fatal infection)도 일어날 수 있다. 감염 시 통증이 심하여 음식물 섭취가 힘든 경우가 흔하며 바이러스에 의한 패혈증도 생길 수 있다. 골수이식을 받은 환자의 경우에는 단순포진을 예방하기 위해 이식 직후부터 약 1달간(수치가 회복되어 착상이 될 때까지) Acyclovir를 투여하기도 한다.

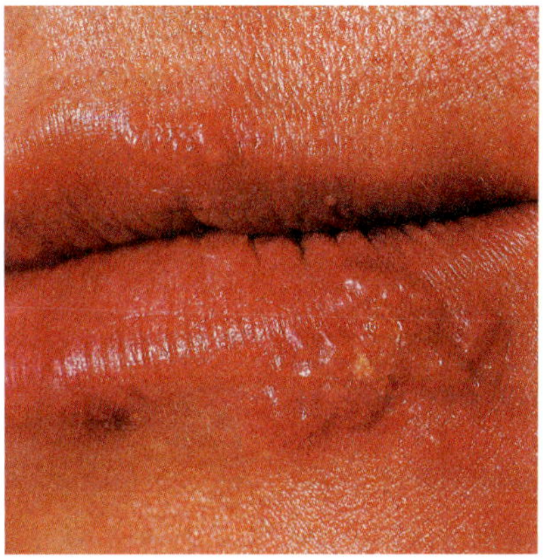

그림 3-12

a. 구강 및 안면의 감염(Oro-Facial Infection)

단순포진(허피스)바이러스 타입1의 감염 중 가장 흔한 타입이며 그 중 입술에 가장 흔하다. 입 주위 및 잇몸에 발열, 통증을 동반하며 목에 림프선도 부을 수 있다. 대개 5-14일간 지속되며 목 뒤 및 식도에까지 바이러스가 퍼질 수 있다. 삼차신경절에서 이 바이러스가 활성화가 되면서 구강점막, 입술에 궤양(潰瘍, Ulcer)도 형성한다.

b. 비뇨생식 부위 감염(泌尿生殖 部位 感染, Genital Infection)

초기 감염 시 증상은 발열, 근육통, 배뇨(排尿)곤란 및 질이나 요도에 분비물이 많아지며 서혜부(鼠蹊部)에 림프절종대가 온다. 또한 외음부에 농포(Pustule)나 소포(Vesicle) 등으로 나타난다.

또한 자궁내막염, 전립선염, 직장 및 항문주위에 염증도 올 수 있으며 직장내시경 시 궤양성(Ulcer)으로 올 수 있다.

c. 뇌염(Encephalitis)

단순포진 뇌염은 대개 HSV-1에 의해 발생한다. 발열과 측두엽성 국소 신경병변이 주 증상이며 치료를 하지 않으면 치명적이 되지만, 치료가 잘 되면 신경학적 후유증이 남는 경우는 드물다.

d. 식도염(Esophagitis)

구강-인두 단순포진 감염이 직접 식도로 확대되거나 미주신경에서 재활성화된 단순포진 바이러스가 식도로 전파되어 발생한다. 연하통(Odynophagia), 연하곤란(Dysphagia), 흉골하 통증, 체중감소 등의 증상을 일으키며 식도, 특히 말단부에 다발성 난형궤양을 형성하고 경우에 따라 위막(pseudo-membrane)을 형성하기도 한다.

② 진단

대부분의 단순포진 감염은 임상적으로 진단되지만 몇몇 경우에는 실험실적 확진이 필요하다. 실험실적 검사방법은 진단 및 치료에 근거가 되며 약제내성을 판별하는 데도 도움이 된다. 또한,

재발병변이나 병변의 원인이 분명하지 않은 경우 불필요한 경험적 약제 투여를 피할 수 있고 환자의 심리적 부담을 해결해 줄 수 있다. 병변부위에서 세포학적 검사(Tzanck or Papanicolau' s stain)를 이용하여 특징적인 봉입체(Inclusion body)를 관찰함으로써 진단이 가능하고 세포주(Cell line)를 이용하여 배양하거나 항원에 대한 PCR을 이용하여 진단이 가능하다. 혈청학적 양전(seroconversion)이나 회복기 혈청에서 항체 역가 상승으로도 진단은 가능하지만 일반적으로 혈청학적 검사는 만성 혹은 재발성 감염을 진단하는 데는 도움이 되지 않는다. 단순포진 뇌염의 경우에 가장 민감도가 높고 비침습적인 진단방법은 뇌척수액에서의 핵산의 증폭을 이용한 검사(HSV DNA PCR)이다. 단순포진 식도염은 내시경 검사나 식도-위 촬영으로 캔디다 식도염, 부식제에 의한 식도염 등과 감별이 불가능하며 내시경으로 얻은 분비물에서 세포학적 검사와 배양검사를 시행하여야 진단할 수 있다.

③ 치료 및 예방

항바이러스제 예방목적으로 에이싸이클로비어(Acyclovir, 대표적 약제: 조비락스)를 사용한다. 통상적으로 골수이식 전에 시작하여 이식 후 4~5주간 250mg/m^2 용량을 1일 2~3회 정주하거나 경구로 800mg/day의 용량을 투여한다.

예방기간 이후의 단순포진 감염의 치료는 다음과 같은 이유로 권장되지는 않는다. 첫째는 치료 없이 저절로 호전되는 경우가 많고, 둘째는 18% 이상에서 내성 바이러스가 생길 수 있으며, 셋째는 장기간의 치료가 단순포진 바이러스에 대한 면역반응의 발달을 지연시킬 수가 있기 때문이다. 그러나 통증이 있거나 영양결핍을 유발하는 경우, 발열을 동반하는 경우는 치료를 하는 것이 좋다(아래 표 참조).

허피스 씸플렉스(HSV)의 치료

용 량	투 여 횟 수
Acyclovir(에이싸이클로비어)	
정맥투여	
250mg/㎡ 또는 5-10mg/kg	8시간마다, 7-10일
경구투여	
200-400mg	하루에 5번, 7-10일
Famciclovir(팜싸이클로비어)	
경구투여	
500mg	하루에 3번

* Acyclovir에 내성이 생긴 단순포진(HSV)의 경우에는 Foscanet(포스카넷)를 40mg/kg로 하루 3번 정맥주사하여 극복할 수 있다.

(2) 수두-대상포진 바이러스(Varicella-Zoster virus, VZV)

① 증상

a. 수두

수두는 전염력이 강해서 감수성이 있는 사람에서는 90% 이상의 전염력을 나타낸다. 임상적으로 미열, 발진, 권태감 등이 나타나며 발진은 특징적으로 반점구진(maculopapule), 소포(vesicle), 가피(scab) 등 다양한 병기의 모양을 보인다. 주로 얼굴과 상체에서 반점구진, 소포 병변이 생긴 후 수시간에서 수일내에 다른 부위로 퍼져 나간다. 병변의 크기는 5~10mm이며 인두나 질(vagina)에서도 생길 수 있다. 병변의 수는 사람마다 다르나 많게는 2,000개 이상도 생길 수 있으며 일반적으로 나이가 많을수록 많이 생기고 가족 내에서 2차, 3차로 발생한 경우 병변의 수가 많다. 면역이 저하된 이식환자의 경우 30~50%에서 장관침범이 일어나고 15%의 사망률을 보인다. 박테리아(Streptococcus pyogenes 혹은 Staphylococcus aureus)에 의한 교대감염(Superinfection)이 가장 흔한 합병증이며 대부분 긁은 뒤 발생한다. 피부 이외에 중추신경계에 병변이 발생할 수 있으며, 피부발진 후 약 21일 후에 소뇌성 운동실조(Cerebellar ataxia)와 수막자극증상을 보인다. 무균성 수막염, 뇌염, 횡단성 척수염 및 심한 합병증(예: Guillian- Barre' syndrome, Reye' s syndrome)이 발생할 수 있다. 수두 후에 발생할 수 있는 가장 위중한 합병증은 폐렴으로 발열, 호흡곤란, 기침 등의 증상 이외에도 청색증, 흉막동통, 객혈 등이 흔히 동반된다. 피부병변이 호전되면서 폐병변도 같이 호전된다.

b. 대상포진

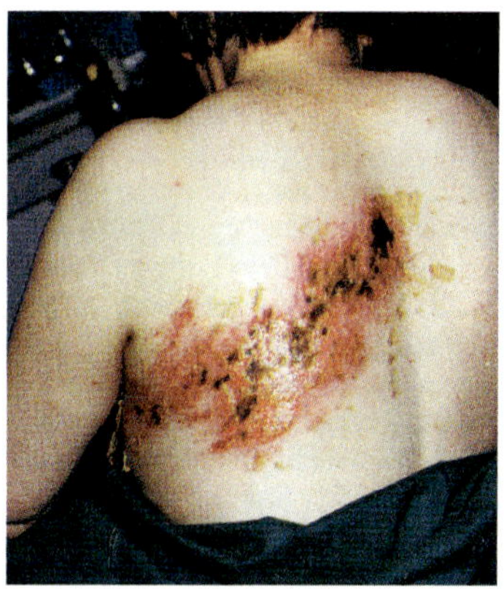

그림 3-13

잠복 되어 있던 HZV가 후근 신경절에서 재 활성화되어 발생한다. 편측 피부절을 따라 발진이 생기며 통증을 동반한다. 대상포진에서 흔히 동반되는 통증은 피부병변이 생기기 2~3일 전에 선행되어 나타난다. 삼차 신경절에서 재활성화하는 경우 병변은 눈, 구강, 혀 등에 나타나며 외이도의 통증을 동반한 병변, 미각소실 등의 증상이 생기는 경우 Ramsay Hunt syndrome이라 한다. 수두와 마찬가지로 중추신경계 병변을 일으킬 수 있다. 이식과 같이 면역이 저하된 환자에서는 병의 경과가 길어지고 딱지가 잘 생기지 않으며 폐렴, 간염 등 장관 침범도 흔하다. 특히 조혈모세포이식을 시행한 환자에서는 9개월 내에 이식환자의 약 40~50%에서 대상포진이 발생하며 드물게(10%) 사망률을 보인다. 대상포진 후 신경통(Postherpetic Neuralgia)은 일반적으로 대상포진 발생시점에서 한 달 이상 통증이 지속되는 것을 의미하며 연령에 따라 대상포진 환자의 약 10~70%가 진행된다.

② 진단

병변에서 세포학적 검사를 이용하여 특징적인 봉입체(Inclusion Body)를 관찰할 수 있으면 진단이 가능하다. 배양이나 항원에 대한 PCR을 이용하여 진단할 수 있다.

③ 치료 및 예방

예방적인 항바이러스제 투여는 acyclovir 500mg/㎡의 용량을 1일 3회 골수이식전 5일부터 이식 후 30일간 정주하고, 그 후 1일 800mg/day의 용량을 대상포진의 유행시기가 지나는 이식후 7개월까지 투여하도록 권고되어 왔다. 그러나 이러한 예방법은 장기간동안 다량의 약제를 복용해야 하기 때문에 환자의 순응도가 떨어져 결국 대상포진으로 이완되는 환자의 수를 크게 줄인다고는 보기 어렵고, 대상포진이 발생하더라도 단기간의 acyclovir의 치료에 반응이 좋고 대상포진에 대한 면역글로불린도 상품화되어 최근에는 더 이상 대상포진에 대한 acyclovir의 예방적 투여는 권하지 않고 있다. 이식 등과 같은 면역저하 환자에서의 감염인 경우 치료는 체중 당 10mg의 acyclovir를 하루 3회 정맥 주사하면 파종성 피부감염이나 장기의 대상포진을 치료할 수 있다.

(3) 호흡기 세포융합 바이러스(Respiratory Syncytial Virus, RSV)

① 증상 및 증후

RSV는 면역이 저하된 혈액종양 환자에서 세기관지염(bronchiolitis)과 폐렴 등 중증의 기도감염을 일으키는 가장 흔한 원인 바이러스이다. 면역이 정상 상태인 청소년이나 어른에서도 재감염이 흔하고 비교적 경한 상기도 증상과 급성 기관지염을 일으킨다. RSV는 감염성이 높고 직접 접촉에 의해 전파되지만 기침과 콧물의 비말을 통한 전파도 가능하다. 따라서 조혈모세포이식을 받은 환자에서는 가족이나 의료진으로부터의 기회감염이 있을 수 있음을 고려해야 한다. RSV에 의한 폐렴은 사망률이 높을 수도(약 20~40%) 있다.

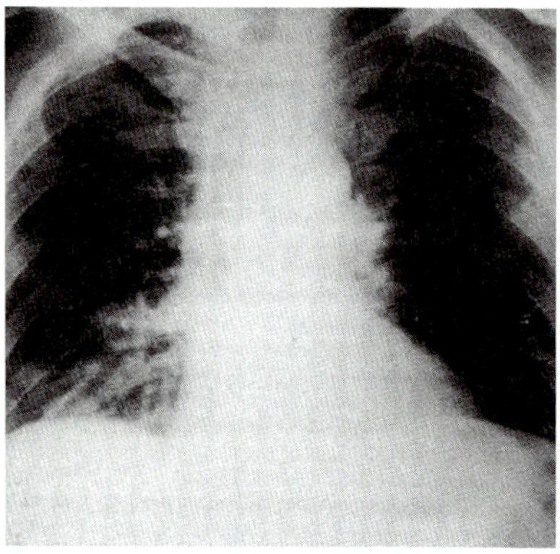

그림 3-14

② 진단

RSV감염의 진단은 가래나 인후면봉채취 및 비강인두세척으로 얻은 호흡기 분비물에서 RSV를 증명해 내는 것이 가장 좋다. 조직배양이나 면역형광법, ELISA를 통한 면역반응을 이용한 검사로도 진단이 가능하다. 혈청학적 검사는 항체역가가 4배 이상 증가될 때 진단적으로 의미가 있으나 4세 이하의 유아에서는 민감도가 떨어진다.

③ 치료 및 예방

상기도 감염의 경우 치료는 다른 바이러스 감염 시와 비슷하게 대증요법만으로도 가능하다. 하기도 감염 시 수분공급, 분비물의 제거, 산소공급 및 기관지확장제의 투여가 도움이 된다. 심한 저산소증이 동반되는 경우 기관지삽관 및 기계호흡이 필요한 경우도 있다. 심각한 RSV감염을 가진 유아의 경우 Aerosolized Ribavirin(코를 통해 분무하는 라이보바린) 투여가 고려될 수 있으나 성인에서의 Ribavirin의 투여의 효과는 아직 표준치료로 정립되지는 않았다. Ribavirin과 함께 고역가의 항 RSV 면역글로불린을 동시에 투여 시 사망률이 감소하였다는 보고가 있다.

(4) 거피세포바이러스 CMV(Cytomegalo Virus)

① 간질성(間質性) 폐렴(IP, Interstitial Pneumonia)

- 이는 동종이식을 시행한 환자의 15~30%에서 발생한다.
- 증상으로는 저산소증(hypoxia)이 특징적이며 가슴사진의 기저부위에 폐렴이 넓게 생긴다. 그러나 간혹 전형적인 박테리아성 폐렴 때 생기는 식으로 segment(부위) 혹은 lobe(엽, 葉)에 폐렴을 형성할 수 있다.
- 간질성 폐렴 시는 반드시 폐출혈 및 바이러스, 곰팡이에 의한 폐렴 등도 감별해 주어야 한다.
- CMV에 의한 간질성(間質性) 폐렴(IP)의 치료 및 예방

CMV에 의한 간질성 폐렴(IP)의 치료

CMV 폐렴치료의 Guideline		
처음 21일 동안	GCV(Ganciclovir, 겐싸이클로비르)	5㎎/㎏, 12시간 간격으로
	IVIG(정맥면역글로불린)	500㎎/㎏, IV, 격일로
유지요법 (환자에게 면역억제가 들어가는 동안)	GCV	5㎎/㎏/d 5일간/week
	IVIG	500㎎/㎏, 매주

- 한편 기관지 내시경 검사 시 항원이 발견되거나 혈액배양 시 CMV가 발견되면 폐 사진에 의해 폐렴이 보이지 않더라도 GCV로 위와 같이 치료한다.
- 그러나 다음의 경우는 GCV로 치료를 하지 않는다.

a. 소변에 CMV가 발견이 되었지만 증상이 없을 때
b. CMV를 전혀 앓은 적이 없었던 환자가 CMV를 전혀 앓지 않은 공여자의 골수나 말초 조혈모세포를 이식 받았을 때
c. 기관지 내시경 검사 시 CMV의 항원이 음성이며 배양에서 음성일 때

② CMV에 의한 장염(腸炎, Enteritis)

- 식도, 위, 소장 및 대장에 CMV에 의한 궤양이 생길 수 있다.
- 진단은 증상이 있는 환자에게서 내시경 및 조직검사로 판정한다.
- 임상연구에서 GCV에 효과가 없다는 보고도 있지만 대부분의 병원에서 IP 때처럼 GCV와 IVIG로 치료한다.

③ CMV에 의한 간염(肝炎, Hepatitis) : 이는 특히, 동종골수이식 이후에 비교적 흔히 올 수 있으며 약제에 의한 감염과 B형/C형 간염 바이러스에 의한 간염과 구분을 해 주어야 한다.

4) 중심정맥관과 연관된 감염들

위에서 기술한 바와 같이 거의 모든 혈액암 환자들은 치료 시 소위 중심정맥관(中心靜脈管, Central line)을 갖거나 또는 Hickman관과 같은 관을 갖게 된다. 이러한 관들은 수혈, 항생제, 화학요법 투여 시 매번 주사바늘을 꽂을 필요가 없다는 장점이 있지만 대신 장기간(수주~수개월) 몸 안에 갖고 있다는 것으로 인해 관이 꽂혀있는 곳과 그 주위를 통해 균(박테리아 및 곰팡이들)이 들어갈 수 있게 된다.

중심정맥관이나 Hickman관을 가진 환자들에게서 열이 38℃ 이상 날 경우에는 항상 관 주위가 부풀어 오르지는 않는지, 고름 등이 새어 나오는지, 주변 피부 색깔이 진한 빨강으로 변하는지를 확인해 봐야 한다. 그리고 관이 피부를 통해 깊이 들어가는 곳을 거즈로 잘 덮은 뒤 살짝 눌러봐서 통증이 있는 경우에도 감염을 의심해 봐야 한다. 또한 관이 막혔는가도 헤파린 및 식염수를 주입하여 부드럽게(큰 저항 없이) 헤파린액과 식염수가 들어가는가를 확인해야 한다. 막힌 경우에는 간호사에게 연락하여 뽑아낼지 여부를 결정해야 한다.

물론 고열이 나는 모든 환자에서 중심정맥관을 뽑아야 하는 것은 아니며, 삽입한 관이 고열의 원인이 될 것이라는 의심이 될 때에는 곧 바로 뽑아내야 하며 이때 빼어낸 관의 끝 부분을 잘라서 배양을 하는 것이 필요하다. 한편, Hickman관 등은 외래에서 손 쉽게 잡아 뺄 수는 없으며 외과의사의 도움 하에 대개 수술실에서 뽑아내어야 한다.

대부분 균은 소위 그람 양성 구균이지만 곰팡이도 그 원인이 될 수 있다. 전자를 퇴치하기 위해서는 반코마이신이나 테이코플라닌을, 후자를 위해서는 암포테레신 B 등의 항 곰팡이 항생제를

투여해야 한다.

5) 감염예방(환자 및 보호자들이 협조해야 하는 점들)

사실 이는 치료를 시작하기 전에도 중요하지만, 치료를 통과하며 또 치료를 마친 후에도 중요하다. 즉, 완치가 되어 모든 치료가 종결이 될 때까지 중요하다고 생각하면 된다. (감염이 동반된 경우에는 대부분 그 치료를 지연시켜야 한다.) 다음이 혈액암 환자들이 늘 조심/유의해야 되는 부분이다.

(1) 구강

구강을 늘 청결하게 한다. 입에는 각종 균이 늘 많이 있지만, 특히 구강이 청결치 않은 경우에는 많이 균이 있게 된다. 따라서 만성 잇몸염증 시에는 잇몸치료를 화학요법 전에 치료하게 된다.

한편, 피 수치, 특히 호중구가 낮을 때(1000개/μl 이하, 특히 500개/μl 이하)에는 심한 치과적 조치들을 하지 않는 것이 오히려 나을 때가 있다. 왜냐하면 치과적인 처치를 하는 도중 균이 오히려 피로 들어가는 결과가 생길 수 있다.

호중구가 낮을 경우에는 양치질은 피하며 가글(Gargle) 등만 해야 한다.

(2) 손, 발 씻기

손, 발을 환자 보호자는 물론 환자들도 자주 닦는 것이 좋다.

사실상 공기로 균들이(호흡기 균들) 옮겨져 폐렴 등에 걸리지만, 그것만큼 중요한 것은 손 등에 의한 접촉이다. 따라서 하루에도 여러 차례(10여 번) 닦는 것이 좋으며 환자들은 치료기간 동안에는 다른 사람들과 악수하지 않는 것이 좋다.

(3) 항문관리

이미 치료 전에 치질이 있었다든지 만성으로 항문에 염증이 있었던 경우에는 특히 조심해야 하나, 항문 및 그 주위에 문제가 없었다 하더라도 반복적인 치료를 통과하며 항문 주위가 헐 수 있다. 또한 주변에 고름주머니(Abscess) 등을 형성할 수 있으며 누관(Fistula)도 생길 수 있다. 만성변비 또한 늘 신경을 써야 한다. 왜냐하면 심한 변비를 무리하게 통과시키다가 항문 주위가 다치면서 감염의 빌미를 주기 때문이다. 따라서 늘 적절한 섬유질/물 섭취와 더불어 변비 완화제(緩和劑, Laxatives)를 주기적으로 복용하며 가벼운 운동도 가급적 시도해 봐야 한다.

3. 출혈과 파종성 혈관내 응고병증

진단 시 특히 급성백혈병 또는, 급성기의 만성골수성백혈병의 경우, 이미 혈소판이 ㎕당 5만 이하 또는 2만 이하로 낮아져 있다. 특히, 후자의 경우에는 각종 출혈이 가능하게 된다. 그 중에서, 폐, 장, 뇌출혈 등은 아주 치명적일 수가 있다. 따라서, 혈액은행에 여러 사람에게서 얻은 혈소판인 RDP(Random Donor Platelet)이나 친지나 주변 사람들로부터 얻은 혈소판, SDP(Single Donor Platelet)을 계속 수혈함으로써 ㎕당 5만 이상을 유지하도록 해야 하며, 만약, 이것이 여의치 않다면, 2만 이상이라도 유지하도록 해야 한다.

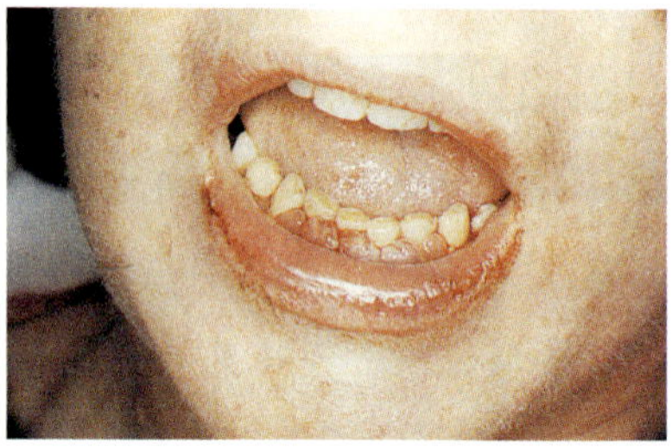

그림 3-15
DIC시 잇몸에서 출혈이 되고 있음.

한편, 혈장(血漿, Plasma, 이는 피에서 백혈구, 혈소판, 적혈구를 제거한 맑은 액체)에는 각종 피응고를 조절하는 단백질이 잘 균형을 맞춰 있음으로 피가 혈관 내에서 순환하도록 하게 한다. 그러나 나쁜 백혈병 세포들은 과량(過量)의 '피응고 조절 단백질' (Coagulation Factor)을 혈장 안으로 분비하게 된다. 그 결과 혈소판 등이 결국 혈관을 틀어막게 되어 혈관이 꽉 막히게 되기도 하며 오히려 출혈을 유도하기도 한다. 이러한 것을 파종성 혈관내 응고병증(Disseminated Intravascular Coagulation, DIC)라고 하며, 특히, 급성골수성백혈병에서 M3는 이러한 DIC를 잘 일으킨다. 따라서, 초기에 혈소판 수혈과 적절한 혈장공급을 하면서 대처하는 것이 중요하다. 또한, M3는 특이하게 고량(高量)의 비타민A를 투여할 때 이러한 DIC를 초기에 조절할 수 있게 되어 뇌출혈 등으로 생겼던 초기의 치사율(致死律, Mortality)을 현격히 낮추게 되었다(이 점에 관해서는 아래, '4. 급성골수성백혈병' 에서 더 다루고 있음).

4. 급성골수성백혈병

1) 치료의 종류

크게 두 가닥으로 나뉘는데, 즉 관해요법(寬解療法, Remission Induction Therapy)과 관해 이후 요법(寬解以後療法, Post Remission Therapy) 또는 공고요법(鞏固療法, Consolidation)이다.

한편, 관해 이후 요법은 다시 3가닥으로 나누어진다.

① 반복적인 화학요법 (대개 3-4차례)

② 자가 골수이식/ 자가 말초조혈모세포이식

③ 동종 골수이식/ 동종 말초조혈모세포이식(한편, 누가 공여자가 되는 것에 따라, 형제간, 타인

간 동종이식으로 나누어진다). 또한, 동종 제대혈이식(형제간, 타인간)도 결국은 동종이식의 범주에 속하게 된다.

2) 각각의 치료에 대한 결정을 내리는 예후인자들에 대하여

예후인자(豫後因子, Prognostic Factor)란, 1960년부터 시작한 화학요법을 기만 명의 급성골수성 백혈병 환자들에게 시도해 보면서 염색체의 양상에 따라 치료가 잘 되며 완치가 되는 그룹과 그렇지 않은(치료가 잘 되지 않는) 그룹이 있다는 것을 알게 되었다. 왜냐하면, 결국 백혈병은 염색체에 손상이 와서 생기며 발전하는 병이기 때문이다. 대개 3그룹으로 나눌 수 있으며 다음과 같다.

① 예후가 좋은 그룹(Good Prognostic Group)

t(8;21) : 이는 염색체 8번과 21번이 서로 교환(Translocation)한 경우

t(15;17) : 이는 염색체 15번과 17번이 서로 교환한 경우

inv(16) : 이는 염색체 16번이 가운데 축을 중심으로 180° 회전해서 연결이 된 경우

위 그룹에서는 처음부터 골수이식, 특히 형제간이나 타인 동종이식을 하지 않는다. 화학요법만으로 60-80%가 완치가 되며 특히 t(15:17)에서는 진단 시 백혈구가 1만 이하 혈소판이 4만 이상일 때에는 고용량의 비타민A와 화학요법으로 90%까지도 완치가 된다.

② 예후가 중간인 그룹(Intermediate Prognosis Group)

이는 염색체 분석결과 숫자 면에서나 질적인 면에서 염색체들의 변화가 발견되지 않은 경우이다. (하지만, 엄격히 이야기하자면 정상처럼 보이는 염색체들을 분자 생물학적으로 분석해 보면 대부분의 염색체가 문제(defect)를 보이고 있다.)

그러나 염색체 분석결과 위와 같이 현미경 하에 이상을 발견하지 못하는 경우는 관해요법 및 관해 이후의 치료를 할 경우 약 40-60%까지 완치가 가능하다.

③ 예후가 나쁜 그룹(Poor Prognosis Group)

다음의 염색체 모양을 보이는 경우를 말한다.

- -5 : 5번 염색체가 쌍(pair)으로 있어야 정상이나 이 경우에는 5번 염색체가 1개만 존재. 따라서 전체 염색체 수가 46개가 아닌 45개가 되는 셈이다.
- -7 : 7번 염색체 1개가 소실됨.
- del(5q): 전체 숫자에는 변화가 없으나 5번 염색체의 부분이 소실된 것.
- 3q abnormality : 3번 염색체의 부분에 변화가 있는 것
- complex : 5개 이상의 비정상적인 표현형이 동시에 동반될 때.

이러한 그룹은 기존 화학요법으로 관해 및 공고요법 시 10-15% 정도만 완치가 된다. 또한 이 그룹에서는 동종이식을 한다 하더라도 완치율이 여전히 20-30% 이하로 부진하다.

3) 관해요법(寬解療法, Remission Induction Therapy)과 그 부작용들

(1) 관해요법

대부분 진단이 붙는 경우, 이미 몸 안에는 10^{12} 정도의 엄청난 백혈병 세포가 몸 안에 존재한다. 이때 화학요법으로 치료할 경우 10^{10-8} 개로 백혈병 세포가 감소하게 된다. 육안으로 현미경 하에 골수를 조사해 볼 경우 보이지 않게 되는 상황이 온다. 즉 아세포(芽細胞)가 5% 이하로 내려오며, 너무 높았던 골밀도(예, 80-90% 또는 그 이상)가 나이에 걸맞는 수준으로 내려오게 된다. 또한(대부분 낮았던) 혈소판과 백혈구가 정상화가 되는 것이다.

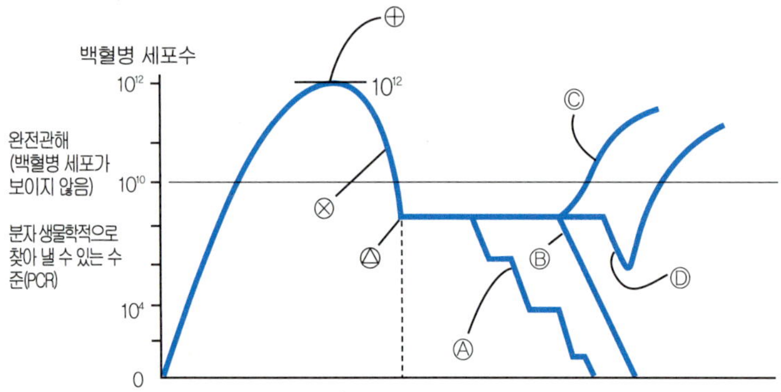

그림 3-16(아래의 설명을 참조)

⊕ : 진단시

⊗ : 관해요법에 해당. 치료가 되어가며 백혈병세포가 줄어듬.

△ : 관해요법이 완료된 경우. 이 시점에서 공고요법(A, B)을 통해 완치의 과정으로 가게 된다. 반면 C, D의 경우에는 일시적으로 관해는 왔지만 불행히도 재발(진행)이 되는 상황이다.

Ⓐ : 3차례의 공고요법을 통해 지속적으로 백혈병 세포들이 사라지게 된다.

Ⓑ : 관해가 온 후 가장 강력한 동종(형제간, 또는 타인간)골수이식을 통해 완치가 되는 과정을 보여주고 있음.

Ⓒ : 관해가 왔으나, 곧 재발(진행)의 과정을 밟고 있음.

Ⓓ : 이는 관해가 왔고, 또 1차 공고요법을 받았으나 시간이 지나면서 다시 재발/ 진행이 되고 있음.

널리 알려진 화학요법의 실제

⊙ 7+3요법(I)

Ara-C 100 mg/㎡, 지속적으로 정맥주사 (D1-7, 7일간)

Plus

Idarubicin 12mg/㎡, 정맥주사 (D1-D3, 3일간)

⊙ 7+3요법(II)

Ara-C 100mg/㎡, 지속적으로 정맥주사 (D1-7, 7일간)

Plus

Daunorubicin 45mg/㎡, 정맥주사 (D1-D3, 3일간)

⊙ 기타

10+3(이는 Ara-C (10일간)+Idarubicin/Daunorubicin(3일간))

DAT: Daunorubicin+Ara-C+Thioguanin

⊙ "완전관해" (Complete Remission)의 정의: 다음의 소견이 4-5주 이상 지속되어야 함.

- 말초혈액검사
  헤모글로빈 : 10g/dL 이상
  호중구 : 1500/㎣ 이상
  혈소판 : 10만/㎣ 이상
  아세포 : (-)
- 골수검사
  골수밀도: 정상
  아세포: ‹ 5%

(2) 부작용들

※ 자주 쓰이는 약제들

화학명	상품명	계열	부작용
Cytarabine	Cytosar U 아라씨(Ara-C)	알킬레이팅 계열	수치감소(빈혈, 출혈, 호중구감소), 점막염, 오심, 구토, 간독성, 탈모, 중추신경계 이상 골수기능억제
Idarubicin	Idamycin	Anthracycline	오심, 구토, 점막염, 탈모 심장기능 저하, 골수기능 억제
Daunorubicin	Daunomycin	Anthracycline	오심, 구토, 점막염, 심장기능 저하, 골수기능 억제

※ 덜 자주 쓰이는 약제들

화학명	상품명	계열	부작용
Etoposide	Vepesid (VP-16)	Plant Alkaloid	골수기능억제, 오심, 구토, 과민반응(저혈압), 탈모
Amsanrine	AMSA	핵산합성저하	골수기능억제, 오심, 구토, 구내염, 두통, 경련, 심독성
Mitoxantrone	Novantrone	Anthracycline	골수기능억제, 구내염, 두통, 경련, 심독성, 간기능저하

부작용과 그 대책들

① 오심/구토(惡心/嘔吐, Nausea/Vomiting)

백혈병을 비롯한 혈액암을 치료하는 데에 있어서 항암화학요법은 필수적이며 이 때 발생하는 오심과 구토는 환자로서는 매우 걱정되는 독성이다. 심한 오심 및 구토가 발생할 경우 탈수와 전해지질 불균형, 식욕부진, 우울증 악화, 치료에 대한 두려움을 일으켜 치료 중단을 야기하기도 한다. 또한 오심 및 구토가 반드시 항암제와 관련하여서만 발생하는 것은 아니다. 뇌전이, 전해질 불균형, 장폐색등, 감염성 위장염, 심장질환, 소화관 출혈, 약물의 부작용 등도 관계할 수 있다. 그러나 과거에 비해 많은 약제들을 이용해 그 조절이 가능해졌다는 점을 고려하면 TV나 드라마에서 나오는 정도의 그러한 독성은 요즘엔 거의 드물다.

a) 종류

가) 급성 구토 : 치료 24시간 이후에 발생하여 6~7일 까지도 지속되는 경우

나) 지연성 구토 : 치료 시작 24시간 이후에 발생하여 6~7일 까지도 지속되는 경우

다) 예기 구토 : 치료 시작 전에 발생하는 구토. 10~44%

b) 오심 및 구토가 더 우려되는 경우

약제에 따라 다르다. 시스플라틴이나 고용량의 싸이톡산의 경우는 구토유발이 강하나 최근 나온 분자생물학적 치료제들은 그 정도가 미미하다. 대개 남자보다는 여자가 6~50세, 차멀미를 자주 하던 사람, 여성의 경우 임신시 입덧이 심하던 사람, 불안요소가 큰 사람, 그 이전의 항암치료에 많이 했던 환자의 경우 구토유발이 상대적으로 강하게 될 수 있다. 알콜섭취량이 아주 많은 사람(하루 알콜 100g 이상으로 10년 이상 마시는 경우)의 구토유발이 적다는 말도 있다.

c) 치료

오심 및 구토는 일단 발생하고 나면 그 기억으로 인해 더욱 조절이 안되는 경우가 많고 예기 구토도 발생할 수 있다. 따라서 그 예방이 가장 중요하며, 실제 의료진에서는 여러 약제를 조합해서 조절하고 있다. 여기에 사용하는 약제들은 강하게 5-HT3를 억제하는 온단세트론, 그라니세트론, 라모세트론, 트로피세트론, 돌라세트론 등이 있으며 그 외에 메토클로프라마이드, 스테로이드 등을 사용하며, 진정 및 안정제를 동시에 투여하여 상승 효과를 유도하기도 한다. 아직 국내에는 들어오지 않았지만 지연성 구토에는 아프레피탄트 등이 효과가 있는 것으로 알려져 있다.

구토를 유발시키는 화학요법들

구토의 가능성	약 제
90% 이상	싸이톡산(고용량, 1500mg/m²)
	BCNU
	나이트로젠 머스타드
	DTIC
	싸이타라빈(아라씨, 고용량〉1,000mg/m²)
비교적 높은 확률 (60–90%)	독쏘루비신(〉60mg/m²)
	메토트렉세이트(〉1,000mg/m²)
	푸로카비진
	싸이톡산(보통용량 〈750mg/m²)
	싸이타라빈(〈1,000mg/m²)
중간 확률 (30–60%)	독쏘루비신(〈60mg/m²)
	아이다루비신
	마이토잔드론
	메토트렉세이트(〈1,000mg/m²)
	아스파지네이즈
낮을 확률 (10–30%)	에토포싸이드(VP16)
	멜파란
	티오테파
	부설판
낮을 확률 (10% 이하)	푸르다라빈
	하이드록씨유리아
	인터페론
	메토트렉세이트(〈50mg/m²)
	빈크리스틴

* 각각의 화학요법에 사용되는 약제는 그 구토의 빈도가 다름

② 점막염(粘膜炎, mucositis)

이식을 위한 전처치 이후 백혈구 수치가 낮아지게 되면서 여러 세포들이 피해를 보게 되는데, 그 중에서도 빠르게 분화하는 세포들이 가장 피해를 본다. 그 대표적인 예로 입, 식도, 위, 장에 이르는 점막이며 결과적으로 점막염(粘膜炎, mucositis)이 발생한다. 이것이 발생할 경우 가장 흔한 증상이란 구강(口腔)점막통증, 입 주위의 부종(붓는 것), 식도에 오는 통증, 위가 헐어서 오는 복부 통증, 장점막이 수분과 양분을 흡수하지 못해서 오는 설사/출혈 또한 점막의 방어기능이 심각히 떨어짐으로 오는 장 염증/감염(厭症/感染)이다. 입, 식도, 위, 장 등에 상주하는 많은 균들은 결국 패혈증(피에 균이 들어와 일으키는 심한 감염)을 유발시킬 수 있으며, 심한 경우에는 생명을 위협할 수도 있다.

한편 다음 표에서는 그 대처법이 정리되어 있다.

각 장기에 발생하는 염증/통증에 대한 증상과 치료

증 상	대처법
1) 구강염/통증	가글(하루 8번 이상) 성장인자(GM-CSF)를 포함한 가글 : 입안 점막을 신속히 회생시키는데 도움 정맥으로 통증약(몰핀) 주입
2) 식도염/통증	정맥을 통해 통증약 주입 주기적으로 내시경을 실시하여 곰팡이 또는 바이러스의 감염 여부를 구별지어 주어야 함(감염이 있을 경우에는 항곰팡이 및 항바이러스 치료가 필요).
3) 위염/장염	정맥을 통해 영양분(하루에 1000-2000 칼로리 정도) 공급 헤모글로빈 등이 떨어지는 경우는 위 또는 장 내시경을 통해 출혈의 장소를 조사 특히 장염이 심한 경우 설사에 의해 탈수가 심해질 때는 충분한 수분 및 양분 공급
4) 항문이 허는 것 /통증/감염	잦은 설사로 인해 항문이 헤어지는 것을 방지하는 노력이 필요. 따라서 청결하게 해 주어야 함(항문이 헤어질 경우 균이 혈류를 타고 패혈증을 일으킬 수 있음). 좌욕을 통해 항문 주변의 혈액순환을 향상시킴. 항문의 통증은 정맥 주사로 몰핀 등을 주입함.

③ 감염

이미 위에서 기술함.

④ 출혈

이미 위에서 기술함 ('3. 출혈과 파종성 혈관내 응고병증' 참조).

⑤ 간기능 저하

- 관해요법 이후 서서히 간기능이 나빠지는 수가 있다. ALT/AST(간기능 검사)가 증가될 수 있지만 황달(대개 Bilirubin: 5이하)은 그리 심하지 않다. 대개 피 수치가 회복되며 좋아진다.
- 관해요법 이후, 약제에 의한 독성 이외에도, 적혈구 용혈, 간염(B타입, C타입, CMV 바이러스), 정맥폐쇄증 등도 고려해 봐야 하며, 경우에 따라서는 간 조직검사도 필요하다.

⑥ 신기능 저하

관해요법 시 많은 백혈병세포들이 갑자기 죽어나가면서, 결국 독성이 신장에 축적(특히 요산; Uric Acid)이 되며 신기능이 망가지게 된다. 한편, 이러한 부작용을 방지하기 위해 알로퓨리놀(Allopurinol)을 미리 복용시키기도 한다.

또한 중요한 방지책은 수액을 적극적으로 주입시켜서 신장이 막히지 않게 함과 동시에 HCO_3(중탄산수소)을 줌으로써 소변을 알카리화시킴으로 인해 요산 등이 더 잘 빠지게 하기도 한다.

⑦ 탈모

사람에게 모발(毛髮)은 생명을 좌우하도록 아주 중요하지는 않지만 머리카락은 태양광선으로부터 두피를 보호하고 눈썹이나 속눈썹은 햇빛이나 땀방울로부터 눈을 보호하는 역할을 한다.

모발은 주기적으로 생장기(生長期, anagen), 퇴행기(退行期, catagen), 휴지기(休止期, telogen)를 반복하는데 성인에서 두피의 모발 생장기는 약 3년, 퇴행기는 3주, 휴지기는 약 3개월이다. 임의로 모발을 조사해 보면 두피의 모발의 84%는 생장기, 2%는 퇴행기, 14%는 휴지기에 있으며 두피의 모발이 자라는 속도는 하루에 0.4mm 정도이다.

모발 주기를 결정하는 생리적 요소는 확실치 않으나 영양결핍, 심한 스트레스(수술, 감염, 외상), 홀몬의 변화(갑상선 질환, 임신) 등은 모발이 생장을 멈추고 일찍 휴지기로 들어가도록 유발할 수 있다.

한편 전처치(화학요법, 전신방사선조사)에 의한 탈모증은 소위 생장기 탈모증이라고 하는데 그 원인으로는 세포분열 억제라는 세포독성자극이 가해질 때 일어난다. 따라서 모간이 심하게 가늘어져 이영양성 모발(dystrophic hair)로 되고 이것이 두피표면에서 부러지거나 또는 피부내부 모구단계에서 분리되어 빠져 나오게 된다.

그 증상으로는, 전처치 이후 1 내지 2주 후부터 두피전체에서 심한 탈모가 발생한다. 세포분열을 하지 않고 있는 휴지기 모낭은 침범 받지 않으므로 휴지기 모발은 그대로 유지된다. 그러나 원인약물의 투여를 중단하면 수주일 이내에 모낭이 회복되므로 예후는 양호하다. 화학요법 시행 중에 두부에 압박붕대나 저온을 적용시키면 예방효과가 있다는 보고가 있다.

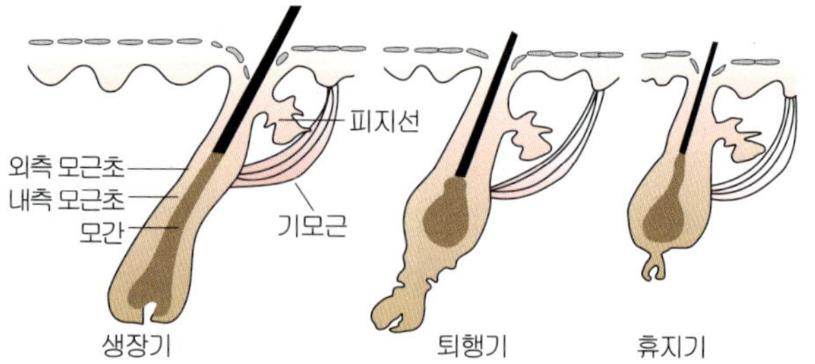

그림 3-17 모낭의 주기(수명)

삭발을 이식 전에 미리 하고 무균실에 들어가는 것이 대부분의 경우이며 미리 두건이나 모자 또는 가발을 준비하는 것이 좋다. 끝까지 머리를 깎지 않고 버티는 경우도 있기는 하지만, 지속적으로 많은 양의 모발이 침대와 베개 위에 빠져서 지저분해지며 불편해 하는 것이 통례이다. 위에서 언급한 바와 같이 이식 이후, 수주에서 수개월 내에 모발은 다시 치료 전으로 원상복귀 된다. 간혹 치료 전보다 두꺼운 모발이 남으로써 환우들은 더 좋아하는(?) 수도 종종 있다.

(3) 통증

① 통증의 이유 및 빈도

통증은 기전에 따라 통각수용체의 자극으로 인해 유발되거나, 종양이 직접 신경을 침윤하거나, 수술, 화학요법, 바이러스 감염 등으로 인해 신경이 손상되었을 때 유발되는 경우와 기질적 원인이 없는 경우로 분류할 수 있다. 2001년 시행된 우리나라에서 시행된 통증 빈도 조사에 따르면 혈액암의 경우 33~62%에서 통증을 경험한다고 한다. 통증의 조절이 실패하는 중요한 이유는 여러 가지가 있다. 그 중 환자측의 이유는 통증을 다른 사람에게 호소하는 것을 기피하고, 진통제의 투약을 기피하여, 마약성 진통제를 먹으면 중독이 되지 않을까 우려하거나, 진통제의 부작용을 우려하는 것 등이 있는데, 이는 지양되어야 할 부분이다.

② 통증의 분류

a) 몸 통증: 피부, 근육, 뼈의 통증으로 찌르는 듯한, 박동성, 혹은 압박감으로 표현

b) 내장 통증 : 내부 장기의 통증으로 위치가 애매하며 갈아 먹는 듯한, 경련성 혹은 몸 통증과 유사한 양상

c) 신경병증적 통증 : 신경의 손상에 의한 통증으로 화끈거리거나, 저린듯한, 쑤시는 듯한 혹은 욱씬거리는 양상

③ 통증의 강도 평가

시각통증등급 : 0~10cm 까지 일직선에 통증 표시

숫자통증등급 : 숫자 0~10까지 등급을 매김

언어통증등급 : 업음, 약간, 중간, 심함, 참기 어려움으로 분류

얼굴통증등급 : 얼굴표정 그림으로 평가

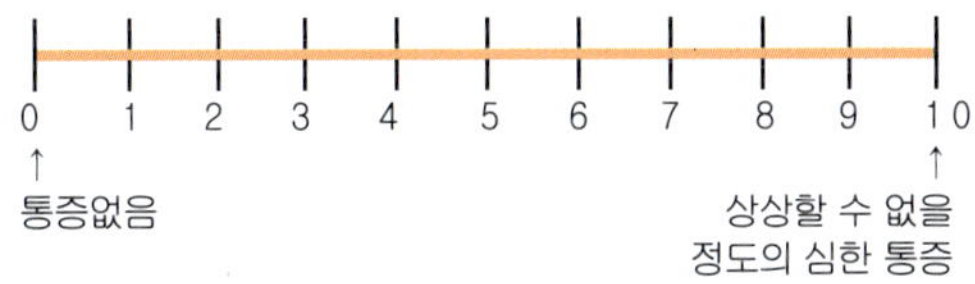

그림 3-18 숫자로 나타내는 통증등급

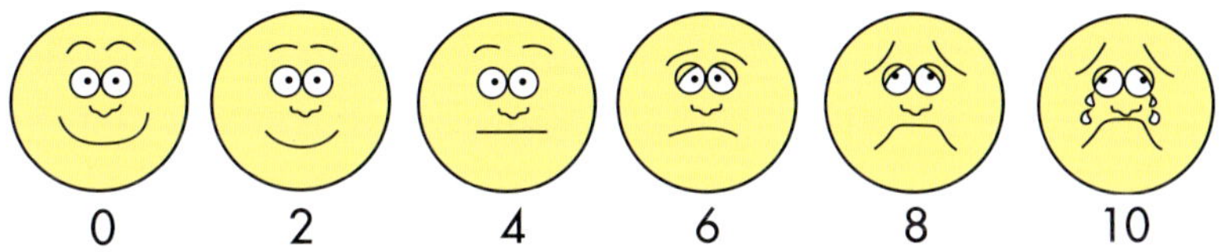

그림 3-19 어린아이들이나 말을 잘 할 수 없는 어른의 경우 이러한 그림을 보여주며 통증의 정도를 평가한다(1: 편한상태, 10: 극심한 통증이 있을때).

④ 약물적 통증 치료제의 종류

- 비마약성 진통제
- 마약성 진통제
- 진통보조제

  : 원래 개발된 목적은 진통이 아니지만, 진통제의 효과를 증가시키거나 부작용을 치료하기 위해서 사용되는 약제임.

a) 비마약성 진통제

특징

- 신체적, 정신적 의존성이 없다.
- 내성이 없다.- 해열작용이 있다.
- 약물의 용량을 증가시켜 일정 용량 이상에에서는 진통작용이 더 상승하지 않는 천정효과가 있다.

약물	성인통상용량	1일 최대용량
타이레놀	650mg, 4시간마다	하루 4,000mg
아스피린	650mg, 4시간마다	하루6,000mg
디클로페낙	50mg, 8시간 마다	하루 200mg
이부프로펜	400-600mg, 6시간마다	하루 3,200mg
케토프로펜	50mg, 6-8시간마다	하루 300mg
메페나믹산	500mg 투여 후 250mg, 6시간마다	하루 1,000mg
나프록센	250-500mg, 12시간 마다	하루 1,500mg
설린닥	150-200mg, 12시간마다	하루 400mg
인도메타신	25mg, 8-12시간마다	하루 200mg

b) 마약성 진통제

장기간 사용할 경우 내성과 신체적 의존성이 발생할 수 있다. 그러나 내성이나 신체적 의존성을 마약중독과 혼돈해서는 안되며, 통증이 있는 암 환자에서 마약중독은 아주 드물다. 마약성 진통제는 천정효과가 없기 때문에 통증 조절을 위해서 용량 제한 없이 증량할 수 있으며 용량의 증량이 마약중독을 의미하지는 않는다.

중독(addicition)은 특정한 자극물을 사용하면 만족감을 얻기 때문에 이러한 자극이 지속적으로 반복되길 원하게 되고 EH 사용을 중단하면 불쾌한 기분과 금단 증상을 경험하게 되어 신체적, 정신적으로 자극물에 의존하게 되는 현상이다. 하지만 환자들이 의사의 처방에 따라 진통목적으로 "마약성 진통제"를 사용하는 경우에는 중독될 가능성이 거의 없다. 통증이 심한 환자는 통증이 사라질 때까지 쾌감을 느낄 수가 없기 때문이고, 의사의 처방 용량은 환자의 통증이 사라지는 용량만을 처방하기 때문이다. 미국의 연구에서는 "마양성 진통제"를 사용한 환자 12,000명 중에서 4명(0.03%)만이 중독 증상을 보였고, 영국의 연구에서는 100명 중 한명도 중독되지 않았다.

내성(tolerance)은 약물을 계속 복용할 경우 인체 내에 저항력이 생겨 동일한 효과를 얻기 위해서는 복용량을 점차 증가시켜야 하는 것을 말한다. 예컨대 정상인은 1회 100mg 모르핀투여로 사망할 수 있으나 내성이 생긴 중독자는 1일 최대 5,000mg을 투여해도 살 수 있다.

신체적 의존성(physical dependence)은 정신적 의존성(중독, 탐닉)과 구별되는 용어로서 장기간 약물을 사용했을 때 신체가 약물에 적응하는 현상으로 약물을 갑자기 끊었을 EO 금단증상(발열, 발한, 복통 등)이 나타나는 현상이다. 환자들이 진통 목적으로 마약성 진통제를 장기간 사용하는 경우에 신체적 의존성이 생길 수 있는데, 이는 지극히 당연하고 예상되는 생리 현상이다. 만성통증 환자들은 통증이 갑자기 사라져서 진통제를 규칙적으로 사용한다면, 신체적 의존성이 있어도 금단증상이 일어나지 않도록 몇 가지 주의할 점이 있는데, 부작용이 나타나더라도 갑자기 진통제 사용을 중단하거나, 과량의 길항제(마약성 진통제의 작용을 방해하는 약물)를 갑자기 투여하지 말아야하고, pentazocin, nalbuphine과 같은 약물을 병용투여 하지 말아야 한다. 한편, 병이 호전되어 통증이 감소하는 경우에는 진통제의 용량을 줄이면서 끊으면 금단증상 없이 진통제를 끊을 수 있다.

부작용: 진정, 졸림, 호흡억제, 오심, 구토, 변비, 배뇨장애

몰핀: 피하주사의 경우약 10~15분 내에 진통효과가 최대에 달하며, 경구투여시 주사로 투여하는것에 비해약효가 2~3배 감소하며, 진통효과도 30~60분이 되어야 최대에 이른다. 우리나라에는 속효성 경구 몰핀으로 몰핀설페이트 15mg/정이 있고, 서방정은 분할하거나 씹어먹지말아야 한다.

코데인: 흡수된 코데인 중 약 10%가 몰핀으로 변환되어 진통효과를 나타낸다. 30~60mg을 4시간마다 투여한다,

펜타닐 패취: 반감기가 짧지만, 최근 피부를 통해서 서서히 방출되어 한 번 붙이면, 3일간 약효가 지속되는 경피부착패치가 개발되었다. 현재 25마이크로램과 50마이크로램 용량이 있다.

옥시코돈: 옥시코돈이 서방정인 옥시콘틴 10mg, 20mg, 40mg의 세가지 제형이 있다. 모두 하루 두 번 복용할 수 있다.

트라마돌: 50~100mg을 4-6시간 마다 투여하며, 하루 400mg을 넘지 않는다.

c) 마약성 진통제와 비마약성 진통제의 조합

- 마이폴:이부프로펜+아세트아미노펜+코데인
- 울트라셋 : 아세트아미노펜+트라마돌

d) 진통보조제 및 기타 약물

아미트립틸린: 상용 시작 용량 10~25mg, 하루 최대용량 150mg

가바펜틴: 하루 300~1,800mg, 3회 분복

카바마제핀: 하루 상용용량 200-400mg, 2회 분복, 하루 최대용량 1,200mg, 골수기능억제, 백혈구 감소 유발 가능성

덱사메타손: 상용 용량 16~24mg, 하루 4회 분할 투여, 종양과 신경 주위의 부종을 감소시켜서

척수신경 압박, 신경침법으로 인한 통증에 효과 있음.

비스포스포네이트(파미드로네이트, 졸레드로네이트, 이반드로네이트 등): 다발성 골수종에서의 골전이로 인한 통증 조절에 영향이 있다.

⑤ 비약물치료

방사선치료, 신경블록법, 물리치료법, 심리사회적 통증조절법 등이 있다.

(4) M3(급성전골수성백혈병, Acute Promyelocytic Leukemia, APL)의 특이점

① M3에서의 관해요법 시 몇 가지 특이한 점.

- 대개 "7+3" 방법으로 하는 것이 동일하나 Ara-C의 역할이 덜 중요함.
- 관해요법과 더불어 고량의 비타민A((Retinoic Acid 베싸노이드(Vesanoid))을 45mg/m²(대개 60-80mg)을 경구(먹는 약)로 투여함. 화학요법이 끝난 후에 피수치가 회복하며 완전관해가 올 때까지 베싸노이드를 수 주간 지속한다.
- 상당수의 경우 고량의 비타민A만으로 관해가 오지만 그 관해기간이 짧아 결국 이것만으로는 역부족이어서 "7+3" 등이 동원되어야 함.

② "고량의 비타민A"(베싸노이드) 부작용

- 백혈구 증가 : 첫 복용 이후 하루만에 갑작스레 증가될 수도 있으나 수일, 7-14일을 경과하며 증가될 수도 있다. 이러한 반응이 너무 갑작스러울 때는 뇌졸중 또는 뇌출혈이 동반되는 수도 있다. (반면 고량의 비타민A(베사이노드)를 쓰지 않을 경우에는 M3 자체에 의한 출혈은 더욱 무서우며 치사율은 훨씬 증가하게 된다.)
- 소화기계통 : 구역질, 피부박리(皮膚薄利), 발진, 입술이 터짐, 햇빛에 과민반응
- 간 : 일시적으로 간기능이 악화됨. 황달(이는 약을 끊은 후에도 유지될 수 있음)
- 신경 : 두통, 우울증
- "Retinoic Acid Syndrome"은 10-25%까지 생길 수 있으며 약 투여 2일부터 21일까지 생길 수 있다. 즉 열, 호흡곤란, 폐혈 증상, 심장과 폐에 물이 고임, 심부전, 혈압하강, 이러한 증상이 심각할 경우 생명이 위험할 수도 있다. 이때는 스테로이드로 초기 대응을 해야 한다.

4) 관해요법 이후 공고요법을 화학요법으로 치료를 하고 마치는 경우 및 그 부작용들

(1) 공고요법

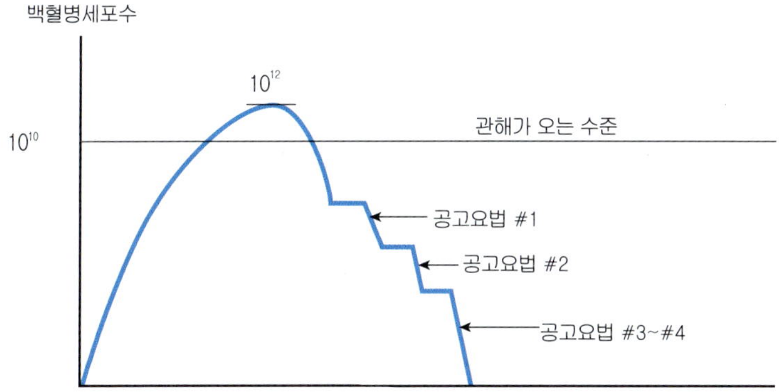

그림 3-20

일단 백혈병세포가 10^{10} 개 이하로 오게 되면 관해가 오게 된다. 그러나 비록 눈에 보이지 않는다 하더라도 상당수의 백혈병세포가 몸에 존재하게 된다. 따라서, 3-4차례 공고요법을 함으로써 남아있는 백혈병 세포를 퇴치하게 된다.

① 공고요법에 쓰이는 실제 약제들
Idarubicin 12mg/m², 정맥주사(D1-3, 3일간)
plus
Ara-C 1g/m² 12시간 간격 정맥주사(D1-4, 4일간) 총 8g/m²
이 경우 Idarubicin 대신 Daunornbicin 45mg/m², 정맥주사(D1-3, 3일간)을 사용할 수도 있다.

② 이밖에도 DAT(Daunorubicin, Ara-C, Thioguanin) 또는 DAE (Daunorubicin, Ara-C, Etoposide)와 Amsacrine, Azacytidine 등을 병합하는 경우도 있다.

③ 대부분에서는 공고요법시 용량의 경우 관해요법보다 강하게 하는 경향이 있으나, 일부에서는 오히려 관해요법보다 약하게(경하게)하는 그룹들도 있다.

(2) 부작용들

Cytarabine, Idarubicin, Daunorabicin, Etoposide, Amsacrine, Mitoxantrone 등을 “관해요법” 에

서 이미 기술한 바 있음.

(3) 공고요법과 공고요법사이의 기간(간격), 공고요법의 횟수(回數) 및 강도(强度)

이것에 대해 명확하게 정해진 바는 없다. 관해요법 이후 4-5주가 지나면서 피수치가 회복을 하게 되면 제1차 공고요법이 시작이 된다. 제1차 공고요법 이후 또 4-6주 후에는 피 수치가 회복하게 되는 데 이때 제2차 공고요법을 하게 된다. 같은 원리로써 제3차 공고요법을 한다.

대개 다음의 치료가 준비되었는가의 판단은 피 수치의 회복과 걸맞게 진행이 되지만, 동시에, 음식의 섭취여부, 체중이 느는 것 및 전신증상의 호전 등도 중요하다. 가능만 하다면 4-6주 늦어도 6-8주 내에는 다음 번 치료에 들어가는 것이 더 효과적이다. (물론 예외적으로 3달 정도를 지나며 공고요법이 지속되는 경우도 있다.)

공고요법의 회수에 관해서도 아직 표준화된 것은 없다. 그러나 대부분의 백혈병치료 전문가들은 3-4번이 적당하다고 보고 있다. 공고요법을 4번 이상 할 경우에는 혹시 숨어있는 백혈병이 더 퇴치될지는 모르나 각종 독성에 의한 부작용이 문제가 되며 반면, 공고요법은 1-2번만 할 경우에는 충분치 못한 치료로 인해 백혈병의 재발이 증가할 수 있다.

공고요법의 강도(强度)에 대해서도 아직 표준화된 것은 없다. 대개의 경우 예후가 나쁜 그룹에서는 보다 강도(예: Ara-C의 용량을 올려서 함, High Dose Ara-C(18g/㎡ 이상-36g/㎡ 까지)있게 치료하는 경향이 있다.

(4) M3(급성전골수성백혈병, Acute Promyelocytic Leukemia, APL)

이 경우에는 여러 가지가 특이하다.

- 관해가 올 때까지는 베사노이드(고량의 비타민A, Retinoic Acid)를 투여하나 일단 관해가 온 후에는 공고요법기간(대개 6개월까지)동안에는 베사노이드를 투여하지 않음.
- 공고요법이 끝이 난 후 격달로(즉, 1년중 6개월동안) 15일간(D1-D15) 45mg/㎡ (대개 60-80mg)을 약 24개월동안 경구 복용한다. 한편, 진단시 백혈구가 높은 경우에는 베사노이드 및 MTX(메토트렉세이트)와 6MP(Mercaptopurine) 등을 함께 투여하기도 한다.
- 여전히 약 3차례의 공고요법을 권하며, 이때 Ara-C는 빼고 Anthracyclin (대개 Idarubicin 12mg/㎡, D1-3)으로만 4-6주 간격으로 치료하고 마치게 된다. 결과적으로 M3에서의 공고요법은 다른 급성골수성 백혈병에서의 공고요법보다는 경(輕)하다고 생각하면 된다. 즉 피수치가 매번 공고요법 시 덜 심하게 감소되다가 회복이 되는 것이다. 당연히 입원기간도 상대적으로 다른 AML의 공고요법기간보다 짧아지는 경향이다.

5) 관해요법 이후 공고요법을 자가이식으로 마무리 짓는 경우 및 그 부작용들

이 경우 관해 이후 화학요법으로 최소한 1-2차례 공고요법을 시행한 후 마지막 공고요법의 한 방안으로 자가요법을 시행하게 되는 것이다. 따라서 아래 그림의 *에 해당하는 부분이 자가요법이라고 생각하면 된다.

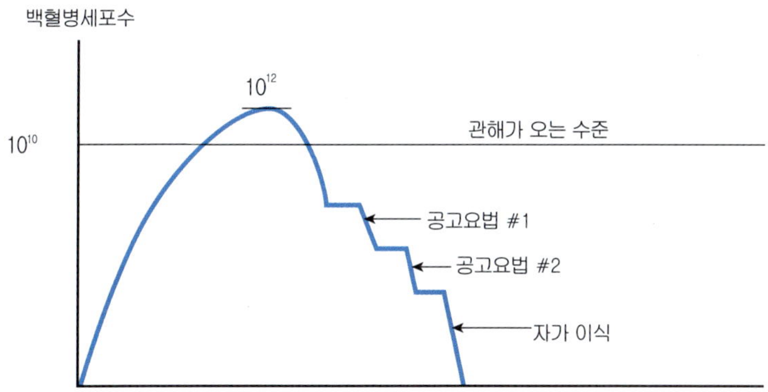

그림 3-21

(1) 마지막 공고요법인 자가요법을 시행하기 위한 몇가지 조건

① 공고요법 #1, #2가 끝나면서 본인의 골수 혹은 말초조혈모세포 (末梢造血母)를 모으는 과정이 있다. 이때 미리 골수검사를 하여 과연 모으려 하는 골수가 깨끗한(완전관해)가를 확인해야 한다. 만약 깨끗하지 않다면 그것을 모으는 것이 의미가 없게 된다.

② 자가 골수 또는 자가말초조혈모세포가 충분히 모여져야 한다.
자가골수 : 2×10^8 단핵구세포/kg (환자의 몸무게, kg당, 단핵구세포)
자가말초조혈모: 2×10^6 CD34+세포/kg(환자의 몸무게, kg당, CD34 양성세포)

(2) 자가골수를 모으는 방법

① 골수 채취

골수 채취 전날 병원에 입원하게 된다. 입원 후 마취과 팀들은 구강을 검진하며 이때 의치(義齒, Denture) 는 미리 빼어둔다. 또한 간호부에서는 털이 많은 사람의 경우 골반부위를 면도한다. 약간의 수면제 및 신경 안정제를 잠자기 전 투여한다.

채취 당일 아침 약간의 신경안정제를 투여하며, 이어 수술실로 내려간다. 전신마취를 하게 되며 약 2시간에 걸쳐 두 명의 의사가 골수천자(骨髓穿刺)용 바늘을 엉치뼈 뒤쪽에 여러 차례 삽입하여 약 1.2~1.5 l 를 뽑는다.

골수 채취가 진행되는 동안 공여자가 1~2달 전 미리 뽑아서 보관하고 있던 자신의 적혈구를 재주입할 수 있다. 젊은 공여자의 경우에는 피 손실이 상당히 되어 적색소(헤모글로빈)가 1~2그람 저하된다 하더라도 수액으로 피의 부족을 메꾸어 주며 혈압을 유지시켜 줄 경우 큰 문제는 없다.

② 골수 주입

골수의 주입시에는 일반 피(예, 적혈구, 혈소판)와 같이 정맥을 통해 주입하되 대부분 빗장뼈 아래 있는 중심정맥을 이용하게 된다. 이때 환자에게 스테로이드와 타이레놀 등으로 전처치하여 생길 수 있는 알러지 현상을 막아준다. 1.2~1.5 *l* 의 골수의 주입시간은 30분에서 1시간이 소요된다. 이때 통증 등은 전혀 없다.

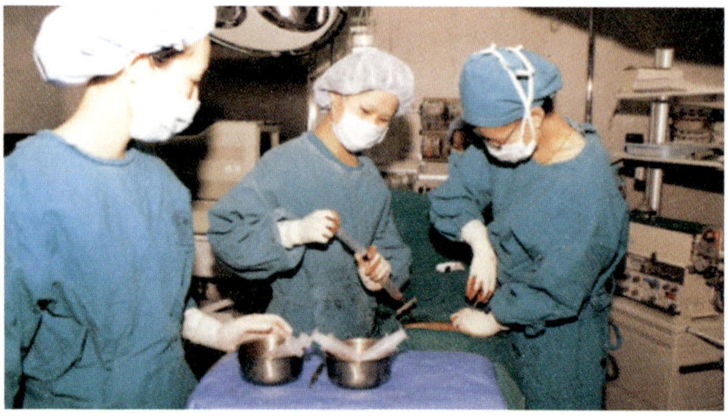

그림 3-22 골수채취 : 두 명의 의사가 전신 마취 하에 엉치뼈에서 100여번의 골수 천자를 통해 골수를 1 ℓ 정도 뽑는다.

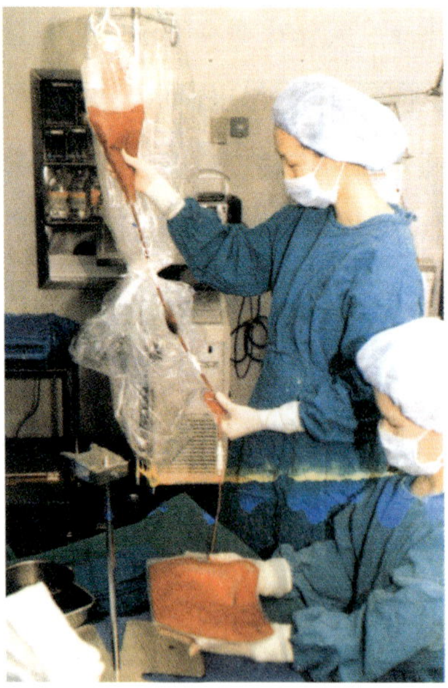

그림 3-23
골수채취 처리과정 : 뽑힌 골수는 뼈의 잔류물 등을 걸러낸 후 환자에게 주입된다.
이 과정에서 환자의 ABO형이 공여자의 ABO형과 다를 경우에는 채취한 골수에서 적혈구(RBC) 성분을 제거하고 난 뒤 환자에게 정맥을 통해 주입하게 된다.

(3) 자가 말초조혈모세포를 모으는 방법과 그 부작용

① 조혈 성장 인자를 이용해서 말초조혈모세포를 채취하는 방법

조혈성장인자인 G-CSF(필그라스팀, 레노그라스팀)를 몸무게당(kg) 10~12㎍을 매일 피하로 투여하면(마치 당뇨병 치료 시 인슐린을 매일 피하에 주사하는 것과 유사) 4~5일째 되는 날 골수에 자리잡고 있었던 조혈모세포가 말초혈액으로 튀어나오게 된다. 이때 팔꿈치 앞에 지나는 혈관에서 피를 나오게 하며 Spectra라는 성분채취 기계를 통해 몸 안에 있는 피(대략 5 *l*)를 3번(결국은 모두 15 *l* 에 해당) 기계에 회전시킨다. 이때 소요되는 전체 시간은 약 4시간이 걸린다.

이렇게 하여 모여진 조혈모세포는 약 250㎖ 정도 된다. 비록 부피는 골수(대개 1.2~1.5 *l*)에 비해 1/5~1/6에 해당하지만 조혈모세포의 양은 골수에 비해서 3~10배에 해당한다.

대개 70%는 한 번 채취하여 하루에 완결되지만, 완결이 안 된 경우에는 두 번째 날, 혹은 세 번째 날까지 연장되는 수가 있다. 이 경우 물론 계속해서 G-CSF를 피하(皮下)주사로 맞아야 한다. 이때 전날 뽑힌 조혈모세포는 전산화된 냉동장치를 이용하여 영하 150℃까지 냉각시킨 후 주입이 필요한 날까지 질소탱크에 보관하게 된다. 골수의 주입과 마찬가지로 조혈모세포는 그대로 환자에게 정맥으로 피처럼 주입된다.

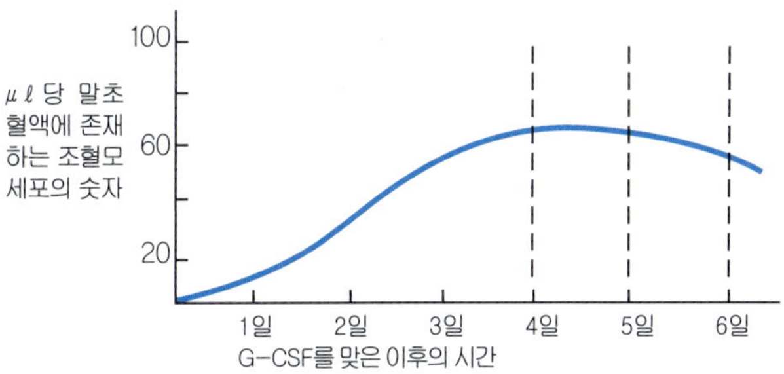

그림 3-24 조혈성장인자 G-CSF를 매일 피하주사로 4-5일간을 맞으면서 원했던 조혈모세포는 골수에서 말초혈액(末梢血液)으로 이동이 되며, 이때 성분헌혈채취 기계를 이용해서 채취한다.

G-CSF를 피하주사로 맞기 전에는 조혈모세포의 수가 피(말초) 속에 고작 1-2개/㎕ 가 존재하지만 G-CSF 주사를 4일 동안 맞은 후에는 60개/㎕ 이상까지 상승하게 된다. 결국 이 시점에서 성분헌혈기계(예, 스펙트라)에 연결시켜 말초혈액(피)에서 모세포를 채집하게 된다.

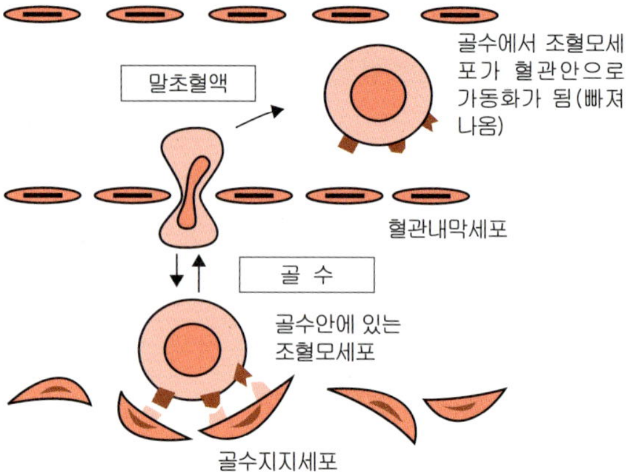

그림 3-25 골수 속에 있는 CD34+ 인 조혈모세포가 싸이토카인 등의 외부자극에 의해 내피세포를 통과해서 말초혈액으로 나오는 현상의 도식화

※ **가동화(Mobilization :** 골수에 있는 조혈모세포가 말초 혈액으로 튀어나오는 과정)란 조혈모세포가 골수 안에 있는 적합한 환경(microenvironment)에 잘 머무르고 있다가 촉진제 또는 화학용법 등의 큰 외부 자극이 오면 더 이상 골수에 붙어있지 않게 되며 내피세포 사이를 빠져 나와 말초혈액(末梢血液)으로 나오게 되는데 이 과정을 가동화(可動化, mobilization)라 한다.

② 조혈모세포의 주입

주입시는 일반 피(예, 적혈구, 혈소판)와 같이 주입하되 대부분 빗장뼈 아래 있는 중심정맥을 이용하게 된다. 대부분 스테로이드와 타이레놀 등으로 전처치하여 알러지 현상을 막아준다. 250*ml*의 조혈모세포 주입시간은 10~30분이 소요된다.

③ 항암제 및 조혈 성장 인자를 이용한 방법

연구결과 밝혀진 것은 강도(보통 항암제 투여의 3~5배 정도)있는 항암제(가장 대표적인 싸이톡산이 주로 사용되었지만 최근에는 텍솔, 아드리아마이신, VP-16(에토포사이드), 시스플라틴 등도 가동화에 사용된다.)를 투여한 후에는 일단 피의 수치가 상당히 낮아지게 된다(백혈구 〈 500-1000/*dl*). 그러나 약 10~12일이 지나면서 피의 백혈구 수치가 1000개/*dl* 이상 올라가게 되는데 이때 골수에 있던 조혈모세포는 붙어있는 결합을 끊고 말초로 튀어나오게 된다. 이때 환자의 정맥에 채집기계를 연결하여 위에서 기술한 조혈성장인자를 이용해서 조혈모세포를 채취한 것과 동일한 방법으로 채취하게 된다.

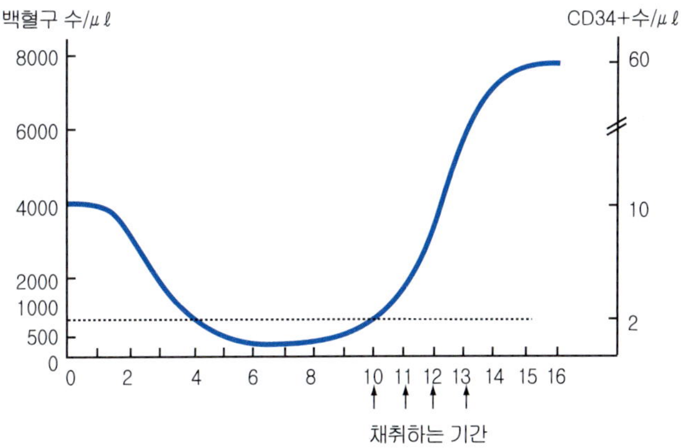

그림 3-26 싸이톡산 등 항암제를 소위 day 0에 주사한 후 day 4-5(싸이톡산을 투여한 후 4-5일 이후)부터 조혈성장인자를 주사하게 된다. 또한 백혈구수치가 1000개 이상되는 시점인 day 10-12부터는 말초에서 성분헌혈채취기계를 통해 조혈모세포를 뽑게 된다.

④ 항암제 및 조혈 성장 인자를 이용한 자가 말초 조혈모세포 채취시의 부작용 및 유의점

항암제를 강도 있게(보통 화학요법의 5배정도) 투여한 결과, 빠른 속도로 백혈구 수치가 1000개/㎕ 이하로 떨어져서 입이 헐고, 열을 동반한 폐렴, 패혈증, 방광염/신우염 등이 올 수 있다. 또한 혈소판 수치가 2만개/㎕ 이하로 떨어짐으로 인해 폐, 장, 뇌출혈 등이 올 수 있다. 따라서 백혈구가 낮아지면서 열(38℃ 이상)이 날 경우(소위 "neutropenic fever")에는 즉시 주치의에게 알려야 함은 물론, 응급실로 수 시간 내에 방문하여 주치의의 진찰을 받아야 한다. 예외적인 경우가 있지만 대개의 경우에는 입원을 해야 하며 효과적인 항생제를 신속히(정맥으로) 투여 받아야 하며, 폐, 장, 뇌출혈 시에도 즉시 응급실로 들어와서 혈소판 공급을 응급으로 받아야 한다(이 경우 역시, 대부분 입원이 권장된다).

(4) 자가이식을 하기 전 시행하는 "전처치"와 그 부작용

① 백혈병 치료 시 왜 전처치(前處置, Conditioning Regimen)가 필요한가?

첫째, 대부분 관해(觀解)가 왔을 경우 동종이식을 하게 되는데, 이 경우 육안에는 나쁜 백혈병세포가 보이지는 않지만 더 정밀한 분자생물학적 검사를 할 경우 나쁜 백혈병 세포가 숨어 있는 수가 더러 있다. 따라서 이 경우 전 처치때 쓰는 즉, 보통 때보다 4-5배의 고량의 화학요법(대표적인 것: 부설판(Busulfan)) 또는 TBI(Total Body Irradiation: 전신방사선조사)을 통해 남아있는 나쁜 백혈병 세포들을 말끔히 청소를 하게 된다.

② 백혈병의 전처치에 사용되는 항암제와 그 부작용들

a) 싸이톡산(Cytoxan: Cyclophosphamide)

가. 효능 : 소위 알킬화 계열의 항암제(Alkylating Agent)로 항백혈병(抗白血病) 효과가 있기는 하지만, Busulfan, Thiotepa, Etoposide 등보다는 그 항백혈병 효과가 못하다.

나. 용법 : 정맥을 통하여 대개 체중당 120㎎/kg 투입한다. 이는 대개 이틀에 나누어서 체중(kg)당 60㎎씩 주입한다.

다. 부작용

ㄱ. 급성 심근 괴사(急性 心根傀死)

ㄴ. 신장(腎臟) 독성

ㄷ. 신장(腎臟), 폐섬유증(肺纖柔症, fibrosis)

ㄹ. 출혈성 방광염(出血性 膀胱炎)

ㅁ. 수주 이후(대개 2~3주) 탈모증(脫毛症), 피부반점(皮膚半點)

ㅂ. 불임, 무월경, 정자수 감소, 무정자증-이는 비가역(非可逆)적일 수 있음.

b) 부설판(Busulfan, Myleran)

가. 효능 : 알킬화(Alkylating) 계통의 항백혈병약제로 경구약(經口藥)인 것이 특징이다.

나. 용법 : 대개 고량으로 투입하는 것이 통례이다(16㎎/kg). 대개 체중(kg)당 1㎎씩 6시간 간격으로 하루에 4번씩, 4일간 투여하게 된다. 구토가 심할 경우에는 토한 수만큼 다시 먹어야 한다. 최근 정맥용 부설판이 개발되어 환자가 투여 받기가 훨씬 쉬워지고 있다.

다. 부작용

ㄱ.지연성(遲延性), 골수기능 억제, 심한 피수치 감소, 골수섬유화(fibrosis)

ㄴ. 오심(惡心, nausea), 구토(嘔吐), 설사, 식욕 감퇴

ㄷ. 간정맥폐쇄증(veno-occlusive disease) : 몸무게가 늘고, 복수가 차며, 황달이 생기며, 간 주변에 통증이 생김.

ㄹ. "부설판 폐"("Busulfan Lung"):폐섬유화 동반, 가슴 사진을 찍어보면 마치 폐렴에 걸린 것 같은 모양을 보임.

ㅁ. 경기(驚氣), 의식불명

ㅂ. 성장 지연

ㅅ. 무월경증

ㅇ. 발진(發疹, erythema)

ㅈ. 백내장(cataract)

c) 티오테파(Thiotepa)

가. 효능

이는 알킬화 계열의 항백혈병약제이며, 생명현상 유지의 기본인 DNA 및 RNA의 생성을 억제한다. 60%가 72시간 내에 소변으로 배출된다.

나. 부작용 : 골수억제에 의한 피 수치 감소, 오심, 구토, 식욕부진, 두통, 현기증, 혈뇨 및 탈모가 있다.

d) 에토포사이드(Etoposide)

가. 효능

식물에서 추출한 알카로이드로써 항백혈병기능이 있다. 주로 간과 콩팥에서 대사가 되므로 간 기능과 콩팥기능이 부진할 경우에는 용량 감소가 필요하며, 심한 경우 투여 금기이다.

나. 부작용

조혈(造血) 기능억제로 피 수치의 저하, 오심, 구토, 과민작용에 의한 저혈압, 무호흡 등이 올 수 있어 천천히 주입하게 되어 있다. 탈모, 간 독성 등이 올 수 있다.

골수이식을 위한 전처치 이후 올 수 있는 독성들(요약)

	첫 몇 일부터 수개월 내에 올 수 있는 부작용들	몇 달 혹은 수 년 후에 올 수 있는 부작용들
전신방사선조사(TBI)	오심, 구토, 장염, 점막염	백내장(안과질환), 불임
싸이톡산 (Cyclophosphamide)	오심, 구토, 출혈성방광염, 심장독성	불임
에토포싸이드 (Etoposide)	피부발진, 저혈압, 점막염	
비씨엔유(BCNU)	경기(驚氣), 오심, 구토, 두통	
부설판(Busulfan)	경기(驚氣), 오심, 구토 정맥폐쇄증	폐렴
씨스프라틴(Cisplatin)	신장(腎臟)의 손상, 청력감소 이명(耳鳴)	청력손실, 이명(耳鳴) 말초신경염
티오테파(Thiotepa)	오심, 구토, 중추신경장애 정맥폐쇄증	
텍솔(Paclitaxel)	알러지현상	말초신경염

③ 백혈병 및 재생불량성빈혈에 사용되는 전신방사선조사와 그 부작용들

a) 전신방사선조사의 목적

방사선치료는 골수이식을 돕기 위한 보조치료로 사용된다. 즉, 골수이식을 시행하기 전 방사선을 조사하면 백혈병세포가 제거되고 이식된 조혈모세포가 생착하기 위한 공간조성이 가능하게 된다.

전신방사선 조사의 장점은 고환과 같이 백혈병이 잘 숨어들어 있을 수 있는 부위 치료가 가능하고 체내 혈류 분포에 상관없이 균일하게 방사선치료가 이루어진다. 또한 방사선 치료시 정상조직을 보호하여 부작용을 막을 수 있다.

b) 전신방사선조사의 방법

방사선치료는 보통 찍는 X-선과 같은 성질을 이용하며 치료 중에 환자가 뜨겁거나 아픔을 느끼지는 않는다. 치료 목적의 방사선은 진단 목적으로 방사선 사진을 찍는 경우보다는 높은 에너지를 이용하며 치료부위에 수월하게 미치도록 되어 있다. 외부 방사선치료는 국소적으로 암이 있다고 생각되는 부위에만 집중적으로 조사되나 백혈병에서는 전신에 있는 골수조직을 포함하여야 하기 때문에 전신방사선조사가 시행될 수밖에 없다. 따라서 적은 방사선량을 전신에 고루 조사되도록 하되 일부 중요하다고 생각되는 부위는 납으로 보호하여 피폭을 최소화시킨다.

백혈병환자의 경우 항암제를 이틀간 정맥주사 후 1000cGy의 전신방사선조사를 한번 조사하거나 또는 1200~1300cGy를 수회로 나누어 조사하는 방법을 많이 시행하고 있다. 골수이식 시 때로는 전신방사선조사를 실시하지 않고 항암제만으로 전처치를 하는 경우도 있다.

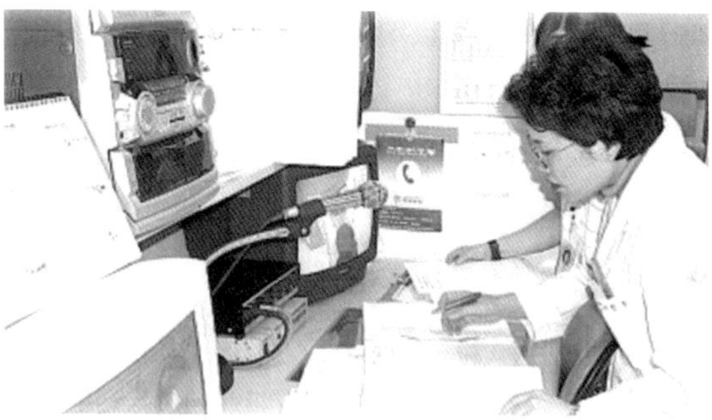

그림 3-27 전신 방사선조사를 위해 적절한 양과 횟수 등을 세심히 검토하고 있음.

c) 전신방사선조사 후의 부작용

전신방사선조사 후 급성으로는 멀미, 구토, 구강염, 탈모, 설사, 타액선염, 구강건조증, 피곤

증 등이 발생할 수 있다. 만성 부작용으로 백내장, 간질성 폐렴, 성장장애, 갑상선 기능저하 등이 있다. 특히, 성장장애는 사춘기 이전에 치료받은 경우에 발생하고 생식기능이 저하되어 불임을 유발하기도 한다. 간질성 폐렴은 치명적인 부작용으로 대개 치료 후 90일 이내에 발생하는데 최근에는 이러한 부작용을 줄이기 위해 폐를 차폐한 후 방사선조사를 시행한다. 일반적으로 방사선조사로 인한 부작용들은 방사선 분할조사 및 적절한 차폐기술의 도입으로 많이 감소되고 있다.

전신 방사선을 위해 적절한 양과 횟수 등을 세심히 검토하고 있다.

(5) 얼린 골수 또는 조혈모세포세포의 주입

자가이식을 하기 전 대부분의 경우에는 우선 환자(자가)의 골수나 말초조혈모세포를 뽑아 DMSO 라는 화학성분(5~10%)을 첨가하여 1분에 1℃씩 온도가 내려가게 해서 결국은 영하 150℃에 도달하게 하여 액체질소 탱크에 보관하게 된다.

환자의 전처치가 다 끝난 뒤 이식 당일(day 0)이 되면, 얼렸던 모세포 백(bag, 주머니)을 (골수이든 말초 조혈모세포이든) 37℃ 물탱크에 집어넣어 녹이게 된다. 녹이는데 소요되는 시간은 불과 5분 정도이며 녹는 대로 즉시 격리실로 가져오게 된다.

주입 시는 일반 피(예, 적혈구, 혈소판)와 같이 주입하되 대부분 빗장뼈 아래 있는 중심 정맥을 이용하게 된다. 대부분 스테로이드와 타이레놀 등을 전처치하여 알러지 현상을 막아준다. 1.2~1.5 l 의 골수의 주입시간은 30분에서 1시간이 소요된다. 한편 250ml의 말초조혈 모세포는 10~30분 정도의 시간동안 피를 수혈할 때처럼 정맥이나 중심정맥관을 통해 주입이 완결된다.

6) 관해요법 이후 공고요법을 형제간 또는 타인간(전통적) 이식, 미니이식 및 제대혈이식으로 마무리짓는 경우 및 그 부작용들

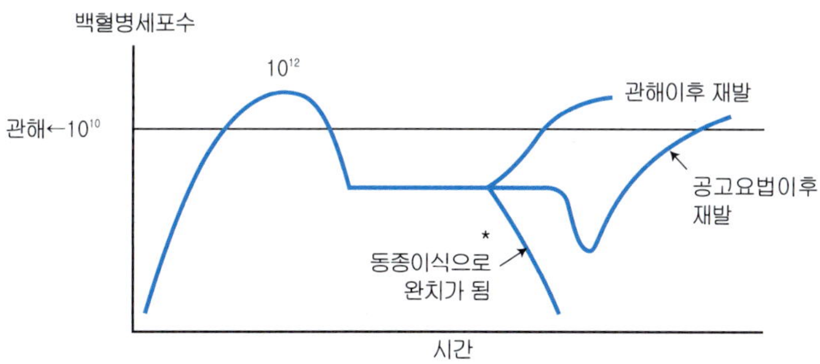

그림 3-28

관해요법 이후 일단 10^{10} 이하로 백혈병 세포가 줄어들게 된 후, 대개는 1차례 더 공고요법이 투여 된다. 그러나 여전히 백혈병세포는 몸 안에 숨어있다고 봐야 하며 이 시점에서 *에 해당하는 것이 형제간 또는 타인간의 동종 골수(말초조혈모세포 또는 제대혈)이식이 되는 것이다.

동종이식(同種移植) 시 누가 골수 또는 말초조혈모세포를 제공하였나에 따라 형제간 또는 타인간 동종이식으로 나뉘어지며 또, 그것이 골수인가, 말초조혈모세포인가, 또는 제대혈인가에 따라 다시 각각 나뉘어지게 된다.

또한 이식 전에 전통적인 강력한 전처치(前處置, Conditioning regimen)를 투여했는가 또는 강력한 전처치보다 약 1/2 또는 1/3 또는 그 이하로 전처치를 투여했는가에 따라 미니이식이라고 한다. 또한 미니이식의 경우에서 건강한 골수, 말초조혈모세포, 제대혈 각각을 주입한 것에 따라 다시 분류가 되게 된다.

준비단계 및 이식 당일에 무균실에서 생기는 일과 골수 또는 말초조혈모세포를 주입한 그 당일 생기는 일, 이식 이후 30일까지 생기는 일(점막염, VOD(Veno-Occlusive-Disease), 폐렴, 패혈증, 출혈), 3개월(착상 이후 100일까지 오는 급성 이식편대 숙주반응, 싸이클로스포린의 감량과 이식편대 숙주반응 시의 치료, CMV감염), 6개월((만성 이식편대 숙주반응, Virus 감염, 재발)기간 동안에 생기는 일과 그 이후에 생기는 일 등(재발시의 대처, DLI(Donor-Lymphocyte Infusion) 및 그 원리)에 대한 자세한 내용은 앞으로 기술할 "5. 급성림프성 백혈병"을 참조하길 바라며 또한 저자가 저술한 "골수이식클리닉"에 자세히 기술되고 있다.

7) 통증과 통증약

이는 '4. 급성 백혈병의 3) 관해요법과 그 부작용들의 (3) 통증과 통증약' 을 참조할 것.

8) 각각의 치료성적들

(1) 예후가 좋은 그룹(염색체 분석결과 진단 시, t(8:21), t(15:17), inv(16) 등이 있는 경우)

- 관해요법 이후 공고요법을 화학요법으로만 한 경우 : 60~70%
  (일부의 t(15;17)에서는 90%까지도 가능)
- 관해요법 이후 공고요법을 자가 골수/ 말초조혈모세포이식을 한 경우 :
  65~75%
  Comment : 모든 임상 연구가들이 위의 자가이식 data에 대해 동의를 하지는 않지만 전반적인 데이터들은 화학요법과 비슷하거나 약간 우수한 경향을 보이고 있다.
- 원칙적으로 예후가 좋은 그룹에서는 첫번째 관해 이후 동종이식(형제간 이건 타인간 이건)을 곧바로 하지는 않는다. 그 이유는 공고요법을 화학요법 또는 자가이식으로 한 결과

보다 우수하지 않기 때문이다. 그러나 위에서 시도한 공고요법(화학요법/자가이식) 이후 재발이 된 이후에는 당연히 동종 골수(또는 말초조혈모세포) 이식을 고려해야 한다.

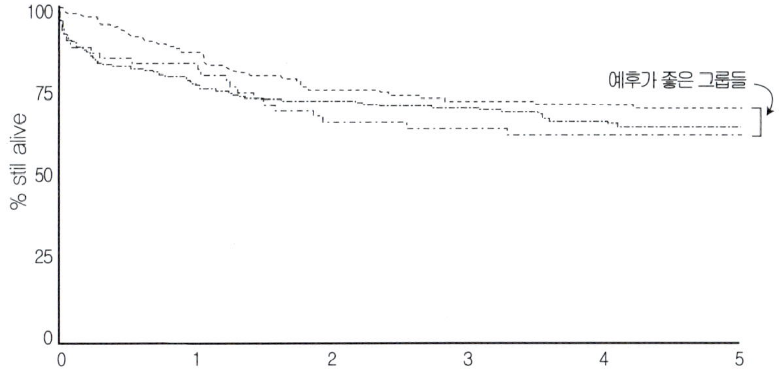

그림 3-29

(2) 예후가 중간인 그룹(염색체 분석결과, +8, +21, +22, del(7q) del(9q), Abnormal 11q 23가 존재하는 경우, 또는 염색체 이상이 발견되지 않는 경우)

관해요법 이후 공고요법을 화학요법으로 한 경우 : 42%

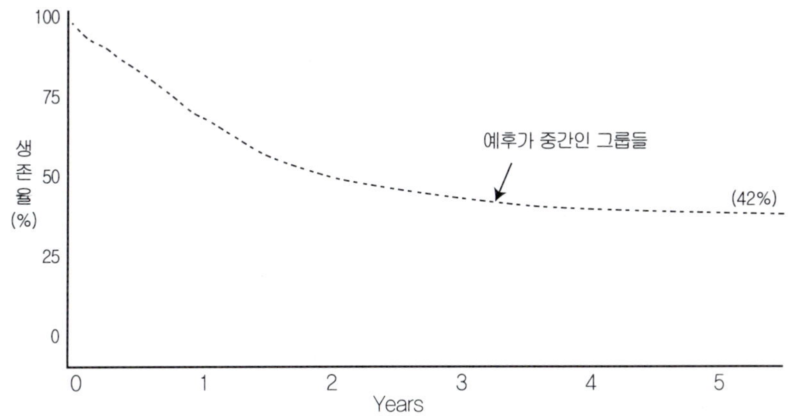

그림 3-30

관해요법 이후 공고요법을 자가이식으로 한 경우 : 50%

관해요법 이후 공고요법을 동종이식(골수, 말초조혈모세포)으로 한 경우

첫째 관해 시(형제간) : 60%

첫째 관해 시(타인간) : 40%

둘째 관해 시(형제간) : 40%

둘째 관해 시(타인간) : 20%

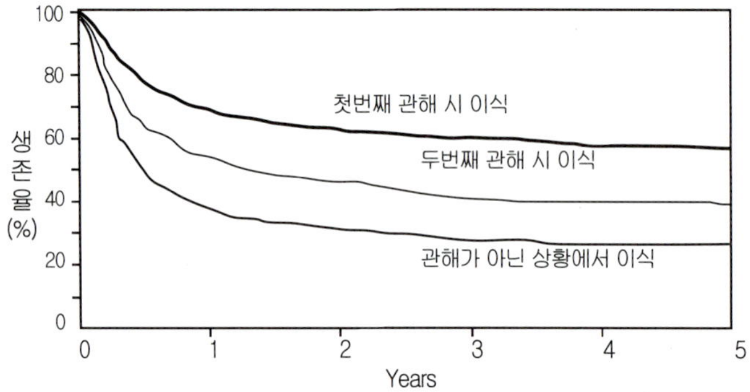

그림 3-31 형제간 골수이식(AML)

- 급성골수성 백혈병에서의 미니골수(또는 말초조혈모세포)이식의 결과는 대개 위에서 기술한 전통적인 이식에 비해 그 결과가 못한 경향(재발율 차이에 따른)이 있다고 보면 된다. 한편, 과거에는 전통적인 이식의 대상이 되지 않았던(즉, 환자가 50-60세 이상의 경우 또는, 폐, 간, 신장 등의 기능이 심하게 망가진 경우 등등) 재발된 경우나 또는 자가이식 이후 재발된 경우 등에서도 미니골수(말초 조혈모세포)이식을 함으로써 상당히 회생이 가능하다.
- 성인 급성 골수성 백혈병에서의 제대혈이식(대개 타인)의 데이터는 아직 그리 많지 않다. 그러나 최근 꾸준히 보고되고 있는 것에 의하면 충분한 양의 제대혈을 주입했을 경우(환자의 몸무게당 3×107/kg 단핵구를 주입했을 때) 성인 타인 골수이식 데이터에 접근하고 있다(이 분야는 현재 꾸준히 발전 중이다.).
- 소아에서는 제대혈이식이 형제간에도 시도가 가능하며 이 경우에는 형제간의 골수이식 데이터와 비슷하며 또한, 소아에서의 타인간 제대혈이식 데이터는 타인간의 골수이식 데이터와 비슷하다.

(3) 예후가 나쁜 그룹(−5, −7, del(5q), Abnormal 3q, complex 타입)

관해요법 이후 공고요법을 화학요법으로 한 경우 : 10-15%

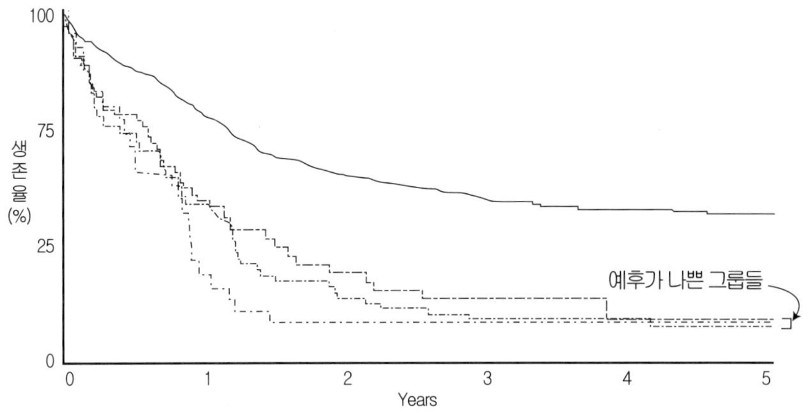

그림 3-32

관해요법 이후 공고요법을 자가이식으로 한 경우 : 10-30%

관해요법 이후 공고요법을 동종이식(골수/말초조혈모세포)으로 한 경우

첫째 관해 시(형제간) : 10-30%

첫째 관해 시(타인간) : 10-30%

- 급성골수성 백혈병에서의 미니골수(또는 말초조혈모세포)이식 데이터는 대개 위에서 기술한 전통적인 이식에 비해 못한 경향(재발율 차이에 따른)이 있다고 보면 된다. 한편, 과거에는 전통적인 이식의 대상이 되지 않았던 재발된 경우나 또는 자가이식 이후 재발된 경우 등에서도 미니골수(말초 조혈모세포)이식을 함으로써 상당히 회생이 가능하며 여전히 고려를 해 봐야 한다.
- 성인 급성 골수성 백혈병에서의 제대혈이식(대개 타인)의 데이터는 아직 그리 많지 않다. 제대혈 이식은 다음의 장점이 있다.
  - 타인골수 이식 시 조직항원 검사의 확진 및 공여자의 공여의사 타진 등으로 그 기간이 약 3개월 또는 그 이상 소요되는데 비해 제대혈 이식은 그 기간이 불과 1달 미만 또는 1-2주 안에도 가능하다.
  - 조직항원이 6개중, 무려 3개가 틀려도 여전히 이식이 가능하다(이점은 타인 골수 이식 시 완벽하게 맞아야 되는 것과는 큰 차이점이다).
  - 조직항원이 몇 개씩 틀린 경우 이식을 진행시켜도 이식편대 숙주반응이 조직항원이 완벽하게 맞는 골수이식과 비슷하거나 약간 적은 경향을 보이고 있다.
  - 최근 꾸준히 보고되고 있는 것에 의하면 충분한 양의 제대혈을 주입했을 경우(환자의 몸무게당 3×107/kg 단핵구를 주입했을 때) 성인 타인 골수이식 데이터에 접근하고 있다.

만약 환자의 몸무게당 3×107/ kg의 단핵구보다 낮게 주입한 경우에는 그 성적이 더 부진하다.

- 소아에서는 제대혈이식을 형제간에도 시도가 가능하며 이 경우에는 형제간의 골수이식 데이터와 비슷하며 또, 소아에서의 타인간 제대혈이식 데이터는 타인간의 골수이식 데이터와 비슷하다.

9) 치료에 관한 종합정리(Algorithm)

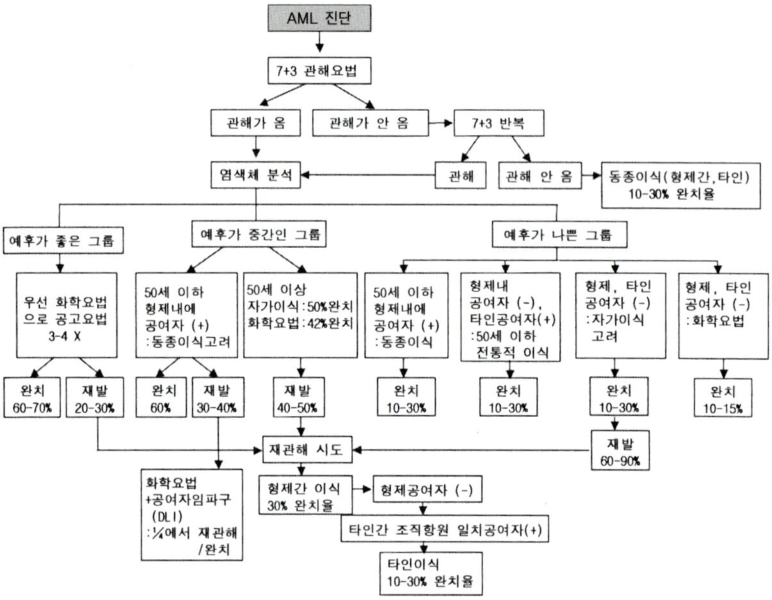

그림 3-33

5. 급성 림프구성 백혈병

1) 각각의 치료에 대한 결정을 내리는 근거 및 예후인자에 대해

지난 수십년 동안 백혈병치료 전문가들이 많은 성인급성 림프구성 백혈병(ALL)을 치료하며 화학요법으로 치료가 잘 되지 않는 그룹을 알게 되었으며 다음의 4가지가 여기에 해당된다.

"예후가 나쁜 그룹"

- 임상적인 측면 : 나이 〉 50세 (특히 〉60세)
- 진단 시 백혈구가 1만이상(소위 B-세포계통)/㎕ (특히 5만/㎕ 이상 일 때)
- 염색체분석 : t(9;22), t(4;11)
- 치료에 대한 반응 : 관해가 오기까지 4주 이상 소요될 때, 즉 치료 이후 잔류병(Minimal Residual Disease)이 오랫동안 존재하는 경우

2) 관해요법과 그 부작용들

대부분의 치료원리는 위에서 기술한 "4. 급성골수성 백혈병"에서 기술한 것과 비슷하다(참조할 것).

(1) ALL에서 널리 쓰는 약제와 그 부작용들

Hyper C-VAD 복합요법

	상품명	계열	부작용들
Cyclophosphamid	싸이톡산	알칼레이팅 계열	골수기능억제, 오심, 구토, 설사, 점막염, 심근괴사, 폐렴, 출혈성 방광염
Vincristin (빈크리스틴)	온코빈	세포분열 억제	신경계말초독성, 변비, 설사, 고혈압, 저혈압, 다뇨, 탈모
Adriamycin (아드리아마이신)	아드리아	안쓰라싸이클린 계열	골수기능억제, 오심, 구토, 점막염, 탈모
Dexamethasone (덱싸메타죤)	덱싸	스테로이드 계열	고혈당, 부종, 위장장애, 골다공증, 불면증

Methotrexate-Ara-C 복합요법

	상품명	계열	부작용들
Methotrexate	메토트렉세이트	DNA 합성억제	골수기능억제, 점막염, 설사, 오심, 간독성, 급성폐렴, 발작, 탈모
Cytarabine	아라씨	알킬레이팅 계열	수치감소(빈혈, 출혈, 호중구감소), 점막염, 오심, 구토, 간독성, 탈모, 중추신경계이상

(2) "Hyper C-VAD"와 "Methotrexate-Ara-C"의 실제

: 위의 약제는 성인 ALL에서 가장 흔히 쓰는 복합 화학요법으로 4-5주마다 한차례씩 돌아가며 (예, 첫달은 "Hyper C-VAD", 두번째 달은 "Methotrexate-Ara-C"를, 또 3번째 달은 "Hyper C-VAD") 반복하게 된다. 이렇게 해서 Hyper C-VAD요법 4번, Methotrexate-Ara-C요법 4번 등 전체적으로 8번을 약 6-8개월 사이에 치료 받게 된다.

"Hyper C-VAD" 의 실제 Chart

Wt________kg Ht________cm BSA________m^2

1. Cytoxan(WEDX)______mg(300mg/m^2) + 5% DW 500ml mix IV over 3hrs q 12hr(bid)
   D1-D3 (total 6 doses)

   MM-DD-YY Dr. RN1 RN2

   D1__-__-__mg/______mg (/) (/) (/)

   D2__-__-__mg/______mg (/) (/) (/)

   D3__-__-__mg/______mg (/) (/) (/)
2. Mesna(WUMT4) mg (600mg/m2) + N/S 500ml mix CIV for 24 hrs
   D1-D3 (Cytoxan #1st dose start 1시간전부터 #6th cytoxan 끝난 뒤 12시간후까지 지속)
3. Adriamycin(WADM) mg___(50mg/m^2) + 5% DW 500ml mix IV for 12hrs
   D3 (last dose Cytoxan 끝난 뒤에 start, central line 사용)
4. Vincristine(WONC) 2 mg (Total dose) IV shooting slowly on D4, 11
5. Dexamethasone(WDMS) 40 mg(Total dose) IV shooting
   on D1, 2, 3, 4
6. Kytril 3mg IV daily D1-4
7. Cravit 100 mg PO bid
8. Fluconazole 100 mg PO od
9. 5% D/W 1000mL + Bivon 4A + KCl 10mEq mix IV by side (125 mL/hr) for hydration
10. Allopurinol 100mg po tid
11. G-CSF 300 mcg S.C. daily (ANC≤500/mm^3 시 시작)
12. Antacid - Zantac 1T po bid, Almagel or Ulcermin 1P po qid

	D1	D2	D3	D4	D5	D6	D7	D8	D9	D10	D11	D12	D13	D14
CTX	↓↓	↓↓	↓↓											
Mesna														
ADR			↓											
VCR				↓							↓			
DEXA	↓	↓	↓	↓							↓	↓	↓	↓
MTX IT		↓												
Ara-C IT							↓							

3) 척수강내(脊髓腔內, Intra-thecal chemotherapy) 화학요법 및 뇌조사(腦照射, Total Brain Irradiation)와 그 부작용

위에서 보는 바와 같이, 매 싸이클(Cycle)마다 척수강(Intra-thecal)에 직접 화학요법제제를 주입하게 된다. 이렇게 함으로써 중추신경계의 재발을 막는데 유리하다. 아래는 그 실례이다.

CNS prophylaxis

Methotrexate(WMTX) 12 mg(total dose) + N/S 5cc intrathecal injection on D2

Ara-C(WCTRB) 100 mg(total dose) intrathecal injection on D7

특히 진단시에 LDH(화학검사중 한가지)가 높거나 백혈구 수치가 높은 경우에는 Hyper C-VAD와 MTX/Ara-C를 번갈아 가며 치료하는 매 8싸이클마다 2차례에 걸쳐(대개 Day 2일과 Day 7일째) 척수강내(脊髓腔內)로 투약하게 된다.

한편, 소아에서는 과거에 중추신경계에퍼지는 것을 막는 예방차원으로 1,800 centi Gray를 10~12번에 나누어서 머리에 조사하곤 하였으나 최근에는 진단시 백혈구가 10만/μl인 상황에서만 적용시키는 경향이 있다.

부작용

- 어지럽거나 구토 등이 생길 수 있음.
- 두통(특히 심한)이 동반되기도 함.
- 경기(驚氣, Seizure)가 생길 수 있음. 이때, 항경기(抗驚氣, anti-sezure medication)약물을 정맥으로 투여하며 신속히 대처/치료해야 함. 그 이유는 중추신경계에 있는 백혈병세포도 뇌압력을 올리면서 뇌신경세포에 손상을 줄 수도 있지만, 경기로 인해 뇌에 무산소증 등을 유발하며 뇌에 손상을 주기에 각별히 관심을 기울여야 함.

*뒤 늦게(수개월~수년) 올 수 있는 부작용 :

- leukoencephalopaty(뇌 자체가 병변을 일으키는 것)
- 지능감소/ 기억력감소

4) 관해요법 이후 공고요법을 화학요법으로만 하며 치료를 마무리 짓는 경우

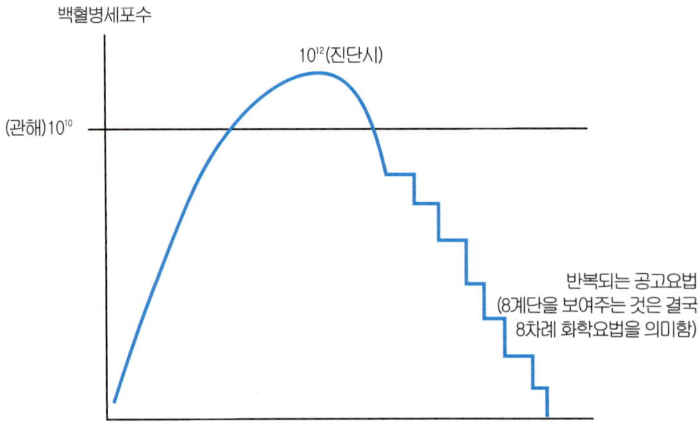

그림 3-34

(1) 공고요법(鞏固療法, Consolidation Therapy)

공고요법은 진단시 10^{11} (이것은 이론적인 숫자)까지 증가되어 있는 백혈병세포가 관해요법을 통해 총체적으로 $10^{8\text{-}9}$ 까지 감소되기는 하지만 그래도 여전히 상당수의 백혈병세포가 몸에 남아 있게 된다. 이때 공고요법으로 점차 줄여나가며 결국은 퇴치(退治)하게 된다.

High dose Ara-C/MTX : 공고요법의 예

#2 High dose Ara-C/MTX

Wt_____kg Ht______cm BSA_______ m^2

1. Methotrexate(WMTX)______mg (200mg/m^2) + 5%DW 500ml mix IV over 2hrs D1

   THEN
2. Methotrexate(WMTX)______mg(800mg/m^2) + 5%DW 1000ml mix IV over 22 hrs D1
3. Ara-C(WCTRB)______mg(3000mg/m^2) + 5%DW 500ml mix IV over 2hrs q 12hrs on D2, 3 (Total 4 doses) (if neurotoxicity (+) ↓ 1000mg/m^2)
4. Leucovorin(WFBN15) rescue 60 mg (total dose) IV

   followed by 15 mg q 6hr × 8 doses (2 days) I

   (MTX infusion 끝난 뒤 12시간 후 시작)

CNS prophylaxis

5. Methotrexate(WMTX) 12 mg(total dose) + N/S 5cc intrathecal injection on D2

	MM-DD-YY		Dr	RN1	RN2
D2	__ - __ - __	______mg	( )	( )	( )

6. Ara-C(WCTRB) 100 mg(total dose) intrathecal injection on D7

	MM-DD-YY		Dr	RN1	RN2
D7	__ - __ - __	______mg	( )	( )	( )

	D1	D2	D3	D4	D5	D6	D7
MTX	200mg/m2→800mg/m2						
Leucovorin		60mg	15 15 15 15	15 15 15 15			
Ara-C		↓3g/m2↓	↓ ↓				
MTX IT		↓ 12mg					
Ara-C IT							↓100mg

한편, 관해 이후 High dose Ara-C/MTX와 이미 위에서 기술한 Hyper CVAD를 매달 번 갈아가며 8차에 걸쳐 4-5주마다 반복하게 된다.

(2) 공고요법의 부작용들

Methotrexate-Ara-C

	상품명	계열	부작용들
Methotrexate	메토트렉세이트	DNA 합성억제	골수기능억제, 점막염, 설사, 오심, 간독성, 급성폐렴, 발작, 탈모
Cytarabine	아라씨	알킬레이팅 계열	수치감소(빈혈, 출혈, 호중구감소), 점막염, 오심, 구토, 간독성, 탈모, 중추신경계이상

5) 공고요법을 화학요법으로 마친 이후 실시하는 유지요법(Maintenance therapy)

급성골수성 백혈병과는 달리 급성 림프구성백혈병에서는 공고요법이 다 마친 경우(즉 진단부터 관해, 공고요법을 6-8개월에 걸쳐 다 완결한 경우) 구경(口徑)제제뿐인 MTX와 6MP를 이용하여 공고요법이 끝나면서 약 1년 6개월(즉 진단시부터 2년까지)가량 유지하는 경우 재발이 적어지며 완치율이 높아진다는 데이터들이 나와 있다.

(1) 유지요법의 실제

용량	메토트렉세이트 Methotrexate MTX (mg/㎡ 경구, 또는 정맥주사) : 매 주마다 실시	6-메캅토퓨린 Mercaptopurine, 6MP (mg, 경구) : 매일 복용
0	20	150
−1	15	100
−2	10	75

(주) 대부분 메토트레세이트는 20mg, 6MP는 150mg을 시도하지만 피 수치등에 따라 −1, −2, level로 감량할 수 있다.

(2) 독성 및 용량 가이드 라인

- 점막염이 2도 또는 그 이상 시는 MTX를 한단계 낮춤(예 : 0 → -1 또는 - 1→ -2)
- 만약 간기능(bilirubin 〉 2.0) 시는 MTX, 6MP를 한단계 낮춤
- 피 수치가 3도 이상의 독성을 보일 시 (예, 호중구(ANC) 〈 1000 이하, 혈소판 〈 4만 이하) 에는 호중구(ANC)가 〉 2000, 혈소판〉 10만 이상이 될 때까지 중단하고 있다가 한 단계 낮춘 후 다시 시작한다.

6) 관해요법 이후 공고요법을 자가골수/자가말초조혈모세포이식으로 마무리하는 경우

ALL 공고요법에 있어서 이 분야(자가이식)가 얼마나 도움이 주는가에 대해서 정립이 되어있지 않다.

일부 보고에서는 자가이식 이후 효과가 있었다고 보고하기는 하지만, 환자의 선별 기준(즉, 예후가 좋은 사람 위주로) 및 전신증상(젊은 나이 또 심, 폐기능이 좋은 사람)이 양호한 사람을 대상으로 했다는 것이 문제로 지적되고 있다. 또한 생존율 추적이 보다 길어야 하며, 발표했던 임상연구들에 보다 많은(수백명 이상) 환자들이 포함되어야 한다는 점이다.

또한 자가이식을 위해서는 뽑히는 자가 골수 또는 자가 말초조혈모세포에 백혈병세포가 존재하지 않아야 하는데 상당의 경우 뽑힌 골수 또는 말초조혈모세포에는 ALL 세포가 "오염"("contamination")되어 있다는 것이 성공을 막는 주요 요인이 되는 것이다.

7) 관해요법 이후 공고요법을 동종골수이식/동종말초조혈모세포 이식으로 치료를 마무리 짓는 경우

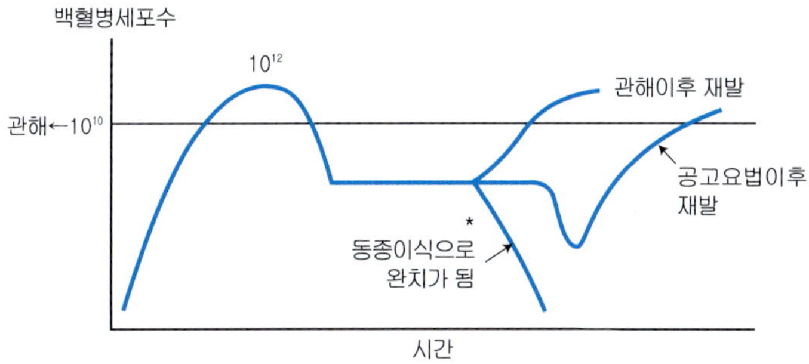

그림 3-35

(1) 전통적인 동종 골수이식/전통적 동종 말초조혈모세포이식/그 부작용

① 전통적인 동종 골수이식(형제간, 타인간)

a) 대부분 관해 이후 1-3차례 공고요법을 한 후 골수이식을 시행한다. 그 이유는 관해를 해왔지만 아직도 상당한 양의 백혈병(ALL)세포가 몸에 남아 있기 때문이다. 그러나 동종이식을 하기 위해 남아있는 세포를 더 퇴치하기 위해 공고요법을 4-6차례 시행하는 것은 권하지 않는다. 그 이유는 4-6차례 공고요법을 하는 4-6개월의 기간 동안 오히려 그 사이에 지독한 ALL세포가 재발(다시 살아나옴)이 될 수 있기 때문이다. ALL이 완연하게 활발할 때 그대로 동종이식으로 들어갈 경우, 그 성적은 완치율이 30%로 감소가 되며 이식과정도 관해 시 동종이식을 시행하는 것보다 상대적으로 순탄하지 않다.

b) 그러나 형제간에 조직항원(HLA)이 일치하지 않는다면 타인이식을 알아보기 위한 모든 노력(한국, 대만, 일본 골수은행)을 해야 한다. 타인의 경우에는 2자리 숫자(A, B, DR의 각각 항원에서)로 조직항원을 서로 맞춰보기 보다는 4자리 숫자의 분자생물학적 검사법(Molecular Typing)을 해야 하며, 또 이에 일치하여야 한다. 이때, 이식편대 숙주반응 등에 의한 치사율을 줄일 수 있다. 왜냐하면, 타인이식의 가장 큰 걸림돌은 약 70%까지 올 수 있는 이식편대 숙주반응이며, 이식편대 숙주반응이 온 50% 가량은 심각한(grade 3-4) 이식편대 숙주병이 올 수 있으며, 이로 인해 도중에 탈락할 수 있기 때문이다.

c) 중요한 여러 문제점들(형제간 또는 타인간)

ㄱ.공여자에 관한 것들

- 공여자로서의 결격 사유들

(예, B형 간염 보균자 등 심각한 감염들, 심폐기능이 좋지 않아 마취를견디지 못할 경우)
- 공여자들이 거쳐야 되는 검사들(빈혈여부, 혈소판 숫자 등등)
- 자신의 피를 미리 모으는 것에 관해(골수공여 시 피가 손실되기 때문)
- 골수를 채취 이후에 바늘 꽂은 부위의 통증이 있을 수 있으나 수일 내로 대부분 회복함.

ㄴ. 환자에 관한 것들
- 아래의 여러 문제들은 "성주명교수의 골수이식 클리닉"에 상세히 기술되어 있다.

② 전통적인 동종 말초조혈모세포이식에 관해(형제간, 타인간)

위에서 기술한 전통적인 동종 골수이식과 거의 비슷하다. 다만 동종 말초조혈모세포 이식의 특이점을 기술하자면,

- 골수에 비해 위의 기술을 이용하여 약 10배 가량의 조혈모세포(造血母細胞, Hematopoietic Stem Cell : 이는 이식 이후 몸에 긴요한 각종 피의 성분으로 분화하게 됨)가 얻게 되는 장점이 있다. 따라서 이식 이후 불과 2주(14일 정도)만에 호중구를 생산하는 골수계의 세포들이 착상(着床, Engraftment) 되며, 따라서 환자는 점막염이나 각종 감염에서 회복하게 된다. 한편, 골수이식 시에는 약 21일이 지나야 호중구 착상이 되는 것이 통례이다.
- 한편, 조혈모세포를 얻는 과정에 공여자는 매일 한 번씩 4-5일 가량 성장촉진제인 G-CSF를 맞아야 한다. 이때 공여자는 굳이 이를 위해 입원할 필요는 없으나 G-CSF 주사에 의한 뼈 통증, 근육통 등으로 불편할 수 있다.
- 공여자는 성장촉진제를 매일 한번씩 4-5일 주사를 맞은 후 채취실로 와서 4-5시간 동안 성분헌혈기계를 통해 조혈모세포를 뽑게 된다. 최종 뽑은 양은 대략 250㎖ 정도이며 이는 골수 1~1.5 liter에 비해서 전체 부피는 오히려 1/4 수준이다. 그러나 위에서 언급한 바대로 조혈모세포의 양은 오히려 골수에 비해 무려 10배나 된다.
- 한편, 동종말초조혈모세포이식 이후에는 골수에 비해 착상이 신속한 장점이 있지만 이식 이후 100여일이 지나면서 생길 수 있는 만성 이식편대 숙주병은 골수에 비해 약 2배가량 생길 수 있다. 한편, 높은 만성 이식편대 숙주반응이 임상에서 "유리한 쪽"(재발을 막아줌으로써)으로 작용할지 아니면 "해로운 쪽"(이식편대 숙주반응 그 자체의 위험성으로 인한)으로 작용할지에 대해서는 아직 결론이 나지 않은 상황이다.

(2) 미니 동종 골수이식/미니 동종 말초 조혈모세포이식/그 부작용

① 미니 동종골수이식에 대하여

이는 4부에서 "각 질환에 있어 재발 시 치료의 옵션들 중 급성골수성백혈병에서 다루고 있으니 참조할 것.

② 미니 골수이식에 사용되는 약제들과 그 부작용

사용되는 약제들

- Fludarabine

  주로 만성림프구성 백혈병이나 악성림프종을 위해 개발된 약이지만 미니 골수이식 시 면역억제 효과가 우수해서 자주 쓰인다.

  오심, 구토 등의 부작용은 적으나 여전히 골수 독성 및 감염을 유도할 수 있다.

- Melphalan

  이는 주로 다발성 골수종의 약으로 널리 쓰이지만 미니 골수이식에도 널리 사용된다.

  혈액학적 : 백혈구 및 혈소판 감소

  소화기계통 : 구토, 점막염, 설사, 구강궤양

  피부 계통 : 발진, 가려움증

  폐 : 폐섬유화 등이 아주 드물게 온다.

- Cyclophosphamide

  이는 ALL의 약제 부작용에서 이미 기술함.

- 이 외에도 Low dose TBI (Total Body Irradiation) 등이 사용된다.

③ 미니 동종 골수이식/ 미니 동종 말초 조혈모세포이식의 부작용들

미니 동종이식의 source가 골수이건 말초 조혈모세포이건 여전히 동종이식은 동종이식이다. 비록 이식 이후 30일 까지는 골수이식보다 독성이 덜하지만 아래의 부작용은 동종 골수이식 때와 같이 여전히 온다.

- 착상이 된 후 급성 및 만성 이식편대 숙주반응이 옴.
- 착상 이후 100여 일까지 CMV 감염이 옴.
- 1년이 될 때까지 대상포진 등이 옴.
- 재발의 확률은 전통적인 전처치에 의한 이식보다 높다고 봐야 함. 그 이유는 전처치 시 숨어있을 수 있는 백혈병세포들을 퇴치하는 능력이 전통적인 이식 시 사용되는 전처치보다 약해서 그러함.

그 밖의 내용들은 위에서 기술한 전통적 동종 말초조혈모세포이식 때와 거의 그 내용이 비슷하다. 다만 동종 말초 조혈모세포이식을 위해 전처치를 하는 과정에 있어서 그 강도를 약하게 함으로써 그 독성을 줄여야 하는 상황에서 유용하게 사용되는 것이다.

말초 조혈모세포이식의 경우에는 골수에 있는 조혈모세포보다 말초 조혈모세포 내(內)에는 10배 가량 조혈모세포의 양이 많기에 이식 이후 호중구가 회복하는 기간이 골수이식에 비해 약 1주

가량 단축이 되어 결국 이식 이후 약 14일 후에 착상이 된다.

(3) 전통적 제대혈 이식/ 미니 제대혈 이식/그 부작용

이미 "급성 골수성 백혈병"에서 관해요법 이후 관해가 온 후, 제대혈이식을 통해 완치가 되는 것을 기술한 바 있다.

한편, 골수이식 전반에 걸친 여러 중요한 정보를 "성주명 교수의 골수이식 클리닉"에서 기술하고 있다.

8) ALL과 글리벡

어른 ALL은 소아 ALL과는 달리 t(9:22), 즉, 9번과 22번 염색체가 서로 치환(置換, translocation)이 되는 경우가 무려 25%나 되며, 특히 50세가 넘는 경우에는 그 빈도가 40% 이상까지 증가 된다. t(9:22)의 염색체 중에서 22번 염색체를 일명 필라델피아 염색체라고 부르기도 한다.

위에서 기술된 것처럼 관해요법 이후(t(9:22)양성 그룹)의 관해율은 필라델피아 음성인 그룹(관해율 : 80-90%)에 비해 10% 낮은 약 65%~70% 정도이다.

하지만 관해가 70% 정도에서 오긴 하더라도, 필라델피아 양성인 ALL의 대부분에서는 6개월을 넘기지 못하고 재발을 하게 되며 결국 어려운 상황이 된다. 그러나 최근 진단시 염색체 분석을 통해 필라델피아 염색체가 있다는 것이 밝혀지는 시기 부터 글리벡을 화학요법과 함께 병용할 경우 보다 높은 관해율과 완치율이 보고되고 있는 점은 무척 고무적이며 앞으로 더 관심을 가져야 할 대목이다. 이때, 형제간 또는 타인간의 동종이식을 통해 35%까지 완치가 될 수 있다. (필라델피아 염색체가 없는 경우, 형제간의 동종이식으로 완치가 되는 것은 60%에 비해 필라델피아 양성 ALL에서의 완치율이 35%~40% 정도가 된다.)

글리벡이 기존치료에 재발되었거나 불응성인 필라델피아 양성 ALL에서 약 25%-30%까지나 혈액학적 관해를 이룰 수 있는 것은 상당히 고무적이나, 지속적인 관해를 유지하며, 끝내 완치가 얼마까지 되는가에 대해서는 조금 더 지켜봐야 한다. 아직까지 나와있는 완치에 관한 데이터들은 약 10% 안팎이다. 또한 글리벡은 동종이식 이후 초기재발(즉, 혈액학적 수준의 재발 이전) 시에도 쓰일 수 있으며, 현재 임상시험이 진행 중이다.

9) 통증과 통증약

이는 '4. 급성 백혈병의 3) 관해요법과 그 부작용들의 (3) 통증과 통증약' 을 참조 할 것.

10) 성인 ALL의 치료성적들

① 관해가 온 후 화학요법으로 공고요법을 시행한 경우

관해율	생존율(백혈병의 재발이 없는 상태)
80-85%	약 30%

한편, 위의 데이터를 세분할 경우, 소위 예후가 나쁜 그룹인 필라델피아 양성 ALL의 경우 관해율은 약 65%이며, 생존율이 더 떨어지게 된다(약 10~20% 정도).

위에서 보는 바와 같이 그리 좋지 않은 성적의 이유 중 가장 큰 이유는 높은 재발율(60-70%)이다. 하지만 개중에는 제2차 관해가 오는 수도 더러 있는데, 이 경우 관해 이후 요법(공고요법)을 화학요법으로 시행한 경우에는 그 생존율은 더 떨어지게 된다.

② 관해가 온 후, 동종이식으로 공고요법을 시행한 경우

	완치율		
	형제간	타인	(자가이식)
첫번째 관해 시 동종이식 시행	60%	40%	(35%)
두번째 관해 시 동종이식 시행	40%	30%	(30%)

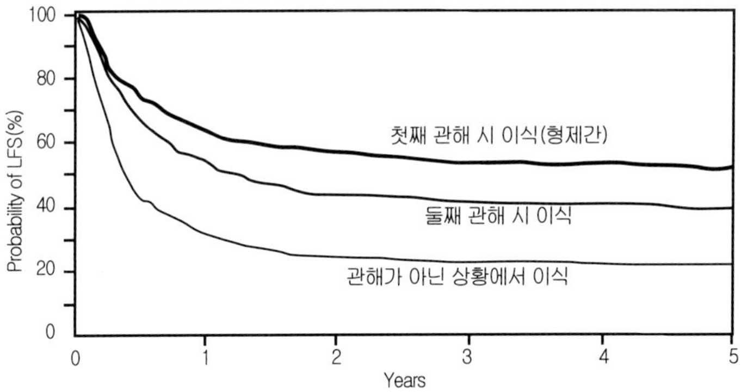

그림 3-36 형제간 골수이식 성적(ALL)

성인 ALL은 소아 ALL(이는 화학요법으로만 80% 이상 완치)와는 달리 공여자가 있는 경우(단 내과적으로 골수이식으로 도저히 견디지 못할 상황이 아니라면) 가급적 동종이식을 권한다. 특히 예후가 나쁜 그룹의 카테고리에 들은 경우(t(9:22), t(4:11) 등 포함)에는 적극적으로 동종이식을 권한다.

한편 ALL에서, 자가이식은 최근 점점 시술을 하지 않는 경향이다. 왜냐하면 자가이식을 하기 위해 깨끗한 골수나 말초조혈모세포를 확보해야 하는데 그것이 대부분 힘들기 때문이다(대부분, 분자생물학적으로 심도 있게 조사해 본 경우 백혈병 세포가 골수나 말초조혈모세포 속에 숨어있기 때문이다).

소아에서는 1차 재발시에도 화학요법으로 재치료가 비교적 잘 될 수 있기에 대부분 두번째 관

해 시(이는 1차 관해가 온 후 재발이 되었고, 그 후 재관해 요법에 의해 두번째 관해가 왔다는 의미) 동종이식을 하는 경향이지만, 성인 ALL에서는 진단 시 대부분 예후가 나쁜 그룹이기에 1차 관해 시에도 이상적인 공여자가 있다면 동종이식을 시행한다.

11) 성인 ALL 치료에 관한 종합정리

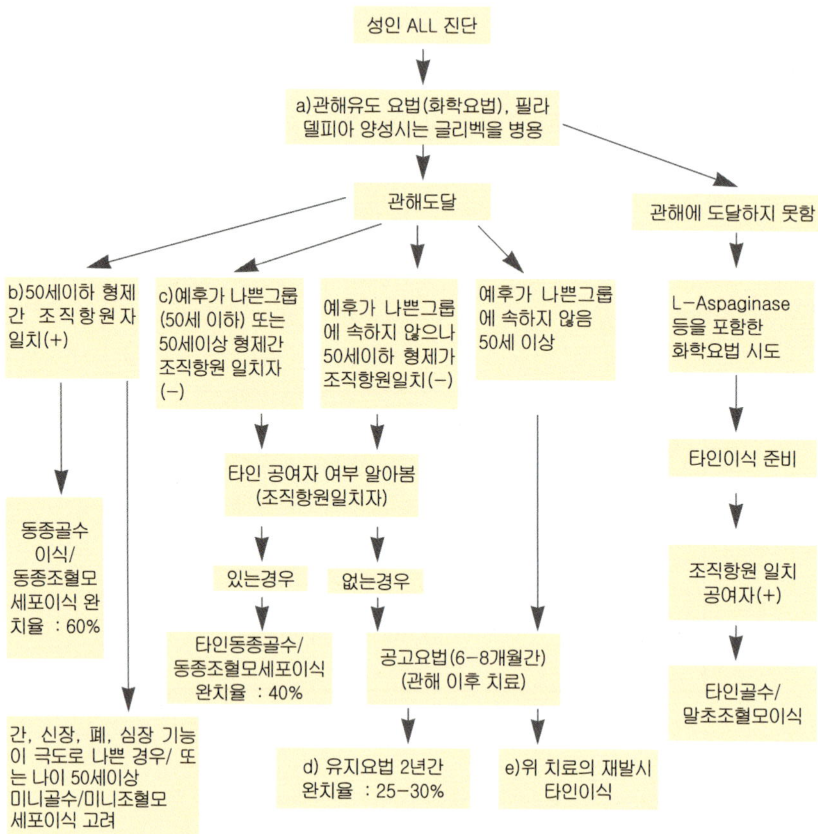

그림 3-37

a) 필라델피아 염색체 양성인 경우 : 글리벡을 화학요법과 동시에 관해가 올 때까지 투여할 수 있음
b) 예후가 나쁜 그룹 : 앞에서 기술했음
c) 여기에 속하는 그룹(50세 이하)이면서 타인 공여자가 없을 경우 : 충분한 양의 제대혈(이 경우 1−3개가지도 조직항원이 맞지 않아도 고려해 볼 수 있음)이 있다면 제대혈 이식을 고려
d) 필라델피아 양성인 ALL의경우, 글리벡을 상당기간 유지할 수 있음
e) 만약 재발된 경우 : 타인 동종골수/타인 제대혈이식

12) 소아 급성 림프구성 백혈병 (ALL)

백혈병은 소아기의 악성종양 중 가장 빈도가 높아 15세 이하의 종양의 약 35-40%를 차지하는데, 국내에서 매년 새로 발생하는 소아암의 23%를 차지하여 매년 약 400명 정도의 소아 급성 백혈병 환자가 발생하며 이중 약 250명 정도가 급성 림프구성 백혈병으로 추정된다. 급성 림프구성 백혈병은 어느 연령층에서나 생기고 2세부터 발생빈도가 증가하여 3-6세 사이에 가장 많고, 그 이후 차츰 감소한다.

백혈병의 원인은 확실히 알려져 있지 않지만, 방사선에의 노출, 바이러스 감염 등과 같은 환경적 요인과 유전적 요인이 함께 관련되어 발생하는 것으로 설명될 수 있다.

ALL은 무증상의 소아에서 우연히 혈액검사로 발견되는 것에서부터 출혈, 감염 등과 같은 생명을 위협하는 증상까지 다양하게 나타날 수 있다. 골수에서 정성적으로 형성되어야 하는 혈구들이 암세포로 대치가 되므로 나타나는 골수부전과 병적으로 증식된 림프구 계열의 백혈병 세포들이 골수 및 인체의 주요 장기에 침윤되어 나타나는 제반 증상들이 나타날 수 있다. 즉, 발열 및 전신 피로감, 출혈, 창백감, 식욕부진, 관절통, 복통, 림프절이나 간, 비장의 종대, 오심, 구토, 수면증가, 안면 신경마비, 사시 등이다.

소아 백혈병은 과거 1950-60년대에는 불치병으로 생각되어 왔으나, 최근 30년 동안 항암제 치료기술의 발달과 다기관 임상연구를 통한 치료의 점진적인 발전으로 인해 그 치료 성적이 향상되어 현재에는 완치율이 약 80%에 이른다. 이런 치료의 향상은 진단 기술이 향상, 수혈 등 지지요법의 발달, 항생제, 항균제 또는 항바이러스제 같은 감염 치료제의 발달, 새로운 항암제의 병용, 중추신경계의 예방, 환자를 예후군으로 구분하여 재발의 위험이 높은 군에는 강화된 치료를 시행하는 위험군에 따른 치료 강화법 및 조혈모세포 이식술의 적응 등에 기인한 것으로 생각된다. 현재는 치료 성적의 향상뿐만 아니라 삶의 질 향상도 강조되고 있다.

미국 소아암 연구회에서 1980년대 치료받은 환아들의 생존율(overall survival)과 재발없는 무질병 생존율(EFS)은 저위험군에서 각각 95%, 80%로 보고하였고, 고위험군에서는 약 75%와 65%로 보고하고 있다. 가장 치료성적이 나쁜 1세 미만의 영아에서의 생존율은 각각 70%, 50%를 보고하고 있다.

(1) 위험도의 평가

소아와 청소년에서 급성 림프구성 백혈병의 완치율은 80%에 이르렀기 때문에 엄격한 위험도의 평가는 환자가 과도한 치료나 부적절한 치료를 받지 않도록 하기 위해서 중요하다. 특정 임상적 특징, 백혈병 세포의 유전적 이상, 약동학, 약물 유전학, 조기 치료 반응 등이 예후와 치료에 있어서 중요한 인자라는 것이 일반적으로 인정되고 있지만 위험도의 기준과 용어에 대해서는 다양한 의견들이 있다.

예후 인자에 기초할 때, 환자들은 3가지 위험군으로 분류를 한다. 즉, 표준 위험군, 고위험군, 최고위험군으로 분류를 하게 되고, 위험도 별로 다른 강도의 치료를 하게 된다. 고위험군 환자들은 전형적으로 강력한 관해유도 치료 후에 항암치료를 받게 되고, 최고 위험군은 동종 조혈모세포 이식의 대상자로 고려된다. 미국의 Children's Oncology group은 네 번째 그룹(저위험군)응 더 포함시켜 재발의 위험이 매우 낮은 환자들이 좀 더 약한 치료를 받게 되도록 제안하고 있다. 단, 여러 인자 중에 치료에 대한 반응(효과)이 가장 중요한 요소이며 대부분의 예후인자의 임상적 의의보다 우위에 있다.

(2) ALL의 예후인자

진단시 백혈구 수치 (〈$50x10^9$/L)

진단시 연령 (1-9세)

치료에 대한 반응(백혈병 세포의 감소 정도)

염색체 이상

면역표현형

FAB 형태

종격동 종양

기관종대 및 림프절 종대

혈색소, 혈소판 수치

인종

혈청 면역글로불린

백혈병 종류	좋은 예후인자	좋지 않은 예후인자
pre B cell	• Hyperdiploidy(염색체 50개 이상)	• 영아에서 MLL 재배열
	• TEL-AML1 융합	• 필라델피아 염색체
	• Trisomies 4, 10,17	• 진단시 백혈구 〉50x109/L
		• 진단시 나이 〉10세
T cell	• Hox11 과표현	• 나쁜 조기 치료반응
	• t(11;19) with MLL-ENL 융합	• low-dose intensity chemotherapy

(3) Risk group

① 표준 위험군

- 진단시 백혈구 〈 $50x10^9$/L
- 진단시 나이 1-9세

② 고위험군

- 진단시 백혈구 〉 50x109/L
- 진단시 나이 ≥ 10세
- T cell

③ 최고위험군

- 필라델피아 염색체 (+) 또는 재배열
- Hypodiploidy 〈 45
- 관해유도 실패 (d28 BM M3)
- Hyperleukocytosis (≥ 200,000/uL)
- t(4;11) 또는 재배열

④ 위험군에 따른 생존율

표준위험군 생존율 80-85%
고위험군 생존율 40-60%
최고고위험군 생존율 40% 이하

(4) 치료

소아백혈병의 치료는 지금까지 알려진 중요한 예후 인자를 바탕으로 위험도를 구분하고 이를 치료지침를 정하고 있으며 재발의 가능성이 적은 표준위험군에는 독성이 적은 치료지침을 사용하며 고위험군에는 보다 강력하고 집중적인 치료를 적용하고 있다. 다시 말하면, 각각의 위험도에 따라 강화된 치료를 각각 적용함으로써 최종적으로는 모든 ALL의 완치율을 높이고자 하는 것이다.

소아의 급성 림프구성 백혈병을 연령과 진단시 백혈구 수를 기준으로 나누어 치료를 달리 적용한다. 즉, 1) 1세 미만의 영아군, 2) 2세이상 10세 미만이면서 진단시 백혈구가 50,000/㎕ 미만인 표준 예후군, 3) 1세 이상이면서 백혈구가 50,000/㎕ 이상이거나, 백혈구의 수와 상관없이 진단시 연령이 10세 이상, T cell ALL인 고위험군, 4) 필라델피아 염색체 (+) or bcr/abl 재배열 (+), Hypodiploidy 〈45, 관해 유도 실패 (d28 BM M3), Hyperleukocytosis (≥ 200,000/㎕), t(4;11) or MLL 재배열이 있는 최고위험군에 따라 치료를 달리하여 치료 성적을 향상시키고자 하고 있다.

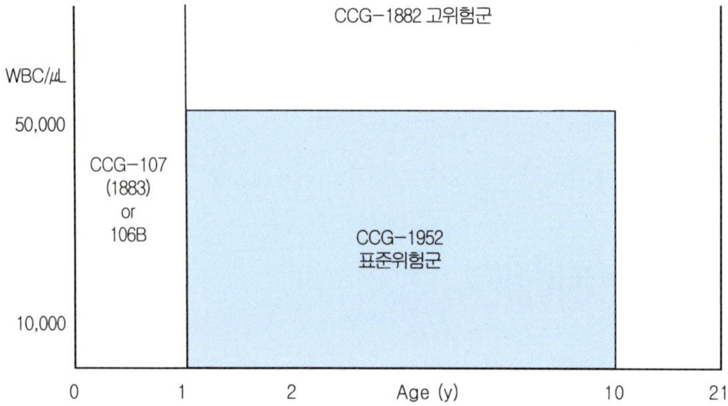

그림 3-38

전체적인 치료 과정은 관해유도(4주-5주)→공고요법(4주)→1차 중간유지(8주)→1차 후기 강화치료(4주의 재관해치료와 3주의 재공고치료)→2차 중간유지(8주)→2차 후기 강화치료(4주의 재관해치료와 3주의 재공고치료)→유지치료(1차 중간유지로부터 남아는 총 3년, 여아는 총 2년간 치료)으로 구성되어 있다.

관해유도 치료는 체내의 백혈병 세포를 빠르게 제거하여 정상 조혈기능을 회복시키고, 완전관해 상태를 만드는 것이 목표이다. 완전 관해란 골수 검사에서 세포충실도가 정상이면서 백혈병 세포가 5% 미만이면서 정상 혈액소견과 함께 백혈병의 임상 증상이 없는 경우를 말한다. 치료제로는 prednisolone, L-asparagnase, vincristine을 사용하며, 고위험군에서는 daunomycin이나 adriamycin을 추가하여 4약제 관해유도 치료가 사용된다. 이 경우에 약 97% 이상의 환자에서 완전관해를 얻을 수 있다. 관해유도 치료 시작 후 7일째에 골수검사를 시행하여 치료반응을 평가하고, M1, M2, M3 marrow에 따라 치료를 강화시키게 된다.

이론적으로 완전관해가 도입된 환자들도 10^{10}정도의 백혈병 세포가 남아있게 되므로 추가적인 항암치료가 필요하게 된다. 공고요법은 중추신경계 예방치료로 척수강내 MTX를 투여하거나, 두개강내 방사선 치료를 하게 된다.

강력한 관해유도와 공고요법 후 유지 항암요법 초기에 다시 한번 강화치료로써 재관해, 재공고요법을 도입함으로써 고위험군 환아에서 무병생존율이 70%까지 향상된 결과가 보고된 적이 있다.

관해유지요법으로는 여아는 2년간, 남아는 3년간 6-MP를 매일 복용하고, MTX를 매주 1회 복용하고 4주에 한번씩 prednisolon과 vincristine을 사용한다.

본 센타에서는 소아 ALL의 치료는 상기에서 언급한 3개의 risk group에 따라 protocol을 선택하여 치료하고 있다.

① 표준위험군: CCG 1952

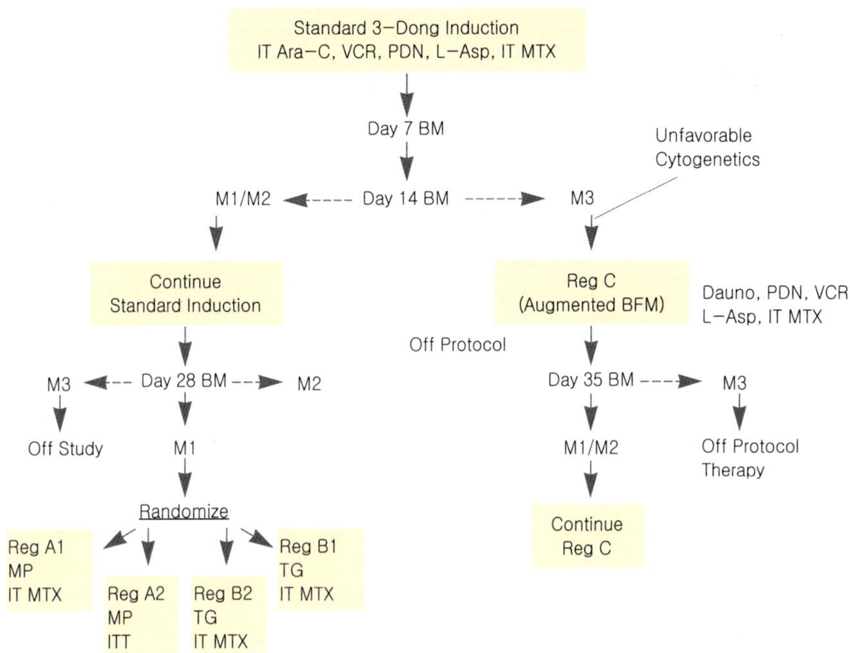

Consolidation
VCR, PDN, MTX po, MP or TG
IT MTX or ITT
Interim Maintenance #1
VCR, PDN, MTX po, MP or TG
Delayed Inttensification 31
VCR, L-Asp, DXM, DOX, CPM, TG,
Ara-c, IT MTX or ITT
Interim Maintenance #2
VCR, PDN, MTX po, MP or TG
Delayed Intensification #2
VCR, L-Asp, DXM, DOX, CPM, TG
Ara-C, IT MTX or ITT
Maintenance
VCR, PDN, MTX po, MP or GT, IT MTX or ITT

Consolidation
CPM, Ara-C, MP, VCR, IT MTX, PEG
IT MTX or ITT
Interim Maintenance #1
VCR, PEG, DXM, DOX, CPM, TG
Ara-C, IT MTX
Interim Maintenance #2
MTX IV, VCR, PEG IT MTX
Delayed Intensification #2
VCR, PEG, DXM, DOX, CPM, TG
Ara-C, IT MTX
Maintenance
VCR, PDN, MTX po, IT MTX

② 고위험군

고위험군이 대부분인 10~14세 집단의 5년 생존율은 47%였다. 이에 대해 공통적인 치료 protocol을 사용하여 다기관 임상연구를 치료방침을 개선해 가고자 노력하고 있다. 치료에 대한 초기의 골수 반응이 중요한 예후인자라는 것이 밝혀져 왔고, 특히 관해유도 7일째 시행한 골수검사에서 blast가 5% 미만인 Rapid early response를 보이는 것이 유의한 예후양호인자로 밝혀졌다. 이런 것을 근거로 SER에 대한 치료방침에서 delayed intensification과 augmented interim maintenance를 한차례 더 시행함으로써 RER과 비슷한 성적을 얻고자 하고 있다. 치료는 관해유도화학요법 후 1차례의 공고요법(cytoxan, 6-mercaptopurine, cytarabine)을 시행한 후 8주간의 중간유지요법 이후 8주간의 후기강화요법과 이후의 유지요법을 골격으로 하고 있다.

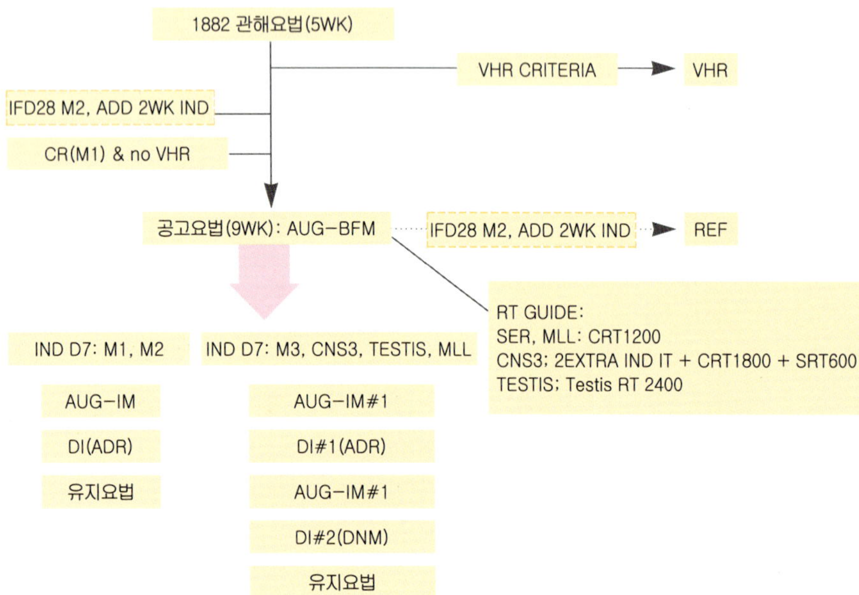

③ 최고위험군

최고위험군은 항암화학요법만으로는 5년 무사건생존율이 45% 미만으로 기대되는 경우들로 정의되며 1) Philadelphia 염색체 양성, 2) 염색체 수〈45, 3) 관해유도요법의 실패(day 28 BM M3), 4) 과백혈구증다증(WBC 〉200,000/uL), 5) t(4;11) 등이 해당되며 이 경우 모두 궁극적으로 동종 조혈모세포이식의 적응이 된다.

최고위험군 역시 고위험군의 일부분으로서 같은 치료법을 적용하고 있으며, 이들 중 일부는 동종 조혈모세포이식을 시행받게 된다.

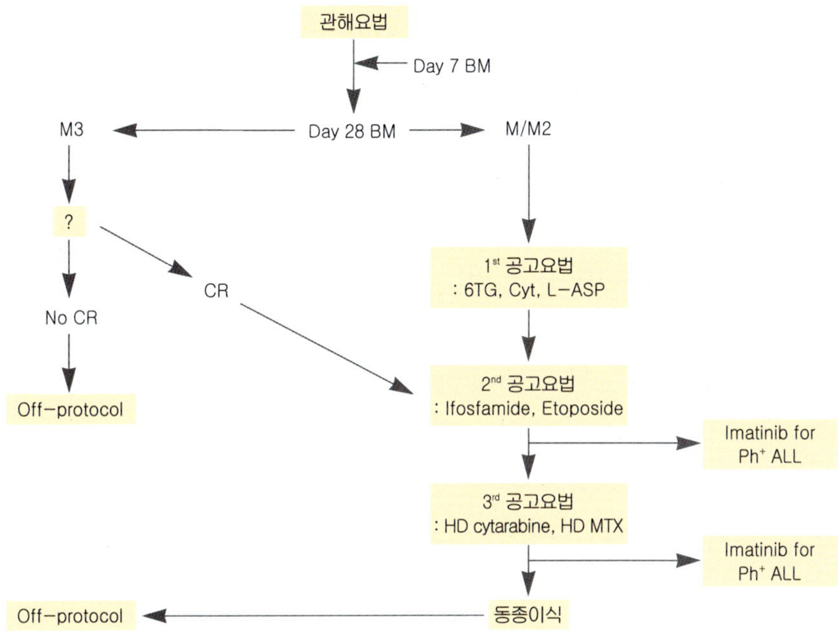

④ Age Factor

미국의 경우 소아 protocol에 21세 이하의 ALL 환자가 포함되어 있다. 성인의 protocol인 CALGB에서 15세 이상이 포함되어 있었으나 현재는 없다. 구체적인 연구과정을 통해 소아 protocol과 성인 protocol이 비교된 결과는 없으나 후향적인 분석을 통해서 16세에서 20세 사이의 환자를 대상으로 성인의 protocol인 CALGB trial의 경우 6년 무병생존율이 39%였고, 같은 시기의 16-20세환자를 대상으로 CCG trial의 경우 64%였다. 또한 15-20세의 환자를 대상으로 한 프랑스의 pediatric FRALLE-93과 adult LALA-94를 비교한 결과 각각 5년 무병생존율이 67%, 41%였다. 이를 통해 소아과 Protocol이 좋은 결과를 가지는 것으로 확인되었다. 현재 미국은 COG에서 개발한 AALL0232 arm 중의 하나를 CALGB와 SWOG에서 이용하고 있다.

(5) 소아 ALL에서 동종 조혈모세포이식

소아 림프구성 백혈병(ALL)은 일반적으로 항암화학요법으로 70-80%의 완치율을 보이고 있기 때문에 최고위험군의 제한된 일부의 환자에서만 조혈모세포이식이 고려된다.

① 통상적으로 항암화학요법에도 치료성적이 매우 불량한 최고위험군(very high risk) 즉, 진단시 나이가 1세 미만이거나 10세 이상, 진단 당시 백혈구 수가 10만 이상, biphenotype 또는 mixed lineage, 초기 치료 반응이 불량한 경우, 염색체 이상(필라델피아 염색체 양성,

t(4;11), t(8;14), t(2;8), t(8;22), t(8;21), t(1;19), 염색체 44 이하), MLL 재배열, 관해 유도 실패 (28-35일째 골수내 아세포 5% 이상), 미세잔존 백혈병이 지속되는 경우에서는 첫 번째 관해 후에 조혈모세포이식이 도움이 됨을 보고하고 있다. 초고위험군에서 첫 번째 관해 후에 조혈모세포이식술이 잇점이 있는지 없는지에 대한 보고가 다양하여 치료성적의 우월성을 해석하기가 어렵지만, 대략 무질병 생존율은 조혈모세포 이식군에서는 45-73%, 항암화학요법군에서는 39.3-50%를 보고하고 있다.

② 필라델피아 양성 ALL은 소아에서는 3-5%를 차지한다. 대개 진단시 나이가 많으며, 백혈구 수도 많으며, 중추 신경계 침범도 많다. 필라델피아 음성군에 비하여 관해유도율이 낮으며 무질병 생존율은 훨씬 낮은 것으로 알려져 있다. 미국의 Children's Cancer Group (CCG)의 보고에 의하면 관해유도율은 비슷하지만 4년 무질병 생존율은 Ph 양성군 20.1%, Ph 음성군 75.8%로 현격한 차이를 보였는데 이는 ph+ ALL은 강력한 항암화학요법과 조혈모세포이식술의 필요성을 제시하고 있다. 실제로 ph+ ALL에서 조혈모세포이식군의 5년 무질병생존율이 65%로 항암화학요법군의 25%에 비해 월등히 우수하였고, 특히 혈연간 이식술이 다른 형태의 이식술에 비해 통계적으로 유의하게 높은 치료성적을 보였다. 따라서 필라델피아 양성 ALL은 혈연간 조혈모세포이식이 항암화학요법보다 치료성적이 우수하며 진단 후 6개월 이내에 이식을 시행하는 것으로 권장되며, 조직적합형이 일치하지 않은 공여자로부터의 이식이나 자가조혈모세포이식은 항암화학요법보다 치료성적이 우수하지 않는다. 조직적합이 일치하는 비혈연간 이식은 각 센타의 치료성적에 따라 행해질 수 있다.

③ MLL 재배열

t(4;11)의 영아 ALL은 매우 예후가 불량하여 5년 무병생존율이 15%, 1세 이상은 42%이다. 조혈모세포이식군과 항암화학요법군 사이의 치료성적은 각 보고마다 차이가 있어 향후 많은 비교연구가 필요하다.

④ 두번째 관해 시

두 번째 관해 시 조혈모세포이식의 이점에 대해서는 여러 연구그룹에 따라 약간씩 차이는 있으나 대체적으로 예후가 불량한 그룹, 즉 골수재발과 골수재발시기가 치료종료 후 6개월 이내이거나 첫 관해 후 30개월 이내인 경우에는 조혈모세포이식이 무병생존율을 어느 정도 향상시킬 수 있다.

(6) 제대혈 이식

: 이는 소아 AML 치료를 참조

(7) 장기 생존하는 소아 환자들에게 올 수 있는 부작용들(Late effects)

성인과는 달리 소아는 육체적 및 정신적으로 계속 발달하는 단계에 있기 때문에 암치료 후에 생기는 만기장애(late-effect)도 여러 측면에서 일어나 성장발육에 장애를 초래할 수 있다. 어린 아이에 진단을 받고 치료를 한 경우에 암치료에 의한 합병증이 청소년기 이후에도 나타날 수 있기 때문에 암치유 환자에서 장기적 추적 관찰은 중요하다.

합병증으로는 크게 복합적 항암화학요법에 의한 신체장기의 합병증, 방사선 치료의 합병증과 이차 악성종양의 발생이다.

합병증 정리

- 성장과 사춘기 이상 (Growth & development)
- 신경정신학적 문제
- 심장독성(CArdio-vascular system)
- Lung (폐)
- Liver (간)
- Urinary tract (신장 - 방광)
- Endocrine system(내분비계) : 비만, 이상지질혈증, 성장호르몬 결핍
- Immune system (면역체계)
- 이차적 암 발생 (Secondary Cancer)
- Obesity (비만)

13) 소아 급성 골수성 백혈병(AML)

급성 림프구성 백혈병과는 달리 지난 20년간 급성 골수성 백혈병의 장기 생존율에는 많은 향상은 없었다. 완전 관해율이 50%에서 약 80%로 향상이 되었지만 5년 EFS(무질병 생존율)은 약 50% 이하이다.

(1) 생물학 및 역학

소아 골수성 백혈병의 유전자 분석은 정상적인 조혈 및 백혈병 유발과정에 대한 단서를 제공받을 수 있다. 백혈병 세포에서 발견되는 유전자적 이상을 통해서 조혈과 연관되어 중요한 역할을 하는 많은 유전자들을 알아냈다. 급성 골수성 백혈병은 한개 이상의 유전자적 이상에

의한 결과라는 증거들이 많아지고 있다.

소아 급성 AML에서 발견되는 유전적 이상들

Karyotype	Genetic Lesion	Predominant FAB type	빈도 (%)
t(8;21)(q22;q22)	*AML1-ETO*	M2, eosinophilia	12-15
11q23 abnormalities	*MLL-several*	M4, M5	10-15
t(9;11)(p21-22;q23)	*MLL-AF9*	M5	6-8
t(15;17)(q22;q12-21)	*PML-RARα*	M3, M3v	8-10
Inv16(p13q22)/t(16;16)(p13;q22)	*CBF-MYH11*	M4Eo	6-8
t(10;11)(p13;q21)	*AF10-CALM*	Diverse	2
t(6;9)(p23;q34)	*DEK-CAN*	M2, basophilia	1
t(8;16)(p11;p13)/inv(8)(p11q13)	*MOZ-CBP/TIF2*	M4, M5	1
t(1;22)(p13;q13)	*RBM15-MKL1*	M7	〈 1
t(3;5)(q25;q34)	*NPM-MFL1*	M2	〈 1
t(9;22)(q34;q11)	*BCR-ABL*	M1	〈 1
t(11;20)(p15;q11)	*NUP98-TOP1*	-	〈 1
Monosomy 7 or 7q deletions		Dysplasia	2
Trisomy 8*		Diverse	2
Trisomy 21†		M7	2
Complex (≥ 3 abnormalities)		Diverse	10-15
Normal		Diverse	20-25

(2) 예후인자

급성 골수성 백혈병에 관련한 예후 인자에 대해서는 많은 연구가 되어 있지 않다. 지금까지 알려진 소아의 급성 골수성 백혈병에 관련된 예후 인자로는 1) 잘 알려진 나쁜 예후 인자 즉, 초기 백혈구 수 〉100,000/μL, 2차성 급성 골수성 백혈병, monosomy 7 2) 가능성이 있는 나쁜 예후 인자 즉, 비장종대, FAB M4 또는 M5, 완전 관해에 도달하기까지의 항암 치료 과정이 1회 이상, 연령 3) 가능성있는 좋은 예후 인자 즉, M1 with Auer rod, t(8;21), t(15;17)/M3 아형, inv(16)/M4때 아형으로 분류해 볼 수 있다.

소아AML에서의 예후(정리)

예후가 좋은 경우
AML with the t(15;17)(q22;q12–21)
AML with the inv(16)(p13q22) or t(16;16)(p13;q22)
AML with the t(8;21)(q22;q22)*
AML with the t(9;11)(p22;q23)*
AML in children with Down syndrome
AML in children under 1 year of age*
예후가 중간인 경우
Acute megakaryoblastic leukemia
AML with other nonrandom chromosome abnormalities
AML with normal karyotype
FLT3 mutations/internal tandem duplications
MLL amplification
Expression of ATP–binding cassette (ABC) transporters
CCAAT/enhancer binding protein alpha gene mutations
Overexpression of ecotropic viral integration site–1 (EVI–1)
예후가 나쁜 경우
AML with monosomy 7 or 7(q)
AML with the t(6;9)(p23;q34)
AML with complex karyotype
AML evolving from myelodysplastic syndrome
Persistent leukemia after 2 courses of intensive chemotherapy
Therapy–related AML

*Intermediate prognosis group in some studies

Abbreviations: FAB, French–British–American classification; *FLT3*, *FMS*–like class III tyrosine kinase receptor gene; *MLL*, mixed–lineage leukemia gene

(3) 치료

치료 강도를 높이기 위한 여러 가지 전략에도 불구하고 전체 생존율은 약 60% 정도이다. 이는 치료 강도를 높이는 것이 생존율을 개선시키는 데에 별 도움이 되지 못하는 것이라는 것을 설명해 준다.

① 화학요법 : 성인 AMC 치료에 준한다고 보면 된다. (성인 AMC 치료 참조)

② 소아 AML에서의 allo-BMT

소아 AML의 치료는 첫 번째 관해유도 후에 HLA-matched 형제 공여자로부터의 골수이식이다. HLA-matched 형제 공여자가 없는 경우에는 타인 이식, 자가이식이나 항암치료를 선택할 수 있는데 이런 경우에는 장기 생존율이 떨어진다. 미국의 소아암 그룹에서 150명의 AML 환자를 대상으로 첫 관해 후에 HLA-matched 형제 공여자로부터의 골수이식을 시행한 최근의 연구 결과에 의하면 6년 무병생존율이 초기 강화된 관해유도를 받은 군에서는 67%를, 표준항암관해 유도치료를 받은 군에서는 43%를 보고하였다. Grades 3, 4의 급성 이식편대숙주병의 빈도는 9%였고, 장기생존율에 영향을 주는 인자로는 강력한 초기 항암요법과 진단 시간종대가 없는 경우에 장기생존율이 유의하게 높았고, 급성 이식편대숙주병의 빈도가 높은 10세 이상의 소아에서는 무재발 생존율이 좋았다.

대한소아혈액종양학회의 주관으로 1983년 11월부터 2000년 4월까지 국내에서 시행된 동동 조혈모세포이식을 대상으로 분석한 결과에 의하면, 총 55례의 AML 환자에서 동종이식이 시행되었고 무병생존율은 70%이었고, 1차 관해기의 경우는 73%, 2차 관해기의 경우에는 60%이었으며 불응기에 시행한 1례는 사망하였다. 전처치 유형에 따른 무병생존율은 화학요법이 기본이 된 경우에는 79%, 전신방사선 조사가 시행된 경우에는 46%이었고 1차 관해기에 busulfan과 cyclophosphamide로 전처치를 시행한 경우에는 82%의 무병 생존율을 보였다. 2도 이상의 급성 이식편대숙주병이 발생한 경우는 15%(8례)였으며 3도, 4도의 급성 이식편대숙주병은 발생하지 않았음을 보고하였는 바, 소아의 동종 골수이식은 소아 AML의 치료임이 확고하여 HLA-일치 형제간 이식은 이식결과가 우수하고 이식 관련 사망이 낮으므로 적극 권장되어야 한다. 그러나 비혈연간 골수이식이나 제대혈 이식은 이직 충분한 기간이 아니어서 속단하기는 어려우나 향후 HLA가 맞는 형제가 없는 경우에 이와 같은 유형의 이식이 적극 확대되어야 할 것으로 보인다.

③ 제대혈이식

a) 제대혈 조혈모세포이식의 개요

1970년대 초반, 무심코 버려져 왔던 아기의 탯줄 혈액(제대혈)에 성인의 골수와 같이 풍부한 조혈 모세포(Stem cell)가 존재한다는 사실이 알려진 이후, 1988년 프랑스의 여의사인 Gluckman 등이 19 kg의 Fanconi 빈혈 환자에게 HLA가 일치하는 형제의 제대혈을 처음으로 이식하는데 성공하였다. 이 환자는 10년이 지난 현재까지 매우 좋은 치료상태를 유지하고 있다. 1995년 Wagner 등이 International Cord Blood Transplant Registry (ICBTR)에 등록한 44명의 형제간의 이식의 결과를 성공적으로 보고하면서 제대혈 이식은 널리 각광을 받기 시작하였고 특히 제대혈이 골수이식에 비해 이식편대 숙주반응이 적다는 것이 알려지면서 비혈연관계 또는 조직적합형이 일치하지 않는 혈연관계의 경우에서도 성공적으로 이식이 시행되고 있다. 현재 미국, 유럽, 일본 등 전세계에서 제대혈 조혈모세포 공여은행 및 자가 조혈모세포은행이 설립되어 제대혈 조혈모세포 이식은 꾸준히 증가되어 왔다. 국내에서는 1996년에 최초로 제대혈이식을 시행하였고, 2001년 7월, 국내 제대혈 공여은행에 참여하는 한국골수은행협회 산하 중앙 제대혈 데이터 센터를 발족하였고, 2003년 1월부터 제대혈이식이 보험 적용이 되면서 점점 이식수가 증가하여 2005년 4월까지 163례에서 이식이 시행되었다.

제대혈 조혈모세포 이식의 가장 큰 장점은 쉽게 구할 수 있으며 채취과정이 안전하고 간편하다는 것이다. 기존의 골수 이식은 공여자 검색에 많은 시간이 걸리고 공여자를 찾은 후에도 공여자로부터 동의 및 이식에 필요한 여러 검사와 골수를 채취하는데 적어도 약 3개월간의 시간이 소요되나 제대혈은 검사가 완료된 상태로 냉동 보관이 되어 있으므로 적어도 한달 이내에는 이식을 받을 수가 있다. 또 제대혈은 골수 이식에 비해 이식편대 숙주반응(graft-versus-host disease)이 현저하게 적다는 것이다. 이는 제대혈 조혈모세포가 면역학적으로 미성숙하기 때문인데 최근에는 조직적합형이 2개가 다른 비혈연간에도 성공적으로 제대혈 이식이 보고되고 있다. 또한 제대혈은 조혈기능 재구성 능력이 크다(graft-versus-host disease)는 것인데 이는 제대혈 50-150 cc에서 분리된 조혈모세포만으로도 성인 골수 500 cc 이상을 이식한 효과를 볼 수 있다. 그러나 제대혈은 골수이식 또는 말초 조혈모세포 이식에 비해 생착이 늦고 생착 실패의 위험이 높다. 이는 제대혈 조혈모세포가 충분하지 못하고 제대혈 세포의 미성숙과 이식편에 생착을 용이하게 하는 세포의 결핍때문에 발생한다. 따라서 체중이 큰 소아나 성인에의 적용에 제한이 있을 수 있다. 그러나 최근 85 kg 성인에서 성공적인 이식을 보고하고 있고, 다수의 제대혈을 동시에 사용하는 방법 등이 성공적으로 시도되고 있어 성인에서의 이식은 곧 확대가 될 것으로 생각된다.

b) 제대혈 조혈모세포의 면역학적 특성: 골수 및 말초조혈모세포와의 비교

	제대혈이식	골수또는 말초조혈모세포 이식
조혈모세포의	① 덜 분화	① 더 분화
분화정도	② 더 원시적	② 덜 원시적
조혈세포의	① 초기 및 수임 조혈모세포가 많다	
자가복제능	② CFU-GM, CFU-Meg, BFU-E등을	
	③ 생산하는 복제능력이나 증식능력 높다	
	④ 여러 조혈성장인자에 대한 증폭능 우수	
면역 1) 조혈성장인자	① G-CSF, GM-CSF, IL-3, M-CSF 감소	
학적	② TGF-B1, MIP-1a와 같은 조혈억제인자 감소	
특성 2) B 세포	B 세포수 적고 약 절반이 미성숙	
	(체액성 면역 능력 회복이 늦음)	
3) T 세포	T 세포의 절대수 감소	
	CD4+/CD8+ 비 증가	

4) Allogeneic cytolytic activity	10–1,000배 감소	
채취방법	출산시 주사기로 간단히 채취	무균실에서 전신마취후 골수에서 채취
착상율	골수보다 다 우수	제대혈보다 낮음
이식편대숙주반응	급성: 골수이식보다 적다 만성: 골수이식과 비슷	제대혈보다 빈번 제대혈과 비슷
1) 조혈모세포의 양	80–140 mL	1–1.5 L
2) 단핵구	$3.8x10^7$/kg(범위 $0.2–13x10^7$/kg)	$2–4x10^9$/kg
3) CD34+ 세포	$2.8x10^5$/kg(범위 $0.4–9.4x10^5$/kg)	$2–4x10^6$/kg
이식 후 착상까지의 소요되는 시간		
1) 백혈구 (호중구〉500)	18(10–37)일	18–21일
2) 혈소판(〉2만)	54(15–91)일	14일

c) 국내에서의 제대혈 조혈모세포이식의 현황

성공적인 제대혈 이식에 가장 중요한 인자는 제대혈 내의 세포 수로서 총유핵세포가 2.5x107/kg 또는 CD34+ 세포가 1.0x105/kg 이상인 경우에 이식 후 28일까지 90% 이상의 환자에서 생착이 가능하다고 알려져 있다. 국내에서는 1996년 10월부터 2005년 4월까지 13개 센타에서 총 163례에서 이식이 시행되었다. 이중 11명은 double cord blood를 사용하였다. 이들의 결과를 살펴보면 나이는 중앙값 6.4세(0.6-16.9세), 체중은 21kg((7-67.8kg)이었다. 환아의 진단명은 급성 백혈병이 114례, 중증 재생불량성빈혈 12례, 유전성, 대사질환 11례, 판코니 빈혈 7례, JMML 7례, 만성골수성 백혈병 5례, 골수이형성증 4례, 고형종양이 3례 이었다. 주입된 평균 촌 유핵세포 수는 $4.5x10^7$/kg(0.27-13.6)이었고, CD34+ 세포수는 $1.7x10^5$/kg(range, 0.20-72.3)이었다. 백혈구 생착(ANC〉500)에는 평균 19일(10-62일)이 결렸고 88.3% 환아에서 성공적으로 생착되었다. 혈소판 생착(2만 이상)은 평균 45일(14-394)이 소요되었다. 2-4도 급성 이식편대 숙주병과 3-4도 급성 이식편대 숙주병의 빈도는 각각 40%와 12.6%였으며, 만성 이식편대 숙주병의 빈도는 21.1% 였다. 급성 이식편대 숙주병의 빈도는 조직적합형이 2개 이상 불일치하는 경우가 0-1 조직적합형 불일치하는 경우보다 높았으나, 만성 이식편대 숙주병의 빈도는 두 군간에 차이는 없었다. 평균 생존율은 50.6%였고, 5년 무질병 생존율은 39%였으며, 조빅적합형이 일치하거나 하나만 다른 경우와 2개 이상 불일치하는 경우를 비교하였을 때 생존율에는 차이가 없었다.

d) 국내 제대혈 은행

국내 제대혈 은행은 1997년에 처음 설립된 이후 현재 16개 은행이 존재한다. 공여용 제대혈은 2003년 말까지 35,000 단위가 보관되어 있다. 국내에서 40,000 단위 이상의 제대혈이 은행에 보관되면 제대혈 이식이 필요한 약 50%의 환자에서 조직형이 일치하는 제대혈 이식이 가능하고, 약 80%의 환자에서 한 가지 항원이 다른 제대혈 이식이 가능하게 될 것이다. 또한 조혈모세포이식학회 산하에 제대혈 위원회가 발족되어 제대혈 은행에 대한 표준업무지침을 최근에 제정하였고, 공여 제대혈 은행간의 network을 구축하기 위한 노력을 하고 있다. 앞으로도 적절 세포 수에 대한 연구와 어느 정도의 HLA 불일치를 극복할 수 있을 지에 대한 연구, 백혈병의 재발을 포함한 장기간 결과 관찰이 필요할 것이다. 조직형이 일치하는 형제가 없을 경우 비혈연 제대혈이식과 비혈연 골수이식과의 전향적 비교 연구 결과가 축적되어야 어떠한 이식편의 선택이 옳은 지의 임상적 결정이 가능하게 될 것이다.

e) 제대혈이식에서 공여자의 선택

최근에 Eurocord 결과를 보면, 소아에서뿐 아니라 성인의 급성 백혈병에서 비혈연 골수이식과 제대혈 이식의 두 가지 이식방법에 따른 무병 생존률과 재발률의 차이가 없이 비슷하였는데, 제대혈 이식의 경우에서 골수이식에 비해 급성 이식편대 숙주반응은 더 적었고, 생착은 더 늦었다. 따라서 제대혈 이식을 시행할 때는 이식이 얼마나 급한 상황인가, 총 유핵 세포수(TNC)와 HLA 일치 정도를 고려하여 제대혈을 선택하여야 한다. 따라서 HLA가 일치하는 형제가 없는 경우는 제대혈 은행과 골수 공여자 은행에서 동시에 적절한 비혈연 공여자를 수색하여야 한다. 그리하여 HLA가 0-2개 불일치이면서 TNC 〉1.5×10^7/kg인 제대혈이 있는 경우에 이식이 시급하면 곧 바로 제대혈이식을 시행하고, 만일 이식이 시급하지 않거나, 골수이식이 추천되는 경우라면 골수공여자 검색을 진행하다가, HLA-A, -B, -DRB1이 일치하는 공여자가 있으면 골수이식을, 만약 없으면 제대혈 이식을 다시 고려해 볼 수 있을 것이다.

④ 자가 조혈모세포 이식의 효과는 최근 몇몇 논문에서 연구되었다. MRC10 trial에서 급성 골수성 백혈병 소아들은 무작위로 자가 조혈모세포이식을 받거나 4차례의 화학 요법을 받는 군으로 나누어 관찰을 하였다. 비록 재발율이 항암 화학 요법을 받는 군에서 더 높았으나 전체 생존율은 두 그룹에서 비슷하였다. 자가 조혈모세포 이식은 실질적으로 결과를 증진시키는데 실패하였기 때문에 현재 소아백혈병 연구에서는 시도되지 않는다.

6. 만성골수성백혈병

1) 글리벡 치료

① 글리벡은 어떻게 작용하나? (기전(機轉), Mechanisms)

글리벡(상품명:Gleevec, 성분명 Imatinib mesylate, STI571)은 스위스의 노바티스사가 개발한 골수암 치료제로 4년동안 전세계 30개국의 환자 5000명을 대상으로 임상실험을 거쳐 개발되어 2001년 5월 10일 미국 식품의약국(FDA)의 승인을 받은 분자표적 치료의 대표적인 경구용 항암 치료제이다.

처음에는 혈소판 유도성장인자(platelet derived growth factor, PDGF)에 의한 타이로신 카이네이즈(tyrosine kinase)를 억제하는 것으로 개발되었으나 이후 c-kit과 bcl-abl 단백에 의한 타이로신 카이네이즈의 억제 작용이 보고되어지면서 만성 골수성 백혈병에서 bcl-abl 단백의 억제를 통한 치료효과를 기대하게 되었다.

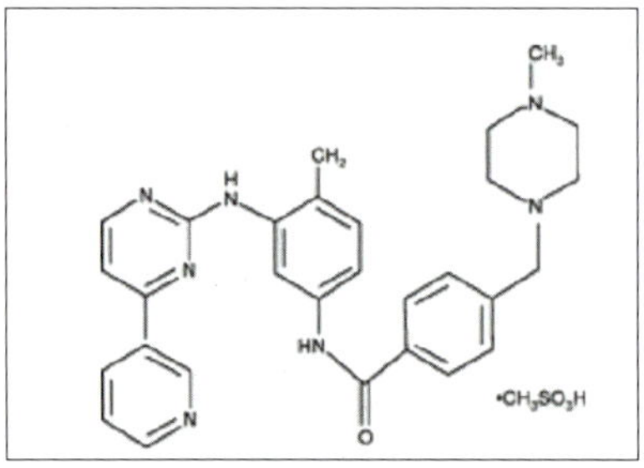

그림 3-39 글리벡의 분자구조

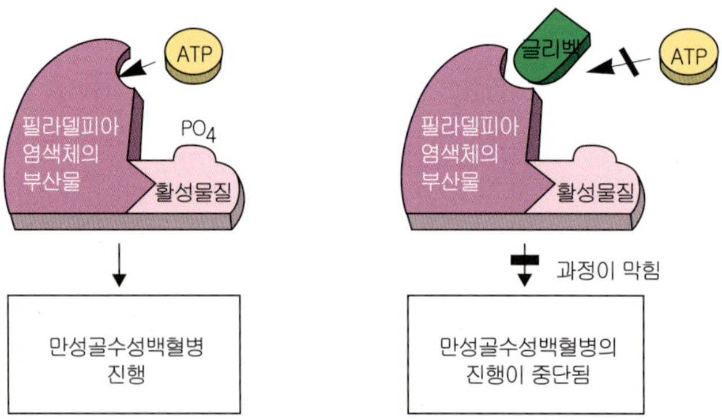

그림 3-40 만성골수성 백혈병의 진행과 글리벡이 그 과정을 막는 기전(機轉, Mechanisms)

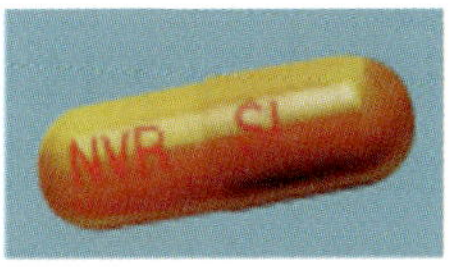

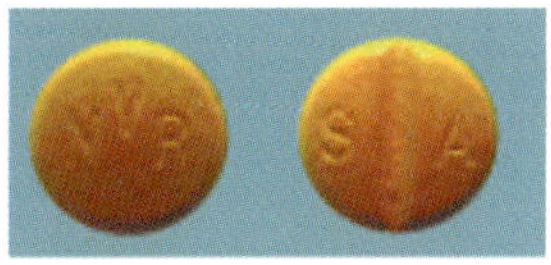

그림 3-41 글리백(2004년까지 사용된 제형)　글리백(2004년 7월부터 시판된 새로운 제형)

만성 골수성 백혈병의 대부분에서 필라델피아 염색체의 부산물인 bcr-abl 단백이 나타나며 이것은 타이로신 카이네이즈라는 효소의 활성화(Phosphorylation)를 통해 암세포의 성장이 이루어지는데 글리벡은 타이로신 카이네이즈를 억제하여 활성을 막음으로써 bcr-abl 단백의 억제효과를 가져오게 된다.

② 글리벡의 용량과 복용 시 유의할 점

글리벡은 필라델피아 염색체 양성인 만성 골수성 백혈병환자가 적응증이 되며 용량은 일반적으로 만성기 1일 400mg, 급성기 또는 가속기 1일 600mg 1회 복용이 추천된다. 다만 치료에 따른 부작용 또는 불충분한 효과를 보인다면 용량을 조정할 수 있는 것으로 되어 있다. 동종골수이식 이후 재발이 되어 글리벡을 사용한 경우에는 아직까지 표준 용량에 대한 임상시험은 되어있지 않고 일부 연구에 의하면 재발시의 질병의 상태에 따라 용량을 정하고 있다.

복용 시 유의할 점은 복용 시 위장장애의 위험을 최소화하기 위하여 음식물 및 다량의 물과 함께 복용해야 한다. 간 기능 저하 또는 심각한 신기능 저하환자는 주의하여야 한다. 심각한 체액저류와 연관이 있으므로 정기적으로 체중을 측정하고 체액저류와 관련된 증상이나 징후를 모니터해야 한다. 전혈구수와 간기능검사를 정기적으로 모니터해야 한다.

- **용법, 용량**

만성골수성백혈병

만성기의 만성골수성백혈병 환자(1일 400mg), 가속기 또는 급성기(blast crisis)의 만성골수성백혈병 환자(1일 600mg), 1일 1회 식사와 함께 다량의 물로 복용한다. 치료는 환자에게 유익한 한 계속되어야 한다. 만성기 환자에서 400mg에서 600mg으로의 증량 또는 가속기 및 급성기(blast crisis) 환자에서 600mg에서 800mg(400mg씩 1일 2회 투여)으로의 증량은 다음 경우에 중증의 부작용 및 중증의 백혈병과 무관한 호중구감소증 또는 혈소판감소증이 없는 경우 고려될 수 있다.

: 질병의 진전(어느 때나); 최소한 치료 3개월 후에도 만족스러운 혈액학적 반응을 얻는데 실패할 경우 기존에 얻은 혈액학적 반응을 소실한 경우 - 소아 용량 만성기의 만성골수성백혈병 : 260mg/m² (1일 총량이 400mg 을 넘지 않는다.) 진행기(advanced phase)의 만성골수성백혈병 : 340mg/m² (1일 총량이 600mg 을 넘지 않는다.) 1일 1회 아니면, 1일 2회로 나누

어 아침, 저녁에 복용한다. 추천용량은 소규모의 어린이환자를 대상으로 한 시험에서 결정되었다. 3세 이하의 어린이에게는 투여한 경험이 없다.

• **간독성 및 비혈액학적 부작용 발생 시 용법용량**

이 약 사용으로 중증의 비혈액학적 부작용이 발생하면 증상이 해결될 때까지 치료를 중단한다. 그 후 부작용 증상이 최초 중증도에 따라 적절하게 다시 시작한다. 빌리루빈치가 정상 상한치(IULN : Institutional Upper Limit of Normal)의 3배 이상 또는 간 트랜스아미나제가 IULN의 5배 이상 상승한 경우에는 빌리루빈치가 IULN의 1.5배 이하, 트랜스아미나제가 IULN의 2.5배 이하가 될 때까지 투약을 중단해야 한다. 그 후 감량하여 계속 치료할 수 있다. 어른 용량은 400mg, 300mg 또는 600mg, 400mg으로 감량하고, 어린이는 260mg/m² 200mg/m² 또는 340mg/m² 260mg/m²으로 감량한다.

• **혈액학적 부작용 발생시 용법용량**

중증의 호중구감소증 및 혈소판감소증에 대한 용량 감소 또는 치료 중단은 아래 표와 같이 권고한다.

• **언제 중단하고/ 언제 다시 시작하나? 및 용량조절에 대해**

시작용량	용량증량 (부작용이 없고 다음과 같은 경우에 증량)	용량감량 또는 중단
만성기 400mg 1일 1회 가속기, 급성기 600mg 1일 1회	만성기 600mg 1일 1회 가속기, 급성기 800mg 1일 2회 분복 1. 병이 가속기나 급성기로 진행될 경우 2. 3개월 투약 후에도 혈액학적 반응이 없을 경우 3. 혈액학적 및 세포유전학적으로 완전관해되었던 것이 다시 악화될 경우 4. 6-12개월 치료 후에도 필라델피아 염색체가 남아있을 경우	1. 골수기능저하 ① 만성기: ANC〈1000/㎕ 또는 혈소판 〈5만/㎕이면 중단. †ANC ≥ 1500/㎕ 이고 혈소판 ≥ 7만5천/㎕이면 시작‡ ② 가속기, 급성기 중 최소 1달 이상 치료한 경우 ANC〈500/㎕또는 혈소판〈1만/㎕이면 400mg으로 감량하고 4주 이상 지속될 경우 중단(단, 골수기능저하가 약의 부작용에 의한 것이라고 판단되는 경우). ANC〈 ≥ 1000/㎕ 또는 혈소판 ≥ 2만/㎕ 이면 시작 2. 간독성 ① 빌리루빈 정상의 3배 이상이면 중단. 1.5배 이하로 감소되면 시작 ② AST, ALT 정상의 5배 이상이면 중단 2.5배 이하로 감소되면 시작 3. 심한 부종 증상이 호전될 때까지 일시적으로 중단한다.

† ANC: absolute neutrophil count(절대호중구수)
‡ 재시작용량: 시작용량이 400mg 일 경우300mg, 600mg일 경우 400mg으로 시작하고 어린이의 경우 시작용량이260mg/m²일 경우 200 mg/m², 340 mg/m²일 경우 260 mg/m²으로 시작한다.

• 다음 환자에는 투여하지 말 것

가) 이 약이나 다른 성분에 과민성이 있는 환자

나) 임부 또는 치료기간 중 임신할 가능성이 있는 부인

다) 수유부

• 다음 환자에는 신중히 투여할 것

간 기능이 저하된 환자

• 일반적 주의

가) 이 약은 CML 환자에 대한 치료경험이 있는 의사의 감독 하에서만 투여한다.

나) 이 약 복용 시에는 캅셀을 열거나 으깨지 말고, 다량의 물과 함께 삼켜야 한다.

다) 이 약은 복용 시 위장장애의 위험을 최소화하기 위하여 음식물 및 다량의 물과 함께 복용해야 한다.

라) 이 약이 간 기능을 저하할 우려가 있으므로 간 기능이 저하된 환자의 경우 주의해서 사용해야 한다. 이 약 투여 시 간 기능 (트란스아미나제, 빌리루빈, 알칼라인포스파타제)을 정기적으로 모니터 해야 한다. 임상검사치에 이상이 나타난 경우에는, 복약 중단 및 용량감소 등을 실시해야 한다. 간 기능이 손상된 환자들은 이 약에 대한 노출정도가 증가할 수 있기 때문에 이 환자들을 주의깊게 모니터링해야 한다. 현재 간기능 저하 환자에 대한 임상시험이 없으므로, 시작용량과 관련된 특별한 권고사항은 없다.

마) 이 약은 종종 심각한 체액저류와 연관이 있다. 환자들은 정기적으로 체중을 측정하고 체액저류와 관련된 증상이나 징후를 모니터해야 한다. 예기치 못했던 갑작스런 체중증가는 주의깊게 조사하고 필요한 경우 적절한 치료조치를 취해야 한다. 투여용량이 높아지고 65세가 넘는 환자에게서 부종의 가능성이 증가했다. 이 약을 복용하고 있고 새롭게 CML 진단을 받은 환자들의 0.9% 및 이 약을 복용하고 있는 다른 성인환자들의 2-5% 정도에게서 중증의 표재성 부종이 나타난 것으로 보고되었다. 뿐만 아니라 이 약을 복용하고 있는 이외의 성인 CML 환자들의 2-8%에서 중증의 체액저류 (흉막삼출, 심낭삼출, 부종, 폐부종, 복수)가 보고되었다. 이 약 치료를 받은 CML 환자들을 대상으로 한 치명률, 뇌부종, 두개내압 증가, 유두부종에 대한 시판 후 조사보고가 나온 바 있다.

바) 이 약으로 치료하는 동안, 정기적으로 전혈구수를 측정해야 한다. 치료 첫째 달에는 매주, 둘째 달에는 2주마다, 그 후에는 정기적으로(예 : 2~3개월마다) 측정해야 한다. 이 약으로 치료하는 만성골수성백혈병은 호중구감소증이나 혈소판감소증과 관련되어 있다. 그러나, 이러한 혈구감소증은 질병의 단계에 의존적이어서 가속기나 급성기의 환자에게서

만성기 환자에 비해 더 자주 일어난다. 이런 경우 용량감소 및 복약중단 등이 권고된다.

사) 새롭게 진단된 CML을 대상으로 실시한 연구결과, 환자들의 0.7%에서 3/4 등급의 출혈이 발생했다. GIST 임상연구 결과 7명의 환자 (5%) - 600mg 투여군중 4명, 400mg 투여군중 3명- 에게서 총 8건의 CTC 3/4 등급이 나타났다 - 위장관출혈 (3명), 종양내 출혈 (3명) 또는 모두 (1명) - 위장관 종양부위가 위장관 출혈이 유발되는 근원일 수도 있을 것이다.

아) 이 약과 그 대사체는 상당한 부분이 신장으로 배설되지 않는다. 크레아티닌 클리어런스는 나이가 들수록 감소한다고 알려져 있으므로, 나이가 이 약의 약동학에 크게 영향을 미치지는 않는다. 그러나, 신기능 저하 환자에 대한 임상시험이 시행되지 않았으므로, 용량과 관련된 특별한 권고는 할 수 없다.

• **상호작용**

가) 글리벡의 혈장농도를 변동시킬 수 있는 약물

- 글리벡의 혈장농도를 증가시킬 수 있는 약물 : 사이토크롬 P450의 동종효소인 CYP3A4의 활성을 억제 시키는 약물 (예 : 케토코나졸, 이트라코나졸, 에리스로마이신, 클래리스로마이신)은 이 약의 대사를 감소시키고 혈장농도를 증가시킬 수 있다. 건강한 지원자에게 케토코나졸 1회 용량과 이 약의 병용투여 시 이약에 대한 노출이 크게 증가되었다. (평균 Cmax 및 AUC가 각각 26%, 40% 증가) CYP3A4의 억제제와 병용투여 시에는 주의해야 한다.
- 글리벡의 혈장농도를 감소시킬 수 있는 약물 : CYP3A4의 활성을 유도하는 물질은 이 약의 대사를 증가시키고, 혈장농도를 감소시킬 수 있다. CYP3A4를 유도하는 약물(예 : 덱사메타손, 페니토인, 카르바마제핀, 리팜피신, 페노바르비탈, St. John' s wort)과의 병용투여는 이 약의 노출을 유의하게 감소시킬 수 있다. 이와 관련된 특별한 연구는 없었으나 주의해야 한다.

나) 글리벡에 의해 투여된 약물의 혈장농도가 변동될 수 있는 약물

- 이매티닙이 CYP3A4를 억제해서, 심바스타틴(CYP3A4의 기질)의 평균 Cmax와 AUC를 각각 2배, 3.5배 증가시킨다. 그러므로, 이 약과 좁은 안전역을 가진 CYP3A4 기질(예 : 사이클로스포린, 피모자이드)을 병용투여할 때는 주의해야 하며, 아세트아미노펜을 함유하는 처방약이나 일반약의 사용도 피하거나, 제한하도록 경고해야 한다.
- 이 약은 또한 다른 CYP3A4 대사약물(예 : 트리아졸로-벤조디아제핀류, 디하이드로피리딘 칼슘 채널 차단제, 일부 HMG-CoA 환원효소 억제제 등)의 혈장농도를 증가시킬 수 있다.
- 와파린이 CYP2C9에 의해 대사되므로, 항응혈이 필요한 환자는 저분자 또는 표준 헤파

닌을 투여받아야 한다.

- 실험실적으로, 이 약은 사이토크롬 P450 동종 효소인 CYP3A4에 대한 효과와 비슷하게 CYP2D6의 활성을 억제시킨다. 이 약과 CYP2D6의 기질이 병용투여될 경우 CYP2D6의 기질에 대한 전신적인 노출은 증가될 것으로 예상되나, 특별한 연구는 행해지지 않으므로 주의가 요구된다.

• 임부 및 수유부에 대한 투여

가) 임신부에 대한 이 약의 사용에 대해서는 적절한 자료가 없다. 동물실험에서 생식독성을 나타냈으나, 태자에 대한 잠재적 위험성에 대해서는 알려지지 않았다. 이 약은 명백히 필요하지 않는 한 임신중에 투여되어서는 안 된다. 만약 임신 중에 사용된다면 환자에게 태아에 대한 잠재적 위험성을 알려줘야 한다. 가임기 여성은 치료중에 피임하도록 권고해야 한다.

랫트의 기관형성기에 100mg/kg 이상 용량(체포면적을 기준으로 하면 800mg/일 임상사용량과 거의 동일)을 투여했을 때 최기형성을 나타냈다. 뇌탈출, 뇌헤르니아, 없거나 감소된 전두골 및 감소된 측두골 들이 나타났다. 또한, 이 용량을 투여한 암컷 랫트에서 유의성 있는 착상 후 소실(초기 태자 흡수의 형태)을 나타냈다. 100mg/kg 초과 용량에서는 모든 동물에서 태아소실이 나타났다. 30mg/kg 이하 용량(최대 인간 용량인 800mg의 1/3)에서는 이런 효과가 나타나지 않았다.

나) 인간의 모유 중으로의 분비에 대해서는 알려지지 않았다. 동물에서는 이 약이나 대사체가 모유 중으로 광범위하게 배설되었다. 그러므로, 이 약을 투여받는 여성은 수유를 해서는 안 된다.

랫트에서 100mg/kg(체표면적을 기준으로 하면 800mg/일 임상용량과 거의 동일)을 투여했을 경우, 투여용량의 약 1.5%가 모유로 분비되는데, 이는 단위체중으로 환산했을 때 어미에게 노출되는 용량의 30%에 해당한다.

• 고령자에 대한 투여

임상시험 중 40%의 환자가 60세 이상이었고, 10%는 70세 이상이었다. CML을 새롭게 진단받은 환자들을 대상으로 한 연구에서는 대상환자들의 22%가 60세 이상이었다. 65세 이상 환자와 그 이하 환자간의 안전성 양상에서 부종의 빈도만 더 높았을 뿐 다른 차이점은 발견되지 않았고, 유효성도 비슷하였다.

• 임상 검사치에의 영향

가) 혈구감소증, 특히 호중구감소증과 혈소판감소증이 모든 연구에서 발견되었고, 750㎎이

상 고용량에서 더 빈번했다(임상1상). 그러나, 혈구감소증의 발현은 질병의 상태와 명백하게 관련이 있는데, 3~4등급의 호중구감소증(ANC〈1.0×109 /L)과 혈소판감소증(혈소판수〈50×109 /L)의 빈도는 만성골수성백혈병의 만성기(호중구감소 33%, 혈소판감소증 17%)에 비해 급성기(blast crisis)와 가속기에서(호중구감소증과 혈소판감소증은 각각 58~62%, 42~58%) 2~3배 높았다. 만성기 만성골수성백혈병에서 4등급 호중구감소증(ANC〈0.5×109 /L)과 혈소판감소증(혈소판수〈10×109 /L)이 각각 8%와 〈1%에서 관찰되었다. 호중구감소와 혈소판감소 증상의 지속시간 중앙값은 각각 2~3주, 3~4주였다. 이런 증상은 보통 감량이나 일시적인 투약중단으로 관리될 수 있으나, 드물게 영구적 치료중단이 필요한 경우도 있다.

나) 트랜스아미나제나 빌리루빈의 심각한 상승은 드물게(〈3%) 나타났고, 보통 감량이나 일시적 투약중단(증상 지속시간 중앙값은 약 1주)으로 관리되었다. 0.5%의 환자에게서 간 임상검사치 이상으로 인한 영구적 치료중단이 있었다. 그러나, 가속기에서 발열로 정기적으로 아세트아미노펜을 복용했던 한 환자는 급성 간부전으로 사망하였다.

• **저장상의 주의사항**

가) 어린이의 손이 닿지 않는 곳에 보관한다.

나) 30℃ 이하에서 보관한다.

다) 원래의 포장에 보관한다.

③ 글리벡을 복용할 때의 부작용들

이 약은 유도미사일처럼 암세포만을 골라서 파괴하기 때문에 기존의 항암제와 달리 정상세포를 거의 죽이지 않아 기존의 치료법에 비하여 환자들의 부작용이 비교적 적은 편이다. 가장 흔한 부작용으로는 구역, 구토, 근육통, 부종, 백혈구감소증, 설사, 식욕부진, 피부염, 습진 등이고 심각한 부작용은 폐혈증, 폐렴, 우울증, 경련, 심부전, 혈전증/색전, 출혈이 있으며 드물게는 빈혈, 혈소판감소증을 동반한 골수억제 등의 부작용이 보고되었다.

• 대부분의 환자는 어느 시기에나 부작용을 경험하였으나 대부분 경중등도이었고, 임상시험에서 약물과 관련된 부작용으로 투약을 중단한 경우는 만성골수성백혈병(CML) 임상시험의 경우 만성기 환자에서 2%, 가속기 환자에서3%, 급성기 환자에서 5% 그리고 위장관기저종양(GIST) 임상시험에서는 3.4% 환자에서 관찰되었다. 가장 빈번한 약물 관련 부작용은 오심, 구토, 설사, 부종, 복통, 피로, 근육통, 근육경련 및 피부홍반이었고 쉽게 조절할 수 있었다.

• 모든 연구에서 혈구감소증, 특히 호중구 감소증과 혈소판 감소증은 지속적으로 일관되게 나타나는 증세로서 750mg/kg 이상의 용량을 투여할 때 좀 더 자주 나타났다. (1상 연구) 그러나

CML 환자들의 경우 혈구감소증 발생 정도는 질병의 진행 단계에 따라 달랐다. CML을 새로이 진단받은 환자의 경우, 다른 CML 환자에게서보다 혈구 감소증이 덜 빈번하게 나타났다. 3등급 또는 4등급의 호중구 감소증과 혈소판 감소증 발생빈도는 만성기에 비해 가속기와 급성기에서 2-3배 더 높았다. 호중구 감소증과 혈소판 감소증이 발생한 평균기간은 각각 2-3주, 2-4주였다. 이 약의 투여용량을 감소시키거나 투여를 중지하면 대체로 이러한 증세들을 치료할 수 있으나 이 약 치료를 영구히 중단할 필요가 있는 경우도 드물게 있다.

- 부종이 모든 연구에서 공통적으로 발견되었고 안와주위 부종 또는 하지 부종이 주로 나타났다. 그러나 중증 부종의 빈도는 1~5%였으며, 이뇨제나 다른 보조 조치 또는 이 약의 감량으로 조절될 수 있었다.
- 흉막삼출, 복수, 폐부종, 급속한 체중증가(표재성 부종 유 또는 무) 등의 여러 이상반응은 국소 또는 전신적 체액저류를 의미한다. 이 반응은 용량과 관련이 있고, CML의 가속기나 급성기에 더 자주 나타나며(600mg/일), 노인환자에게서 더 빈번하게 발생하였다. 이들 증상은 보통 이 약의 중단이나, 이뇨제, 다른 적절한 보조 처치로 조절될 수 있다. 그러나 몇몇의 경우는 심각하고 치명적이었고, CML 급성기의 한 환자는 흉막삼출, 울혈성심부전 및 신부전의 복합증세로 사망하였다.
- 이 약과의 상관성과는 관계없이 이 약에 대한 CML연구에서 이 약으로 치료를 받은 환자들 중 최소 10%에서 보고되었던 부작용들을 표1,2에 각각 나타내었다.
- 부종을 제외하고는 노인(65세 이상)환자에서의 부작용 발현율이나 정도의 증가에 대한 증거는 없었다. 여성에서 1/2등급 안와주위 부종, 두통 및 피로에 대한 빈도가 약간 증가한 것을 제외하고는 성별에 따른 부작용 발현율이나 정도 차이는 없었다. 종족간의 차이도 없었으나 적절한 평가를 하기에는 subgroup의 수가 너무 작았다.

- **부작용(정리)**
  - 감염 : 드물게 패혈증, 폐렴, 단순포진, 대상포진, 상부 호흡기 감염
  - 혈액 및 림프계 : 때때로 호중구감소증, 혈소판감소증, 빈혈 드물게 열성 호중구감소증, 범혈구감소증
  - 대사 및 영양 : 때때로 식욕부진 드물게 탈수, 고뇨산혈증, 저칼륨혈증, 고칼륨혈증, 저나트륨혈증 식욕증진, 식욕감소
  - 정신신경계 : 때때로 두통, 미각이상, 감각이상, 불면, 드물게 우울증, 출혈성뇌졸중, 기절, 말초신경증, 저감각증, 기면, 편두통
  - 눈 : 때때로 결막염, 누액증가, 드물게 안자극감, 시야흐림, 결막 출혈, 안건조, 안와부종
  - 귀 및 내이 : 드물게 현훈

- 심혈관계 : 드물게 심부전, 폐부종, 빈맥, 혈종, 고혈압, 저혈압, 조홍, 말초냉감
- 호흡기계 : 때때로 흉막삼출, 비출혈, 드물게 호흡곤란, 기침
- 소화기계 : 때때로 오심, 구토, 설사, 소화불량, 복통, 복부팽만, 고장, 변비, 구갈, 드물게 위장출혈, 흑색변, 복수, 위궤양, 위염, 위-식도 역류, 구강궤양
- 간 및 담즙 : 드물게 황달, 간효소 증가, 고빌리루빈혈증
- 피부 및 피하조직 : 때때로 안와부종, 피부염/습진/발진, 얼굴 부종, 눈꺼풀 부종, 소양증, 홍반, 피부 건조, 탈모증, 야간 발한, 드물게 점상출혈, 발한증가, 담마진, 손발톱파상, 광과민 반응, 자반
- 근골격 및 결합조직 : 때때로 근육 경축 및 경련, 근골격통, 관절 부종, 드물게 좌골 신경통
- 신장 및 비뇨기계 : 드물게 신부전
- 생식기계 및 유방 : 드물게 여성화유방, 유방확대, 음낭부종
- 전신적 : 때때로 체액저류 및 부종, 드물게 발열, 피로, 위약, 경직, 권태, 출혈
- 체중감소

④ 글리벡치료의 성적(결과)

1998년 기존의 치료법인 interferon치료에 불응한 만성골수성백혈병 환자 54명을 대상으로 실시된 phase I 연구에서 98%의 혈액학적 완전반응과 54%의 세포유전학적 완전반응이라는 경이로운 결과를 보여주었다. 이후 이루어진 연구 결과들은 만성골수성백혈병에서의 글리벡의 놀라운 치료효과를 증명하였고 더 나아가 최근 2003년 발표된 O' Brien 등의 연구에서는 만성골수성 백혈병 환자의 초기치료로서 글리벡 단독치료가 기존의 치료법인 interferon과 cytarabine 병합치료보다 세포유전학적 반응율과 생존율에서 우월하다는 연구결과가 발표되었다.

만성골수성백혈병의 치료 후 관해 판정

혈액학적 반응(Hematologic response)	세포유전학적 반응(Cytogenetic response) (골수세포에서 중기세포 최소 20개이상 검사)	분자생물학적 반응 (Molecular response) (대조군 유전자에 대한 BCR/ABL의 비율)
완전(complete)	완전(complete) Ph+ 0	완전(complete)
– 혈소판 〈45만/μl	부분(partial) Ph+ 1–35%	정량할 수 없는 또는 감지할 수 없는
– 백혈구〈1만/μl	부(minor) Ph+ 36–65%	전사물(transcript non quantifiable
– 호염기구〈5%, 미성숙과립구0%	최소(minimal) Ph+ 66–95%	and non detectable)
– 비장종대 없음	반응없음(none) Ph+ 95%〈	주(major) ≤ 0.10
완전관해가 나타날때까지 2주간격으로 검사하고 완전관해에 도달하면 3개월에 한번씩 검사한다.	6개월에 한번씩 검사하고 완전관해에 도달하면 12개월에 한번씩 검사한다.	3개월에 한번씩 검사한다. 치료실패이거나, 예상했던 것보다 반응이 적거나, 전사물이 증가할 때 돌연변이 검사를 한다.

대상환자 (환자수)	혈액학적 관해	세포유적학적 관해 완전+부분 (major)	완전 (complete)	병이 진행되는 경우(%)
처음 진단된 만성기(400mg)	96%	83%	68%	
인터페론 저항성 만성기(400mg)	95%	60%	41%	11%
가속기 (매일400mg투여)	65%	16%	11%	40%
가속기(매일600mg투여)	71%	28%	19%	
모세포기(매일400mg투여)	9%	6%	7%	80%
모세포기(매일600mg투여)	35%	18%		

이제까지의 임상연구결과로 보아 글리벡은 대부분의 만성 골수성 백혈병 환자에서 일차치료제로 선택되고 있다. 그러나 동종골수이식이 가능한 환자에서는 글리벡의 치료효과에 대하여서는 아직 충분한 연구 결과가 없다. 글리벡 치료와 동종골수이식이 가능한 경우 어떤 치료방침을 선택할 것인가는 현재로서는 판단하기 어려운 문제이다. 글리벡의 장기치료에 대한 연구결과는 아직 없으며 이 결과가 나올 때까지는 어떠한 판단도 흔쾌히 내리기 어려운 문제로 생각된다.

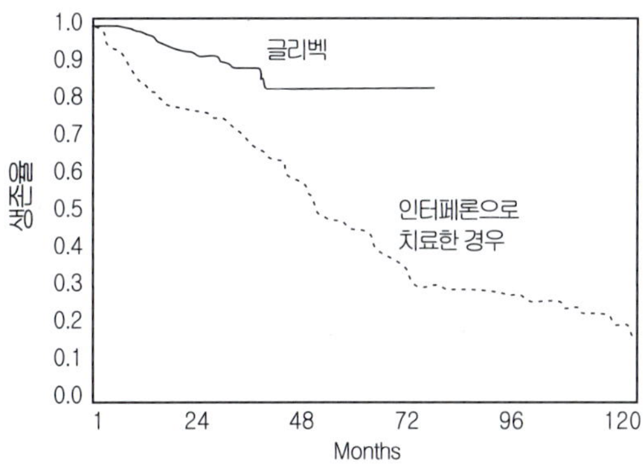

그림 3-42 글리벡 또는 인터페론 치료이후의 생존율.

⑤ 글리벡과 내성(글리벡과 耐城, Resistance)

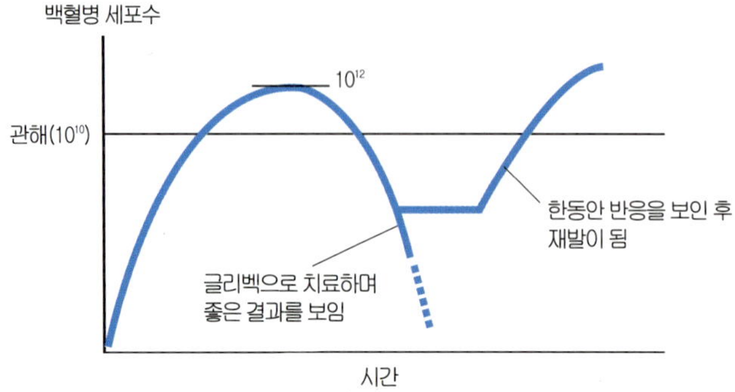

그림 3-43

필라델피아 양성의 만성 골수성 백혈병에서 글리벡의 사용은 일부에서 반응하지 않는 내성을 보여주는데 이는 글리벡이 표적으로 하는 abl-kinase의 점상 돌연변이(point mutation), 증폭되는 유전자 등과 연관된다.

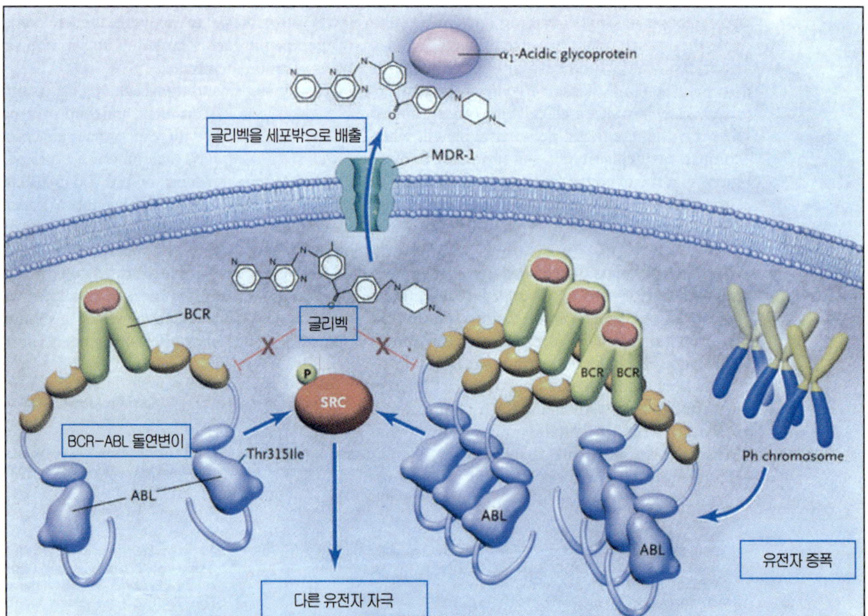

그림 3-44 글리벡 내성에 관한 도식

글리벡이 만성 골수성 백혈병 세포에서 만드는 유전자 (BCR-ABL) 산물은을 차단하지 않게 되는 다양한 경로
(예 : 돌연변이, 세포외로 배출, 유전자 증폭, 다른 유전자 자극 등등)

또한 내성이 온 경우 글리벡의 용량을 더 올려서 내성을 극복하려는 노력이 시도되고 있으며 동시에 글리벡+인터페론, 글리벡+화학요법, 수퍼글리벡, BMS 신약 등등도 시도되어지고 있다(한편 4부에서 임상시험과 기대가 되는 신약에서 더 다루고 있음).

2) 하이드리아 및 화학요법

① 하이드리아(Hydrea, Hydroxyurea)

만성 골수성 백혈병에서 혈구수를 조절하기 위해서 사용하지만 병 자체를 치료하지는 못하며 따라서 급성기로의 전환을 저지시키지는 못한다. 그러나 일반적으로 일시적인 증상완화를 목적으로 사용할 수 있는 유용한 약이다.

초기용량은 하루 2g으로 유지용량으로 500mg-1000mg을 쓰는 것이 대부분이나 환자의 혈구수에 따라 조정될 수 있다.

부작용으로는 오심, 구토, 설사, 변비 등의 소화기계 부작용 외에도 발열, 발진, 신장독성이나 간독성이 있을 수 있으며 급성간질성폐렴이 드물게 있을 수 있다. 골수기능억제가 있을 수 있다. 그럼에도 불구하고 약물적응력이 우수하며 용량을 조절하기 쉽고 부작용이 적은 장점을 가지고 있다.

하이드리아는 병 자체를 치료하는 것은 아니므로 생존율을 크게 연장시킬 수는 없으나 일반적으로 만성 골수성 백혈병에서 투여하였을 때 50-60개월 전후의 중앙생존기간을 보고하고 있다.

② 기타 화학요법(chemotherapy)

초기에 만성기의 혈액학적 관해를 위해 부설판(busulfan)을 사용할 수 있다. 세포주기가 비특이적이며 부작용으로 골수억제, 범혈구감소증, 피부색소침착, 폐섬유증, 폐이형성증 등이 있을 수 있다. 약물적응력이 높고 비용부담이 낮으나 폐부전 등의 심각한 부작용의 발현가능성이 있고 세포유전학적인 관해율이 낮아 현재는 잘 사용하지 않는 방법이다.

이외에도 급성 골수성 백혈병의 관해요법에서와 같은 항암치료를 사용하기도 하나 치료효과는 높지 않다. 항암제로는 시타라빈이나 플루다라빈 등을 사용한 연구결과들이 보고되었는데 40%에서 주요 세포유전학적 반응이 보고되었으나 이후 관해를 유지하기 위해 인터페론 등을 사용해야 했으며 관해유지기간이 짧아 인터페론 단독치료에 비해 이득이 없어 현재 화학요법만을 시행하는 것은 특이한 상황을 제외하고는 권장되지 않는다.

3) 인터페론의 치료와 그 부작용들

① 인터페론이란?

인터페론은 면역치료의 하나로 개발되어 주로 혈액세포의 증식을 억제하는 성질과 기타 다양한 생체효과를 갖고 있어 만성 골수성 백혈병의 치료에 널리 사용되는 전통적인 약제이다. 기전은 유전자전사유도, 세포성장억제, 세포분화의 변형 등을 통하여 항암 효과를 나타낸다. 만성 골수성 백혈병에서 혈액학적 관해와 세포유전학적 반응에 도달하는데 유용하다.

② 인터페론 치료의 실제와 용량

실제로 만성 골수성 백혈병에서 사용되는 인터페론은 인터페론 알파이며 연구결과에 따라 다르지만 용량은 체표면적당 500만 unit을 매일 피하주사로 투여하면서 하이드리아나 다른 항암제를 함께 투여할 수 있다. 간혹, 체표면적당(Body Surface) 800만 unit 까지도 그 용량을 올리면서 효과(혈액학적 및 세포유전학적)가 향상되는 경우도 있다.

③ 인터페론 치료의 부작용

독감유사증상으로 발열, 오한, 근육통 등이 있을 수 있으며 심혈관계 독성으로 빈맥, 저혈압 등이 있을 수 있고 체중감소나 탈모 등도 나타날 수 있다. 갑상선기능저하증이 생길 수 있으므로 주의가 요구되며 드물게 근융해증이나 사구체신염 등이 올 수 있다.

④ 인터페론 치료성적

만성 골수성 백혈병에서 글리벡이 나오기 전까지는 이식 없이 혈액학적 관해를 일으킬 수 있는 유일한 약제로 사용되었었다. 초기연구결과에 따르면 만성기 환자에서 세포유전학적 완전관해 10-15%를 포함하여 혈액학적 조절이 70-80%까지 조절되고 급성기로의 진행을 늦춰주며 중앙생존기간을 연장시켜주는 것으로 되어있다. 필라델피아 염색체의 양성율이 35%이하인 환자군에서도 세포유전학적 완전관해는 인터페론을 치료받은 환자의 5-10%의 환자에서 보이며 주요 세포유전학적 관해도 10-30%에 이른다.

단독요법보다 하이드리아와 병용했을 때 생존율이 높다는 보고가 있으며 5년 생존율을 42-57% 정도이다. 인터페론과 항암제인 시타라빈을 병용하는 방법과 인터페론 단독투여를 비교하는 연구에서 병용하는 경우가 주요세포유전학적 반응이 더 높은 소견을 보여주었으며 반응이 좋았던 환자군에서 생존율이 높음을 보여주었다.

4) 복합치료(combination therapy)

글리벡의 놀라운 효과가 증명되면서 아직은 초기단계이기는 하나 글리벡과 다른 약제와의 복합치료가 점차 시도되고 있다. 글리벡과 하이드리아 또는 글리벡과 인터페론을 함께 사용하는 복합요법이 있으며 급성기 만성 골수성 백혈병 환자에서 글리벡과 화학요법을 함께 사용하는 복합요법이 시도되고 있다. 아직까지 대규모 임상시험은 이루어지지 않고 있으며 향후 몇 년 이내에 글리벡과 여러 약제의 복합치료에 대한 임상시험이 이루어질 것으로 생각된다.

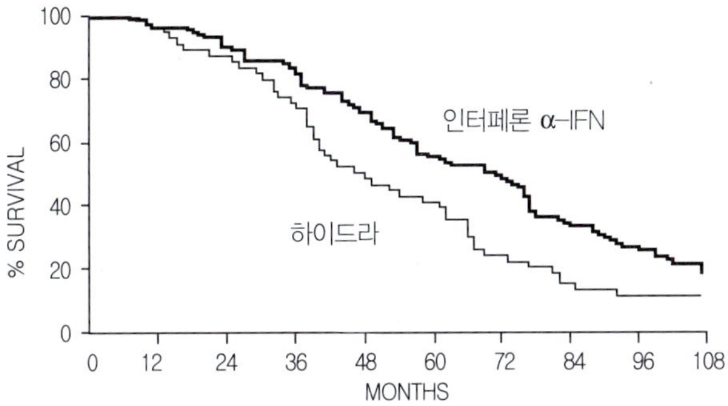

그림 3-45

5) 통증과 통증약

이는 '4. 급성백혈병의 3) 관해요법과 그 부작용들의 (3) 통증과 통증약' 에서 이미 기술하였음.

6) 이식의 실제와 그 부작용들

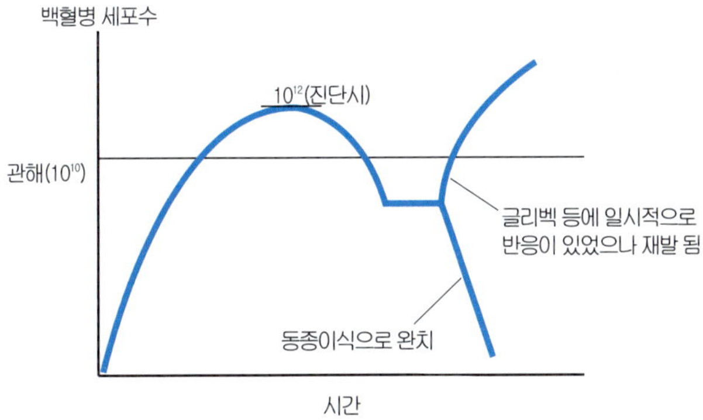

그림 3-46

CML에서의 동종이식은 조혈모세포(造血母細胞, Hematopoietic stem cell)를 누가 주었는가에 따라 형제간 동종이식 또는 타인간 동종이식으로 구분이 된다.

이때 조혈모세포가 골수-조혈모세포인지 또는 말초-조혈모세포인지 또는 제대혈-조혈모세포인지에 따라 다시 구분이 된다.

한편, 전처치란 이식을 하기 전에 골수의 공간을 마련하기 위해, 숨어있는 백혈병세포를 퇴치하기 위해 또는 환자의 면역체계를 조절함으로 외부의 골수가 들어와서 잘 자리잡도록 하는 면역조절을 위해 투여하는 화학요법 또는 전신방사선 조사이다. 이 전처치의 종류에 따라 다시 2가지로 나뉘어지는데, 이는 전통적인 전처치와 미니(Mini)-전처치로 나뉘어진다. 후자 미니-전처치는 "non-myelo-ablative conditioning(골수를 완전히 파괴하지 않는다는 뜻)" 이라고도 불려진다. 따라서 미니골수이식은 Non-myelo-ablative Stem Cell Transplantation (NST)라고 하기도 한다.

따라서 형제/타인, 골수/ 말초/ 제대혈, 전통적/ 미니 등 7가지 조합을 갖고 다음의 12가지 치료(조합)가 가능하다.

형제-골수-전통적 이식
형제-골수-미니이식
형제-말초-전통적 이식
형제-말초-미니이식
형제-제대혈-전통적 이식
형제-제대혈-미니이식
타인-골수-전통적 이식
타인-골수-미니이식
타인-말초-전통적 이식
타인-말초-미니이식
타인-제대혈-전통적이식
타인-제대혈-미니이식

여기서는 각각의 특징을 간략하게 기술하겠으며, 보다 자세한 것은 "성주명 교수의 골수이식 클리닉"을 참조하면 된다.

- 조직항원이 완전히 일치할 경우(소위 HLA-identical) 형제간의 이식이 타인 이식보다는 그 성적(완치율)이 우수하다.
- 골수이식은 말초조혈모세포이식보다 회복(착상)이 약 1주간 늦는 경향(21일 대 14일)이 있으며, 따라서 백혈구 또는 혈소판수치가 낮은 이 기간동안 열이 나거나 출혈현상이 생기는 것이 말초조혈모세포이식보다는 그 빈도가 높은 경향이나 생존율에 있어서는 이러한 단점이 그대로 반영이 되지는 않기 때문에 되어 말초조혈모세포이식보다 생존율이 더 낮지는 않다.
- 한편, 급성이식편대 숙주반응은 골수이식과 말초조혈모세포이식이 비슷하나, 만성 이식편대 숙주반응은 골수이식이 말초조혈모세포이식에서 생기는 빈도가 1/2-1/3 수준이다.
- 소아에서 제대혈이식, 특히 타인 제대혈이식은 타인 골수이식과 비슷한 결과(성적)를 보이고 있지만, 성인에서의 제대혈이식은 아직 본 궤도에 올라와 있지 않다. 성인에 있어서는 제대혈의 단핵구 양이 3×10^7/kg(환자 몸무게당)이 있는 경우, 보다 좋은 성적을 기대할 수 있다.
- 진단이 붙은 이후 1년 이내에 하는 것이 유리한 경향이다.
- 나이가 어린 환자일수록(20~30대) 더 유리하다.
- 타인이식의 경우 여자환자/여자공여자의 조합이 여자/남자, 남자/여자, 남자/남자의 조합보다 유리한 경향이다.
- 만성기에서 미니골수이식은 전통적인 이식의 성적과 비슷하다.
- 유럽의 자가이식 성적은 진단 시/초반에 시행한 이유로 우수한 반면, 북미에서는 상당히 병이 진행된 만성기에서 시행하였기에 그 성적이 부진하다. 한편 유럽의 data는 확실한 검증이 된 상황이 아니다.
- 이식의 부작용들

  : 이는 "성주명 교수의 골수이식 클리닉"에 보다 자세히 기술하고 있다.

여기에서, 간략하게 기술하자면,

• 무균실에서 생착을 기다리는 기간(이식 이후 약 30-40일 까지)동안 생길 수 있는 일들
 : 여기에는 주로 전처치(이식을 위해 하는 화학요법) 이후 피수치(백혈구와 혈소판) 감소에 따른 것들임.
 - 호중구 감소
 - 혈소판 감소
 - 점막염
 - 간정맥 폐쇄증
 - 박테리아/ 진균패혈증
 - 바이러스 감염
• 이식 이후 30일부터 100일까지 생기는 일들
 : 외부에서 들어온 건강한 조혈모세포가 자리를 잡은 후(착상, 着床, Engraftment)부터 그 이후 100여일까지의 기간 동안 생길 수 있는 일들.
 - 급성 이식편대 숙주병
 - 곰팡이류 감염
 - CMV 바이러스 폐렴/ 간염/ 장염
 - 아데노 바이러스 감염
 - 생착거부(또는 "2차성 생착실패") : 이는 자리를 잡았던 이식편(移植片, graft)이 재발을 포함한 여러 이유로 다시 사라지는 것을 말함.
• 이식 이후 100일부터 3년까지 생길 수 있는 일들
 - 만성 이식편대 숙주반응
 - 대상포진
 - 박테리아 패혈증
 - 재발/ 생착거부
• 이식 이후 완치율

질환	완치율		
만성골수성백혈병	동종이식		자가이식
(CML, Chronic Myeloid Leukemia)	형제간	타인	
만성기	70~75%	40~45%	
가속기	30%	30%	20~60%
급성기	20%	20%	

형제간 골수이식(CML)

7) 치료에 관한 종합정리(Algorithm)

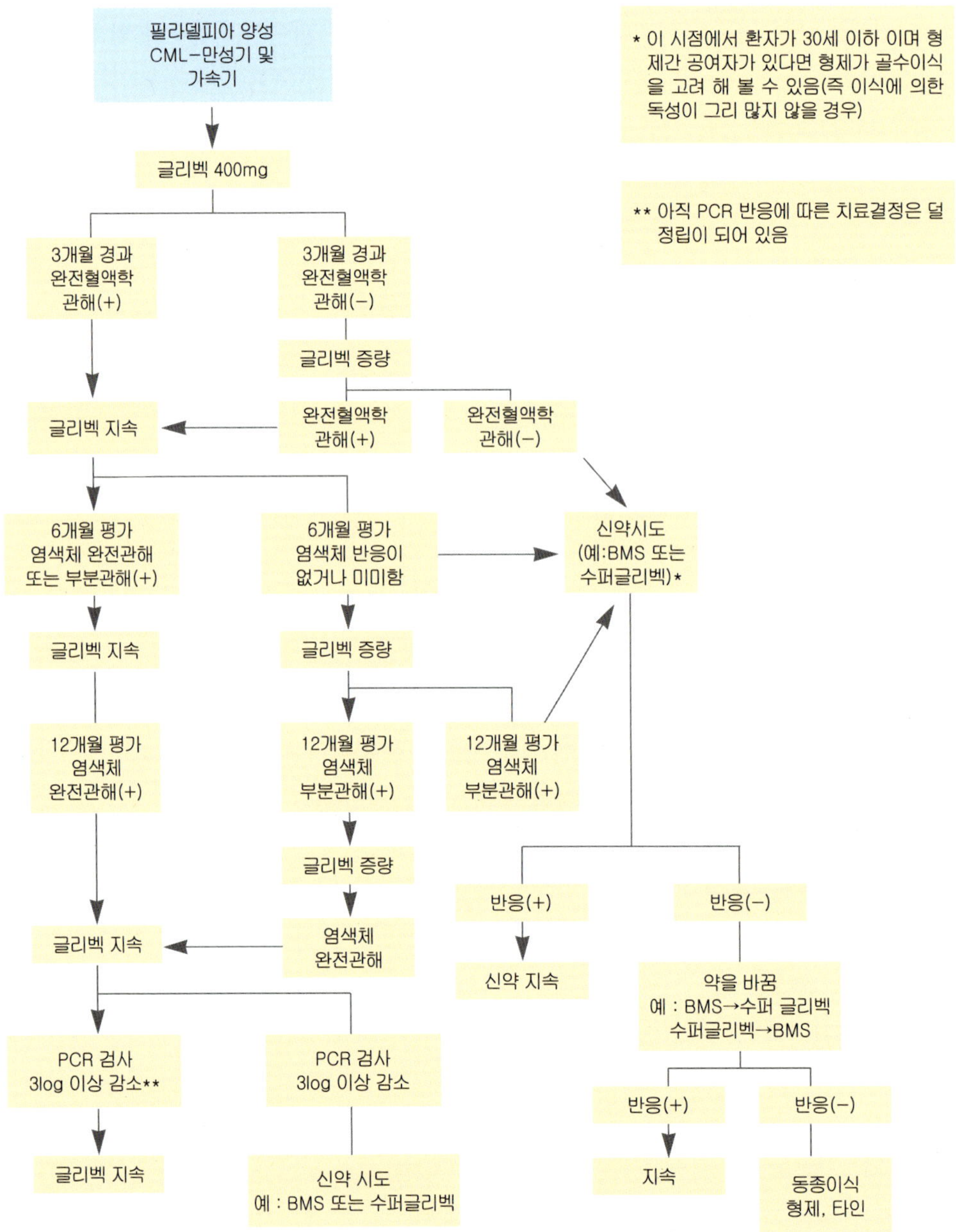

그림 3-47

7. 만성림프구성 백혈병

1) 언제 치료를 해야 하나

만성 림프구성 백혈병은 처음 진단 이후 항상 즉시 치료를 시행하지는 않는다. 비록 피안에 림프구가 비정상적으로 증가했다 하더라도 아래에 기술한 상황들이 없다면 그냥 관찰을 하며 기다리는 것이 정석이다.

치료를 해야 되는 상황들

① 질병과 관련된 진행되는 증상이 생김
(열감, 체중감소, 기력쇠잔(氣力衰殘) 등)
② 빈혈이나 혈소판감소증이 심해짐
③ 림프선종대가 심해지는지, 심한 비장종대
④ 신속히 진행하는 림프구증다증
(불과 수개월 안에 피 속의 림프구 수치가 2배가 되는 경우)

위와 같은 소견을 보이는 경우는 즉시 치료를 받아야 한다. 위의 증상이 없다면 추적관찰하면서 지켜보게 되는데 3-6개월마다 정기적인 추적검사가 필요하다. 대개 만성 림프구성 백혈병은 그 진행양상이 아주 다양하기 때문에 각 개인의 질병 진행양상에 따라 의료진의 치료없이 추적관찰하는 기간도 달라진다.

2) 예후인자(豫後因子, Prognostic Factors)에 관하여

있을 경우 그 예후가 나쁜 경우

- 혈장 안에 Thymidine Kinase 수치가 7.0 u/L
- 혈장 안에 CD23 (+)
- 혈장 안에 β2-microglobulin : 4.0mg/L
- 염색체분석 중 17번 또는 11번 염색체가 부분적으로 손실된 경우(17p13, 11q23)

있을 경우 그 예후가 좋은 경우

- V gene에 돌연 변이가 있는 경우
- 염색체 분석 시 결손이 없는 경우. 단 예외적으로 13번 염색체의 부분(q14)

3) 각 치료의 실제

(1) 항암제와 그 부작용들

가장 흔히 사용되는 대표적인 항암제로는 클로람부실(chlorambucil)과 시클로포스파마이드(cyclophosphamide)가 있다. 클로람부실은 위장관으로 흡수가 가능하므로 구강으로 투여할 수 있으며 부작용으로는 오심, 구토, 점막염 등이 있을 수 있으며 심각한 부작용으로 골수억제로 인한 백혈구감소증이 있을 수 있다. 또 하나의 약제인 시클로포스파마이드는 구강투여와 주사투여가 모두 가능하다. 골수억제의 부작용 외에도 방광염이 있을 수 있어 투여 시 주의가 요구되며 이를 피하기 위해 적절한 수액요법이 필요하다. 오심, 구토가 클로람부실 보다 좀더 흔하다.

최근에 많이 쓰이는 약제로 플루다라빈(fludarabine)이 있는데 이는 위의 약제에 내성이 있는 경우에도 효과적인 것으로 되어 있다. 단독요법으로 4주마다 5일간 매일 체표면적당 25mg을 주사투여 하며 4번에서 6번의 치료가 가장 효과적인 것으로 되어 있다. 오심, 구토 등의 부작용은 없으나 장기간 사용 시 골수독성과 감염 등의 부작용이 있을 수 있다. 첫번째 치료 때 종양용해증후군(tumor lysis syndrome)의 위험이 있으므로 주의가 요구된다.

(2) 통증과 통증 약물

이는 '4. 급성 백혈병의 3) 관해요법과 그 부작용들의 (3) 통증과 통증약' 에서 이미 다루었음.

(3) 단(單, Mono) 클론(Clonal) 항체(抗體, Antibody)

문제가 되는 CLL 세포가 CD20이나 CD56같은 체포면 물질을 발현(發現, Expression)되는 점을 이용하여 개발된 신약이다. 즉 이러한 것에 대한 항체(抗體, Antibody)는 항원(抗原)이 발현된 것에 대해서만 특이하게 작용하면서 문제의 백혈병세포를 처리하게 되는 것이다.

현재 CD20에 대한 항체(抗體, Antibody)인 Rituximab은 1주에 한번씩 4주간 시도할 경우 약 5-10% 가량 완전 관해가 오고 약 40%에서는 부분관해가 오며, 또한 CD56에 대한 항체인 Alemtuzumab(Campath-1H)은 1주에 3번씩 약 12주 가량 투여 시 5-15%의 완전관해와 40-50%의 부분관해가 보고되고 있다.

그러나, 이론적으로 생각했던 것보다 실제에서 그 성적이 부진한 이유로는,

ㄱ) 백혈병세포가 단순하지가 않아 몇몇 항체만으로는 퇴치할 수 없는 점

ㄴ) 백혈병세포는 세포 표면에만 문제가 있는 것이 아니라 그 내부에도 문제가 있는 점

ㄷ) 또한 백혈병세포는 그 자체가 계속 돌연변이를 시킴으로는 외부에서 들어간(비교적) 단순한 치료로서 역부족인 면 등이다.

(4) 복합치료(複合治療, Combination Therapy) : 화학요법+단클론항체

각각의 치료인 화학요법과 단클론항체를 함께 시도하는 치료법으로 FCR (Fludarabine+Cyclophosphamide+Rituximab)등을 시도했을 경우 무려 60% 이상 완전관해가 오며 90% 이상 부분관해가 보고되어지고 있다. 그러나 이러한 data는 불과 수년간의 추적 결과이기 때문에 조금 더(7-10년) 그 결과를 기다려 봐야 한다.

이외에도 최근 많이 사용되는 Fludarabine + Rituximab과 Fludarabine + Alemtuzumab (Campath-1H) 등이 시도되어지고 있다.

위에서 시도되고 있는 장기적인 치료의 결과는 아직 충분히 나와있지 않으나 시간이 지나면서 옥석(玉石)이 가려지게 될 것이다.

4) 이식의 실제와 그 부작용들

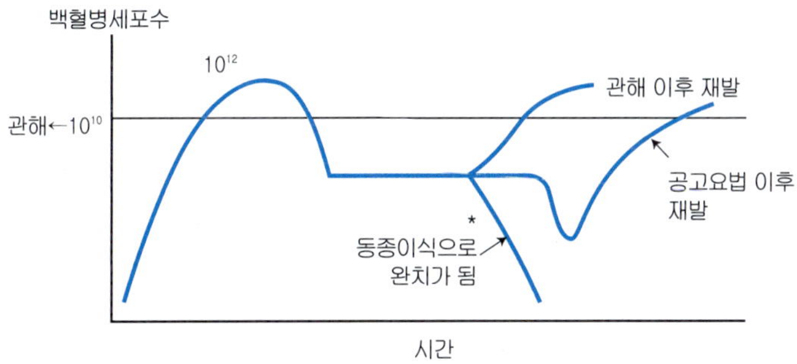

그림 3-48

CLL에서의 동종이식은 가능하다면 미니이식을 시행하며 또 동시에 말초조혈모세포를 사용해서 이식을 한다는 면에서도 여러 가지가 만성백혈병에서의 동종이식과 여러 가지가 흡사하다. 즉, 대부분의 경우 CML 처럼 서서히 진행되는 행태(Behavior)가 여기 CLL에도 적용된다. 또한 급성백혈병(AML, ALL)에서의 동종이식 시의 부작용 등을 참조하면 된다.

몇몇 Key point를 기술하자면,

- 가급적이면 형제간 이식이 타인이식보다 선호된다. 그 이유는 형제간 이식이 부작용이 적으며 따라서 성적(완치)이 우수하게 된다. 또한 이식에 소요되는 경비 또한 적게 든다.
- 타인 동종이식은 그리 흔히 시행되지는 않는다. 그 이유로는 CLL의 환자들은 대부분 50세 이상 이어서 동종이식 이후 부작용이 더 많으며, 더더욱 타인 이식 시는 제반 부작용의 빈도가 더욱 높다.
- 이식 시 전통적인 전처치보다는 미니(mini)형식의 전처치를 선호한다. 그 이유는 급하게 병(CLL)을 퇴치하기 위해 강력한 화학요법에 의한 전처치가 굳이 필요없는 상황이다(전통적인

이식에 의한 완치율 : 30:40..). 즉, 외부에서 들어간 건강한 조혈모세포가 안착(安着, engraftment)을 한 후 서서히 나쁜 세포를 밀어내면 되는 상황이어서 전통적인 이식 시 필요한 전처치보다 1/5-1/3 정도의 화학요법에 의한 전처치이면 족하다(미니이식의 성적 : 40-50%).

- 타인 제대혈 이식 또한 대단히 드물게 시행되고 있으며 여기에서 치료의 성패를 좌우하는 것은 많은 양의 제대혈 샘플(sample)을 만나는 것이 중요하다. 조직항원이 6개중 2-3개가 틀려도 시행할 수 있다는 장점은 있으나 성인 환자의 몸무게(kg 당) 3×10^7 / kg 이상의 핵이 있는 세포를 주입할 때 좋은 성적을 기대해 볼 수 있다. 물론 여러 약제에 덜 내성이 있을수록, 또 너무 악질로 진행되지 않은 CLL일 경우 타인이식에서 기대해 볼 수 있다.
- CLL에서의 자가이식은 골수가 완벽하게 깨끗하게 된 경우라고 생각해서 자기골수 추출을 한 뒤 다시 이식 시 쓰지만, 사실은 많은 경우 그렇지가 않다. 따라서 이식을 한 뒤 3년이 될 때까지 꾸준히 병(CLL)이 재발이 되며 결국은 4년이 지나면서도 재발이 되지 않은 사람은 약 20% 정도이다.

5) 통증과 통증약

이는 '4. 급성백혈병의 3) 관해요법과 그 부작용들의 (3) 통증과 통증약' 을 참조할 것.

6) 치료에 관한 종합정리 (Algorithm)

▷ 치료적응증

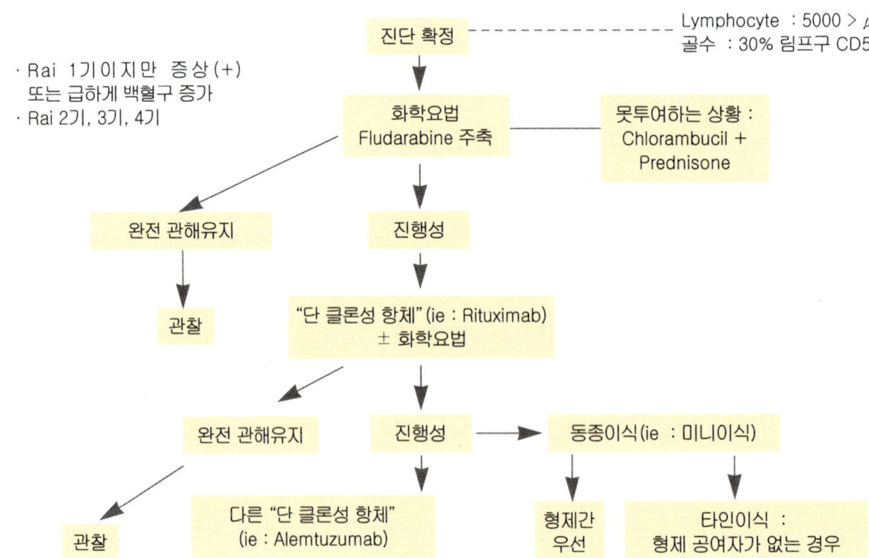

그림 3-49

제4부

퇴원을 하며

1. 퇴원 이후 의료팀에게 즉시 보고해야 하는 상황들
2. 얼마나 자주 피검사와 골수검사가 필요한가?
3. 주의해야 하는 음식물과 간호시 주의할 점
4. 스트레스와 면역체계
5. 사회사업과에서 받을 수 있는 지원들
6. 사회에 복귀하며...
7. 각 질환에 있어 재발 시 치료의 옵션들
8. 처음부터 관해가 오지 않는 경우
9. 임상시험과 기대해 볼만한 신약들에 관하여
10. 모든 치료에 듣지 않을 때...
11. 보다 많은 정보를 원할 때(인터넷 사이트)

1. 퇴원 이후 의료팀에게 즉시 보고해야 하는 상황들

퇴원 시 입원 의료진이 지시한 외래 추적날을 지키는 것은 중요하며 또 기본이지만, 다음의 일들이 생기면 긴밀히 연락을 취해야 한다. 즉, 낮시간에는 외래로 달려와야 하며 저녁시간이나 주말에는 응급실에 방문하여 의료진의 지시를 따라야 한다. 한편 외래 응급실의 전화번호 및 주치의의 호출기/핸드폰번호를 환자 본인 및 보호자들이 수첩이나 지갑에 지참하는 것도 한가지 방법이다.

백혈병 전반에 관한 주의사항

① 열이 38 ℃ 이상일 때(대개 오한과 식은땀이 동반됨) 패혈증의 가능성이 높아짐.

② 심한 설사가 있을 때(하루에도 자주 지속적인 설사를 할 경우, 반면, 횟수가 많지는 않지만 설사의 양이 많을 때), 열심히 먹어도 체중이 꾸준히 줄 때.

③ 이유없이 천식 증상이 있거나 혈압이 갑자기 떨어지는 증상(갑자기 맥박이 약해질 때)이거나 기절할 것 같은 느낌이 있을 때는 약에 대한 알러지의 가능성이 높음.

④ 너무 구토가 심하거나 입맛이 없어 전혀 못 먹는 경우

⑤ 수혈시 특히 조심해야 하며 그 어떠한 수혈도 의료진의 자문 하에 시행되어야 한다(임의로 가까운 동네 의원에서 수혈 받는 일은 절대 불가임).

동종이식 이후 주의사항

위에서 지적한 사항 이외에 다음을 특히 주의해야 한다.

① 골수이식 환자의 경우 구토로 인해 싸이클로스포린(면역 억제제)과 같은 중요한 약제를 복용하지 못할 때(한편, 역으로 싸이클로스포린의 혈중 농도가 너무 높아도 구토가 생길 수가 있음). 또한 소화기계의 이식편대 숙주반응일 시에도 구토를 시작할 수 있다.

② 이식환자의 경우 심한 피부발진이 몸의 50%가 넘거나 물집이나 피부가 벗겨지는 증상이 있을 때(이식편대 숙주반응일 수 있음)

③ 황달(눈이나 피부가 노랗게 됨)이 있을 때 특히 골수이식 이후(이식편대 숙주반응일 수 있음)

④ 특별히 먹는 것이 없는데도 “물설사”가 꾸준히 나올 경우에는 장에 생긴 “이식편대 숙주반응”을 고려해 봐야 함.

2. 얼마나 자주 피검사와 골수검사가 필요한가?

모든 백혈병에서 일률적으로 그 원칙을 말할 수는 없다. 그러나, 일반적인 원칙은 퇴원 3-4주가 지나면서 시행한다.

말초혈액 검사 : 치료가 시작되어 마치는(공고요법 등) 첫 6개월간은 2-3주마다, 그 후 6개월간은 매 3-4주마다 주로 Hb(헤모글로빈), 혈소판, 백혈구(호중구, 림프구, 재발을 알려줄 수 있는 아세포(백혈병) 및 그 전구세포 등)를 관찰한다.

- 특히 혈소판의 감소는 급성 백혈병 시 재발을 예측하는 요소가 되며 만성백혈병 시 병 진행의 척도가 된다.
- 장 출혈 등이 없는데도 빈혈이 악화될 때 역시 재발의 전조가 될 수 있다.
- 급성 백혈병은 자동화 피검사 시 매번 아세포(blast or immature cell)가 출현하는가를 유심히 봐야 하지만, 조금이라도 의심이 갈 때에는 말초혈액을 유리 슬라이드 위에 놓고 밀어서 검사(도말, 塗抹)하는 "peripheral blood smear"를 시행해야 한다.
- 또한 APL(M3) 등에서는 혈액응고 검사 수치가 악화되면서 임상적 재발보다 선행(先行)되는 수도 있다.
- 만성 골수성 백혈병에서는 백혈구 분포가 소위 "아세포 쪽으로의 이동"이 되어 골수성 세포 중 아세포 다음 단계의 세포가 많이 보이며 동시에 basophil 또는 eosinophiil 등이 늘어날 수 있으며 이는 병의 진행과 관계가 있다. 또한 CML의 경우 병이 진행이 되면서 LAP 수치가 감소된다.
- 만성 림프구성 백혈병에서는 용혈성 빈혈이 자주 동반될 때에는 병의 진행과의 연관을 의심해야 한다.
- 또한, 만성 림프구성 백혈병의 경우에는 말초혈액 도말(塗抹)검사상 성숙한 림프구가 많이 보이게 되며, 이를 체표면 면역검사시(FACS) CD5라는 특이한(원래 T-cell 에서 발현됨) 체표 단백질이 CLL에서 대부분 B-cell의 질환임에도 불구하고 양성이다.

골수검사

- 피검사가 마치 물 위로 떠있는 빙산의 일각(1/5)을 보는 상황이라면, 골수검사는 4/5이상이나 물에 잠겨져 있는 얼음(빙산)의 중요부분을 보는 것이다.
- 골수 안에는 아세포(미 성숙세포)의 분포도 중요하지만 기타 세포들이 잘 성숙, 분화되어가는지를 봐야 한다.

- 또한, 백혈구, 혈소판, 적혈구 계통의 세포들이 기형성(Dysplasia)을 보이지는 않는가를 봐야 한다.
- 골밀도 충실검사에서는 치료 이후 잘 회복 되었는가와 재발 여부를 볼 수 있으며, 골수흡입검사(Aspiration)에서는 판단할 수 없는 골충실도(Bone Marrow Cellularity)를 판정하게 된다.
- 골수흡입검사는 소위, 세포유전학(Cytogenetics)을 하는 중요한 검사로서 20개의 유전자들의 결합체인 염색체 뭉치(metaphase)를 분석한다.

  이러한 cytogenetics에서는 비록 피검사가 정상으로 잘 유지된다 하더라도, 미리 소량의 나쁜 세포의 재발(Cytogenetic Relapse)을 말해주는 중요한 검사이다.

  이러한 세포유전학검사를 통해 완연히 혈액학적 재발은 아직 오지 않았지만, 염색체 수치의 재발 시 치료에 임하게 되면 , 치료효과가 좋으며 그 부작용은 적게 된다.

3. 주의해야 하는 음식물과 간호 시 주의할 점

[퇴원 후 영양관리의 주의점]

백혈병으로 화학요법, 골수이식 또는 말초혈액조혈모세포이식을 받은 환자들의 경우 면역기능이 저하되고 오심, 구토, 발열, 감염, 미각의 변화 등 여러 가지 요인으로 인해 식사 섭취량이 저하되기 쉽다. 따라서 이를 극복하여 적절한 영양섭취가 가능하도록 영양관리가 필요하다.

1) 영양요구량

개인의 성별, 나이, 체격, 영양상태 등에 따라 요구되는 열량과 영양소의 양이 각각 다르므로 영양사와 상담하여 식사지도를 받도록 하는 것이 가장 바람직하다. 기본적으로 1일 3회 매끼니 어육류(육류, 생선류, 콩 및 두부류, 계란 등)가 1가지 이상 포함된 균형된 식사를 하고 영양을 보충할 수 있는 간식을 섭취하는 것이 좋다.

2) 식사방법

- 양질의 단백질(육류, 생선, 계란 , 두부, 우유)을 섭취한다.
- 퇴원하면서(피수치가 회복이 되어 좋다는 가정 하에) 서서히 신선한 과일과 야채를 충분히 섭취한다.
- 요리할 때도 우유를 많이 사용한다(특히 소아).
- 빵을 먹을 때도 마요네즈, 땅콩버터 등을 발라먹는다.
- 굽는 조리법 보다는 볶은 조리법을 이용한다.

3) 고단백 고열량 간식 및 영양보충 음료

- 고단백 강화 우유 : 우유 1컵+탈지분유 2큰술
- 초콜릿 밀크쉐이크 : 강화우유 3/4컵+코코아가루 1큰술+아이스크림 1큰술
- 강화 코코아 : 뜨거운 우유 1컵+전지분유 2큰술+코코아가루 1큰술
- 강화 과일쥬스 : 과일쥬스+통조림과일 갈아넣은 것
- 베이크트 포테이토 : 구운 통감자에 치즈 1장, 베이컨 1장을 얹어 따뜻하게 섭취
- 꿀 인절미 : 인절미 3개+기름 1작은술+꿀 1큰술
- 프렌치 토스트 : 식빵에 우유와 계란 물을 입힌 후 구워서 섭취
- 죽류 : 잣죽, 깨죽, 콩죽, 고기죽
- 영양보충음료 : 그린비아HP, 그린비아마일드케어, 뉴케어, 엔슈어

4) 치료로 인한 부작용에 대한 대처법

식욕부진, 입과 목의 통증, 구강 건조증, 미각의 변화 등 치료과정에 동반되는 부작용에 대처하는 방법 및 식사관리방법은 다음과 같다.

(1) 식욕부진

가장 일반적으로 나타나는 문제로 메스꺼움, 구토, 불쾌감 및 질병으로 인한 좌절감 등 많은 요인이 식욕에 영향을 미친다. 정신적이든 신체적이든 이런 증세를 가진 환자들은 자연히 식사에 대한 관심이 적다. 이러한 환자에게는 다음과 같은 방법이 도움이 될 수 있다.

① 식사시간을 서두르지 않는다.
② 가능한 정상적인 활동에 많이 참여하도록 한다.
③ 식사시간, 장소, 분위기 등을 바꾸어 본다(음악, 식탁의 꽃, 친구와 함께 식사 등).
④ 다양한 메뉴를 제공한다.
⑤ 식사시간에 구애받지 말고 가능한 시간에 식사한다.

(2) 입과 목의 통증

입이 붓고 아프거나 치주가 약해지고 인후 및 식도 통증의 발생은 방사선 치료, 항암제 투여, 감염 등의 결과로 나타나지만 무엇보다 중요한 상황은 골수이식 이후 오는 이식편대 숙주반응시이다. 이때는 약해진 입안을 자극하거나 씹고 삼키기 어려운 음식은 피하여 입을 보호하고 식사를 쉽게 할 수 있도록 한다.

① 씹고 삼키기 쉬운 음식을 시도한다(죽, 미음, 국, 밀크쉐이크, 바나나, 사과, 복숭아, 배, 수박, 으깬 감자, 마카로니, 커스터드 푸딩, 젤라틴, 스크램블드 에그, 수란, 체에 거르거나 으깬 채소류).

② 부드러워질 때까지 음식을 조리한다.
③ 믹서를 이용하여 음식을 갈아준다.
④ 버터, 맑은 고기국물, 소스 등과 섞어서 삼키기 쉽게 한다.
⑤ 입안이 쓰라리면 빨대를 이용한다.
⑥ 뜨거운 음식은 약해진 입과 목을 자극할 수 있으므로 음식을 차게 하거나 상온으로 먹는다.
⑦ 오렌지, 자몽, 귤, 생야채, 마른 빵, 맵고 짠 음식은 입안을 자극하므로 피 한다.
⑧ 삼키기 어려울 경우 머리를 뒤로 젖히거나 앞으로 움직이면 도움이 된다.
⑨ 가글액으로 입안을 자주 헹구어 음식찌꺼기와 박테리아를 제거한다.

(3) 미각의 변화

미각의 이상으로 단맛에 둔감하고 고기 맛에 민감해질 수 있다.
① 보기 좋고 냄새 좋은 음식을 준비한다.
② 고기맛이 싫으면 생선, 계란, 두부, 유제품으로 대체한다.
③ 육류 조리 시 과즙, 포도주, 드레싱 또는 소스에 재워 향을 좋게 한다.
④ 자극적인 탄산음료, 차, 오렌지, 레몬에이드 같은 신 음식을 사용하여 맛을 증가시킨다(입이 나 목이 부은 경우 사용하지 말 것).
⑤ 금속 식기류보다는 플라스틱식기나 수저를 사용하는 것이 쓴맛을 적게 느끼게 하는데 도움이 된다.
⑥ 상온으로 음식을 제공한다.
⑦ 불쾌한 맛을 일으키는 음식은 중단한다.

(4) 구강 건조증

화학치료 및 방사선 치료는 침의 분비를 줄여 입안을 마르게 할 수 있다. 그러나 구강건조증은 이식편대숙주반응 시에도 흔하게 온다.

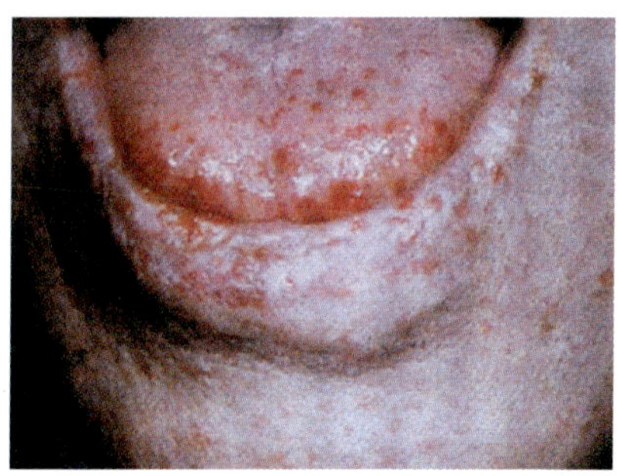
그림 4-1 골수이식이나 화학요법이후에 발생한 구강건조증의 예.

① 레몬에이드처럼 아주 달거나 신 음식을 먹으면 침분비가 많아 질 수 있다(입안이 약하거나 인후통이 있을 때는 금지).
② 무설탕껌, 무설탕의 딱딱한 캔디를 입안에 넣도록 한다.
③ 부드러운 음식, 삼키기 쉬운 것을 먹는다.
④ 물을 조금씩 자주 마신다.

(5) 메스꺼움, 구토(嘔吐, Vomiting)

메스꺼움, 구토 증세는 화학치료, 방사선치료, 면역요법 이후에 생길 수 있으나 이식편대 숙주반응 시에도 발생할 수 있다. 원인이 무엇이든지 메스꺼움은 필요한 영양분의 섭취를 방해하므로 다음과 같은 사항에 유의한다.

① 적은 양을 천천히 먹는다.
② 통풍이 안되고 더운 방이나 싫어하는 냄새가 나는 곳에서 식사하는 것을 피한다.
③ 식사 시 음료 섭취량을 줄인다(식사시간을 제외하고 소량씩 빨대 사용하여 차게).
④ 찬 음료를 마신다(차게 하거나 얼린다).
⑤ 메스꺼울 때는 음식을 억지로 먹이지 않는다.
⑥ 식후 1시간 정도 휴식을 취했다가 움직인다.
⑦ 구토 증세가 멈추기 전 먹거나 마시지 않는다.
⑧ 구토 증세가 가라앉으면 소량의 맑은 미음을 먹고 점차 걸쭉한 미음, 죽으로 식사를 변경한다.

(6) 변비

일부 항암제, 진통제 및 통증약은 변비의 원인이 될 수 있다. 또한 음식물이나 수분섭취 부족과 운동부족으로 발생할 수 있다.

① 배변 1시간 30분전 뜨거운 음료를 마신다(물을 자주 마시는 습관을 들인다).
② 섬유소가 많은 식품을 먹는다(전곡류, 생채소, 감자, 콩, 바나나, 배, 오렌지, 딸기).
③ 적당한 운동을 한다.
④ 누워만 있을 경우 배를 문질러 장운동의 도움을 준다.
⑤ 너무 소량의 식사를 하지 않는다.

(7) 유당불내증(乳糖不耐症, Lactose Intolerance)

우유나 유제품을 먹으면 속이 더부룩하거나 부글부글 끓고 설사를 하는 등의 증세를 나타내는 것이 유당불내증이다. 이는 항생제 치료, 복부나 소화기능에 영향을 미치는 방사선치료 등에 의해 생길 수 있다. 치료를 받는 동안에는 유당을 분해하는 장의 기능이 불완전할 수 있다. 가스, 경련, 설사 등의 증상이 치료 후, 수주일 또는 수개월 후에는 없어질 수 있으나, 환자에 따라서는 이러한 증상이 계속되어 식생활 습관을 바꿔야 하는 경우도 있다. 이러한 때는 유당분해우유(락토우유), 두유제품과 치즈 등을 섭취한다.

5) 식품선택 및 취급 시 주의사항

(1) 통조림 식품 외의 모든 식품은 냉장 또는 냉동보관 한다.

특히 여름에는 얼리거나 냉동 시켜 판매하는 음식을 주로 구입한다.

(2) 모든 식품은 사용하기 전에 반드시 유효기간을 확인한다.

(3) 캔 제품들은 개봉 전에 뚜껑을 깨끗이 닦는다.

(4) 식품의 냄새가 이상하거나 모양이 이상할 경우에는 절대 사용하지 않는다.

(5) 물은 반드시 끓여서 사용한다.

(6) 음식을 준비하고 조리하는 곳은 사용하기 전에 깨끗이 닦도록 하며 가급적 나무로 만들어진 도마와 용기들은 표면에 금 또는 구멍이 생겨 세균이 번식하기 쉬우므로 사용하지 않도록 한다(플라스틱이나 스테인레스 사용).

(7) 식품은 가급적 낱개로 포장된 것을 사용하여 음식을 여러 번 다루는 과정에서 발생될 수 있는 오염의 기회를 줄이도록 한다.

(8) 고기를 다룰 때는 1회용 장갑을 끼고 가급적 덩어리 고기를 이용하여 조리하고 다 익을 때까지 선홍색이 남아서는 안 된다(돼지고기나 햄버거는 특히 주의).

(9) 냉동시킨 육류, 생선 등은 해동 즉시 바로 사용하고 다시 냉동시키지 않는다.

(10) 껍질에 금이 간 계란은 사용하지 말고 노른자는 완전히 익힌다.

(11) 껍질을 벗기기 전에 흐르는 물에 과일과 채소를 씻고 흠이 있는 부분은 제거한다.

(12) 음식을 조리하는 동안 사용하는 국자나 젓가락으로 음식 맛을 보지 않도록 한다.

(13) 조리된 음식은 음식이 상할 온도(70-60℃)에서 보관하지 않도록 한다. 냉장고를 과신하지 않으며 온도가 높은 차량 내부에 식품을 두지 않는다.

* 상할 수 있는 음식물은 냉장고 밖에서 2시간 이상 방치해 두지 않는다. 계란이나 마요네즈가 들어간 음식들은 1시간 이상 냉장되지 않은 상태로 두지 않는다.

(14) 전자레인지 요리 시 차가운 부분에는 박테리아가 남아 있을 수 있으므로 주의를 요한다.

(15) 남은 식품을 재가열할 때는 우선 끓인 후 충분히 젓고, 그 후 다시 5분 정도 더 끓이도록 한다.

표 4-1. 호중구가 500/uL 시 제한하는 식품과 허용하는 식품의 개요

식품군	제한식품	허용식품
곡류	마른 과일(건포도, 건대추)이 들어간 빵류 포장되지 않은 제빵류, 감자껍질 익히지 않은 어육류(생선회, 육회) 껍질에 금이 간 계란, 조개류, 오징어, 훈제연어, 젓갈	익힌 곡류(빵, 밥, 비스켓 등) 포장된 제빵류
어육류	베이컨, 핫도그, 햄, 소시지 및 런천미트 (완전히 익힌 것은 허용) 내장류 (간, 곱창..)	완전히 익힌 어육류 및 난류, 두부, 육가공품

유제품	살균처리되지 않은 생우유 천연치즈 아이스크림 유산균 발효유	멸균우유, 멸균두유
채소	생과일, 냉동과일, 마른 과일	과일 통조림, 캔쥬스
과일군	생채소	완전히 익힌 채소류, 캔쥬스
음료	끓이지 않은 물 핫칠리소스, 후추, 생된장, 허브	 식용유, 버터, 마가린,
양념류	숙성치즈, 날계란이 들어간 샐러드 드레싱 생꿀, 건강보조식품(효모)	마요네즈 등 겨자, 간장, 케찹
기타	유효날짜 없는 식품 색, 냄새가 이상한 모든 식품 파손된 용기의 식품	잼, 젤리, 사탕 멸균처리된 상업용 포장 꿀 캔으로 판매되는 음료

4. 스트레스와 면역체계

1) 큰 충격적인 일(백혈병에 걸리는 것)에 대처하는 여러 단계들

우선 상당수 환자들은 부정(否定, Denial)의 단계를 거쳐간다. 이는 실제 상황을 부인(否認)해 버리는 것이다. "나는 백혈병이 아닐꺼야" 또는 "아마 일시적인 골수의 반응을 오진(誤診, misdiagnosis)했겠지" 등등이다. 너무나 강하게 그 상황(백혈병)을 부정하다 보면 자기자신도 일시적으로 그렇게(병에 걸리지 않은 것으로) 믿어(착각, 錯覺)버리고 싶은 것이 현실화되는 것이다.

그러나 결국은 현실을 받아들이게 되며, 다음 단계인 분노(憤怒, Anger) 및 원망(怨望, Resentment)의 단계로 넘어간다. 예를 들면, "남들은 잘 지내는데 왜 나만 이러한 고통을 통과하게 되나?", "내가 무슨 잘못을 했기에 나에게 이런 벌(罰)이 내려지나?" 또는 "내가(또는 자녀가) 이 세상에 태어나질 말았어야 했었는데…" 등등이다.

이 단계에서 상당수는 우울증(憂鬱症, Depression)으로 빠지게 되기도 하며 또는 포기(抛棄)로 나타나기도 한다. 따라서 비합리적인 방법으로 재산 등을 급하게 정리하는 과정에서 주변에 더욱 걱정을 끼치는 사례도 있다. 또는 치료를 받을 경제적인 능력이 없는 것이 아닌데(사실이 아닌 것을 믿으면서) 포기하기도 한다. 즉, 자기가 믿고 싶은 측면의 이야기(사실이 아닌데도)만 선별적으로 믿으며 그것이 그렇다고 결정해 버리는 것이다. 이러한 반응 또한 옳지 않은 반응이다.

다음 단계는 받아들이는(인정, 認定, Acceptance)단계이다. 백혈병이 이미 사실로 내게 온 것을 받아들이고 가급적이면 최선을 다해 치료에 임하는 것이다. 이 단계에서 오히려 감사(?)히 상황을 맞이하는 사람들도 있다. 30년 전 월남전에서 많은 환자를 돌본 한 야전병원 의사에 의하면, 경상(輕傷)을 입은 환자는 "아파 죽겠다"고 소리를 심하게 지르지만 중상을 입거나 생명을 잃을 뻔했던 사람들은 오히려 아프다고 불평을 하기보다는 조용한 신음속에서 오히려 감사 및 안도(安堵)의 언어를 썼다고 이야기하고 있다. 즉, 내게 그간 "여러 좋은, 또는 내가 원하는 여러 축복(祝福, Blessing)을 받았으니 재앙(災殃)도 내가 받게 되는 것이다." 또는 한 걸음 나아가서 "병원에 오지 않았더라면(또는 늦게 왔더라면) 상황이 더 위험할 수 있었는데" 하며 오히려 감사(感謝)하는 사람도 종종 경험하게 된다. 마치 구약의 욥기서 기자처럼 "내가 적신(赤身)으로 왔으니 적신으로 돌아가리라, 주신 분도 하나님이요 걷어가시는 분도 하나님인데… 나는 하나님을 찬양하리라" (욥 1:21) 하며 여러 힘든 백혈병의 치료과정을 잘 극복하는 환자들도 더러 있다. 부언하자면, 맨 마지막에 기술된 반응이 가장 바람직한 태도라고 하겠다.

2) "스트레스"와 "감사함"에 대한 각각의 몸의 반응

아직 정확한 상관관계가 정립되어 있지는 않다. 그러나 많은 스트레스는 우리 면역체계를 억압하는 경향이 분명히 있어 보인다. 반면에 우리에게 주어진 여건에서 최선을 다하며 감사생활을 할 때 뇌 속에는 T-cell을 활성화시키는 여러 cytokine 및 chemokine이 나오는 보고들이 있다.

이러한 상관 관계(스트레스와 백혈병)에 대해서 그에 대한 연구가 아직도 초기단계이며 현재 상당히 열심히 연구가 되어지고 있다. 아무튼, 보다 구체적인 연구 결과가 나오기까지는 너무 많은 스트레스를 허용해서는 안 된다. 물론, 관해요법, 공고요법 또는 골수이식을 위해 주어지는 전처치 이후에 오는 심각한 백혈구감소증은 그 자체가 몸에는 스트레스가 된다. 그러나 그 이외에도 본인 자체가 "회복이 안되면 어떻게 하나..." 또는 치료 이후 재발에 대한 조급한 마음으로 자신을 괴롭히는 스트레스 등은 가급적 하지 않는 것이 좋다.

5. 사회사업과에서 받을 수 있는 지원들

1) 백혈병 환자와 가족을 위한 의료사회복지 서비스

(1) 환자 및 가족에 대한 심리적 지지

백혈병은 장기간의 치료와 요양이 요구되며 재발 가능성이 많아 백혈병으로 진단받은 환자와 가족은 불안, 공포, 절망감으로 자신의 병을 수용하지 못하는 경우가 있다. 그러므로 의료사회복지사는 환자와 가족과의 상담을 통해서 병에 대한 이해를 증진할 수 있도록 돕고 이를 통해 공포와 불안을 극복하고 병을 수용할 수 있도록 하여 치료에 보다 협력적이고 적극적으로 참여할 수 있도록 돕는다.

(2) 가족관계 조정 및 가정생활 계획을 도움

환자의 가족은 예후 관찰, 약복용, 규칙적인 생활 등을 도울 수 있을 뿐만 아니라 환자의 불안을 덜어줄 수 있는 영향력이 있는 존재이므로 치료과정에서 가족의 격려와 협력은 매우 큰 영향을 미친다. 질병을 계기로 가족관계가 악화되는 경우가 종종 있으므로 의료사회복지사는 질병에 대한 이해를 도모하고 가족 관계의 조정이나 역할 분담 계획을 함께 수립해가며 가족을 돕고 있다.

(3) 집단 프로그램

환자가 어린 아동일 경우 병으로 인해 정서적으로 불안정해지고 우울해지며 위축된다. 이는 환자의 치료에 대한 참여 태도에 영향을 미칠 수 있고, 정상적 발달 과정에도 악영향을 미칠 수 있다. 그러므로 병동내 비슷한 연령대의 아동을 대상으로 집단 프로그램을 실시하여 집단내 참여기회를 제공하므로써 감정을 발산시켜 정화할 수 있도록 돕고, 정상적인 심리사회적 발달 단계를 경험할 수 있도록 한다.

(4) 지역사회 자원 연결을 통한 사회경제적 문제에 대한 원조

환자와 가족은 경제적, 사회적 결핍 문제로 인해 진료를 받지 못하거나 아예 치료를 거부하는 등의 모습을 보이기도 한다. 따라서 의료사회복지사는 여러 자원의 조직과 연결을 통하여 환자 및 그 가족이 당면한 사회, 경제적 문제를 해결하기 위하여 활동한다.

2) 경제적 도움을 받을 수 있는 방법들

(1) 국민기초생활보호 수급 신청

- 의료급여제도는 생활이 어려운 자에게 의료비를 지원하여 주는 제도로서 국민기초생활보장법에 의한 수급자를 의료급여수급권자로 선정하여 의료비 지원을 하고 있다.
- 따라서, 의료급여 수급권자로 선정되기 위해서는 국민기초생활보장법에 의한 수급자 선정이 우선되어야 하므로 주소지 관할 동사무소에 수급자 신청을 하여야 하며 소득평가액과 부양의무자 기준을 조사하여 일정기준에 해당하는 대상자에 대해 의료급여수급권자로 선정하고 있다.
- 의료급여수급권자는 1종과 2종 수급권자로 나눠지며 1종 수급권자의 경우 비급여를 제외한 진료비 전액을 지원 받으므로 본인부담금이 없고 2종 수급권자는 의원과 약국을 제외한 병원급 의료기관에서는 입원 · 외래 진료시 80%는 국가에서 지원되며 20%의 본인부담금이 있다.
- 선정절차: 각 읍, 면, 동사무소에 비치된 신청서를 작성 → 담당 공무원에게 제출하여 신청 → 심의 및 조사 → 선정 → 통보

- 선정기준: 가족상황, 생활실태, 부양의무자의 유무와 부양의무자가 있는 경우 그 부양능력의 유무 및 부양 여부, 소득 및 자산보유상황, 질병 및 장애 등에 관한 사항 등

(2) 보건복지부 긴급지원제도중 의료지원

중한 질병 또는 부상으로 의료비를 감당하기 곤란한 자에게 복지부장관이 고시하는 금액 (건강보험 본인부담금 상한액-300만원이내 / 1회지원)의 범위한에서 의료서비스 지원

자세한 문의 및 신청은 보건복지 콜센터 (☎ 129)

(3) 후원단체

① 한국복지재단
- 연락처 : 02) 777-9121
- 후원내용 : 골수이식비용(보험승인 필수)
- 홈페이지 : www.kwf.or.kr

② 한국심장재단
- 연락처 : 02) 414-5321~3
- 후원내용 : 골수이식비용(보험승인 필수, 40세미만)
- 홈페이지 : www.heart.or.kr

③ 하트하트재단
- 연락처 : 02) 430-2000
- 후원내용 : 골수이식비용
- 홈페이지 : www.heart-heart.org

④ 새생명지원센터
- 연락처 : 02) 712-2888
- 후원내용 : 치료비용(만 18세미만 환아)
- 홈페이지 : www.kids119.bokji.net

⑤ 한국백혈병소아암협회
- 연락처 : 02) 3775-4112
- 후원내용 : 치료비용 (만 18세미만 환아)
- 홈페이지 : www.soaam.or.kr

⑥ 한국백혈병어린이재단
- 연락처 : 02) 766-7671
- 후원내용 : 외래진료비용, 골수이식비용(만 15세미만 환아)

- 홈페이지 : www.kclf.org

(3) 자조모임

① 한국혈액암협회

- 연락처 : 02) 3432-0807
- 사업내용 : 혈소판헌혈자 연결사업, 나눔의 전화 운영사업, 환자상담 사업, 문화행사, 자활지원사업, 간행물 출판 등 다양한 영역에서 혈액질환자들을 돕는 사업들을 지속적으로 추진
- homepage : www.bloodcancer.or.kr

② 한국백혈병환우회

- 연락처 : 02) 761-5854
- 사업내용 : 홈페이지내 투병정보게시판 운영, 의학상담실 게시판, 사회복지상담실 게시판 운영, 캠페인(골수기증운동, 헌혈증서보내기운동 등)사업 실시
- homepage : www.hamggae.net

6. 사회에 복귀하며...

1) 신체적인 면

① 에너지회복과 운동

진단 이후, 처음 6개월간에는 관해요법 이후 반복되는 공고요법(골수이식을 포함해서)을 거치느라 무척 힘이 든다. 입맛이 극도로 없기에 식사가 거의 "전쟁 치루는 것" 처럼 힘든 일이 되기가 빈번하며 체중 유지가 최대의 목표가 되기도 한다. 평상 시(아프기 전)의 에너지 수준이 100%라고 가정한다면 아픈 후에는 에너지 수준(Energy level)이 50%를 맴돌기도 하며 또는 그 이하일 수도 있다. 하체에 너무 기운이 없어 겨우 걸어서 화장실 정도만 다니는 경우도 있다.

그러나 치료가 종결되는 시간(대략 진단 이후 6-8개월)부터는 서서히 에너지가 돌아온다. 집안에서의 활동량이 늘어나며 주부들의 경우 가사일을 시작하며, 학생들은 학교에 복귀(반나절 정도)도 가능하게 된다. 또한 직장에서 사무일을 볼 수 있게 된다. 또, 아주 고되지 않은 물리적인 일은 조금씩 시작해 볼 수 있다. 시간이 지나며 입맛이 회복되는 것이 통례이나 치료가 끝난 후 상당기간 기다려도(수개월) 회복이 부진할 때는 인위적인 홀몬치료(메게이즈, Megace: 남성홀몬계통)를 통해 입맛이 부쩍 좋아지는 경우도 있다. 메게이즈는 비교적 부작용이 없으며 효과가 있는 환자의 경우 수주에서 수개월 복용이 된다. 또한 집 밖에 머무는 시간을 늘어남에 따라 치료기간에

는 제한(制限)되었던 교회, 백화점, 극장 등 사람이 많이 모이는 장소도 조금씩 허용된다. 그러나 여전히 이 기간에도 구강관리(가글 및 칫솔질)와 외부에 나갔다 온 뒤 비누로 손 닦는 것을 꾸준히 시행해야 한다. 또한 사람들과 악수를 가급적이면 덜 하는 것이 바람직하며, 피치 못해 여러 사람과 악수한 뒤에는 상대방에게 불쾌감을 주지 않는 범위에서 화장실에 가서 비누로 손을 닦는 것이 바람직하다. 이렇게 손 닦는 것을 강조하는 이유는 감염에 대한 임상시험 결과 신체적 접촉(특히 악수 등)이 호흡기로 통한 것과 더불어 감염(感染)의 주 원인으로 밝혀진 바 있다.

또한 치료가 종결되는 시점(6-8개월)에서 가벼운 운동도 시작할 수 있다. 우선 맨손체조를 시작해서 소위 낮은 강도의(Low Impact) 에어로빅을 할 수 있다. 이후 동네 1바퀴정도(약 1km)를 가볍게(아주 천천히) 뛰는 것을 시도하거나 또는 2-3km를 걷는 것도 다음 단계이다. 치료가 끝난 후 1년이 지나면서는 과거에 운동을 꽤 해 왔던 사람의 경우에는 높은 강도의 에어로빅 또는 2-3km 정도 뛰는 것도 무방해진다.

② 내분비 질환(內分泌疾患, 특히 갑상선)

화학요법은 갑상선 기능에는 대부분 손상을 흔히 주지는 않는다. 그러나 갑상선에 방사선을 주게 되면 갑상선 기능저하증, 갑상선염 등이 발생할 수 있다. 골수이식 시 시행할 수 있는 방사선 조사 후 갑상선의 기능부전은 어린이의 경우 1년 내에 30~55%가 발생하는데 처음에는 증상 없는 경한 갑상선 기능저하증에서 시작되지만 수십 년이 지나면서 뚜렷한 갑상선 기능저하를 보이게 된다. 갑상선 기능저하증은 어린 나이에서 키 성장을 둔화시키기도 한다. 갑상선 악성종양의 위험률은 10여년이 지난 후 1.7%로써 정상대조군의 0.07%에 비하면 의미 있게 높다.

③ 성장저하(成長低下)

키의 성장은 지속적으로 조절되는 현상으로서 영아기에는 주로 영양에 따라 결정되고, 아동기 때는 성장호로몬에 의해, 사춘기 때는 성장호르몬과 성호르몬의 상승작용으로 조절된다. 따라서 성장호르몬은 성장과정에서 가장 중요한 역할을 한다. 보편적인 화학요법은 연골세포에 영향을 미침으로써 정상 이하의 성장을 야기한다. 화학요법은 동물모델에서 뼈의 생성과 골모세포의 기능을 감소시킨다는 것이 알려져 있다. 사춘기 정상 성장률은 사춘기 전의 1.5-2배이다. 사춘기 성호르몬의 분비가 없으면 성장속도는 증가하지 않으며 또 제 2차 성장의 발달은 지연되거나 소실된다.

④ 불임(不姙) 및 무정자증(無精子症)

성선 생산과 생식세포의 활성도는 고용량의 화학요법과 방사선에 영향을 받는다. 이때 환자의 나이, 성 등과도 관련된다. 알킬화제제는 생식기능에 장애를 초래한다. 부설판 치료 후에 난소가 위축된다고 알려져 있다. 사이클로포스파마이드 후에 난자를 생검해 본 결과 난자가 소실된 것이 발견되었다. 난자 소실의 가역성 여부는 환자의 나이와 치료받은 사이클로포스파마이드의 용량에 달려 있다. 난자의 수는 나이가 듦에 따라 서서히 감소한다. 26세 이하의 여자에서는 사이클로포스파마이드 투여 후 9개월 만에 난소기능이 돌아오지만 나이든 여성에서는 조기 폐경을 수반한다. 골수이식을 받은 모든 환자는 내분비 기능장애의 발생을 알기 위해서 오랫동안 추적 관찰해야 한다. 비정상적인 내분비기능이 발견되면 적절한 호르몬 치료를 통해 성장을 호전시키며, 난소 기능부전과 연관된 영향을 방지할 수 있다. 일차성 난소기능 상실은 대개 사춘기 전에 고용량(예, 사이클로포스파마이드: 18그람 이상: 이러한 용량은 백혈병치료시 일반적인 화학요법으로는 도달하지 않지만 동종이식이나 자가이식 시는 이러한 용량에 이를 수 있다.) 화학요법을 주었을 때 동반된다.

고환기능의 장애 정도는 사이클로포스파마이드 총량과 관계 있다. 18gm이상의 사이클로포스파마이드로 사춘기 전에 치료받은 환자에서 무정자증이 발생하며 사춘기 이후의 환자에서도 대부분 영구적인 성선의 손상을 가져와 무정자증이 발생한다. 그러나 단기간동안 적은 용량의 사이클로포스파마이드를 받은 경우는 일시적인 정자 감소증만 발생한다. 정자생성은 1년 이후에 회복된다. 또한 24Gy 이상으로 고환 방사선조사를 받은 청소년들은 이차성징이 늦게 나타나거나 중단되고 더불어 남성호르몬이 감소한다.

⑤ 기도(氣道) 및 폐질환

기도와 폐질환 폐조직은 항암제와 방사선 조사에 민감하며 이것은 특히 간질(間質, Interstitial)조직에서 뚜렷하다. 그 결과 가스교환을 방해한다. 또한 기관지는 동종이식 후 이식편대 숙주반응의 목표장기로서 심한 변화를 초래할 수 있다. 그러므로 골수이식 후 10~15%의 환자는 이와 같은 합병증을 갖게 된다.

⑥ 자가면역(自家免疫) 질환들

동종이식된 동종세포의 숙주에 대한 면역반응을 동종반응이라고 부른다. 그러나 공여자 기원의 면역체계가 환자의 것을 대신하기 때문에 숙주에 대한 새로운 환경을 자기의 것으로 인지해야 하며 이 부분에 장애를 초래하는 것을 자가면역반응이라고 한다. 이것은 골수이식후 발견되는데 그 예가 류마티스 인자이다.

⑦ 2차 악성종양

림프계 증식성 질환, 기저세포암, 편평세포암, 급성림프구성 백혈병, 선암, 갑상선암, 다형신경교아종, 골수이형성증후군, 악성흑색종, 육종, 급성골수성 백혈병, 기타 선암 등이 수년에서 수십년을 지나며 올 수 있음.

⑧ 중심 및 말초신경계의 부작용

대부분은 급성기에 나타나지만 지연되어 나타날 수도 있다. 감염, 출혈, 구조적인 변화 뿐 아니라 뇌하수체 기능장애, 기억장애, 언어장애가 동반된다.

⑨ 기타

- 감염
- 치석(齒石)
- 골다공증(骨多孔症)
- 괴사성(壞死性) 뼈질환
- 만성 이식편대 숙주병(이는 동종이식 이후 생김)

⑩ 성생활

화학요법(관해요법 및 공고요법)을 통과할 때는 물론이지만 화학요법을 끝낸 이후 약 3~6개월까지도 심적으로 위축이 되어 성욕이 떨어지게 되며 성생활이 원활하지 않을 수 있다. 남자의 경우는 성에 대한 관심이 떨어지고 발기가 부진하다. 여성의 경우 난소기능이 저하되어 여성 홀몬이 떨어진다. 그 결과 부부관계시 질의 분비물이 활발히 나오지 않게 되며 성행위 자체가 고통이 될 수 있다.

따라서 이 기간 중에는 "전통적"인 부부관계(성관계) 보다는 다른 방법으로 대체하는 것이 한 방법이다. 즉 사랑의 표현은 성행위가 전부가 아니며 다정한 언어, 입맞춤, 애무 등 여러 종류의 가까운 접촉… 등등이 있다. 정상 부부 사이에서도 중요한 것은 마음과 마음이 통하는 것(친밀감)이듯이, 어쩌면 배우자가 환자인 경우에도 친밀감이 부부관계에서 가장 중요한 것이다.

2) 정신적인 면

① 자책감(自責感)

백혈병치료 이후(화학요법/골수이식) 올 수 있는 정신적인 후유증 중 우선 자책감을 꼽을 수 있다. 본인이 고생하고 있는 "백혈병" 자체가 마치 법관이 잘못한 피고인(被告人)에게 구형(求刑)하는 어떤 "선고(宣告)" 처럼 느껴지는 것이다. 즉, 자신의 잘못으로 병(백혈병)을 얻었으며 결국 "내 잘못이요" 하는 자책감에 사로잡히는 경우를 종종 만나게 된다.

혹시, 본인이 무리하고 건강을 평상시에 돌보지 않았다는 것이 사실일지 모른다. 그러나 세상의 많은 사람들이 그렇게 (무리)하건만 그 사람들이 모두 백혈병에 걸리는 것은 아니다. 즉, 그것이 (무리함/ 건강을 돌보지 않음) 백혈병의 직접적인 원인이 아니라는 것이다. 그러기에 뚜렷한 근거

없이 자신을 심하게 자책(自責, self accusation)하는 것은 옳지 않다.

② 자신감의 손실과 우울증

위의 "신체적인 면"에서 기술한 것 처럼 성기능 등의 저하와 더불어 남자는 남자대로 또 여자는 여자대로 "나는 이제 제 구실을 못한다"라는 생각을 강하게 할 수 있으며 이로 인해 의기소침(意氣銷沈)/우울증(憂鬱症)에 시달릴 수 있다. 이때 남성의학전문의나 또는 부인과 전문의의 도움이 필요하며 동시에 떨어진 성기능저하를 회복시켜 주는 약과 필요한 홀몬약을 처방하는 것이 도움이 된다.

위에서 언급한 우울증에 대한 원인분석 및 상담은 필수이며 항 우울제(Anti-Depressant)를 적절한 시기(식욕부진, 수면부족, 무기력, 슬픈마음 등)에 복용하는 것 또한 대단히 중요하다. 푸로잭(Prozac)등 항 우울증 약으로 대부분 증상이 호전되나 차도가 없는 경우에는 신경정신과 전문의를 만나서 도움을 청해야 된다.

③ 회복의 길

백혈병이란 진단을 받았다는 사실은 정말 충격적인 사건이다. 구약에 등장하는 다윗도 시편에서 고백하듯이 "악인은 잘 먹고 잘 살고… 번영하나, 의인은 왜 이렇게 고통이 많은가"라고 하나님께 하소연 하기도 한다. 그러나 의인이 늘 더 고통과 시련 속에 있기 보다는 구약의 욥기의 저자가 고백했듯이 "우리가 축복도 받았듯이 재앙도 받는 것"이 인생의 순리인 것 같다. 그러나 더욱 중요한 것은 어떤 큰 시련(백혈병)이 왔을때의 우리의 태도이다. 즉, 원망, 불평 및 신세한탄 등으로 상황을 몰고 나가면 그 상황은 더욱 나빠지는 것을 경험하며 반면에 벌어진 상황에서 조금이라도 밝고/희망적인(positive)한 면을 보며, 또 그렇게 언행을 해 나가면 상황이 조금씩 바뀌는 것을 경험하게 된다. 혹시 상황이 바뀌지 않는다 하더라도 살면서 점점 더 중요한 것이 여전히 우리의 삶에 대한 태도이다. 우리가 우리의 나이, 가족, 받아온 교육, 집안의 전통, 결혼한 상황 등등을 바꿀 수 없다. 그러나 매일매일 밀려오는 상황에 대한 우리의 태도는 우리가 조절(control)할 수 있는 것이다. 똑 같은 상황이지만 화를 내면 대부분의 경우 상황이 더 나빠짐을 경험하며, 오히려 감사함으로 대하면 그 감사가 더 큰 감사로 우리에게 다가오는 것이다.

한편, 백혈병이란 큰 사건이 오히려 "인생역전"이 되는 사람도 있다. 즉, 평상시 느끼지 못한 귀한 것들(가족간의 사랑, 동료간의 친우애 등)을 재발견하는 것이다. 이 병이 계기가 되어 전혀 공감대가 없었던 부부관계가, 또 자녀와의 관계가 100% 역전되는 상황을 가끔 경험한다. 너무 바쁘게 또는 자기만을 위해 뛰어온 인생에서 이제는 타인중심의 생활로 바뀌는 것이며 그 결과 서로 용서하며 또 더 깊은 사랑의 관계로 회복되는 것이다. 몇몇 환자들은 역설적으로 "내가 이러한 중병에 걸린 것이 큰 계기가 되어 자녀관계가 회복되었으니… 오히려 감사한다"고 하는 경우도 있었다.

7. 각 질환에 있어 재발 시 치료의 옵션들

1) 급성 골수성 백혈병

(1) 동종이식

: 이는 화학요법 이후 또는 자가 골수/조혈모세포 이식 이후 재발한 경우 고려할 수 있다.

① 미니 말초조혈모세포이식/ 미니 골수이식(형제간 또는 타인)

미니-골수이식의 개념은 20여 년 전부터 개나 쥐를 대상으로 동물모델은 있었으나, 90년 초반부터 MD 엔더슨 골수이식센터, 이스라엘, 또 시애틀 그룹에서 환자에게 본격적으로 시도되어온 기술이다. 그러나 현재는 우리나라를 포함하여 전 세계에서 널리 시술되고 있다. 지금도 저자에게 기억이 나는 MD 엔더슨병원의 Johnson이라는 환자는 급성골수성 백혈병 환자로서 나이가 61세이었다. 다행히 조직적합항원이 일치하는 형제가 있었으나 관해요법을 통과하면서 간과 신장의 기능이 정상인보다 2배 이상 망가져 있었다. 따라서 전통적인 골수이식은 위험하기 때문에 못하는 상황이었고 보통 공고요법도 그 양을 줄여서 줘야 되는 상황이었다.

한편, Johnson씨가 갖고 있는 급성골수성 백혈병은 예후가 나쁜 쪽이어서 반드시 형제간 이식이 필요한 경우였다. 따라서 30여명의 골수이식팀과 백혈병 치료팀 의사들이 장시간 회의를 하였으며, 그 결론은 골수이식은 하되, 전처치(이식 전에 환자에게 투여하는 항암치료)를 경하게(Mini)하는 작전이었다. 그 당시 나를 포함하여 여러 MD 엔더슨 교수들은 그 시술에 대해 회의적이었다. 왜냐하면 밖에서 들어간 형제의 골수가 Johnson씨의 몸에 들어가 자리를 잡으려면 막강한 전처치를 통해 환자의 골수를 완전히 비워야 한다고 생각했기 때문이었다. 그러나 시술은 진행이 되었다.

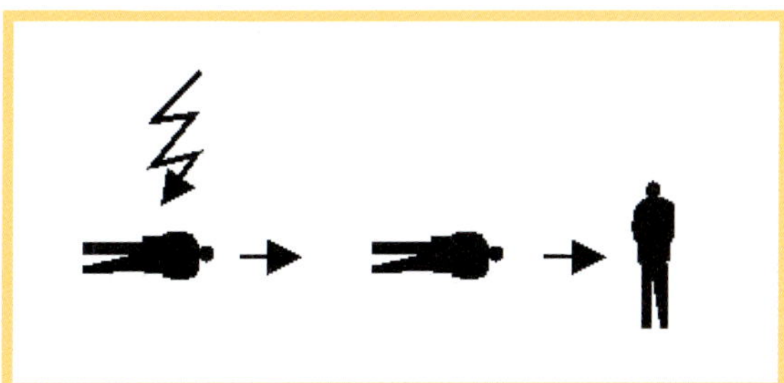

그림 4-2 Mini 골수이식의 원리(*Day 0부터 Day 14까지 굳이 무균실에 있지 않아도 됨.)

경한 전처치였기에 환자는 이식기간 동안 열 한번 나지 않고, 또 백혈구 수치가 1000개 이하로 불과 며칠만 내려간 후 회복이 되었다. 이식 이후 1달이 지나면서 골수검사를 하게 되었는데, 골수검사 결과 놀랍게도 완전히 공여자로 바뀌어 있었다(즉, 백혈병이 다 사라진 것이었다). 이러한 리포트는 주요 연구잡지에 보고가 되었고 그 이후 전 세계에서 미니 골수이식이 수천 건 이상 시행이 되고 있다. 즉, 동종이식이 젊고(50세 이하) 몸의 기능이 좋아야만 했던 그 제한이 이러한 'Mini-골수이식' 을 통해서 나이가 많은 환자에게도 더 넓게 적용이 되고 있다. 종전의 전통적인 골수이식에서의 문제는, 동종이식을 받고자 하는 환자가 거의 정상의 심장 기능, 폐 기능, 간 기능 및 신장 기능이 있어야 한다. 그 이유는 전형적인 동종이식의 경우 소위 전처치(대개 싸이톡산, busulfan과 방사선 조사)라는 과정을 겪어야 한다. 그 치료과정에서 환자에게 있는 숨어 있는 백혈병을 포함하여 환자의 조혈기능에 관한 세포가 완전히 사라지게 되며 또한 고량의 싸이톡산을 투여함으로 인해 밖에서 들어갈 형제의 골수가 자리잡도록(생착) 면역체계를 조절 내지는 억제해 주어야 한다. 그러나 환자의 심, 폐, 간, 신장 기능 등이 정상이 아닐 경우에는 위에서 말한 심한 싸이톡산 및 busulfan 또는 전신 방사선조사를 감당할 수가 없어서 동종이식을 시행하지 못하게 된다.

동종이식의 또 다른 문제로는, 환자가 격리실(무균실)입원 기간을 포함하여 오래 입원을 해야 하는 점과 경제적인 부담이다. 즉, 전처치 시에 필요한 기간 7일, 이식후 생착기간 2~3주(말초조혈모세포이식의 경우에는 2주, 골수이식의 경우는 3주) 및 2주 회복기간을 포함하여 최소한 1달 이상이 소요된다. 그 기간동안 많은 혈소판 수혈(80~100units이상), 적혈구 수혈 및 백혈구촉진제 투여(G-CSF) 등이 필수이며 이에 따른 입원비 또한 막대하다. 이와 더불어 각종 항생제, 특히 고가의 3세대 약들은 1주만 사용해도 약값만 100만원 정도가 들어간다.

그러면 이제부터 초점을 바꾸어 위의 문제를 어떻게 'Mini-골수이식' 을 통해 극복할 수 있는가를 설명해 보면, 첫째, 과거에는 동종이식시 환자의 골수의 공간을 완전히 비워야만 새로운 공여자의 골수가 가서 자리를 잡는 것인 줄 알았던 기존 개념이 바뀌고 있다. 따라서 독한 busulfan이나 전신 방사(TBI)가 꼭 필요한 것은 아니며, 동종 골수 혹은 동종 말초조혈모세포가 자리만 잡도록 Mini-골수이식을 통하여 면역조절을 하면 되는 것이다.

둘째, 골수이식은 필요하지만 장기 부전(특히 심, 폐, 신장 장애)등이 심해 표준 골수이식을 못하는 경우에도 미니 골수이식은 가능하다는 것이다. 'Mini-골수이식' 시의 전처치는 보통 항암요법의 용량과 별 차이가 없으며 환자가 잘 감당하는 특징이 있다. 또한, 심하게 입이 헌다든지, 심한 설사 등이 장기화되는 등의 예가 거의 없다. 따라서 전형적인 동종이식 이후 혈소판 부족시 오는 출혈 및 심한 감염, 폐렴 등에 의한 치사율이 거의 없다고 보아야 한다. 그 이유는 혈소판 수치가 2만 이하로 며칠 정도만 감소했다가 곧 회복이 되며 또한 백혈구의 ANC(호중구)도 1주일 남짓 낮다가 곧 회복이 되기 때문이다.

셋째, 'Mini-골수이식' 은 입원 경비를 경감시킬 수 있다. 전형적인 동종이식시 필요한 무서운 전처치가 훨씬 경하게 투여되기 때문에 무균실이 거의 필요 없다. 최근 61세 남자 환자를 본 병원 일반병실(6인실)에서 이식을 성공적으로 치루었다. 이 환자는 보통 표준 이식에서는 이식을 통과하며 혈소판이 80-100units가 들어감에 반해, 단지 4차례 수혈만 필요했으며(전체 16units가 소요), ANC(백혈구)의 회복도 8일만에 회복하였다. 또한 그 기간동안 전혀 열이 나지 않아서 3세대 항생제 등이 거의 들어가지 않았다.

참고적으로 MD 엔더슨 병원에서 지난 몇 년간 치료한 수백명의 만성골수성백혈병 환자중 미니-골수이식 이후 거의 완전히 공여자의 골수로 바뀌었다는 임상결과를 최근 그곳의 동료를 통해 알 수가 있었다. 따라서 만성기의 만성골수성 백혈병 환자의 경우에는 이식을 할 경우 미니-골수이식이 표준치료라고 전해 주었다. 다발성 골수암, 또한 관해중인 급성백혈병 환자(특히, 나이가 너무 많거나, 장기기능이 너무 저하된 경우), 재생불량성빈혈 및 low grade 림프선 종양 등에서 활발히 미니 골수이식이 시행되고 있다. 또한 고형암, 특히 신장암(이 경우에도 전형적인 전처치는 불필요하며 미니-골수이식의 방법을 씀)에서 활발히 시도되고 있다. 또한 'Mini-골수이식' 은 심한 소아의 선천성 면역질환에서도 이미 시도가 되고 있으며 그 효과가 증명되고 있다.

그러나 관해가 오지 않은 급성 백혈병이나 급성기의 만성골수성 백혈병 등에서는 이러한 'Mini-골수이식' 은 아직 역부족이어서 권하지 않는다(왜냐하면, 이 경우에는 무서운 전처치를 통해 환자의 골수를 깨끗하게 하는 것이 여전히 필요하기 때문임). 그러나 미니-골수이식의 영역은 백혈병은 물론 고형암에서도 계속 넓어질 것이다.

결론적으로 이러한 'Mini-골수이식' 은 지난 40년 동종이식의 역사 중에 큰 개혁임에 분명하며 과거에 높은 치사율과 비싼 경비의 동종이식을, 안전하며 보다 저렴한 동종이식으로 제공할 수 있다는 것이 큰 장점이다. 또한 이식시 필요한 장기간 병원입원이 앞으로는 불과 10여일(항암제 받는 기간동안)로 줄어들 수 있게 되었으며 병원비가 비싼 서구에서는 심지어 처음부터 끝까지 입원이 전혀 필요 없는 '통원치료-골수이식' 이 이미 실행되고 있다.

이러한 미니(Mini) 전처치(前處置) 또는 경한 전처치 이후 형제간 혹은 타인의 골수대신 말초조혈모세포를 주입(注入, Infusion)에 따라 형제간 미니 말초조혈모세포이식 또는 타인간 미니 말초조혈모세포이식으로 구분되어진다.

② 미니 제대혈이식(타인 또는 형제간)

이는 위의 미니 말초조혈모세포이식/ 미니 골수이식과 같은 원리이다. 경(輕)하게 전처치(前處置)를 하는 것은 위와 동일하지만, 그 이후 깨끗한 정상인의 말초조혈모세포 또는 골수를 환자에게 부어 주는 것 대신 제대혈(臍帶血, Cord Blood)를 환자에게 주입(注入, Infusion)하는 것이다. 이때 제대혈은 환자의 형제로부터 받느냐 또는 다른 사람(타인)으로부터 받느냐에 따라 타인간 미니제대혈이식 또는 형제간 미니제대혈이식으로 구분 된다.

이렇게 동종이식을 할 경우 여전히 25-30% 가량에서는 재관해 및 완치가 가능하니 좌절되지 않고 치료에 임하는 것이 필요하다.

③ 전통적인 동종이식(골수/ 말초조혈모세포, 형제간/ 타인)

화학요법 이후 백혈병세포의 증식(增殖)이 급하게 진행하는 재발시 전통적인 통증이식을 고려해 보아야 하며 동종골수이식 이후 공여자(graft)의 골수가 완전히 환자의 몸 안에서 사라졌을 경우에도 DLI 또는 항암제+DLI를 시도하기 보다는 동종이식(제2차)을 해야 한다. 만약 선택의 여지가 있다면 1차 이식 시의 공여자가 아닌 조직항원이 맞는 제 2의 공여자 또는 공여자 조직항원이 맞는 타인 공여자가 항 백혈병 효과를 올릴 수 있다고 볼 때 더 나을 수 있다. 전통적인 골수/ 말초조혈모세포 이식이란 이식 이전에 전처치(Conditioning Regimen)를 막강하게 함으로써(대개 Busulfan+Cytoxan 또는 TBI(Total Body Irradiation) +Cytoxan)골수에 재발된 급성백혈병 세포를 깔끔하게 청소하는 장점을 갖고 있다.

한편 1차 이식 시 전통적인 골수이식을 한 경우 다시 전통적인 동종골수이식을 2차에 걸쳐 한다는 것은 상당히 위험하다. 왜냐하면, 이미 고량의 싸이톡산을 투여 받거나 전신 방사선조사를 받았기 때문에 여러 장기기능(심, 폐, 콩팥)이 2번째 이식시 잘 버티지 못할 수 있기 때문이다. 30대 초반 이하의 나이가 아닌 경우의 2차 이식시, 치사율은 65%까지 보고되기도 한다. 따라서 정확하고 신중한 장기기능의 평가 이후, 2차 이식을 시행해야 한다.

한편 제2차 미니동종이식이 적용되는 경우란, 재발 환자에게 반드시 제2차 동종이식을 해 줘야 하는 상황이지만, 환자가 장기기능(심, 폐, 신장 등)이 뒷바쳐주지 못하는 상황에서 이것을 고려해 봐야 한다.

화학요법 이후 재발은 되었지만 다시 화학요법으로 2차 관해가 온 후 전통적인 동종이식을 시도하는 경우에는 여전히 그 완치율은 30-40%(형제간 이식) 또는 20%(타인간 이식)를 기대해 볼 수 있다.

(2) 화학요법

: 이는 화학요법, 자가이식 또는 동종이식 이후의 재발 시 고려해 볼 수 있다.

재발의 상황에 따라 그 화학요법의 성적은 다 다르다. 즉 그 재발의 질(質, quality)도 치료를 마친 후 "1년 이내에 재발된 경우" 와 "치료를 마친 후 1년 이후에 재발한 경우" 따라 그 성적(재 관해 및 완치율)이 달라지게 된다. 전자("1년 전")는 특히 재관해(20% 이하)와 완치율(5%)이 떨어지지만 후자("1년 후")에서는 재관해율(30-40%)과 완치율(10-15%)로 상대적으로 여전히 희망이 있다.

대개 사용되는 약제로는 Mitoxantrone, Etoposide, Fludarabine, Cisplatin 등이며 일전에 사용하지 않았다면 고량의 Ara-C도 자주 사용된다.

(3) 화학요법과 더불어 공여자 림프구 주입

: 이는 동종이식 이후 재발한 경우 고려해 볼 수 있다.

급성백혈병 치료로서 동종골수이식을 한 이후 재발된 경우는 상황이 비교적 다급하다. 즉 재발된 세포들은 신속하게(매 24~48시간 내에 두 배로 늘어남) 환자의 골수를 침입하기 시작하며 결국은 말초혈액까지 백혈병 세포들이 튀어나오게 된다.

이때 만성골수성 백혈병에서 동종이식을 한 후 재발된 것과는 달리 공여자 림프구만을 주입해서는 역전이 되지 않으며 우선 항암치료로서 상당부분을 퇴치시킨 후 공여자 림프구를 주입해서 기회를 보는 것이다. 이때 쓰는 항암치료는 결국 항 급성 골수성 백혈병에 쓰는 화학요법으로 아라씨(Ara-c)와 엔쓰라싸이클린(Anthracyclin)을 많이 쓴다. 그 외에도 고량의 아라씨 등도 간혹 쓰인다. 요점은 독성을 최소한으로 하면서 효과는 극대화시키는 것이며 따라서 너무 심한 독성의 화학요법 또한 피하는 경향이다.

이렇게 화학요법과 더불어 공여자 림프구를 주입했을 때, 재관해 및 완치가 25%가량에서 가능하다. 이러한 결과는 과거에 동종골수이식 이후 재발시에는 거의 속수무책(束手無策)에 비하면 여전히 고무적으로 봐야 한다.

(4) M3, APL의 재발

M3, APL이 재발되는 경우는 통상의 AML의 재발과 상당히 다르고 특이한 점이 있어서 따로 다루는 것이 필요하다. 재발된 환자들의 대부분은 관해요법, 공고요법을 화학요법으로 마친 상태에서 재발된 경우이다. 이때 다음 4가지의 선택이 있다.

① 화학요법+ATRA(고량의 Vitamin A)

a) 이전에 ATRA를 쓴 경우 : 완전 관해율 : 20-30%

b) 이전에 ATRA를 쓰지 않는 경우 : 완전관해율 : 70-80%

: 생존율 : 1년 정도(비록 관해율이 높지만 그것이 일부에서만 완치로 연결)

② Arsenic trioxide(비소)

이는 원래 중국 왕실에서 오래 전부터 사용되었던 약제(藥材)로 피를 맑게 해 준다는 근거로 과거부터 조금씩 복용되어 왔었다. 최근에 중국의 백혈병 전문의들은 재발되었던 APL, M3 환자에게 비소를 시도한 결과 혈액학적 완전관해 및 염색체 완전관해를 관찰할 수가 있었다. 이어서 프랑스에서도 비소를 시도하여 그 결과가 검증되었으며 이제는 APL의 재발 시 표준치료의 하나로서 고려가 되어지고 있다.

재발성/불응성 급성전골수성백혈병 치료를 위한 비소(arsenic trioxide, Trisenox ⓡ)의 투여는 0.15mg/kg/day를 2시간동안 정맥투여하며, 비소 투여 전 전처치는 필요 없으며 중심정맥관 삽입도 반드시 필요하지는 않다. 치료시작 후 골수내 관해상태가 될 때까지 매일(최대 60 doses 까지) 투여하게 되며, 비소를 일단 골수내 관해상태가 되면 약 4주간의 휴식을 가진 후 같은 용량을 1주에 5일씩 5주간 (총 25회) 투여하여 공고치료를 시행한다. 이후의 치료는 상황에 따라 다른데, 우선 조혈모세포의 공여자가 존재한다면, 동종조혈모세포이식을 하는 것이 좋으며, 공여자가 없다면, PML-RARa라는 백혈병과 관련된 단백질이 검출되지 않는 경우 자가조혈모세포이식이 가능하다. 그러나 공여자도 없고, 단백질도 계속 검출되는 경우에는 비소를 0.15mg/kg/day의 용량으로 1주에 5일씩 5주간 (총 25회) 투여 후 4주간 휴식하는 과정을 4회 반복하는 유지치료를 시행하거나 유지치료 과정중 PML-RARa단백이 사라지는 시점에서 자가조혈모세포이식을 시행하는 방법이 있겠다.

비소를 이용한 치료시 초래가능한 부작용으로는 크게 백혈구증다증, 급성전골수성 백혈병 분화증후군(APL differentiation syndrome), 심전도상 QT 간격의 증가, 말초신경병증, 고혈당 및 피부반응 등이 있다. 그중 급성전골수성 백혈병 분화증후군(APL differentiation syndrome)의 경우 발열, 피부반점, 말초부종 및 폐의 음영의 변화 및 부종이 나타날 수 있으며, 이때에는 덱사메타손의 투여로 호전된다. 심전도상 QT 간격의 증가의 경우에는 심하면 심실성빈맥의 치명적인 부작용으로 이어질 수 있으므로 전해질의 철저한 감시와 교정이 필요하며 적극적인 투약을 하여야 하는 경우도 있을 수 있다.

성적(결과) : 재발된 환자들의 완전관해율 : 85-90%
재발된 환자들의 완치율: 40-50%

APL 치료의 정리

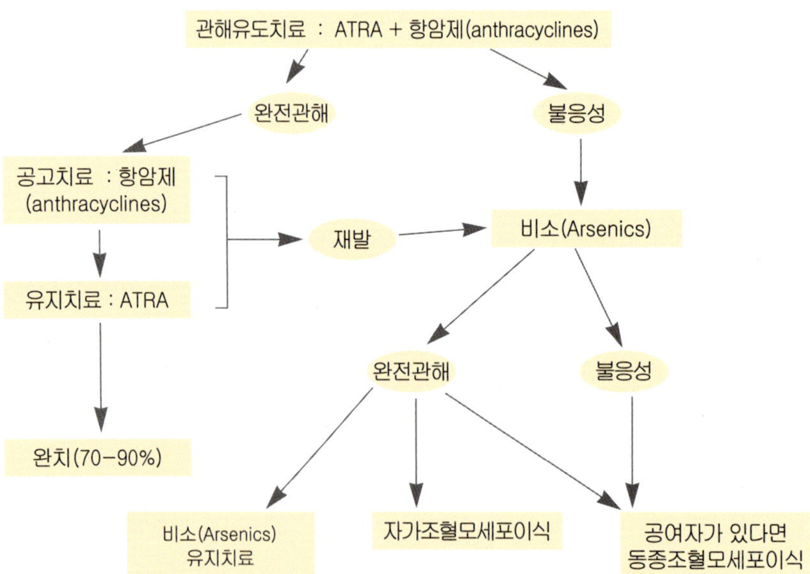

그림 4-3

③ **자가이식**

위에서 기술한 화학요법+ATRA, 또는 Arsenic trioxide(비소)치료 이후 관해가 온 상황에서 깨끗해진 본인의 골수를 저장해 놓고 고량(高梁, High dose)의 화학요법을 한 후 저장되어있던 자신의 골수를 주입(注入)시키는 치료이다.

성적(결과) : 완치율: 40%

독성에 의한 사망률 : 25%

재발율 : 44%

④ **동종이식**

형제간에 조직항원이 일치하는 공여자가 있는 경우 이식을 시행할 수 있다.

성적(결과) : 완치율 : 57%

독성에 의한 사망률: 33%

재발율 : 15%

2) 급성 림프구성 백혈병

(1) 동종이식

① 미니 말초조혈모세포이식/미니 골수이식(형제간 또는 타인)

② 미니 제대혈이식(타인 또는 형제간)

③ 전통적인 동종이식(골수/말초조혈모세포: 형제간 또는 타인)

이는 화학요법 이후 재발 시 적용이 된다.

위에서 기술한 부분, 급성골수성 백혈병에서의 재발과 대부분 비슷한 방법으로 치료하게 되며 그 성적(재관해, 완치율)도 급성골수성 백혈병과 비슷하게 보면 된다.

(2) 화학요법

이는 동종이식 이후 또는 화학요법 이후 재발 시에 적용된다.

이 경우에는 결국, 관해, 공고요법 시 쓰지 않았던 약제(화학요법)를 쓰며 재관해를 기대해 봐야 한다. 전반적으로 낮은 관해율과 낮은 완치율을 기대할 수 밖에 없다.

그러나, 재발 중에서, 1년 이상 관해 상태로 있다가 재발한 경우는 1년을 채 넘기지 못하고 재발한 경우와는 질적으로 다르며, 상대적으로 높은 관해율(1년 이상 관해 유지 그룹: 30%, 1년 이하의 관해유지 그룹: 10%)을 기대할 수 있다.

또한, 아래 기술되는 9. "임상시험과 기대해 볼만한 신약"에서 기대를 걸어 봐야 한다.

(3) 화학요법과 더불어 공여자 림프구 주입

: 이는 동종이식 이후 재발 시 적용이 된다.

이는 급성 골수성 백혈병 치료로서 동종이식을 했을 때 재발된 경우와 여러가지가 흡사하다. 다만 이 경우 쓰는 화학요법으로 메토트렉세이트(Methorexate), L-아스퍼레이즈(L-Asparase), 아드리아마이신(Adriamycin)등의 약제는 급성 골수성 백혈병에서 쓰는 약제들과 다른 점이다.

여기에서도 만성 백혈병과는 달리, 그러나 급성 골수성 백혈병과 동일하게 화학요법을 사용한 뒤 공여자 림프구(DLI)를 주입하는 이유는, 공여자 림프구만 주입하면 주입한 공여자 림프구(T-림프구: 좋은 세포)가 팽창하면서 남아있는 백혈병 세포를 퇴치하기까지는 시간이 상당히 걸리기 때문이다. 대부분 T-림프구(좋은 세포)의 팽창속도보다는 재발된 백혈병세포의 팽창 속도가 완연히 빠르기 때문에 화학요법을 통해 우선 백혈병세포를 거세(去勢)시킨 후 공여자 림프구를 주입하게 되는 것이다.

한편, 본 시술 이후의 완치율은 급성골수성 백혈병에서의 화학요법 및 공여자 림프구 시술(25%)에 비해 실망스럽게도 훨씬 낮다(약 10%).

3) 만성 골수성 백혈병(CML)

(1) 재발의 종류(혈액학적/ 세포유전학적/ 분자생물학적)

재발은 3가지 부류로 나눌 수 있다.

첫째 : 혈액학적 재발(Hematologic Relapse)

이는 백혈구 수치가 마이크로 리터당 1만 이상 오르거나 혈소판 수치가 45만 이상 또는 10만 이하로 내려가는 경우이다. 이 경우 골수검사 시 소위 M:E 비율이라 해서 골수계세포(Myeloid)와 적혈구 계세포(Erythroid)가 정상 수치인 3:1에서 10-50:1 까지 증가하는 모양을 보인다.

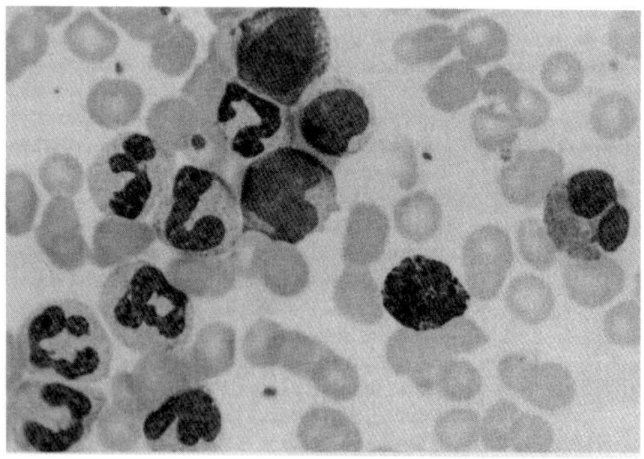

그림 4-4

둘째 : 염색체 수준의 재발(세포유전학 수준의 재발, Cytogenetic Relapse)

이경우에는 피 수치가 정상이지만 사실은 CML은 이미 진행/ 재발이 되고 있는 것이다. 소위 필라델피아 염색체가 다시 나타나 골수검사 시 대개 20개의 염색체 뭉치를 분석하게 되는데 그중 1개, 2개가 양성인 것에 따라 5%, 10%의 필라델피아 양성이라는 판정을 하게 된다. 첫째에서 기술한 혈액학적 재발보다는 상대적으로 초기 재발이다.

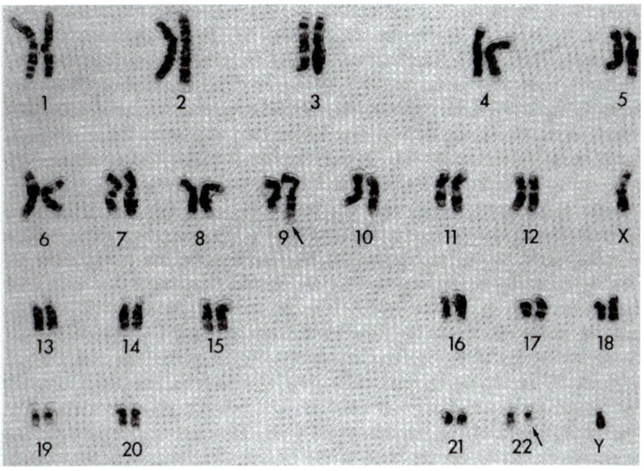

그림 4-5 필라델피아 염색체가 되살아나옴으로 인해 9번염색체는 길어지고 22번 염색체는 짧아진 소견을 보이고 있다.

셋째 : 분자생물학적 재발(分子生物學的 再發, Molecular Relapse)

이 경우에는 피수치는 물론 심지어 염색체(세포유전학) 분석에서도 정상이지만, 분자생물학적 분석(Molecular Analysis)에서 비정상을 보이는 것이다. 소위 9번 염색체의 ABL이란 유전자와 22번 염색체의 BCR이란 유전자가 혼합되어 ABL-BCR을 형성하게 되며 이것이 CML의 진행/재발에 그 원인을 제공하게 된다. 이는 RCR 이라는 기법을 이용하여 찾아내는 분자생물학적 방법이며 위에서 기술한 혈액학적 또는 세포유전학적 재발보다 상대적으로 더 초기재발이라고 보면 된다.

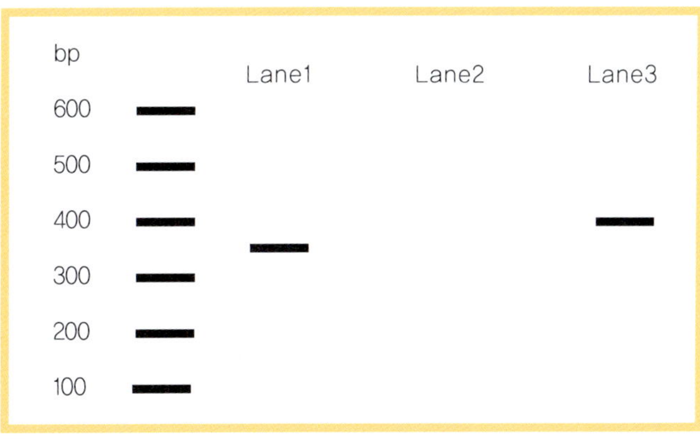

그림 4-6 분자생물학적으로 분석할 경우, Lane1과 Lane3에는 360bp의 band가 보이게 된다. 이는 만성골수성백혈병에서만 보이는 BCR-ABL 유전자가 증폭됨으로써 생기게 된다. 한편 Lane2에서는 300~400bp 사이에 문제의 BCR-ABL 유전자가 보이지 않는다.

(2) 글리벡으로 치료하다 재발한 경우

① 글리벡 용량을 증가시켜 치료

표준 용량인 400mg에서 600-800mg으로 시도할 경우 40-50%까지는 필라델피아 염색체가 다시 줄어들기 시작하며, 그 중 약 20% 에서는 완전히 필라델피아 염색체가 사라지기도 한다. 하지만 필라델피아 염색체가 줄어들었던 환자 중 약 20%에서는 시간이 지나면서 다시 필라델피아 염색체가 증가하게 된다.

한편, 글리벡+인터페론, 글리벡+화학요법 등등의 임상시험이 미국과 유럽에서 진행 중이지만 아직 충분한 데이터는 나와있지 않다.

② 인터페론 plus 아라씨(Ara-C) 또는 호모헤링토닌(Homoharringtonine) plus 아라씨

글리벡으로 치료시 재발/ 진행이 된 경우에는 글리벡의 증량(增量)이외에도 인터페론과 아라씨의 복합치료, 또는 호모헤릴토닌과 아라씨의 복합치료를 시도해 볼 수 있다. 특히 후자의 경우에는 72%에서 혈액학적으로 관해가 왔으며 그 중 15%에서는 필라델피아 염색체가 35%으로 감소되는 보고가 있다.

이외에도 Decitabine 등도 시도해 볼 수는 있으나 아직 충분한 자료는 없으며, 일단, 글리벡에 내성(耐性, Refractory) 시에는 그 예후가 상대적으로 나쁘다고 봐야 한다.

③ 동종이식(골수/ 말초조혈모세포 이식(형제/ 타인, 전통적 이식/ 미니 이식)

글리벡치료 이후 재발된 경우, 즉시 동종이식으로 넘어 갈 필요는 없다. 그 이유는 , 아직도 동종이식을 통과하며 10% 이상 그 독성(감염, 이식편대 숙주반응 등)으로 도중 탈락할 수 있으며 또 10-15%에서는 여전히 재발이 가능하기 때문이다. 즉 위에서 시도한 글리벡 용량의 증가 및 기타 약제의 사용이 선행되어야 한다. 하지만 다음의 경우에는 동종이식을 고려해 보아야 한다.

a) 급성기로 재발된 경우

: 이 경우에는 용량을 올려(600-1000mg) 글리벡을 시도하더라도 35%-40% 정도에서만 혈액학적 관해가 오며 염색체 수준의 완전 관해는 약 7%-10% 정도이다. 따라서 혈액학적으로 재관해가 온 뒤 이어서 동종이식이 권장된다.

b) 가속기로 재발된 경우

: 우선 글리백을 올려(600mg) 시도할 경우 약 70%에서 혈액학적 관해가 오며 약 20% 가량에서 염색체적 완전 관해가 온다. 이때 급성기로 재발되는 경우와는 달리 이식에 대한 결정을 보다 신중히 해야 한다. 그러나 혈액학적 관해가 오지 않는 경우나 필라델피아 염색체가 꾸준히 증가될 경우에는 다음의 조건이 충족되었을 때 이식을 고려해 봐야 한다.

- 형제사이에 공여자가 있을 때(조직항원 6개가 검사 시 일치)

- 타인의 경우 조직항원 검사에서 4자리 검사결과(분자행물학적) 일치 시
- 환자의 나이가 50세 이하

그러나, 완벽한 조직항원(형제건, 타인이건) 일치자가 없거나 고량의 글리벡에 반응이 있는 상황에서는 당장 동종이식으로 넘어가는 것은 신중을 기해야 한다.

(3) 인터페론 단독 또는 인터페론+아라씨(Ara-C) 치료 이후 재발/진행

위의 경우에는 물론 글리벡을 시도해야 한다. 만성기에서는 초기 용량은 대개 400mg을 추천하며 그 성적은 95%에서 혈액학적 완전관해가 오며 41%에서 염색체수준의 완전 관해가 온다. 한편 가속기인 상황에서 글리벡을 시도한 경우에는 혈액학적 관해는 65%이며, 11%에서 염색체수준의 완전 관해가 온다. 반면에 급성기인 상황에서 글리벡을 시도한 경우에는 혈액학적 관해는 35%이며, 7%에서 염색체 수준의 완전관해가 오게 된다.

(4) 동종이식 이후 재발된 경우

① 글리벡 단독

글리벡 단독이 치료의 장점으로는 공여자 림프구(DLI) 이후 올 수 있는 심각한 피 수치 감소(약 20%에서 발생) 및 DLI 이후 1/3에서 올 수 있는 이식편대 숙주반응(Graft vs Host Disease, GVHD)가 글리벡만으로 치료할 경우에는 그 부작용이 없다는 것이다. 아직 축적된 큰 데이터는 없으나 재발 시(심지어 급성기로 재발이 되더라도) 상당수에서 글립벡을 투여시 다시 혈액학적 재관해 및 염색체 수준의 관해가 관찰되고 있다. 따라서 DLI 시도 이전에 충분히 글리벡만 시도하는 노력이 널리 시도되어지고 있다.

② 인터페론 단독

글리벡과 비슷한 장점이 있으나 간혹 GVHD가 보고되기도 한다. 그러나 인터페론 주사 시 올 수 있는 부작용들(예, 불면, 식욕감퇴, 체중저하, 우울증, 수치저하)을 감수해야 한다. 큰 데이터는 없지만, 일부 보고에 따르면 39%까지 "재완치" 로 갈 수 있다고 보고 되고 있다.

③ 공여자 림프구(Donor Lymphocyte Infusion, DLI) 단독

가장 강력한 치료인 전통적인 전처치 이후 시행하는 표준 골수이식(미니골수이식이 아닌)을 한다 하더라도 약 20%까지는 재발이 될 수가 있다. 이 경우 DLI를 고려해 봐야 한다.

a) 한편 재발이 왔다 하더라도 만성기로 재발하는 것이 가속기나 급성기로 재발되는 것보다 DLI 이후 완치율이 높다(재발된 환자의 2/3에서 DLI 이후 완치로 환원). 즉 초기 재발 시 신

속히 DLI를 시행하는 것이 효과적이다.

b) 같은 만성기 재발이 왔을 경우라 하더라도 분자생물학적 재발이 세포유전학적 재발이나 혈액학적 재발보다 DLI를 시행할 때 부작용이 적고(피수치 감소/ 이식편대 숙주반응) 완치율이 높다.

c) 첫번 DLI 이후 골수 및 말초혈액으로 다시 공여자의 골수타입(Graft)으로 바뀌는가를 보는 카이메리즘(Chimerism) 검사와 필라델피아 염색체 검사(4~6주 후)를 해서 그 경향을 판정해야 한다.

d) 카이메리즘 검사와 필라델피아 염색체 검사에서 50% 이상 줄 경우에는 2번째 DLI를 4~6주 더 기다리지만, 거의 반응이 없을 경우(즉 여전히 환자 타입의 골수와 피를 유지한다든지, 필라델피아 염색체가 줄지 않는 경우) 2번째 DLI를 시행하되 첫째 DLI시 보다는 더 많은 양의 T-림프구를 투여한다. 같은 원리를 3번째 DLI, 4번째 DLI에 적용시킨다.

e) CML에서의 첫째 DLI 이후 추가로 DLI를 시행할 때 신중하고 참을성있게 대처해야 한다. 그 이유는 3~4개월 내에 좋은 반응이 오는 환자(다시 완전히 공여자 것으로 바뀜)도 있지만 첫번 DLI 이후 서서히 좋은 반응이 6개월에서 심지어 8~9개월 시간이 걸리면서 아주 천천히 그 반응이 올 수가 있다(이런 경우 너무 성급하게 두 번째 DLI를 할 경우, 과다한 T-림프구로 인한 이식편대 숙주반응과 피 수치감소가 심각하게 올 수도 있음).

f) 급성기로 재발한 경우에는 DLI만 갖고는 역부족이며 항암제와 더불어 DLI를 해야 한다. 이 경우 조혈모세포를 이식 시 사용했던 양(대개 CD34양성 조혈모세포를 4×10^6/kg 투여)의 반 정도(따라서 2×10^6/kg)를 T-림프구와 더불어 주입해 주는 수도 있다. 이렇게 할 경우 DLI 이후에 올 수 있는 백혈구 및 혈소판 감소를 경감시킬 수 있다.

g) DLI시에는 전통적인 골수이식 시 사용했던 면역억제제(싸이클로스포린)를 사용하지 않는다. 이렇게 함으로써 환자의 골수(Host)는 퇴치시키고 공여자 골수(Graft)를 회복시켜 줄 수 있다.

• CML에서의 DLI의 성적

만성기 재발 시 ------- 재발된 60~70%에서 재 완치

가속기 재발 시 ------- 재발된 40%에서 재 완치

급성기 재발 시 ------- 재발된 20~30%에서 재 완치

h) 공여자 림프구를 뽑는 방법에 대하여

공여자는 약 2~3 시간 마취 없이 누워있게 되며 공여자가 보유하고 있는 약 5 리터(Liter)의 피를 팔꿈치 앞에 있는 큰 정맥을 통해 약 2번 정도(어른의 경우 9~10 리터) 거르게 된다. 이 때 뽑혀진 T-림프구 중에서 소위 CD3 이란 항체를 통해 정량(定量)하게 된다. 한편 뽑힌 T-림

프구의 2/3 정도는 조그만 백(bag)에 약간의 배양용액과 DMSO란 세포를 보호하는 화학약품을 첨가한 후 영하 150℃까지 낮춘 후 액체질소에 보관하게 된다. 액체 질소에 얼린 림프구들은 제2차, 제3차 공여자 림프구 주입이 필요한 경우를 대비하는 것이다. 한편 뽑힌 T-림프구의 1/3은 T-림프구의 정량이 끝나는 대로 그대로 환자에게 정맥을 통해 주입하게 된다.

i) DLI가 성공하게 되는 원리

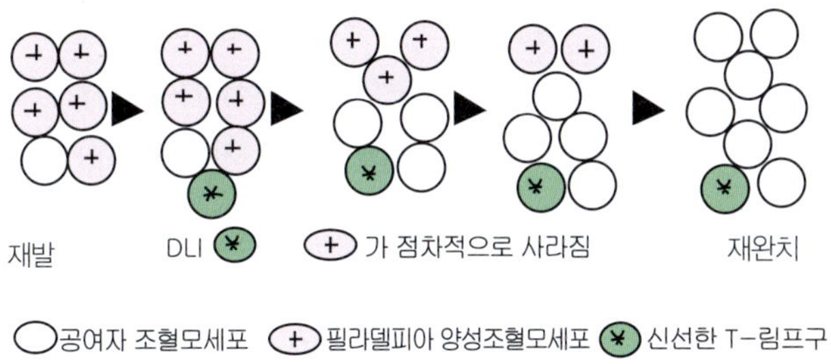

그림 4-7 공여자 림프구(Donor Lymphocyte)를 주입한 후 서서히 좋은 림프구들이 팽창함과 동시에 나쁜 필라델피아 세포들이 사라지는 것을 보여주고 있음.

j) T-림프구를 얼마나(量) 주는 것이 적당한가?
또 얼마나 자주(빈도)주입하나?

제 1차 DLI는 환자 몸무게로 환산하여 T-림프구를 5×10^6/kg~1×10^7/kg로 시작하며 서서히 상당한 기간을 두고(4-6주 혹은 9주), 제 2차, 제 3차 DLI를 하게 된다(DLI시 싸이클로스포린 등 면역억제제는 사용하지 않는다. 그 이유는 공여자의 림프구가 최대로 그 역량을 발휘하게끔 하는 것). 한편 이렇게 조심스럽게 T-림프구의 양을 정해 주입하는 이유는 DLI 이후 다음의 부작용을 우려해서 그러하다. 그러나 DLI의 양을 너무 극소화시킬 경우에는, 치료효과(항백혈병)가 없게 된다. 따라서 T-림프구를 너무 적지 않게 주어야 하며 또 동시에 너무 많은 양을 주어서도 안 된다.

k) 반드시 이식편대 숙주반응이 선행되어야 DLI의 효과를 기대할 수 있는가?

DLI가 성공하려면 반드시 이식편대 숙주반응이 선행(先行) 되어야 하는 것은 아니다. 예로서 만성골수성 백혈병의 경우, DLI의 부작용(앞으로 기술할 것임)인 이식편대 숙주반응이나 피수치 감소가 있는 환자의 2/3에서는 DLI의 좋은 효과가 기대가 되지만 DLI를 시행한 1/3에서는 이러한 부작용이 동반이 되어도 DLI의 효과(재-완치)가 오지 않을 수가 있다. 반면 DLI의 부작용들(이식편대 숙주반응, 피수치 감소)이 오지 않았지만, DLI를 시행한 환자의 1/2에서는 여전히 좋은 결과를 기대할 수 있다.

l) DLI 이후의 부작용들

ㄱ. 이식편대 숙주반응

1/3에서 올 수 있으며 개중에는 심하게 올 경우 위험할 수 있다. 이에 대한 치료는 타인 골수/말초조혈모세포이식 이후 온 급성 이식편대 숙주반응 때에 대처하는 것과 동일하다.

ㄴ. 심한 백혈구 및 혈소판 감소증

DLI를 시행할 당시, 즉 재발할 경우(즉, 대부분은 환자세포이며 극히 일부만 공여자 세포이기 때문에) 피검사에서 수치가 낮지는 않다. 그러나 DLI 이후, 새롭게 밖에서 들어간 T-림프구는 환자 몸에 남아있는 환자 세포를 인식하면서 퇴치시키기 때문에 백혈구 수치는, 1000개 또는 500개 이하로 내려가며 또한 혈소판 수치 역시 5만 또는 2만 이하로 떨어질 수 있다. 이 때에는 폐렴이나 출혈이 잘 동반되니 특히 유의해야 하며, 열이 38℃ 이상 시에는 즉시 주치의와 접촉하거나 응급실로 가야 한다. 이러한 부작용(수치 감소)은 DLI시 1/5에서 올 수 있으며 혈액학적 재발(염색체 검사에 의한 재발이나 분자생물학적 재발에 비해)시 더 완연하게 온다.

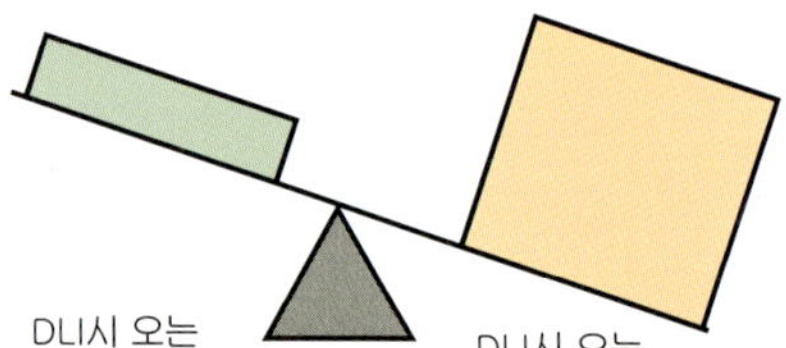

그림 4-8 DLI를 통해 독성은 최소한으로 하며 효과는 최대로 만드는 것이 목표이다.

④ DLI + 글리벡 / DLI + 화학요법 / DLI + 인터페론

아직 각각의 치료결과에 대한 큰 데이터들은 나와있지 않다.

그러나 이론적으로 그 효과는 더 높을 것이라는 예상은 나와 있다.

한편, 모든 치료의 장단점이 있듯이 DLI 만의 치료보다는 더해지는 치료에 대한 부작용들은 예상해야 한다.

⑤ 제 2차 동종이식/ 제 2차 미니골수-말초조혈모세포 이식

CML에서 동종이식 이후 재발 시 위에서 시도한 ①글리벡, ②인터페론, ③DLI, ④DLI+글리벡 등 등을 시도 하고도 다시 좋아지지 않을 경우에는 마지막으로 제 2차 동종이식을 시도해 볼 수 있다. 특히, 질환이 급하게 진행하는 가속기 또는 급성기로서의 재발 시 고려해 보아야 하며 공여자(graft)의 골수가 완전히 환자의 몸 안에서 사라졌을 경우에도 DLI 또는 DLI+항암제 보다는 오히

려 2차 동종이식을 해야 한다. 만약 선택의 여지가 있다면 1차 이식 시의 공여자가 아닌 조직항원이 맞는 제 2의 공여자 또는 공여자 조직항원이 맞는 타인 공여자가 항 백혈병 효과를 올릴 수 있다고 볼 때 더 나을 수 있다.

한편 전통적인 동종골수이식을 2차에 걸쳐 한다는 것은 상당히 위험하다. 왜냐하면, 이미 고량의 싸이톡산을 투여 받거나 전신 방사선조사를 받았기 때문에 여러 장기기능(심.폐.콩팥)이 2번째 이식 시 잘 버티지 못할 수 있기 때문이다. 30대 초반 이하의 나이가 아닌 경우의 2차 이식 시, 치사율은 65%까지 보고되기도 한다. 따라서 정확하고 신중한 장기기능의 평가 이후, 2차 이식을 시행해야 한다. 제2차 미니동종이식은 반드시 제2차 동종이식을 해 줘야 하는 상황이지만, 환자가 장기기능(심, 폐, 신장 등)이 뒷받침하지 못할 때 고려해 봐야 한다.

4) 만성 림프구성 백혈병(CLL)

(1) 화학요법

: CLL의 표준 치료인 Chlorambucil+Prednisone 또는 Cyclophosphamide +Prednisone 치료 이후 재발이 된 경우에는 아래의 화학 요법을 시도해 볼 수 있다.

- Fludarabine (Fludara)
- 2 Chlorodeoxyadenosine(2-CDA)
- Pentostatin(DCF, Deoxycoformycin)

위의 화학요법을 시도함으로써 20-35%의 완전관해와 약 70%까지의 부분관해를 기대해 볼 수 있다. 그러나 어느 정도의 반응기간이 지난 이후에는 다시 대부분 진행성으로 가게되며, 이 상황에서는 아래에 기술하는 Monoclonal Antibody 등을 시도해야 한다.

(2) 동종이식

이 치료는 위의 화학요법 등의 치료를 했음에도 불구하고 진행이 되었을 경우, 즉 혈소판 수치의 감소와 빈혈 악화 또는 빈번하게 반복되는 심각한 감염(폐렴 등) 등이 동반될 경우 고려해 봐야 한다.

전통적인 동종이식은 그간 다음의 두 가지 이유가 문제가 된다. 즉,

① 원래 CLL은 나이가 많은(50세 이상)사람의 질환이어서 동종이식을 통과하며 잘 견디지 못한 경향이다(즉 전처치 이후 수치가 감소되는 기간동안 동반될 수 있는 출혈, 감염에 견디기가 어려움).

② CLL의 상황에서 이식을 한 뒤 100일, 1년을 지나면서 이식편대 숙주반응의 빈도가 높게 올

수 있으며, 또 그 심각도가 깊을 수 있다(이는 CLL 환자들이 나이가 많은 것이 주된 이유임). 따라서, 전통적인 동종이식 이후의 성적(완치율)은 30-40% 이다.

그러나 90년대 중반부터 시도 되어진 소위 미니(Mini)골수이식 또는 NST(Non-Myeloablative Stem Cell Transplantation) 결과 위에서 기술한 전처치 이후 생길 수 있는 수치감소와 동반되는 출혈, 감염 등을 막음으로 인해 부작용을 줄였기 때문에 그 성적이 50~60% 이상까지 향상되고 있다.

(3) 동종이식 이후 재발된 경우

이 경우에는 만성골수성 백혈병(CML)에서 동종이식을 실시한 후 재발되었을 경우와 그 행태(行態, Behavior)가 상당히 유사하며 그곳을 참조하면 된다. 단 몇 가지 CML과의 차이점 등은 아래와 같다.

① 공여자 림프구 주입만으로 치료

CML과 동일

② 화학요법 또는 단(Mono) 클로날항체와 더불어 공여자 림프구 주입

이때 화학요법으로는 플루다라빈(Fluda), 싸이톡산(Cyclophosphamide) 및 씨스플라틴(Cisplatin, CDDP) 등이 사용되며 단(Mono) 클로날항체로는 Rituximab 또는 Alemtuzumab 등이 사용될 수 있다.

③ 제2차 골수/ 말초 조혈모세포 이식

이는 미니골수 또는, 미니말초조혈모세포이식을 다시 시도해 볼 수 있다(이부분 역시 CML을 참조). 한편 환자의 나이나 몸의 전신증상(심폐 기능)에 따라 2차 동종이식시 전통적은 동종이식도 시도할 수 있으나 그 독성으로 인해 위험도는 증가하게 된다. 따라서 미니골수/ 말초조혈모세포 이식을 고려해 봐야 한다.

한편, 그 성적(결과)에 관해서는 현재로서는 그리 큰 데이터들이 나와있지 않다. CLL 에서의 동종이식이 아주 활발하게 이루어지고 있지 않은 상황에다가, 또한 재발 시 공여자 림프구 주입 또한 큰 데이터가 나와 있지는 않으나, 대략 CML에 준해서 이해하면 된다. 즉 동종이식 이후 재발된 사람의 1/2 - 2/3에서는 다시 재 관해로 환원시킬 수 있으며, 이들은 다시 완치의 국면으로 갈 수 있다.

8. 처음부터 관해가 오지 않는 경우

1) 처음부터 관해가 오지 않는 경우

(1) 급성골수성백혈병

진단이 된 AML은 표준 치료인 "7+3"으로 반드시 관해에 이르러야 하는데 표준화학요법인 "7+3"에 초반부터 관해가 오지 않을 수 있다. 이때는 "원발성 내성(原發性 耐性)" 또는 "Primary Refractory"라는 이야기를 하기도 한다. 진단시 염색체 소견에 따라 관해에 이르지 못하는 빈도를 기술하자면;

각 그룹	관해가 오지 않는 빈도 (%)
• 예후가 나쁜 그룹 (예, −5, −7, complex 그룹)	60−70%
• 예후가 중간인 그룹 (예후가 나쁜 그룹 및 예후가 좋은 그룹을 제외한 모든 경우)	20−30%
• 예후가 좋은 그룹(예, t(18:21), inv(16), t(15:17))	10−20%

이처럼 초반부터 관해가 오지 않을 경우에는 다음의 선택이 있다.

① 재관해 요법 : 다시 "7+3"을 시도하거나 고량의 아라씨(High Dose Ara-C)를 시도함.

이를 통해 관해가 오지 않았던 환자 중 1/4~1/2에서 관해가 올 수 있다.

② 바로 동종이식을 시도하는 법

이 경우에는 형제가 조직항원(HLA)이 일치하는 사람이 있을 경우이다.

그러나 타인 동종이식의 경우에는 적합한 공여자를 찾는 과정이 2-3개월 소요되기에 바로 동종이식으로 이어지지 않는 경우가 빈번하다. 이러한 경우에는 타인 공여자가 연결될때 까지 위의 ①이나, 아래 ③의 방법을 고려해야 한다.

③ 임상시험에 검증된 약제를 시도

이는 아래 chapter 9, "임상시험(臨床試驗, Clinical Trials)과 기대해 볼 만한 신약(新藥)들에 관해"에 기술하고 있다.

(2) 급성림프구성백혈병

급성골수성백혈병과 마찬가지로 Hyper - CVAD등 표준 화학 요법으로 초반부터 관해가 오지 않을 수 있다.

각 그룹	전체에서 차지하는 비중	관해가 오지 않는 빈도(%)
• 예후가 나쁜 그룹(예, 필라델피아 양성, t(4 :11), 진단시 높은백혈구 수치를 보이는 구룹)	• 총체적으로 : 50-70% • 필라델피아+ : 30% • t(4:11) : 5%	30-35%
• 위를 제외한 나머지 그룹	30-50%	10-20%

* 소아의 경우는 필라델피아(+) : 4%, t(4:11) : 6%

이처럼 초반부터 관해가 오지 않을 경우에는 다음의 선택이 있다.

① 재관해 시도 : 약제를 바꾸어(예, 메토트렉세이트(Methotrexate)+아라씨(Ara-C))서 시도한다. 관해가 오지 않았던 환자가 관해가 올 수 있다.

② 바로 동종이식을 시도하는 법

이 경우에는 형제가 조직항원(HLA)이 일치하는 사람이 있을 경우이다.

그러나 타인 동종이식의 경우에는 적합한 공여자를 찾는 과정이 2-3개월 소요되기에 바로 동종이식으로 이어지지 않는 경우가 빈번하다. 이러한 경우에는 타인 공여자가 연결될 때 까지 아래 ③의 방법을 고려해야 한다.

③ 임상시험에 검증된 약제를 시도

이는 아래 chapter 9, "임상시험(臨床試驗, Clinical Trials)과 기대해 볼 만한 신약(新藥)들에 관해" 에 기술하고 있다.

(3) 만성골수성백혈병(CML)

2004년의 "만성기"-CML에 관해 표준치료라면 단연 글리벡이다. 이 치료(글리벡 400mg)를 통해 95% 이상 혈액학적 관해가 오고 그 중 60-70% 정도가 완전 염색학적 관해가 온다.

한편, 최근의 M.D 엔더슨 병원의 데이터에 의하면 만성기 환자에게 초창기부터 800mg을 매일 투여한 경우에는 98%에서 혈액학적 완전 관해가 왔으며 무려 90%에서 완전 염색체 관해가 온 놀라운 데이터들을 보고하고 있다. 한편, 이에 따른(고량의 글리벡) 부작용은 백혈구 및 혈소판 감소가 기존의 400mg투여 시 보다 약 10% 씩 높게 36%와 25%의 빈도를 보였다.

그러나 가속기(글리벡 600mg)에서는 혈액학적 관해가 65%, 완전 염색체 관해가 11%이며, 급성기(글리벡 600mg)에서는 혈액학적 관해가 9%, 완전 염색체 관해가 6% 정도이다.

만성기에서는 물론이지만, 특히 후자의 경우(가속기+급성기)에는 각 병기에서 표준 양의 글리벡으로 듣지 않을 경우 다음을 시도해 볼 수 있다.

① 글리벡을 하루 보통 800-1000 mg으로 증량

② 동종이식

CML에서 고량의 글리벡을 시도했으나 듣지 않아(불응, 不應) 동종이식을 고려해야 되는 상황은 다음의 경우이다.

- 우선 형제간 또는 타인과 조직항원(HLA)이 맞아야 함.
- 급성기에서 일부는 글리벡에 듣지만, 잘 듣지 않는 대부분의 경우 동종이식을 시도해 볼 수 있음(형제간 동종이식시 : 완치율 30%).
  : 급성기에서도 글리벡 또는 화학요법으로 부분적인 또는 완전 혈액학적 또는 염색체적으로 관해가 올 경우 동종이식을 시도하는 것이 더 유리함.
- 가속기에서는 글리벡에 꽤 반응이 온다. 그러나 피수치가 올라가며 말초혈액에 아세포가 증가되는 상황에서 위의 고량의 글리벡(600-1000mg)을 시도한 경우에도 불응성인 경우 동종이식을 시도할 수 있다(동종이식을 시도한 경우 : 완치율 40%).
  : 이경우 혈액학적 또는 염색체적으로 관해 시 동종이식을 시도하는 것이 더 유리함.

③ 시도해 볼 수 있는 기타의 방법들

a) 인터페론

: 이는 만성기에서 고려해 볼 수 있다.

b) 화학요법/ 화학요법 + 글리벡

: 화학요법은 급성기에서 시도할 수 있으며 약 30%에서 제 2의 만성기로 끌어 내릴 수 있다. 그러나 30% 안에 들어온 사람 중 만성기 상태로 지속적으로 유지되는 사람은 일부에서만 가능하다. 한편, 화학요법 + 글리벡은 임상시험 중이며 그 데이터가 아직 나와있지 않다.

(4) 만성림프구성백혈병 (CLL)

표준 화학요법인 클로람뷰실(chlorambucil)이나 플루다라빈(Fludarabine)을 시도했으나 진행성으로 되었을 때에는 다음을 시도해 볼 수 있다.

① 플루다라빈에 CDDP/ Cytoxan 등을 복합적으로 시도

② 바로 동종이식을 시도하는 법

이 경우에는 형제가 조직항원(HLA)이 일치하는 사람이 있을 경우이다. 그러나 타인 동종이식의 경우에는 적합한 공여자를 찾는 과정이 2-3개월 소요되기에 바로 동종이식으로 이어지지 않는 경우가 빈번하다. 이러한 경우에는 타인 공여자가 연결될 때 까지 아래 ③의 방법을 고려해야 한다.

③ 임상시험에 검증된 약제를 시도

이는 아래 chapter 9, "임상시험(臨床試驗, Clinical Trials)과 기대해 볼 만한 신약(新藥)들에 관해" 에 기술하고 있다.

9. 임상시험과 기대해 볼만한 신약들에 관하여

1) "임상시험(臨床試驗, Clinical Trials)

이는 기존 표준치료를 시도했을 때 "100%" 완치가 되는 것이 아니기에 보다 나은 결과를 위해 시도하는 임상적인 노력(Trial)이다. 이러한 시도는 실험(實驗, Experinents)과는 다르다. 즉 후자(실험)는 성공과 실패를 당연한 결과로 받아들이며 시도되어지는 것에 비해 전자(임상시험)를 일단 성공을 목표로 노력한다는 것이다. 동시에 무척 신중하게 함으로써 그 피해(부작용)를 최소화 시키는 것이다. 물론, 열심히 시도를 했으나 예상결과와는 달리 그 결과는 실패로 결론이 날 수도 있다. 각각의 임상시험에서 유의하는 것을 요약하자면,

- A란 약을 시도했을 때 각종 독성들이 무엇이 나타나는가를 볼 경우("제1상(像)" 임상시험)
- A라는 약이 항(抗, Anti) 백혈병효과(백혈병을 퇴치 시킬 수 있는 능력)가 얼마나 되는가를 봄("제2상(像)" 임상시험)
- A라는 약이 기존의 표준 항 백혈병 약제(예, 급성 골수성 백혈병에서 "7+3" 치료)와 비교해서 더 나은가(우수한가)를 비교해 봄 ("제3상(像)" 임상시험)
- A라는 약이 급성골수성 백혈병에서 기존의 표준 항 백혈병 약제인 "7+3"과 더불어 투여했을 때의 효과를 봄 ("제4상(像)" 임상시험)

따라서 "제2상(像)" 임상시험의 결과 시 항(抗) 백혈병 효과가 있다는 약은 우선 기대가 된다고 할 수 있겠으나, 보다 더 확실한 것은 "제3상(像)" 임상시험 결과라고 보겠다.

2) 각 경우의 신약에 관해

(1) 급성 골수성 백혈병

① **단클론항체**(monoclonal antibody)

gemtuzumab ozogamicin(상품명: Mylotarg®): CD33 단클론항체로 단클론항체가 백혈병세포로의 전달이 더욱 효과적으로 이루어 질 수 있도록 칼리키아마이신을 접합시킨 약물이다. CD33은 급성골수성백혈병 세포의 90% 이상에서 그 표면에서 발현되어 있으며, 세포당 약 만개의 분자가

백혈병세포 표면에서 높은 밀도로 존재하므로 단클론항체를 이용하여 백혈병세포를 치료하는 경우 효과적이다. 최근에 미국 FDA는 60세 이상의 재발성 급성골수성 백혈병에서 사용할 수 있도록 승인을 해주었다. 재발성 급성골수성백혈병은 치료효과를 기대하기 매우 어려우며, 특히 고령의 환자에서 재발하는 경우가 많아 항암제의 독성 때문에 치료하기가 어렵다. 그러나 142명의 재발성 급성골수성백혈병 환자를 대상으로 한 제2상 임상시험에서 30%의 반응율을 보여 FDA의 승인을 받게 되었다. gemtuzumab ozogamicin은 단독투여시 약 16%의 완전관해율을 보이며, 처음 진단된 60세 이상의 급성골수성백혈병의 경우 약 45%의 완전관해율이 있다고 알려지고 있으며, 항암제치료와 병행하는 경우 약 80% 이상으로 관해율이 증가한다고 보고되었다.

표 4-2. CD33양성 급성골수성백혈병환자 중 처음 재발한 환자에서 gemtuzumab ozogamicin을 사용하였을 때 반응율

관해 형태	전체환자(142명)	60세 미만(62명)	60세 이상(80명)
CR 환자 명수(%)	23(16%)	11(18%)	12(15%)
CRp 환자 명수(%)	19(13%)	10(16%)	9(11%)
OR(CR+CRp) 환자 명수(%)	42(30%)	21(34%)	21(26%)

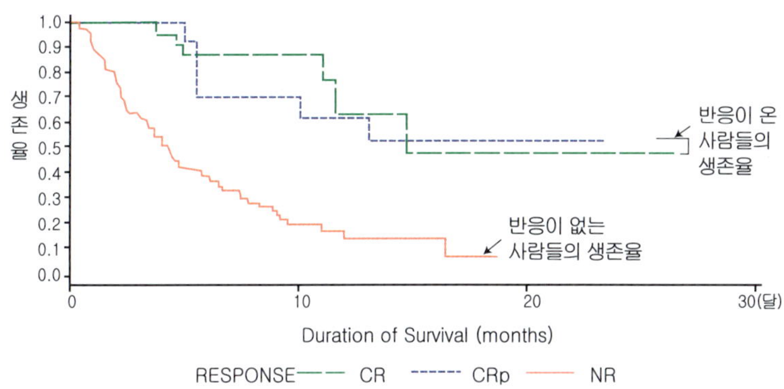

그림 4-9

② 기존 항암제에 대한 내성을 극복하는 기전을 이용한 약제

a) cyclosporine(싸이클로스포린): 급성골수성백혈병 재발환자에서 효과가 있다는 보고도 있으나, 효과가 없다는 보고가 대부분이다.

b) PSC-844: 싸이클로스포린 유사체이다.

c) Zosuquidar(LY335979): 선택적-P 당단백질 억제제로 고위험군의 급성골수성백혈병 환자를 대상으로 한 제2상 임상시험에서 42%의 환자가 형태학적 관해(morphological complete remission) 또는 혈소판 관해(complete remission of platelet, CRp)를 보인다.

③ farnesyl 전이효소 억제제(farnesyl transferase inhibitor)

a) Tififarnib (상품명: Zanestra, 자네스트라): 고령의 재발성 혹은 고위험군의 급성골수성백혈병 환자 150명을 대상으로 한 제2상 임상시험에서 34%의 환자가 반응을 보였으며, 20% 환자에서 완전 관해를 보였다. 현재 제 3상 임상시험이 진행 중으로 독성이 강한 항암요법을 받기 힘든 고령의 환자에게 적합한 치료제로 생각된다.

④ 타이로신키나제 억제제

a) MNL518: FLT3, c-kit, PDGF(혈소판유래성장인자)의 타이로신키나제의 억제제로 고위험군환자를 대상으로 한 제2상 임상시험에서 효과가 있음이 증명되었고 동물실험에서는 ATRA와 상승효과를 나타내었다.

b) CEP-701: 선택적 FLT3 타이로신키나제의 억제제로 세포주기를 정지시키는 것과 관련이 있으며 FLT3/ITD를 표현하는 급성골수성백혈병에서 기존의 표준항암제와 함께 사용하였을 경우 상승효과를 나타낸다.

c) PKC-412: 선택적 FLT3 타이로신키나제의 억제제이다.

⑤ 기타

안티센스 DNA(antisense DNA)인 Genasense(지나센스)는 Bcl-2의 전사를 막아 고위험군의 급성골수성백혈병 환자에서 48%의 완전관해를 보였으며, 새로운 알킬화약제인 VNP4010M (Cloretazine), 뉴클레오시드 유사체인 Clofarabine(상품명:클로라, 에볼트라), 히스타민과 인터루킨-2를 이용한 면역요법과 mTOR억제제인 Rapamycin(라파마이신)등의 약제도 기대해 볼만하다.

(2) 급성림프구성 백혈병

① 타이로신키나제 억제제

a) Imatinib mesylate(이마티닙, 상품명:글리벡); 글리벡은 필라델피아 염색체 양성의 급성림프구성백혈병에서 발현되는 ABL단백의 타이로신키나아제를 차단함으로써 그 효과를 나타내는데, 재발성 혹은 불응성의 환자에서 단독치료로 약 59%의 골수 내 관해를 유도한다. 최근에는 단독 혹은 다른 약물들과 같이 사용하여 관해유도 및 공고요법에 효과적으로 사용되고 있다. 아직 완치율을 증가시킬 것인지는 알 수 없으나 무병생존율과 환자들의 삶의 질은 향상되었다.

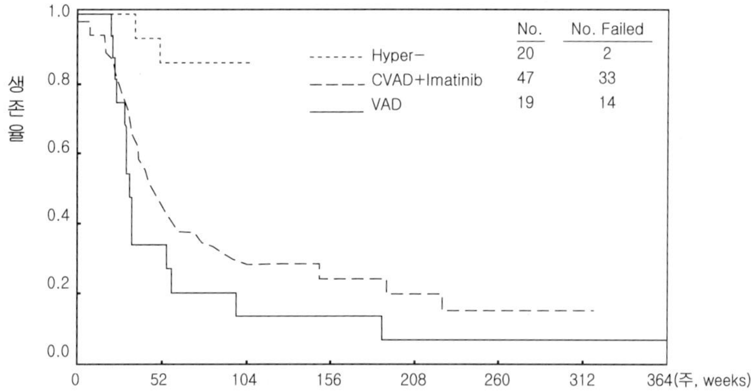

그림 4-10 성인 급성림프구성백혈병 환자에서 hyperCVAD항암요법과 글리벡을 사용하였을 경우와 HyperCVAD(항암제단독) 또는 VAD(항암제단독)를 사용하였을 때 전체 생존율

b) Dasatinib(BMS 354825, 다사티닙, 상품명:스프라이셀); 글리벡에 내성이 생겼을 경우 이것을 극복하는 약제로 다사티닙이 있는데 이것 역시 ABL단백의 타이로신키나아제를 차단함으로써 그 효과를 나타낸다. 글리벡에 내성인 필라델피아 염색체 양성인 급성골수성백혈병 환자를 포함하여 만성골수성백혈병 가속기 및 급성기 환자 44명에서는 완전혈액학적 관해를 보인 경우가 82%, 완전세포유전학적 관해를 보인 경우가 25%였다. 만성골수성백혈병환자에서 FDA의 승인을 받았으나, 급성림프구성 백혈병환자에서는 아직 승인을 받지 못하였다. 그러나 여러 임상연구에서 좋은 반응을 나타내고 있으므로 곧 승인 받을 것으로 기대가 된다.

c) 이것 외에 ABL 키나제 억제제인 Nilotinib(AMN107, 닐로티닙), FMS유사 타이로신키나제인 PKC412, MLN518, CEP701등이 임상시험 중이다.

② 뉴클레오시드 유사체

a) Clofarabine(상품명:클로라, 에볼트라): 항(抗, Anti) folate 제제이면서 동시에 새로운 뉴클레오시드 유사체인 클로라(상품명)는 2004년 12월에 아동의 급성림프구성 백혈병에서 FDA의 승인을 받았으며, 같은 성분인 에볼트라도 2006년 6월에 유럽에서의 시판을 허가 받았다.

b) Nelarabine: T 세포 급성림프구성 백혈병에서 효과적이다.

③ 단클론항체

a) Rituximab는 CD20에 대한 단클론항체로서 항암제와 병합하여 치료하는 경우 약 80-90%에서 완전관해를 보인다.

b) Alemtuzumab (Campath®): CD52에 대한 단클론항체로서 대부분 만성림프구성 백혈병에서 주로 연구되었고, 급성림프구성백혈병에서의 연구결과는 많지 않아 그 역할은 아직 알 수는 없으나, 일부 연구에서는 불응성 및 재발성의 경우 약 60%의 완전관해 성적을 보여 향후 그 연구결과가 주목된다.

c) Gemtuzumab ozogamicin(상품명: Mylotarg® calicheamicin과 결합된 CD33 단클론항체), Epratuzumab(항CD22 단클론항체), HuID10(항 HLA단클론항체)등이 연구되고 있는 중이다.

④ 기타

Tipifarnib(farnesyltranferase 억제제), MK0752(γsecretase 억제제), SAHA와 MS-275(히스톤 탈아세틸효소 억제제), 그리고 프로테아좀 억제제인 bortezomib(PS-341, 상품명: 벨케이드), 기존의 항암제를 조작하여 내성을 극복하고 항암효과를 극대화시킨 Pegylated asparaginase, Liposomal compound 등이 임상시험을 거치고 있는 중이다.

(3) 만성 골수성 백혈병

① 타이로신키나제 억제제

a) Imatinib methylate(이마티닙, 상품명:글리벡) : 최근 2-3년 사이 혈액암 치료에 있어서 획기적인 신약으로 불리고 있는 것이 글리벡이다. 글리벡은 경구용 항암 치료제로 분자 표적 치료(molecular target therapy)의 새로운 시대가 왔음을 알리는 큰 혁신이라 할 것이다. 만성 골수성 백혈병에서 현재 이루어지고 있는 대부분의 임상시험은 글리벡을 이용하여 불응성 또는 진행성 만성 백혈병에서 기존의 표준 치료인 화학요법과의 비교연구 또는 만성 골수성 백혈병의 초기치료로서의 가능성에 초점이 맞추어져 있다. 이외에도 골수이식과 글리벡과의 치료효과를 비교하는 임상시험과 글리벡을 얼마나 장기 투여하는 것이 적절한가 하는 문제에 대한 임상시험이 여러 각도로 시행되고 있으며 이런 임상 시험들의 결과는 앞으로의 만성 골수성 백혈병의 치료에 큰 도움이 될 것이다.

b) Nilotinib(AMN107, 닐로티닙) : 글리벡의 사용이 증가하면서 글리벡의 내성이 새로운 문제로 대두되고 있는데 이를 극복하기 위한 많은 신약들이 개발되고 있다. 글리벡의 내성을 극복하는, 이른바 슈퍼글리벡 중에 하나인 닐로티닙은 글리벡보다 20~30배의 효과를 보이는데, 필라델피아 염색체 양성인 글리벡 내성 만성골수성백혈병 환자 106명과 급성림프구성백혈병 환자 13명을 대상으로 한 연구에서 39%~92%의 혈액학적인 완전관해를 보였다.

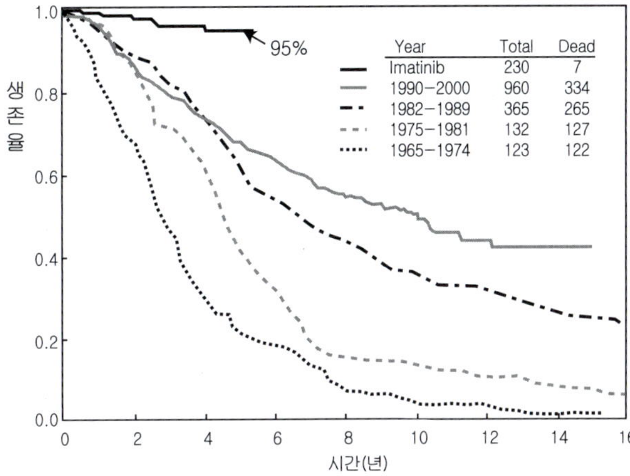

그림 4-11 M.D. 엔더슨 병원에서 치료한 CML 환자들을 시간별로 분류함

표 4-3. 글리벡내성 만성골수성백혈병환자에서 혈액학적 반응 및 세포유전학적 반응

글리벡내성 만성골수성백혈병 [환자 수/전체환자 수(%)]	완전혈액학적 반응 (Hematologic response)	완전세포유전학적 반응 (Cytogenetic response)
만성기	11/12(92%)	6/17(35%)
가속기	33/46(72%)	22/46(48%)
급성기	13/33(39%)	9/33(27%)

c) Dasatinib(BMS 354825, 다사티닙, 상품명:스프라이셀) : 다사티닙은 슈퍼글리벡 중에 하나로 글리벡보다 100~300배의 효과를 보인다. 글리벡에 내성인 만성골수병백혈병 만성기 환자 40명에서 완전혈액학적 관해를 보인 경우가 90%, 완전세포유전학적 관해를 보인 경우가 45%였다. 만성백혈병 가속기 및 급성기, 그리고 필라델피아 염색체 양성인 급성골수성백혈병 환자 44명에서는 완전혈액학적 관해를 보인 경우가 82%, 완전세포유전학적 관해를 보인 경우가 25%였다. 최근 미국의 FDA에서 만성골수성백혈병환자 중 글리벡을 포함한 이전의 치료에 반응하지 않는 환자에 승인을 받았다.

② farnesyl 전이효소 억제제(farnesyl transferase inhibitor)

farnesyl 전이효소 억제제인 lonafarnib 및 tipifarnib등이 있으나 아직까지는 더 많은 연구가 필요할 것으로 생각된다.

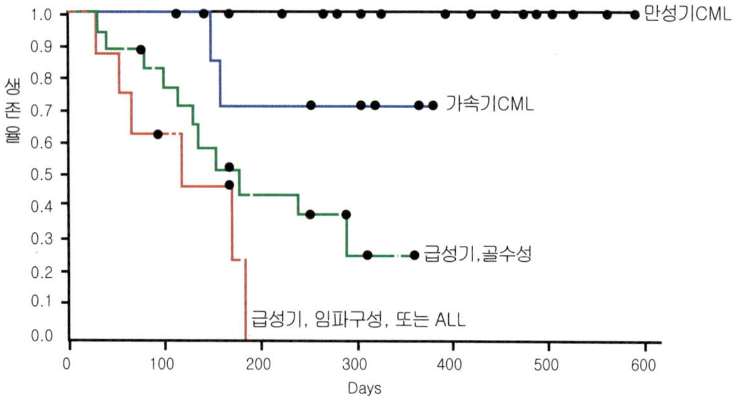

그림 4-12 dasatinib 투여받은 만성골수성백혈병 및 급성 림프구성백혈병 환자의 무병생존율

(4) 만성 림프구성 백혈병

① 단클론항체

a) rituximab(리툭시맙, 상품명:맙테라항체) : CD20에 대한 단클론 항체로 단일약물로는 효과가 적으며, 기존의 화학요법과 병행하였을 때, 완전 관해 및 무병생존율을 향상시킬 뿐만 아니라 전체 생존기간도 늘인다. 이전에 치료받지 않았던 환자뿐만 아니라 불응성 또는 재발성 만성림프구성백혈병에서도 효과적인 것으로 나타났다.

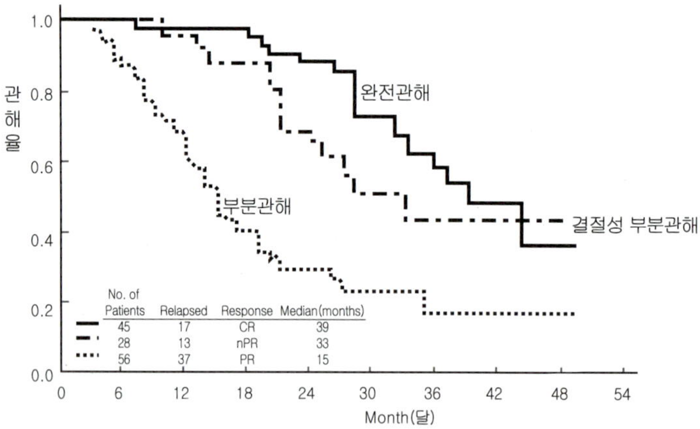

그림 4-13 fludarabine, cyclophosphamide, and rituximab에 대한 시간에 따른 반응비율.
CR(complete remission)완전관해; nPR(nodular partial remission)결절성 부분관해; PR(partial remission)부분관해

b) alemtuzumab(Campath®): Alemtuzumab은 CD52에 대한 단클론 항체로 CD52의 기능은 아직까지도 정확히 알려져 있지 않으나 여러 발달단계에서 암세포의 표면에 표현되고 있

다. 재발성 만성림프구성백혈병 환자에 승인을 받았으며 플루다라빈에 듣지 않는 불응성 또는 재발성 만성림프구성백혈병 환자 93명을 대상으로 alemtuzumab을 투여하였을 때 33%에서 전체반응을 보였다.

표 4-4. 불응성 또는 재발성 만성림프구성백혈병 환자 93명의 질병반응

반응	NCIWG 평가 명(%)
전체 반응(overall response)	31(33)
완전반응(complete response)	2(2)
부분반응(partial response)	29(31)
혈구감소증을 제외한 완전반응(CR except for cytopenia)	6(7)
결절성 부분반응(nodular PR)	5(5)
안정적인 질병(stable disease)	50(54)

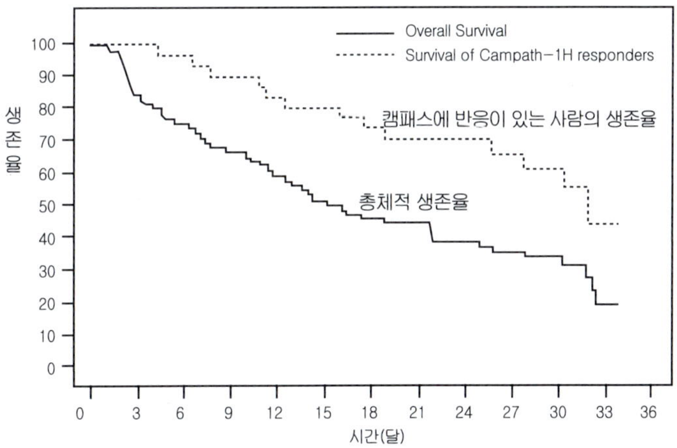

그림 4-14 생존률 그림

c) Denileukin deftitox (Ontak® ; 온탁) : 인터루킨-2에 CD25를 표적으로 디프테리아 독소를 병합한 단백질로 만성 림프구성 백혈병보다는 주로 피부의 T세포 림프종에 사용된다.

② 기타

위의 약제 이외에 분자물질로 G3139가 있다. 이 약제는 DNA를 구성하는 올리고뉴클레오티드로 RNA를 목표로 하고 있다. 기존에 화학요법(플루다라빈)을 치료받고 불응성 또는 재발성 만성림프구성 백혈병 환자 19명를 대상으로 35%의 반응율을 보였으며 기존의 치료와 비교하는 더 큰 규모의 임상시험이 준비 중에 있다.

10. 모든 치료에 듣지 않을 때…

1) 보조요법

보조요법이란 치료의 중요한 부분의 한 영역이다. 비록 화학요법이나, 심지어 동종이식까지 갔지만 여전히 치료가 잘 되지않는 수가 종종 있다. 이때 순간적으로 모든 것을 다 포기하고 실망하기보다는 그때그때 잘 대처하기만 하면 상당기간(수개월(급성백혈병의 경우), 또는 말기골수증식성 질환)에서 수년(만성백혈병의 경우 또는 초기 골수증식성 질환)동안 삶의 질을 여전히 유지하며 잘 버틸 수 있다. 아래의 것들은 굳이 입원하지 않고서 외래에서 수시간 동안 간단히 치료를 받고 당일 집에 돌아갈 수 있다.

(1) 수혈

가급적 혈색소(Hemoglobin, 헤모글로빈)가 8.0gm/dL 이상 되어야 산소공급 부족으로 인한 호흡곤란, 쉽게 피곤함 등이 해소될 수 있다(Hemoglobin은 폐에서 가져온 산소를 온몸으로 공급 하는데 대단히 중요하다). 따라서 주기적인 수혈이 필요하다. 대개 1unit의 packed RBC(Red Blood Cell, 적혈구)를 주입하면 1gm/dL가 상승하게 되는데 이것이 얼마나 오래 몸 안에서 지속되는가는 각각의 상황마다 다르다. 어떤 경우에는 수주까지 지속되기도 하지만 거의 피를 만들어 내지 못할 때는 그 보다는 짧게, 또 조금씩 출혈이 있다면 하루나 이틀마다 수혈해 주어야 한다.

혈소판의 경우에는 가급적 2만/㎕를 유지시키면 심각한(뇌, 폐, 장출혈) 출혈을 방지할 수 있다. 소위 SDP(Single Donor Platelet : 한사람의 공여자로부터 얻은 혈소판)가 RDP(Random Donor Platelet : 여러 사람으로부터 채취하여 모아둔 것)보다 수혈하고 나서 혈소판 수위 증가가 우수하며 또 오래 유지된다. 1unit의 SDP는 6unit 정도의 RDP에 혈소판 수혈 이후 수치가 유지되는 효과가 있다. 역시 개인 차가 심해서 어떤 경우에는 1주일 이상 그 수치가 유지되는 사람도 있지만 어떤 경우에는 거의 매일 수혈 해야만 2만/㎕ 이상을 유지하게 되기도 한다(보다 자세한 것은 3부의 "헌혈" 및 "수혈"을 참조할 것).

(2) 수액(水液, Fluid)과 정맥주사용 영양제(Parenteral Nutrition)

대부분 충분한 수분을 마시지 못하기에 쉽게 탈수(脫水, Dehydration)가 올 수 있다. 따라서 주기적인 수액(단순한) 또는 정맥 주사용 영양제를 공급 받아야 한다. 특히 설사가 심한 경우 또는 잦은 경우에는 더욱 그러하다.

정맥 주사용 영양제는 과거에는 중심정맥관을 통해서만 공급했지만, 요사이는 말초혈액을 통해서 영양제 속에 상대적으로 당(糖, Glucose)의 농도를 낮게 하여 공급이 가능하다.

(3) 통증약(먹는 약, 붙이는 약)/수면제, 신경안정제/항 우울제 (抗 憂鬱劑, Anti-Depressant)/ 입맛을 유도하는 약 (Appetite Stimulator 예 : 메게이즈(Megace)/ 항 구토제(抗 嘔吐劑, Anti-emetics)/변비약/위장약/이뇨제

위의 각각의 약들은 소위 대증요법(對症療法, Symptomatic Relief)이라 해서 언뜻 보기에는 별 것 아닌 것처럼 생각할지 모르나, 실상은 중요하다. 모든 위의 증상들이 오래 유지되고 그 증상이 심하다면 이는 가볍게 봐서는 절대 안된다. 이러한 대증요법이 잘 이루어질 때 삶의 질은 올라가며 마지막 시간을 편하게 보낼 수가 있다.

보다 자세한 정보는 제3부 백혈병 치료를 통과하며....의 4. 급성골수성백혈병 중 특히 "부작용" 대처에 기술하고 있다.

(4) 방사선 치료

- 급성 백혈병에서 백혈병세포들이 뇌를 침범했을 경우 척추-화학요법과 더불어 외부에서 방사선 치료가 필요함
- 혈액종양(특히 백혈병)이 골수를 떠나 피부를 포함한 다른 장기에 응어리(Chloroma)를 형성할 때
- 만성 백혈병이 오래 지속되며 비장이 너무 커지며 통증이 동반될 때는 외부에서 방사선을 조사한다.
- 그 이외에도 뼈나 척추를 심하게 손상시키는 다발성 골수증이나 악성 림프종에서도 방사선 치료는 아주 유용하다.

2) 죽음을 준비하며…

이 주제는 무척 다루기 힘든 주제이다. 동시에 저자가 이러한 내용을 "백혈병 클리닉"에서 다루는 것이 적절한지에 대해 조심스럽기까지 하다. 그러나 지구상의 대부분 사람들이 굳이 백혈병이라는 극한적인 상황에 있지 않더라도 살아가는 동안 죽음이라는 것에 대해 종종 생각을 하게 되는 것은 자연스런 일이다. 우리가 굳이 철학자가 아니더라도 피할 수 없는 명제인 죽음에 대해 오히려 자발적으로 심도있는 생각과 함께 이에대한 대비가 필요하다.

백혈병이 치료가 잘 되어서 관해가 오고 완치가 오고… 그 결과, 가정, 학교, 사회에 잘 복귀하는 다행스러운 경우도 많지만 그러나 치료가 되지 않으며 점점 어려운 상황으로 가는 경우도 많다. 특히 이러한 경우에는 죽음을 준비하는 마음(죽음에 대비하는 마음)이 필요하다.

이때, 의료진과 가족, 의료진과 환자, 가족과 환자 사이에 다가오는 죽음에 대해 부정(不定, denial)을 하기보다는 허심탄회(虛心坦懷)한 의견교환과 서로간의 정신적 지지(支持, Support)가 필요하다. 한편, 자주 의료진이 가족으로부터 질문 받는 것들은 "언제(정확히)돌아가시게 될까요?" 이다(이 질문은 드물게는 환자로부터 직접 받기도 한다). 그러나 생명현상은 하도 오묘해서

곧 돌아가실 것처럼 보이는 분이 수일, 수주, 수개월 사시는 분도 있고, 반면에 건장해 보이시는 분이 갑자기 혈압강하, 패혈증, 출혈 등으로 급작스레 돌아가시는 경우도 있다. 저자가 수십년 이 계통에서 많은 환자들을 겪으면서 반복적으로 경험하는 것은 "생명은 하나님 손에 달려있다" 라는 점이다. 물론 엇비슷하게 다가올 죽음에 대해 예측시간을 알려줄 수는 있지만 상당수의 경우 그것이 부정확할 수 있다. 한편 다음을 고려할 경우 서로(환자 가족, 의료진)가 서로에게 도움이 될 수 있다.

(1) 의료진과 가족 사이

① 치료에 한계가 왔다는 것을 분명히 알려줌.

② 백혈병이 점점 악화되어 폐, 심장 등이 멈출 경우 인공호흡 및 생명유지를 위한 조치 등을 하며 단 몇 일, 몇 주라도 생명을 연장하는 모든 보조요법을 해야 될 가능성을 미리 알려줌.

③ 위의 경우에는 환자는 중환자실로 가게 되며 이 경우에는 보호자의 면회가 하루에 2-3번으로 제약이 되기에 중요한 마지막 시간의 상당부분이 격리가 됨을 알림.

(2) 의료진과 환자 사이

① 위에서 언급한 ①②③은 동일

② 미리 유언 등을 하는 것이 좋겠다고 환자에게 제안함(언제든지 백혈병의 부작용이 더 악화되어 급작스레 세상을 떠날 수 있음을 알림).

③ 폐렴치료를 정맥 항생제로 하는 상황이 아니거나, 심한 출혈이 있어 계속 지켜봐야 하는 상황이 아닐 경우에는 가급적 통원치료를 권하며(매일 병원에 오는 한이 있더라도) 삶의 질을 유지시켜 주는 노력을 함(환자 본인이 가고 싶은 곳을 보호자와 함께 가도록 유도하며 만나고 싶은 사람들을 만나도록 권장함).

④ 한편, 모든 치료에 듣지 않는 백혈병의 말기(末期, End stage)에서 인공호흡 등 생명 연장(life support)을 유도하는 치료를 받지 않고(거부하고) 집으로 퇴원하는 선택을 취하는 환자들이 있다. 이 경우에는 방문간호사가 1주에 2차례 또는 그 이상 방문하여 긴요한 정맥수액 공급, 통증조절, 상처처치 등을 할 수 있도록 도와준다.

(3) 가족과 환자 사이

① 위에서 언급한 ①②③은 동일

② 가족들은 환자가 상당히 심한 스트레스(죽음에 대한)가 있다는 것을 감안해서 너무 감정을 격화시키는 언행을 피함.

③ 귀한 시간이 점점 소진 되는 상황에서 가족들은 환자에게 인사치레의 언행 보다는 생전에 꼭

하고 싶었던 말을 함(이때 혹시 보호자가 환자에게 또는 환자가 보호자에게 과거에 후회스러운 언행을 한 것이 있으면 진심으로 상대에게 용서를 구함 : 이점은 대단히 중요하다. 어떤 경우에는 이러한 고백과 용서를 통해 환자와 보호자 사이에, 또 가족 사이에 큰 상처들이 봉합(縫合)되어지는 것을 목격한다. 즉, 이러한 시련(백혈병)을 통해 간호하는 중에 또는 간호를 받는 중에 가족과의 사랑이 더 돈독해지고 그간의 상처가 치유되는 경우도 있다).

11. 보다 많은 정보를 원할 때(인터넷 사이트)

아래에는 보다 많은 정보를 얻을 수 있는 인터넷 사이트를 기술해 놓았다.

• 혈액종양 전반
  - http://www.cancernet.nci.nih.gov
  - http://www.mdacc.tmc.edu/~andnet
  - http://www.biology.arizona.edu
  - http://www.healthgate.com
  - http://www.fda.gov
  - http://www.unmc.edu

• 백혈병/림프종
  - http://www.leukemia-lymphoma.org

• 백혈병 연구
  - http://www.leukemiaresearch.org

• 병리/조직
  - http://www.pathology.washington.edu
  - 통증에 관한 것
  - http://www.cancer-pain.org

• 골수이식
  - http://www.bmtinfonet.org/survivor.html
  - http://www.bmtinfonet.org
  - http://www.cancercare.org

또한, 아래에는 국내의 주요대학 골수이식센터의 전화번호와 주소를 기술하였다.

병원명	대표전화	소재지
가톨릭 성모병원	02) 3779-1114	서울 영등포구 여의도동 62번지
가톨릭 강남 성모병원	02) 590-1114	서울 서초구 반포동 505번지
가톨릭 성빈센트 병원	031) 249-7114	경기도 수원시 팔달구 지동 93-6
가톨릭 대전 성모병원	042) 220-9400	대전 광역시 중구 대흥 2동 520-2
한림대 강동성심병원	02) 2224-2114	서울 강동구 길 1동 445
건양대병원	042) 600-9999	대전광역시 서구 가수원동 685
경북대학병원	053) 422-1141	대구 중구 삼덕2가 50번지
경상대병원	055) 750-8000	경상남도 진주시 칠암동 90
경희대학병원	02) 958-8114	서울 동대문구 회기동 1
고려대 구로병원	02) 818-6408	서울 구로구 구로동 80
고려대 안암병원	02) 920-5114	서울 성북구 안암동 5가 126-1번지
고신대학교 복음병원	051) 240-6012	부산시 서구 암남동 34
국립 암센터	031) 920-0001	경기도 고양시 일산구 마두 1동 809
단국대병원	041) 550-6802	천안시 안서동 산16-5
대구 가톨릭대학병원	053) 623-8001	대구시 남구 대명 4동 3056-6
대구 파티마 병원	053) 952-4051	대구광역시 동구 신암동 302-1
동아대학 병원	051) 247-6600	부산 서구 동대신동3가 1번지
부산대병원	051)240-7493	부산 서구 아미동 1가 10
분당차병원	031) 780-5000	경기도 성남시 야탑동 351
삼성서울병원	02) 3410-2114	서울 강남구 일원동 50
서울대학병원	02) 760-2114	서울 종로구 연건동 28
서울아산병원	02) 3010-3114	서울 송파구 풍납동 388-1번지
순천향대학병원	02) 709-9114	서울 용산구 한남동 657
순천향대부천병원	032) 621-5114	경기도 부천시 원미구 중1동 1174
순천향대천안병원	041) 570-2114	천안시 봉명동 23-20
신촌세브란스병원	02) 361-5114	서울 서대문구 신촌동 134번지
아주 대학교 병원	031) 219-5114	경기도 수원시 팔달구 원천동 산5번지
영남대학병원	053) 623-8001	대구시 남구 대명5동 317-1
울산대학병원	052) 241-7000	동구 전하동 290-3
원광대학교 병원	063) 850-1114	전북 익산시 신용동 344-2
원자력병원	02) 974-2051	서울 노원구 공릉동 215-4번지
이화조혈모이식센터	02) 2650-5061	서울 양천구 목6동 911-1
인제대학부속 부산백병원	051) 894-3421	부산 진구 개금동 633-165

인천 중앙 길병원	032) 460-3114	인천시 남동구 구월1동
인하대학병원	032) 890-2114	인천시 중구 신흥동 7-206
전남대학병원	062) 220-5114	전남 광주시 동구 학1동 8번지
조선대병원	062) 220-3114	광주광역시 동구 서석동 588
충남대병원	042) 220-7114	대전시 중구 대사동 640번지
전북대 병원	062) 250-2114	전북 전주시 덕진구 금암동 634-18
한림대 성심병원	031) 380-1500	경기도 안양시 동안구 평촌동 896
한양대학교병원	02) 2290-8114	서울시 성동구 행당동17 한양대학교
화순전남대학교병원	061) 379-7114	화순군 화순읍 일심리 160번지

제5부

백혈병 치료 이후 새로운 삶을 얻은 환우들의 생생한 이야기

환우수기(1)

백혈병인데… 왜 고량(高量)의 비타민A로 치료하나?

(급성전골수성백혈병, 急性前骨髓性白血病, Promyelocytic Leukemia, M3, 45세 남자)

양치질 할 때마다 한동안 잇몸에서 출혈이 되어 동네 치과에 들리게 되었다. 심하게 부어있는 잇몸을 본 치과선생님은 고개를 갸우뚱 하시더니… 내게 최근에 열이 나고 체중감소, 심욕감퇴 등이 없었냐고 물으시는 것이었다. 또한, 팔 다리를 훑어보시더니 여기저기 멍이 들었다고 했다. "이는 단순한 잇몸 염에 의한 출혈이 아니며 심한 혈소판 감소로 인한 증상입니다" 하며 즉시 인근 내과로 가 보라고 했다. 피수치 검사는 시행되었고 결과는 혈색소: 8gm/*dl*, 백혈구: 1,200/㎕, 혈소판: 5만/㎕ 이었다. 그 사이에 잇몸 출혈은 심해져서 계속 휴지로 닦아내야 했으며 많은 출혈로 인해 어지러운 증상이 심해졌었다. 진찰한 내과 의사선생님은 골수검사 등 정밀검사가 필요하니 대학병원으로 가야 한다고 했다.

대학병원으로 옮기자마자 피 검사가 다시 반복되었고, 소위 유리 슬라이드 위에 피 몇 방울을 떨어트린 후 검사하는 검사에서 정상인에게는 보이지 않는 미성숙(未成熟)세포가 10%나 보인다고 했다. 주치의께서는 급성백혈병 같다고 급한 대로 이야기했다. 이어서 시행된 골수검사에서는 미성숙세포가 30%이상(정상인에게서는 5%이하)이나 보였으며 골수세포 밀도가 거의 100%에 가까웠다(내 나이에서는 정상 골수세포 밀도는 약 40%라고 했다).

그사이에 나의 잇몸 출혈은 더 심해졌고 이번에는 코피와 혈뇨(소변에 피가 섞여 나오는 것)가 시작되었다.

저녁 회진이 되자 의료팀이 내 방에 들어왔다.

"우선 고량의 비타민 A(아트라(ATRA), 상품명: 베사노이드) 7알을 지금 물과 함께 드셔요."

처음에는 내 귀를 의심하지 않을 수가 없었다.

"아니 급성백혈병인데 무슨 비타민A을 복용하라고 하냐?"

그러나 그 말은 맞는 이야기이었다. 조금 머리가 아프다고 하니, 이번에는 급하게 MRI를 이용하여 머리를 촬영하는 것이었다. 나중에 알게된 이야기지만 내 상황은 DIC(Disseminated Intravascular Coagulopathly, 파종성 혈관내 응고증)라고 해서 나쁜 백혈병세포에서 품어내는 독물질로 인해 피응고 체계가 망가져 피가 쉽게 응고되고 동시에 출혈이 잘 생길 수 있다고 하시며 잇몸 출혈은 물론이거니와 특히 뇌출혈, 폐출혈, 장출혈 등이 예기치 않게 생길 수 있다고 했다.

나는 계속 고량의 비타민A(아트라)를 복용하고 있었는데… 그러나 놀라운 일이 생기기 시작했다. 불과 수일이 지나면서 잇몸의 출혈과 혈뇨가 멈춘 것이었다. 얼마가 지난 후에는 낮았던 백혈구가 서서히 정상 수치(4천~1만)로 회복되기 시작했으며, 혈소판 또한 정상으로(15만~45만) 접근하기 시작되었다. 물론 전신 컨디션도 좋아져서 입맛도 돌아오고 침상에 누워있는 시간은 현격히 줄어들었다. 주치의께서는 아세포로부터 정상세포로 되는 과정에서 분화가 막혀 있었으나 고량의 비타민A 투여 이후에 그 막힌 것이 뚫렸다고 했다. 동시에 나쁜 백혈병세포에서 분비되는 독성 또한 현격하게 줄어든 결과로 좋아지고 있다고 했다. 과거에는 이러한 특이한 백혈병(소위 M3, 급성 전골수성 백혈병)은 DIC(Disseminated Intravascular Coagulopathy, 파종성 혈관내 응고증, 播種性 血管內 凝固症)로 인해 상당수에서 백혈병 치료도 해보지 못하고 높은 출혈에 의한 사고로 인해 도중 탈락했다고 했다.

다시 1주가 흘렀다. 주치의께서는 소위 혈액학적 완전관해(完全觀海, Complete Remission)가 왔다(즉 나쁜 백혈병세포가 다 사라지고 정상세포가 다시 회복됨)고 했다. 그러나 여기서 비타민A만 계속 투여할 경우 결국은 재발이 될 것이라 했다. 따라서 화학요법, 2가지가 정맥으로 투여되었다. 화학요법은 말로만 듣던 것 보다는 그리 힘들지는 않았다. 주치의는 이미 관해가 왔기에 덜 힘들었을 것이라고 이야기 했다.

약 4주가 지난 후 나는 퇴원을 하게 되었다.

다시 1주가 지나면서 외래를 방문하게 되었다. 이때 선생님께서는 무척 밝은 표정으로 "백혈병에 걸렸다는 것은 무척 불행한 일이지만… 무척 다행스럽습니다" 하시는 것이었다. 정확한 진단은 APL(Acute Promyelocytic Leukemia, 급성 전골수성 백혈병)으로 소위 M3라 부르기도 한다고 했다. 특히 진단 시 백혈구가 1만/㎕이하, 혈소판 4만/㎕ 이상시 앞으로 받을 항암제로 90%이나 완치가 된다고 했다(그러나 백혈구가 진단 시 1만/㎕이상 또 혈소판이 4만/㎕이하인 경우에는 약 70%가 완치).

나는 3차례의 소위 관해이후 치료를 더 받았다. 이 치료는 초기의 항암제보다 상대적으로 쉬웠다. 나는 입원기간 3-4주 동안 거의 고열이나 출혈 등 부작용이 없이 부드럽게 매번 회복하였다. 결국 4-5개월이 지나면서 모든 치료가 마무리 되었다. 그 이후 다시 비타민A(아트라)를 복용하라는 지시에 따라 진단 이후 2년이 될 때까지 홀수인 달에만 1일부터 15일까지 복용하였다. 치료 이후 주기적인 외래 방문을 해 온지 어느덧 3년이 지난 지금, 완치되었다는 선생님 말씀에 감사한 마음뿐이다.

환우수기(2)

완치하기 위해서는 꼭 형제간 골수이식을 해야 하는 줄로 알았는데…

(급성골수성백혈병, 急性骨髓性白血病, Acute Myelocytic Leukemia, 27세 여자)

2000년 초, 나는 직장에서 오후시간이면 유난히 쉽게 피곤함을 느끼곤 하였다. 그 당시 갓 승진한 터라 많은 일을 하면서 자주 무리를 하긴 했지만 무엇인가 설명할 수 없는 무기력이 자주 엄습해 왔었다. 자주 꾸벅꾸벅 졸기도 하며 조금만 걸어도 숨이 차오곤 했었다. 결국 가까운 내과를 방문해서 피 속의 백혈구가 무려 10만(정상 4천-1만)에 육박함을 알게 되었고 나는 즉시 대학병원으로 이송되었다.

골수검사 결과, 급성 골수성 백혈병으로 판정이 나온 후, 바로 "7+3"(아라씨 치료를 7일간 또 아이다루비신을 3일간 받는 치료)이라는 화학요법으로 치료를 받게 되었다. 치료과정은 들은바 대로 상당히 힘이 들었다. 입이 헐어서 음식을 제대로 못 먹는 것도 문제지만, 입 속이 헐어서 오는 통증 또한 심했다. 정맥을 통해 통증약을 주입 받았으며 또 4-6기간 간격으로 보다 강력한 마약성 진통제를 주사 받아야만 했다. 설사 또한 심하였다. 하루에 8번에서 10번씩 설사를 하다 보니 기력이 다 소진되고 또 항문주위가 헐어서 아프기까지 했다. 치료이후 10여일이 지나면서 폐렴까지 찾아왔다. 고열이 40℃까지 며칠이나 지속되니 멍해지면서 의식까지 오락가락 했다.

처음에는 박테리아를 퇴치하는 항생제만 들어가더니 이어서 항생제를 2가지 더 보강한다고 했다. 그러나 여전히 열은 떨어질 생각을 하지 않았다. 결국 해열제 치료를 매 4시간마다 투여받으며 얼음주머니를 온 몸에 끼고 며칠이나 살았다. 결국 나는 곰팡이를 퇴치하는 항생제를 맞고 다시 수일이 지나면서 겨우 열이 내리기 시작하였다. 치료이후 거의 4주가 되며 바닥을 치던 백혈구(500개/㎕ 이하)가 1000-1500으로 서서히 증가되기 시작하였다. 그 중에서도 특히 호중구(好中球, Neutrophil)가 감염시 균들과 싸우는데 중요한 상황인데, 호중구도 이제는 1000개 이상으로 올랐다고 의료진이 안도의 표정이었다. 또한 주치의 선생님께서는 진단시의 염색체검사(염색체를 분석하는데 대개 3-4주가 걸렸다.)결과가 나왔다고 하셨다. 급성골수성백혈병에는 3가지 부류(예후가 좋은 그룹, 예후가 중간인 그룹, 예후가 나쁜 그룹)로 나뉘어진다고 설명하셨다. 다행스럽게도 나는 예후가 좋은 급성 골수성 백혈병이었으며 8번 염색체와 21번 염색체가 서로 교환(전이(轉移)라는 말을 썼다)된 상황이라고 했다.

관해이후에 나는 2차례만 공고요법을 받았으며 마지막 공고요법은 고량(高量)의 아라씨 치료(High dose Ara-c)를 맞으며 마무리 되었다. 공고요법들은 처음 투여받았던 관해요법에 비해 들어가는 화학요법의 양이 높음에도 불구하고 의외로 수월(?)했다. 물론 치료 도중 고열이 나긴 했지만 3-4주 입원기간 열은 불과 며칠만 지속되며 회복이 되었다. 두번째 공고요법인 고량 아라씨 치료는 설사가 부담이 되었지만 그런대로 충분히 견딜 수 있었다.

내 경우는 항암제만으로 관해, 공고요법을 통해 좋은 결과를 얻은 셈이다. 이제 치료가 종결된 지 어느덧 5년을 지나고 있다. 의료진은 관해 이후 2년을 지나면서는 거의 재발이 없다는 말씀에 감사할 따름이며 내 경우는 5년이 지났으니 완치가 된 것이다. 나는 조그만 개인 사업을 시작했으며 매일 건강의 중요성을 깨달으며 살고 있다.

환우수기(3)

자가이식(自家移植)으로 완치가…

(급성골수성백혈병, 急性骨髓性白血病, Acute Myelocytic Leukemia, 55세 여자)

남들은 폐경기로 진입하며 빈혈(철분결핍성 빈혈)이 자꾸 좋아진다고 하지만 내 경우(55세)에는 하혈이 최근 들어 많아졌으며 숨이 무척 찼다. 고3인 막내 아이의 뒷바라지에 너무 바빠서 몇 개월 미루다가 결국은 부인과를 찾았다. 부인과 선생님께선 너무 놀라시며 적색소가 5.0gm/*dl*(정상 12-14 gm/*dl*)밖에 되지 않으며 혈소판 또한 1만(정상 15만-45만)이라고 말씀하셨다. 더욱 놀라운 수치는 백혈구 수치가 80만까지 올라가 있었다.

나는 즉시 대학병원으로 옮겨졌고 골수검사 등 정밀검사에 들어갔다. 주치의 선생님은 골수검사가 끝난 직후 병실로 급하게 오신 후 어서 백혈구 제거술(Apheresis)을 신속히 해야겠다는 것이었다. 그 이유는 많은 양(80만)의 미성숙세포를 그대로 방치할 경우 그 세포(백혈병 세포)에서 분비하는 각종 독성물질로 인해 전신 출혈이나 피 응고를 유도할 수 있다는 것이었다. 또한 미성숙 백혈병세포들은 폐 또는 뇌의 미세혈관을 막음으로써 급격한 폐 기능저하 및 뇌졸중/ 뇌출혈 등을 초래할 수 있다고 했다. 따라서 1분당 100cc정도의 피를 몸으로부터 기계로 빼낸 뒤 기계에서 세포의 크기와 밀도에 따라 나쁜 세포들을 걸러낸 후 나머지(좋은 세포)는 다시 몸 안으로 집어넣는 것이었다. 양팔에 있는 정맥이 빈약한 관계로 백혈구 제거를 위해 큰 바늘이 들어가지 못하자 결국, 빗장뼈 아래에 큰 관을 삽입하는 수밖에 없었다. 3시간 동안 내 몸의 피(전체 5L)가 2번이나 완전히 걸러지고 나니(10L) 숨이 차던 것이 조금 덜했다. 이어서 피 수치를 검사하자 백혈구가 40만 정도까지 내려온 것이었다. 나는 이런 시술을 3일에 걸쳐 3번 받은 후에야 9만까지 내려오게 되었다. 밤낮으로 계속 관을 코에 끼고 산소 공급을 받다가 소위 관해요법을 받고 수일이 지나서는 산소공급을 중지할 수 있었다. 이때 가슴 사진으로 보이던 허연 백혈구의 침착도 조금씩 풀리기 시작하였다.

어느덧 3-4주가 흘렀다. 골수검사 결과 관해(寬解, Complete Remission)가 왔다고 의료진은 좋아했다. 이때 나는 진단 당시의 염색체 소견에 대해 주치의로부터 설명을 듣게 되었으며 그 결과는 예후(豫後)가 좋은 쪽(Good prognosis group, 약 1/4가량)도 아니고 그렇다고 예후가 나쁜 쪽(Poor prognosis group, 약1/4가량)도 아니었다. 즉, 2/4가량은 예후가 좋지도, 나쁘지도 않다는 것이었고, 내가 그러한 상황이라고 이야기했다.

나는 첫 번째 공고요법이후 형제간 골수이식의 가능성을 타진해보기 위해 내 동생들(48세 여, 45세 남)과 언니(54세)의 피를 통해 조직항원검사(組織抗原 檢査, HLA: Human Leukocyte Antigen)를 실시하였다. 그러나 나와 검사한 형제들 간에 그 결과가 맞지 않았다. 이어서 타인 조회를 위해 한국조혈모세포은행, 일본골수은행, 대만골수은행을 조회했으나 그 역시 허사였다.

주치의께서는 형제 및 타인 조직항원을 알아 본 것은 조직항원이 맞을 경우 곧바로 이식하려 했기보다는 치료 중에 조기 재발 등에 대비한 것이 더 컸다고 설명하셨다. 또한 환자의 연령이 50세 이상에서는 동종이식(형제이건, 타인이건) 이후 생길 수 있는 각종 부작용 중 특히 심각한 이식편대 숙주반응(移植片대 宿主反應, Graft versus Host Disease)가 생길 확률이 높다고 하셨다. 결과적으로 동종이식의 성적이 썩 좋지는 않아 우선적으로 치료로 고려하지 않으며, 또한 50세 이상의 백혈병 환자들은 건강보험의 대상이 되지 않는다고 하셨다.

그러나 공고요법 시 예후가 좋은 그룹보다는 더 강력한 공고요법을 권한다고 하시며 총 3번의 공고용법을 추천하셨다. 또한 마지막 공고용법은 자가 골수이식(自家骨髓移植, Autologous Bone Marrow Transplantation) 또는 자가 말초조혈모세포이식(自家末梢造血母細胞 移植, Autologous Peripheral Blood Progenitor Cell Transplantation)을 권한다고 하셨다.

치료 받는 동안에는 모든 것이 새롭기도 하고, 한편으로는 정신도 없었다. 그러나 의료진들이 모든 단계에서 시술 전에 차근차근 설명해 줌으로 인해서 치료의 내용과 내 몸이 어떻게 변할지를 점점 알게 되었다. 나는 두 차례 공고요법을 받은 후 회복하면서 소위 자가 말초조혈모세포를 빗장뼈 아래의 혈관을 통해 뽑게 되었다. 이 시술은 3개월 전 병원에 오자마자 피 수치가 80만이 넘는다고 갑자기 백혈구를 제거시킬 때와 비슷하였다. 다만 이번에는 깨끗한 조혈모(造血母)세포를 뽑아서 영하 150℃ 얼려둔다는 것이었다. 이렇게 보관된 나의 조혈모세포는 마지막 3번째이자 가장 강력한 화학요법 이후(소위, 전처치라고 함) 내게 정맥을 통해 주입되었다. 의료진들은 내 세포가 내게 들어가니 거부반응 내지는, 부작용(예: 이식편대 숙주반응) 등이 일어나지 않는다고 했다. 이미 얼려두었던 자가 말초조혈모세포를 주입(소위 Day zero (D0)라고 했다)하는 당시, 백혈구 수치는 고작 100개/㎕이었다. 입이 헐고, 설사를 하루에도 7-8회 하는 상황이었다. 그나마 다행이도 폐렴이 있거나 고열이 나지는 않았다.

의료진은 본인의 조혈모세포를 주입한 이후 약 14일이 지나면서 수치가 회복될 것이라 했는데 정확히 12일이 지나면서 서서히 800, 1000으로 올라가더니 14일이 되는 날에 전체 백혈구가 2000 이상이 되고, 호중구(好中球)도 500을 훌쩍 뛰어 넘는 것이었다. 그 후 나는 무균실에서 나와 일반 병실로 나오게 되었고 하루가 다르게 헐었던 입안은 정상화 되었고 부드러운 죽에서 단단한 일반 음식으로 바꾸어 먹을 수가 있었다. 각종 항생제 등 4-5가지나 달려있는 중심정맥관(中心靜脈管, Central line: 빗장뼈아래 삽입된 관)은 결국 더 이상 필요 없어서 뽑아내게 되었다. 한편, 혈소판은 자가이식 이후 약 3-4주가 지나며 회복이 되었다. 나는 혈소판 수혈이 1주 이상기간 동안 필요가 없는 시점이 왔고 입원한 뒤 정확히 1개월 만에 퇴원할 수 있었다.

나는 자가조혈모세포 이식 이후 이제 2년이 다 되어간다. 최근의 골수검사 및 피검사가 지극히 정상이라고 의료진이 이야기해 준 상황이다. 물론, 자가 이식을 동종골수이식의 성적보다는 재발이 상대적으로 높다고 알고 있다. 그러나 동종골수이식보다는 훨씬 독성이 적고, 동시에 보통 화학요법만으로 공고요법보다는 그 결과가 우수한 자가이식의 혜택을 누리며 잘 지내고 있다.

환우수기(4)

평상시에는 귀한지 몰랐던 동생의 말초조혈모세포를 이용한 미니골수이식으로…

(급성림프구성백혈병, 急性림프구성白血病, Acute Lymphoblastic Leukemia, 59세 남자)

오랜만에 만난 동창회 친구들의 권유로 나는 그간 잘 나가지 않던 동창회에 한번 나가게 되었다. 즐겁게 담소하는 중에 몇몇 가까운 친우들이 내 얼굴의 안색이 너무나 좋지 않다고 하여 나는 종합 검진을 받게 되었고 빈혈, 혈소판감소 및 백혈구증가(12만)가 발견되었다.

수일이 지난 후 나는 대학병원의 혈액종양내과에서 골수검사를 받게 되었고, 그 결과 급성 림프구성 백혈병이었다. 이는 미성숙한 림프구성 백혈병세포가 온 몸을 돌아다니게 되는 병이었고 검진결과 간과 비장이 상당히 커져 있다고 했다.

서둘러 입원한 후 나는 소위 관해요법(寬解療法)을 받은 후 낮은 수치와 고열로 거의 3주이상 고생하게 되었다. 치료 도중 폐렴이 한차례 왔으나 의료진이 잘 치료하여 심각한 부작용은 막을 수 있었다. 일반적으로 관해요법 이후 4주 안에는 피수치가 정상화가 되는 것이 통례이었으나 내 경우에는 6주가 지나서야 빈혈 및 혈소판감소가 정상이 되었으며 동시에 백혈구 수치가 정상이 되었다. 이어서 골수검사를 통해 관해 여부를 판명 받았다. 나와 집안 식구들은 주치의 교수님을 만나 앞으로의 치료 방향에 대해 이야기를 나누게 되었다.

주치의 교수님은 우선 완전관해가 와서 천만다행이었다고 말문을 여셨다. 그러나 처음 진단 시, 백혈구 수치가 10만이 넘었으며, 관해가 오기까지 무려 6주라는 시간이 든 환우들은 재발의 위험이 높다고 하셨다. 또한, 진단 당시 골수검사 염색체분석("세포유전학"이라 하기도 함)에서 소위 필라델피아 염색체가 발견이 되었다며 걱정하시는 것이었다. 왜냐하면 필라델피아 염색체가 발견된 경우에는 필라델피아 염색체가 발견되지 않은 경우보다 기존 항암제만으로 치료 시 완치율이 대단히 낮다는 것이었다(5-10% 이하).

따라서, 이제 곧 공고요법(관해이후 치료요법)이 시작되겠지만 동시에 형제간 중에서 골수 또는 말초조혈모세포 공여자를 찾아야 한다는 것이었다. 제1차 공고요법이 시작되며 나와 누이2명, 형님1명, 동생1명의 피를 뽑아 소위 조직항원검사(HLA: Human Leukocyte Antigen)를 시행하였다. 1주가 지나며 그 결과를 알게 되었는데… 누이 1명만이 나와 완전 일치(소위, A, B, DR이라는 것을 각각 쌍으로 맞춤)가 되는 것이었다. 누이는 여자이고, 또 나와 ABO형도 달랐으나 주치의 교수님께서는 그런 것은 이식 시 문제가 되지 않는다고 안심시켜 주셨다.

한편, 내게는 몇 가지 문제가 있었다. 첫째는 내 나이가 50이상이기에 건강보험에서 이식과정을 보험으로 해 주지 않기에 이식 전 과정을 자가경비로 하게 된다는 것과 둘째는 나이가 50세 이상이어서 형제간 동종이식 시 이식편대 숙주반응 및 기타 독성이 높을 것이라는 우려, 셋째는 오랜 당뇨병으로 인해 신장과 심장이 좋지않은 상태에서 전통적인 골수이식을 받을 수 없다는 것이었다.

의료진이 고심한다는 것을 여러 차례 "팀 회의"를 갖는 것으로 어렴풋이 알수 있었다. 다시 수일이 지났다. 충분히 기다렸지만 이미 망가진 당뇨에 의한 신장기능과 심장기능(정상인의 50%) 때문에 미니 말초조혈모세포이식을 추천한다고 했다.

나는 드디어 입원을 하였고 이식 10일 전부터(소위 Day-(minus)10) 전통적인 골수이식 투여되는 전처치(前處置, Conditioning Regimen)의 반 이하(이러한 이유로 미니이식 이라고 함)를 치료받은 후 나이가 60이 넘는 누이의 말초조혈모세포(末梢造血母)를 정맥으로 주사 받았다. 물론, 누이는 4-5일간 소위 조혈촉진제(G-CSF)라는 주사를 하루에 한번씩 피하주사를 맞고 골수가 아닌 팔뚝의 혈관에서 마취 없이, 또한 특별한 통증없이 기계를 통해 걸러냈다.

누이의 말초조혈모세포이식을 받은 후 나는 보통 1일 병실에 있었으며 열 한번 나지 않고 불과 10일 만에 호중구가 500개 이상이 되었다. 엄격히 이야기하면, 단 2일간만 호중구가 500이하이었으며, 구강이 아프거나 헐거나 하지 않고 또 심한 설사도 없었다. 따라서 정맥을 통해 맞았던 여러 약을 큰 무리 없이 먹는 약(경구약 : 經口藥)으로 전환할 수 있었으며 입원 25일째 되는날, 초급행으로 퇴원 할 수 있었다.

한편 이식 50일이 지나며 나는 피부에 발진이 생기고 눈이 노랗게 되는 황달이 찾아오게 되었다. 의료팀은 신속히 나를 입원 시켰으며 메칠프레드니솔론(Methyl prednisolone)이란 약을 고량으로 써서 이식편대 숙주병(移植片對 宿主瓶, Graft versus Host Disease)을 퇴치시켜 주었다. 입원기간은 약 10일 정도 이었으며 그 이후에는 외래를 통해 통원치료가 가능했다. 나는 이 외에도 일반 항생제로는 치료가 안된 폐렴으로 고생하다가 결국 기관지내시경(氣管枝內視鏡)까지 하며 싸이토메갈로 바이러스(Cytomegalo Virus)를 규명할 수 있었다. 약 2주간 입원해서 Ganciclovir라는 약을 하루에 두 번 정맥으로 투약을 받은 후, 매일같이 한번씩 수 주 동안 같은 약을 정맥주사로 맞아야 했다.

그러나 위의 여러 부작용들은 이식 이후 100여일 지나며 결국 안정이 되었다.

의료팀들은 그 동안 주기적으로 피와 골수검사를 하며 누이의 피가 유지되는가를 점검하며 치료경과동안 자세히 봐 주었다. 어느새 나는 이식한지 4년이 지나가고 있다. 최근의 외래검진 상에도 모든 피 수치가 정상이었으며, 비교적 정상적인 일상생활은 영위하고 있다. 지난 주에는 내게 그 귀한 말초조혈모세포를 공여한 누이와 식사를 했으며 누이에게 고마움을 다시 한번 전하기도 하였다.

환우수기(5)

전혀 모르는 그 분께 감사를(타인이식을 통과하며)…

(급성골수성백혈병, 急性骨髓性白血病, Acute Myelocytic Leukemia, 32세 여자)

고등학교, 대학교, 대학원 등의 학업과 어학연수, 기업체에서의 인턴생활 이후 천신만고 끝에 직장을 잡은 후, 최근 마음에 맞는 사람과 결혼을 할 수 있었다. 그러나 어찌 된 일인지 최근 자주 월경의 양이 너무나 건잡을 수 없이 많아지자, 나는 산부인과를 찾았다. 기본 피 수치 검사와 혈소판이 너무 낮았고(혈소판: 5천) 동시에 빈혈이 심하였다. 나는 대학병원으로 이송이 되었고 말초혈액을 현미경으로 보는 말초혈액 검사와 골수검사를 곧 실시하였다. 결과는 급성 골수성 백혈병이었다.

내 경우에는 대개의 급성 골수성 백혈병 시 널리 사용하는 "7+3"(Ara C를 7일간 투여, Idarubicin을 3일간 투여)을 하였으나 4주를 넘게 기다려도 결국 완전관해가 오지 않았다. 무척 실망이 되었으나 관해가 오지 않은 사람들 중에 두 번째 관해 요법에 1/3-1/2까지 관해가 올 수 있다고 하여 희망을 갖고 계속 치료에 임하였다. 치료 이후 다시 4주가 흘렀다. 골수검사를 했으나 여전히 관해가 오지 않았다. 그러나 의료팀은 그리 놀라지 않은 표정이었다. 왜냐하면 정밀 염색체 검사결과(세포유전학 검사)상 -7이라 해서 7번 염색체가 하나 소실(消失)된 경우였으며, 이는 기존 항암제만으로는 소위 예후가 나쁜 백혈병군(Poor prognosis group)이었기에 불과 10%정도 완치가 될 수 있을 것이라고 예상했던 바라고 했다. 따라서 내 치료는 최선을 다해서 어떻게 해서든지 동종 골수이식을 하는 것이라 했다.

그러나 나의 경우는 문제가 내가 무남독녀이란 것이었다. 형제가 없으니 형제간 이식은 자동적으로 무산되었고 따라서 타인이식을 위해 조직항원검사 시 4자리 숫자로 하는 정밀검사를 받았다. 담당 코디네이터는 그 결과를 한국 골수은행에 조회하였다. 즉 조직항원(組織抗原, HLA, Human Leukocyte Antigen)이란 모든 핵(核)이 있는 세포에 전부 발현되는 것으로 어머니에게서 3개의 유전자와, 또 아버지에게서 3개의 유전자를 받으며 다발로 유전이 된다고 했다. 즉 HLA-A, HLA-B, HLA-DR 등 3쌍 즉, 6개의 유전자를 확인하는 것이라 했다. 그 분석 시 대개 2자리 숫자로 우선 1차에서 맞춰본 후 4자리 숫자로 정밀하게 맞춰본다고 했다.

다시 2-3주가 흘렀으며 내게 연락이 왔다. 공여하겠다는 사람이 나타났다는 소식을 접할 때 나는 너무 기뻐서 식구들과 함께 부둥켜안으며 좋아했다. 마치 꺼져가는 호롱불에 기름이 한 양동이나 보충이 되는 느낌이었다. 나중에 안 이야기인데 비록 조직항원이 맞는다 하더라도 공여자 측에서 거부하는 수가 종종 있다고 한다.

두 가지 약으로 7일 동안의 전처치(前處置, Conditioning regimen) 끝에 타인이식("Day 0" 이란 용어를 사용함)이 시행되었다. 타인 골수가 내 골수에 직접 주입되는 것으로 알았으나 실제로는 정맥을 통해 타인 골수가 약 1시간동안 서서히 주입되었다. 주신 분은 남자였고 또 나와 혈액형도 달랐다. 즉 나는 O형인데 그분은 A형이었다.

한동안 시간이 흘러, 내 경우에는 회복이 잘 되어 소위 생착(生着)이 잘 되었다. 그리고 비교적 순조롭게 한달 여 후에 다시 골수검사를 하게 되었다. 그 결과는 완전 남자의 골수(!)이었다. 얼마가 더 지나서는 혈액형(type)도 원래의 O형에서 골수를 주신 분의 A형으로 변했다.

이식 이후의 경과는 4-5개월까지는 입맛도 없고 기운이 없는 것 이외에는 별 문제가 없었으나 눈이 마르고 입안에 심한 통증이 시작되었다. 입안을 자세히 보니 피딱지가 끼고 입안이 벗겨지기 시작하였다. 그 이후 거의 식사를 하는둥 마는둥 지내다 보니 자꾸 몸무게가 줄어 퇴원 이후 7kg이나 빠지게 되었다. 결국 입원을 하게 되었고 고량의 스테로이드를 정맥으로 투여받기 시작하며 조금씩 아물기 시작하였다. 그래도, 상당량의 스테로이드(하루 10알 이상)를 먹으며 퇴원은 가능하였다.

한편, 수개월이 지나면서 이번에는 자꾸 기침이 나기 시작했고 열도 동반되었다. 가슴 단층촬영(CT)을 찍었고 폐렴이 발견되어 다시 입원하게 되었다. 오랫동안 스테로이드를 쓴 것과 연관이 있다고 하며 항생제 2가지를 강도 있게 시작하였다. 폐렴은 좀처럼 좋아지지 않았고, 기관지내시경까지 시도하며 원인균을 찾으려 했다. 여러 테스트 이후에 밝혀진 것은 놀랍게도 결핵이었다. 요새 세상에 결핵을 얻게 되었다는 것이 처음에는 이해가 되지 않았지만, 4가지 약을 먹으면서 서서히 열은 조절이 되기 시작하였다. 그러나 기침이 계속되었는데 이번에는 타인이식 이후 이식편대 숙주병의 일환으로 심한 폐 기관지병이 와서 폐가 무척 탄력성을 잃으며 망가져 있다고 했다. 따라서 내 경우에는 면역억제를 시키는 약인 스테로이드를 계속 먹어야 했고, 동시에 까다로운 결핵을 퇴치시켜야 하는 상황이었다. 다시 시간은 4개월이 지났다. 주기적인 폐기능 검사 및 폐단층촬영에서 더 이상 나빠지지 않게 되었고 다행스럽게도 스테로이드를 서서히 줄여 나갈 수 있었다. 동시에 결핵은 점점 퇴치가 되기 시작하였다. 결국 타인이식 이후 1년 반에서 2년이 지나면서 모든 약들을 겨우 끊을 수가 있었다.

이제, 타인이식 이후 어느덧 3년이 지났다. 몸무게가 아프지 않을 때에 비해 여전히 못 미치지만, 피부도 많이 정상으로 왔고 눈의 건조증, 입의 건조증 등이 회복되고 있다. 심하게 뛰거나 걸을 경우 여전히 숨은 차지만, 일상생활에는 큰 지장이 없는 상황이다. 아직도 여러 가지가 아프지 않을 때만 못하지만, 그래도 사랑하는 남편과 식사도 하고 조금씩 산책을 하며 함께 지낸다는 것이 그저 감사할 따름이다. 물론 내 친척도 아닌데, 이렇게 타인을 위해 골수기증을 하시며 희생하신 이름 모를 그 분께도 꼭 감사를 드리고 싶다.

환우수기(6)

글리벡으로 필라델피아 염색체가 정상으로…

(만성골수성 백혈병, 慢性骨髓性 白血病 Chronic Myeloid Leukemia, 38세 여성)

회사에서 매년 하는 검사이건만 그동안 너무나 바빠 3년만에 큰맘 먹고 정기 건강검진에 임하게 되었다. 검진이 약 1주일쯤 지나자 그 결과가 내 책상으로 왔는데… 나는 그 결과를 의심할 수밖에 없었다. 백혈구 수치가 2만 5천/㎕이었다. 그 당시 나는 체중감소, 식욕부진, 미열과 같은 특별한 증상이 없었고, 또 비장이 커졌을 때 올 수 있는 복부의 팽배감 또는 더부룩함 등은 전혀 없었다. 정기 검진결과를 검토했던 의료진이 내게 재검을 권했고 다시 피검사를 한 결과 이번에는 6만 6천/㎕이었다. 결국, 대학병원을 방문해서 3번째 피 수치검사와 함께 골수검사를 하게 되었다. 말초혈액을 자세히 보신 담당교수님은 내가 만성골수성 백혈병의 가능성이 높다고 이야기 하셨다.

이는 과로 또는 바이러스 감염에 의해서 일시적으로 오는 백혈구 증가증과는 거리가 멀다고 하시며 10여일 후에 나오는 염색체 검사에서 확증이 될 것이라 하셨다. 염색체검사(세포유전학검사, 細胞遺傳學檢査) 결과는 소위 "필라델피아 (Philadelphia)" 염색체에서 22번의 염색체가 잘려나가 짧아지는 상황으로 그 염색체의 부분이 9번에 붙으면서 동시에 9번 염색체의 부분은 다시 22번으로 오는 소위 치환(置換, Translocation)이 되었다. 이러한 치환의 과정으로 결국 만성 백혈병이 온다는 것이었다. 또한 초음파 복부검사 결과 비장이 15cm로(정상 10cm) 상당히 커져 있었다. 이는 골수에서 나쁜 혈액세포들이 증식하다가 그것도 모자라서 비장까지 침윤이 되어 활동하는 증거라고 의료진은 이야기해 주었다.

담당의료 팀은 몇몇 치료의 선택을 이야기해 주었다. 즉 치료의 독성이 그리 많지 않은 하이드리아(Hydrea)는 수치는 조절되지만 근본치료가 되지 않는다고 하시며 근본치료를 할 수 있는 것으로는 인터페론, 글리벡 및 골수이식 등 세가지가 있다고 했다. 그러나 내게는 40대의 오빠가 한 분 계시나 워낙 건강이 안 좋으시고 또 만성 B형간염으로 고생하고 있으신 것이 문제였다. 따라서 골수이식은 일단 접어두는 수밖에 없었다. 또한 인터페론을 맞으면서 올 수 있는 피곤함과 체중감소/식욕부진이 심각할 수 있기에 우선 글리벡을 권해주셨다. 하루 4알(400mg)을 먹기 시작하였다. 생길 수 있다는 구토증상과 얼굴이 붓는 것은 약간 있었으나 심한 근육통 등은 없었다.

글리벡을 복용한지 불과 한달 여가 지나며 나는 피곤감이 사라지고 밥맛이 무척 좋아지며 동시에 몸이 가벼워지는 느낌을 느꼈다. 이어서 피 검사를 하러 병원에 가면서 무엇인가 좋은 결과가 나올 것 같은 강한 느낌이 있었다. 피의 수치를 알아보는 CBC(Complete Blood Counts)검사 결과, 믿어지지 않도록 모든 수치가 정상으로 돌아왔다. 주치의께서는 혈액학적 관해(寬解)가 왔다고 하시며 좋아하셨다. 4주가 지나며 나는 다시 피검사를 하게 되었는데 이번에는 백혈구가 너무 낮은(호중구: 1000이하) 쪽이었다. 주치의는 1-2주 글리벡 복용을 쉬어보자고 하신 뒤, 그 이후 글리벡을 하루에 300mg으로 감량해 주셨다. 또 4주가 지났다. 이번에 다시 골수검사가 시행되었고 그 결과는 골수자체가 정상인의 골수형태(즉 골수세포밀도 및 그 분포가 지극히 정상)로 되돌아오게 되었다. 수주 후에 돌아온 염색체분석(세포유전학, 細胞遺傳學) 결과 드디어 필라델피아 염색체가 사라졌다고 했다. 즉 9번과 22번 염색체가 서로 주고받는 치환(置換)의 상태였으나 이제는 정상이라고 했다. 또한 비장을 보는 복부 초음파 검사에서 그 크기도 10cm 이하로 되돌아 왔다. 나는 계속 글리벡을 300mg을 복용하였고 그리 힘들지 않게 직장 생활을 하고 있다. 간혹 올 수 있다는 간기능부전(肝機能不全)도 내게는 오지 않고 안정적이다.

어느덧, 혈액학적 관해 및 염색체 수준의 관해가 2년 10개월 이상 유지되고 있다. 담당 선생님께서는 이러한 좋은 결과는 결국에는 완치와 연결될 것이다 이야기해 주셨다. 때 맞춰 개발된 백혈병 신약에 큰 혜택을 보고 있는 것이 감사하기만 하다.

환우수기(6)

한국에서는 드물다는 만성림프구성백혈병으로 고생…

(만성림프구성백혈병, Chronic Lymphocytic Leukemia, 55세 남자)

수 년 전에 나는 3명의 친구들과 골프를 친 뒤 사우나를 하던 중, 한 친구가 "네 목이 좀 부은 것 같다"고 해서 내 몸에 관심을 갖게 되었다. 목을 자세히 만져보니 자그마한 림프선들이 목 주위를 둘러싸고 있었다. 그 당시 나는 대학병원에서 골수검사를 포함하여 정밀검사를 받게 되었다. 피검사에서 내 경우에는 림프구가 1만개까지는 증가되어 있었다. 한편 그 당시 빈혈이나 혈소판 감소는 없었고 복부단층촬영에도 간이나 비장종대(脾臟縱隊)는 없었다. 그 당시의 주치의와의 면담에서는 "한국에서는 드문 만성림프구성 백혈병입니다" 하시면서 몇 가지 치료 원칙을 말씀 하시는 것이었다. 나 같은 경우, 즉 림프구가 증가되었고 목 주위에 림프선만 커져있는 비교적 초기상태의 만성림프구성 백혈병에서는, 백혈구 수치가 빠르게 증가되지 않고 또 림프선 수나 크기가 상당기간 크게 변화가 없는 한, 곧바로 치료(화학요법)를 하지는 않는다고 했다. 단 주치의께서는 수개월에 한번씩 주기적인 피검사와 검진을 권하였다.

그러나 수년 동안 차분했던 피 수치(림프구 수치)는 조금씩 오르기 시작하였다가 최근 들어서는 비교적 빠르게 증가했다. 또한 용혈성(溶血性, Hemolytic)빈혈이 꽤 심각하게 생겨서 황달도 오고 체중도 감소하기 시작하였다. 주치의께서는 몇 가지 변화로 보아서 이제 병이 진행성인 증거가 있다고 했다. 주치의는 그간 수년간 치료없이 잘 버텼지만 이제는 치료(화학요법)를 적극적으로 검토해 봐야한다고 했다.

나는 입원을 하였고 입원진료 팀은 빗장뼈 아래 화학치료를 위한 중심정맥관을 꽂았다. 나는 5일간 플루다라빈이란 항암제를 맞았다. 약 자체가 그리 구토(嘔吐)가 있거나 오심(惡心)을 유도하지는 않았다. 나는 입원 7일 만에 퇴원했다. 주치의께서는 이번에 잘 견디(폐렴이나 고열 등이 없는 것)는 것이 증명이 되면 다음 달 치료부터는 굳이 입원하지 말고 외래 주사실에서 치료 받을 수 있겠다고 하셨다.

약 2주가 흘렀다. 나는 백혈구 수치가 떨어짐을 느낄 수가 있었고 오한(惡寒)이 났다. 나는 직장에서 일찍 퇴근한 후 서둘러서 주치의께 달려갔다. 주치의께서는 청진 소리가 조금 우려가 된다고 하시며 가슴사진을 찍으라고 했다.

백혈구수치는 대단히 낮았으며, 폐렴이 있다고 했다. 그러나 그 모양이 특이(?)하며, 대개 곰팡이류에 의한 것일 때 보이는 소견(所見)이라고 했다. 내 질환(만성림프구성 백혈병) 자체가 면역을 떨어뜨리는 경향이 있는데다가, 이번의 플루다라빈 치료가 더더욱 면역을 억제했다는 것이 의료진의 설명이었다. 따라서 보통상황에서는 잘 생기지 않는 곰팡이류에 의한 폐렴이 왔다고 했다. 그러나 의료진은 주먹구구식으로 치료하기 보다는 확실한 근거에 의해서 치료하는 것이 보다 과학적이며 좋은 결과를 기대해 볼 수 있다고 했다. 따라서 단층촬영기계를 이용해서 위치를 확인한 다음 폐를 겨냥한 조직검사가 진행되었다. 결과는 바로 그 다음 날 나왔는데… 과연 곰팡이류에 의한 폐렴이었다.

1주일가량 암포테리신이란 약을 정맥주사로 투여한 뒤 다시 가슴사진을 찍었다. 한편 암포테리신이란 약은 무척 독성이 있어서 맞기만 해도 몸에 오한이 나고 나도 모르게 이를 깨무는 상황이 오곤 했었다. 그러나 몇 가지 전처치(前處置)를 하며 이러한 부작용은 상당히 완화 되었다. 다행이 폐렴추적을 위해 찍은 가슴사진에는 차도가 있는 것으로 나와서 한시름 놓게 되었고 열도 더 이상 나지 않았다. 이어서 평가한 폐CT(단층촬영)에서도 훨씬 좋아진 것을 알 수 있었고 수일 후에는 퇴원이 가능하였다.

거울을 보니 상당기간 동안 노랗던 눈도 이제는 서서히 눈동자 주위의 흰색을 회복하는 것이 조금씩 좋아지는 것을 짐작할 수 있었다. 또한 목 주위의 잔잔한 림프선 결절도 서서히 사라지고 있었다. 한달에 매번 5-6일씩 입원하기를 4차례 하면서 피수치, 림프선 등과 용혈성빈혈 등이 완전히 정상을 돌아왔다. 그러나 나는 그 이후에도 2차례 더 치료를 받았다. 치료기간 중에 나는 위에서 이야기한 곰팡이 폐렴 이외에도 CMV바이러스에 의해서도 폐렴이 왔었고 갠싸이클로비어라는 약으로 상당기간 치료를 받았었다. 이것 역시 플루다라빈 치료 시 간혹 올 수 있는 것이라고 주치의선생님은 이야기 해 주셨다.

항간(巷間)에서는 내가 앓고 있는 만성림프구성 백혈병은 완치가 없는 병이라고 이야기하기도 하는 것 같다… 그러나 주치의선생님은 항암제(플루다라빈)로서 충분히 완치되는 사람들이 나온다고 하셨다. 물론, 재발이 잦아지면서 더욱 극성을 부릴 경우에는 형제간, 또는 타인의 골수를 이용해서라도 완치를 위한 적극적인 치료(동종이식)에 임해야 한다고 하셨다. 내 경우에는 이제 마지막 항암치료 이후 2년이 지나가고 있다. 계속 이런 상황이 수년 더 간다면 완치를 충분히 기대해 볼 수 있다는 선생님의 말씀을 마음에 두며 생활하고 있다.

제6부

백혈병과 유사한 질환들

1. 골수이형성증후군
2. 진성적혈구증다증 (Polycythemia Vera)
3. 만성특발성골수섬유증(Chronic Idiopathic Myelofibrosis)
4. 진성고혈소판증 (Essential Thrombocythemia)

●●

수십년 전에는 이곳에 기술한 내용들을
소위 "Preleukemia"(백혈병 전(前)단계)라고 생각했었다.
그러나, 최근 세포유전학, 면역학의 발달과 더불어
진단기술의 발달로 골수이형성 증후군
(骨髓異形性 症候群, Myelo-dysplastic Syndrome, MDS.),
진성 적혈구 증가증(眞性 赤血球 增加症, Polycythemia Vera, PV),
골수 섬유화증(骨髓 纖維化症, Myelofibrosis, MF),
특발성 혈소판 감소증(特發性 血小板 減少症, Essential Thrombocytosis, ET)
등으로 세분화되고 있다.

여기에서는 백혈병 chapter에서 그간 기술했던 방식인
진단이 내려지면…, 치료를 통과하며…, 퇴원을 하며…
등의 방식과는 다르게 각각의 질환을 뭉뚱그려 기술하도록 한다.

●●

1. 골수이형성 증후군

이 질환은 엄격히 이야기하자면 "골수증식성 질환(骨髓增殖性 疾患), Myeloproliferative Disorder" 중의 하나이다. 그러나 여기서는 따로 떼어서 기술한다.

[증례 1]

54세의 수퍼마켓을 운영하고 있는 남자로서 약 1년 전부터 쉽게 피곤하고 멀리 걷거나 계단 오를 때 숨이 차는 증상이 있어 나이 탓이거니 하고는 병원에 가보지는 않았다. 그러나 점점 피곤감과 호흡곤란이 심해지고 약 2개월 전부터는 멍이 쉽게 드는 증상이 생겨서 1주일 전에 개인의원에서 혈액검사를 해본 결과 빈혈과 혈소판 감소증의 소견이 발견되어 큰 병원을 권유받고 본 클리닉을 방문하였다. 말초혈액검사와 골수검사 및 염색체검사 등 정밀검사를 시행한 결과 골수이형성 증후군으로 진단되었다. 이 분은 4남매 중 장남으로 형제간 조직적합성 항원이 일치하는 형제가 있어 완치를 위해 동종골수이식을 계획하고 있다.

[증례 2]

72세의 여자로서 약 7년 전에 악성 림프종으로 진단된 뒤에 약 1년간 항암제와 방사선치료 후 완치판정을 받은 병력이 있었다. 약 2주전부터 심한 감기가 있어 의원에서 치료를 받았으나 호전이 없어 근처 병원을 방문하여 검사해본 결과 폐렴과 범혈구 감소증이 있다는 말을 듣고 본 클리닉을 방문하였다. 말초혈액검사와 골수검사 및 염색체검사 등 정밀검사를 시행한 결과 골수이형성 증후군으로 진단되었다. 항생제 투여로 폐렴을 치료한 후, 전신상태가 호전되어 퇴원하였으며, 환자의 전신상태와 나이를 고려하여 골수이식이나 항암화학요법을 시행하지 않고, 현재는 외래로 1주에 1-2차례 방문하여 적혈구 및 혈소판을 수혈하면서 지내고 있다.

1) 진단이 내려지며…

골수이형성 증후군은 노년기 성인에 주로 발생하는 조혈모세포에 이상을 초래하는 다양한 질환들을 포괄하여 말하는 질환이다. 골수이형성 증후군은 일반적으로는 보기 드문 질환인데, 보통 인구 10만 명이 있으면 그 중 대여섯명 정도에서 발병하는 빈도를 가지며, 발병하는 사람의 대부분은 60세 이후의 노령이다.

이 질환은 골수 내 조혈전구세포의 형성 이상으로 인해 조혈세포의 생성이 효과적으로 일어나지 못하여 말초혈액 내의 구성 성분인 백혈구, 적혈구 및 혈소판의 수적, 기능적 장애를 보이게 된다. 골수 및 혈액의 악성질환 중 백혈병과 같이 급격하게 진행하는 질환은 발병 후 그 증상으로 인해 조기에 진단이 내려지지만, 골수이형성 증후군은 초반에는 서서히 진행하고 증상도 피로감이나 어지럼증, 멍이 잘 든다든지 코피가 난다든지 하는 일반적인 증상이 주로 나타나므로 발병하고도 수년동안 "무리해서 피곤하겠거니" 하고 내버려 준 뒤 악화되어 내원하는 경우가 많다. 실제로 클리닉에서 접하는 환자의 많은 수는 만성빈혈로 알고 철분제제나 영양제를 복용하고 있다가 증상이 진행하여 오신 분이 많다.

비록 병의 경과가 급격하지 않고 만성적인 경과를 가지지만 진행할수록 경과가 빨리 악화되고 결국은 전체의 반 수는 급성골수성 백혈병으로 진행하고, 백혈병으로 진행하지 않는다 하더라도 출혈이나 감염으로 상태가 나빠지고 결국은 생명을 위협하기 때문에, 진단 즉시 병의 상태를 파악하여 적절한 치료를 하여야 완치가 가능하도록 하여야 한다. 사소한 증상이라도 골수이형성 증후군이 의심되는 상황이라면 전문가와 상담 및 검사를 하는 것이 중요하다.

빈혈이나 혈소판의 감소와 백혈구 감소로 인한 감염, 출혈, 어지럼증은 골수에 이상이 없이 말초에 있는 혈액에 이상이 있어서일 수 있지만 골수이형성 증후군의 경우에서 보는 증상들은 이와는 달리 피를 만드는 골수의 이상으로 생기는 것이다. 이형성(異形成, Dysplasia)이란, 다시 말하면 형성장애, 즉 성숙세포의 형태, 크기 및 구성에 있어서 이상이 생기는 것을 말한다. 우리 몸의 구성성분 중 골수 내에서 성숙한 피로 자랄 수 있는 능력을 가진 조혈모세포가 끊임없이 소모되는 피를 보충하여 만드는 과정을 거치는데 이런 조혈모세포의 기능에 이상이 생기거나 골수내의 환경에 충격이 오면 골수 내의 조혈모세포들이 이상한 기형의 혈액으로 자라서 결국은 골수 내에 이상 세포들이 증가한다.

그 결과로 조혈세포의 성숙장애와 이형성(dysplasia)의 변화 등 각종 조혈세포의 질과 양에서 이상 소견을 보이는 반면에, 말초혈액에서는 기형이 아닌 정상적인 적혈구, 백혈구 및 혈소판이 감소하게 되어 빈혈, 감염과 출혈 등의 증세를 초래한다. 이 질병은 처음에는 빈혈이나 혈소판 감소로 인한 출혈위험과 중성구 감소로 인하여 세균에 대한 저항력이 감소하는 증상 또는 이들이 모두 나타나는 소위 "범혈구 감소증(pancytopenia)" 이 나타났다가, 후에 급성골수성 백혈병으로 전환되기도 하는 혈액질환으로 이 질환들을 통칭하여 골수이형성 증후군 (MDS, Myelodysplastic Syndrome)이라고 한다.

골수이형성 증후군은 낯선 이름을 가진 질환이긴 하지만 사실은 오래 전부터 알려져 있었다. 1949년에 해밀턴(Hamilton)과 패터슨(Paterson)이 전백혈병성 빈혈(preleukemic anemia)이란 이름으로 처음 발표함으로써 그때부터 세상에 알려지게 되었으며 그 이후에도 전백혈병(preleukemia), 출몰성 급성백혈병(smouldering acuteleukemia), 비정형성 백혈병(atypical leukemia), 전백혈병성 증후군(preleukemic syndrome), 아급성 골수성백혈병(subacute myeloid leukemia)등의 여러 가지 서로 다른 이름으로 학자들에 따라 다양하게 불려졌다. 1976년에 이르러서야 국제 혈액학자들의 모임인 FAB 협력그룹(FAB cooperative group)에서는 이러한 다양한 질환이 같은 종류의 질병이라는 것과 급성백혈병과는 다른 형태의 질환이라는 결론을 내렸다.

그 후 6년이 지난 1982년에 FAB 협력그룹에서는 이 질병을 오늘날의 "골수이형성 증후군" 으로 명명하기에 이르렀으며, 이들 중 일부환자에서 나중에 급성골수성 백혈병으로 전환된다는 사실이 추가로 밝혀지기도 하는 등 비교적 최근에 이르러서야 관심이 증가되기 시작하였다.

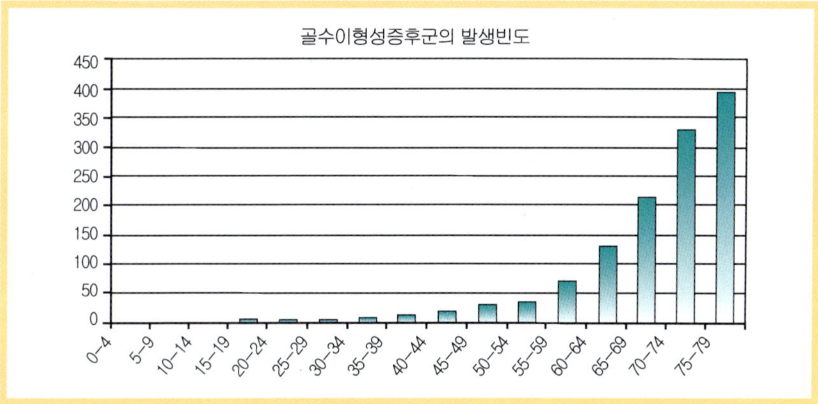

(Myelodysplastic Syndrome Foundation)

그림 6–1 나이가 증가함에 따라 골수이형성 증후군의 빈도가 증가함을 알 수 있다.

(1) 원인

대개의 골수이형성증의 경우 그 발생은 골수 다기능조혈세포의 유전적인 변이에서 비롯된다. 따라서 형태학적으로 정상인 것처럼 보이는 골수세포들은 이러한 유전적으로 변이된 클론(Clone)일 수 있다. 여기서 클론이란, 정상골수에서 보는 다양한 세포의 집합이 아닌 한가지 세포(비정상)만이 현격하게 증가/증폭되는 것을 말한다. 이들 비정상적인 이형성의 골수조혈세포는 매우 불안정하여 시간(수개월, 수년)이 지남에 따라 새로운 염색체 이상이나 점진적인 골수기능부전(骨髓機能不全) 또한 백혈아세포(白血芽細胞)의 수적 증가, 전형적인 급성 백혈병으로의 진전 등으로 특징을 갖게 된다.

골수이형성 증후군의 원인은 대부분의 경우 알려져 있지 않지만 항암제나 다른 화학약물의 사용에 의해 이차적으로 발생하는 경우도 약 10%정도를 차지한다. 원인을 알 수 없는 경우 일차성 골수이형성 증후군이라 하며, 원인이 밝혀진 경우를 이차성 골수이형성 증후군이라 한다. 이차성 골수이형성 증후군의 경우 가장 잘 알려진 것은 항암치료에 사용되는 항암화학치료제에 대한 노출과 방사선치료로 인한 방사선에의 노출이다. 항암치료제로서는 주로 알킬레이트 계열의 항암제와 토포아이스머라제 억제제(Topoisomerase inhibitor)계열의 항암제가 골수이형성 증후군을 잘 유발하는 것으로 알려져 있다.

이상과 같은 원인물질에 노출 됨으로서 골수내 조혈세포 내의 DNA의 손상과 손상된 DNA의 복구에 필요한 효소의 결핍 및 염색체의 손상을 유도하는 것으로 생각된다. 원인이 알려지지 않은 골수이형성 증후군인 경우 현재까지 몇몇 바이러스와 벤젠류가 점차 그 위험인자로 알려지고 있으며, 흡연과 판코니 빈혈(Fanconi' s anemia)과 같은 유전성 혈액질환도 골수이형성 증후군의 위험을 증가시키는 것으로 알려지고 있다.

(2) 병의 진행에 대해

골수이형성 증후군의 병태생리(病態生理學)는 아직 정확하게 밝혀지지 않고 있으나 항암화학요법이나 방사선 치료 후 이차적으로 발생할 수 있다는 사실이 알려진 뒤부터 발생기전에 대한 생물학적 연구가 비교적 활발하게 이루어지고 있다. 주요한 특징은 골수내 세포의 증식, 조혈모세포 분화의 실패, 골수내 세포의 세포사멸(apoptosis)의 증가로 요약할 수 있다. 골수이형성 증후군은 다기능 조혈모세포(Multipotent Hematopoietic Stem Cell)수준에 악성이행(malignant transformation)을 유발하는 클론성 질환(clonal disease)이다. 이 질환에서 발견되는 클론성 세포 유전학적 이상은 원발성의 골수이형성 증후군인 경우 30-50%, 이차성 골수이형성 증후군인 경우 약 80%의 빈도로 알려지고 있다. 여러 연구를 통해서 골수이형성 증후군 환자의 약 40-70%가 비정상적인 유전자를 갖고 있고, 주로 5번, 7번, 8번, 20번 염색체의 이상을 보이고 있으며, 유전 물질의 획득(Addition)이나 전위(Translocation)보다는 결손(Deletion)이 많음이 알려졌다.

골수이형성 증후군에서의 염색체 이상 (M.D. Anderson Cancer Centor. 1980년부터 1999년 까지의 1358명 환자의 분석결과)

염색체 이상	빈도 (%)
정상염색체	41
5번 또는 7번 염색체 이상	30
8번 세염색체 (trisomy 8)	7
20번 염색체 장완의 소실 (20q-)	2
8번과 21번 염색체의 전위 (t(8:21)), 16번 염색체 자리바꿈(inv 16)	1.5
기타	12

그러나 1차적인 병태생리가 조혈모세포의 유전적인 손상에 의한 것이라 할지라도 이 손상된 조혈모세포가 주위의 다른 부수적인 세포와 사이토카인, 신호전달과 같은 골수미세환경과 상호작용을 가지고 영향을 주고 받기 때문에 골수이형성 증후군의 진행에 이들과 같은 부수적인 환경도 많은 관련이 있다. 골수이형성 증후군의 병태생리의 주요 현상인 부적절한 조혈(ineffective hematopoiesis)의 기전에 관한 연구에서 부적절한 사이토카인의 조절과 과다한 골수내 세포사멸(細胞死滅, apoptosis)이 관련되어 있으며, 이것이 골수내 세포의 증식은 증가하지만 말초혈액 내의 주요세포들이 감소되는 역설(paradox)이 설명된다고 하겠다.

다양한 종류의 사이토카인(cytokines)과 신호전달물질들이 골수이형성 증후군의 발병과 악화에 역할을 하는 것이 점차 알려지고 있다. 최근 들어서는 Ras, p53, 혈소판유래 성장인자(PDGF) 등과 같은 혈관형성인자(angiogenic factor)와 종양유전자(oncogene) 또한 골수이형성 증후군의 발병과 진행에 관여함이 밝혀졌고, 이상과 같은 여러 신호전달과 사이토카인 경로가 새로운 골수이형성증후군의 치료의 목표로 주목 받고 있다.

(3) 나타나는 증상들

골수이형성 증후군 이라고 해서 그 특유의 증상은 없으나 질병의 종류와 진행정도에 따라 쉽게 피곤을 느낀다거나, 빈혈 증상이 생긴다거나, 피부에 파란 멍이 드는 등의 출혈성 경향, 원인불명의 발열과 같은 증상들이 나타난다. 이들은 신체 혈액의 부족과 이상에 의해 유발된 병적인 상태이며, 진단을 내리기가 쉽지않기 때문에 '백혈구감소증(白血球減少症, leukopenia)' 이나 '범혈구감소증(汎血球減少症, pancytopenia)' 과 같은 잠정적인 병명을 붙이기도 한다. 발생연령은 중년기와 노년기에 주로 발생하지만 50세 이전에도 발생할 수 있다. 그러나 이와 같이 비교적 젊은 나이에 발병하는 것은 드문 경우로, 이런 경우에는 골수이형성 증후군의 가족력이 있을 가능성이 많다. 남녀 발생빈도는 비슷하나 5번염색체 장완의 이상인 경우 특징적으로 여자에 많고, 골수이형성 증후군 중 한 종류인 만성 골수단구성 백혈병인 경우 특징적으로 남자에서 호발한다.

질병은 수년의 경과를 거쳐 진행하며 종종 급성골수성 백혈병으로 진행한다. 주로 나타나는 증상은 재생불량성 빈혈이나 급성 백혈병과 같은 다른 골수기능부전 질환에서도 발생하는 공통적인 증상인 말초혈액의 범혈구감소증을 반영하는 전신쇠약감, 감염, 출혈 등이 나타난다. 병력과 진찰소견에서 골수이형성 증후군을 확진할 수 있는 특징적인 소견은 없으며 혈액암에서 자주 볼 수 있는 비장이 커지는 현상도 흔하지 않다.

(4) 자연경과(치료를 하지 않는 경우 예상되는 경과)

골수이형성증후군은 혈액을 만드는 근원이 되는 조혈모세포가 암성 변화한 것이므로, 비록 초기라 할지라도 자연적으로 정상으로 돌아오는 일은 없다. 또 60-80%가 5년 이내에 사망하며 이들의 대부분은 감염증 및 출혈로 인한 것이 대부분이다. 고령자에게 많은 병이고 근치치료가 불가능하기 때문에 수혈 등의 대증치료를 계속하는 일이 많은데, 점점 정상적인 혈액 성분이 사라지거나 중간에 급성백혈병으로 이행하게 되면서 결국은 악화일로로 가게 된다. 그렇지만 증상개선을 위한 치료로 빈혈증상과 출혈성 경향을 개선하거나, 발열이나 전신권태감 등의 증상을 없애는 것은 기대할 수 있다. 다시 말해 질병을 고치는 것은 불가능하지만, 병의 증상과 진행에 조심하고 있으면 당분간은 일상생활을 지장없이 보낼 수는 있다.

(5) 진단방법

진단을 위해서는 자각증상과 이제까지의 병력을 토대로 우선 골수이형성 증후군의 가능성을 인지하는 것이다. 비슷한 증상을 유발할 수 있는 철결핍성 빈혈, 재생불량성 빈혈과 각종 백혈병 및 골수질환을 감별해내고 골수이형성 증후군을 확진하기 위해서는, 일반적인 혈액검사와 함께 골수검사와 염색체분석 검사가 필요하다.

① 말초혈액검사(末梢血液檢査, Peripheral Blood Smear)

대부분의 경우에 빈혈이 존재한다. 빈혈만 단독으로 나타나기도 하고, 빈혈과 동시에 백혈구감소증 및 혈소판감소증이 동반되어 나타나기도 한다. 그러나 백혈구감소증 또는 혈소판감소증만 나타나는 경우는 드물다. 혈구세포의 크기가 정상보다 큰 경우가 흔하다. 혈소판은 그 모양이 정상보다 크고 과립이 없는 경우가 많다. 혈소판의 기능연구에서 대부분 이상을 가지고 있으며 출혈증상을 보이는 경우가 많다. 백혈구 중 호중구는 과립이 적고 핵의 분엽이 적거나 핵의 이상을 보인다. 말초혈액에서 보이는 골수구아세포 (myeloblast)는 골수내의 아세포(blast)수와 비례하며 그 수는 분류와 예후에 중요하다. 백혈구의 수는 흔히 정상이거나 약간 낮다.

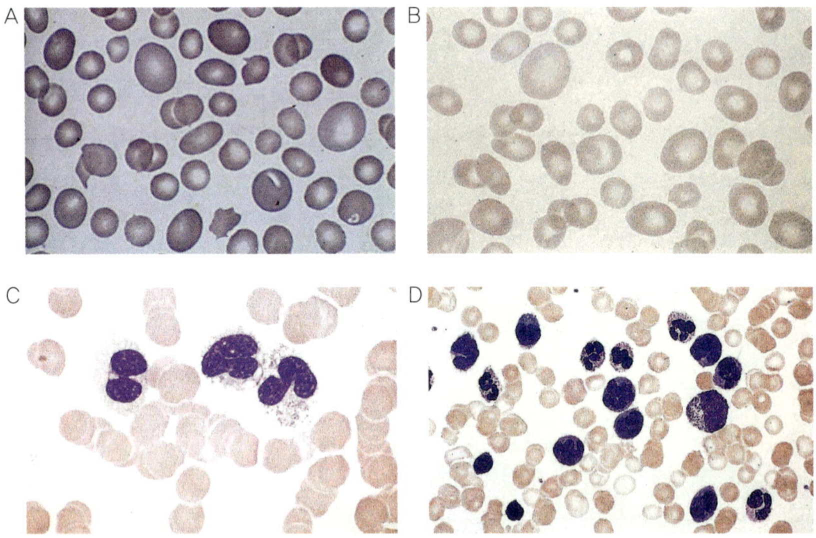

A. 대구성(macrocytic) 또는 대구성난형(macro-ovalocytic) 적혈구(불응성빈혈)
B. 두 형태의 크기(정구성/소구성과 대구성)를 모두 가진 적혈구 양상(철아구성빈혈)
C. 분엽형성장애(hyposegmentation)와 저과립(hypogranularity)의 양성을 보이는 이형성(dysplastic)의 호중구세포
D. 단핵구의 형태변화 및 수적 증가를 보임(골수이형성 증후군 중 만성골수단구성 백혈병)

그림 6-2

적혈구

거의 대부분의 환자에서 빈혈을 나타낸다. 평균세포용적(MCV, Mean cell volume)은 정상보다 증가하고, 난형적혈구(elliptocyte), 구형적혈구(spherocyte), teardrop cell, fragmented RBC 등과 같은 형태적인 변형을 동반하는 경우가 많다. Basophilic stippling, 유핵 적혈구수의 증가도 발견할 수 있으며, pyruvate kinase와 같은 적혈구 활성과 관련된 효소의 활동성의 감소가 동반된다.

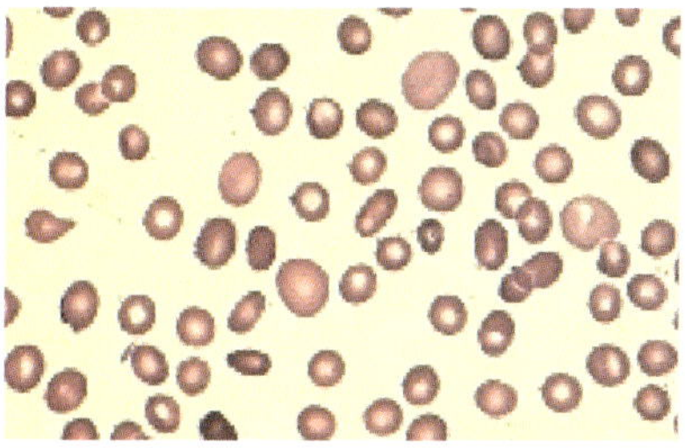

적혈구의 이상:
정상보다 크거나 또는 작은 크기의 적혈구를 보여주고 있다.핵과

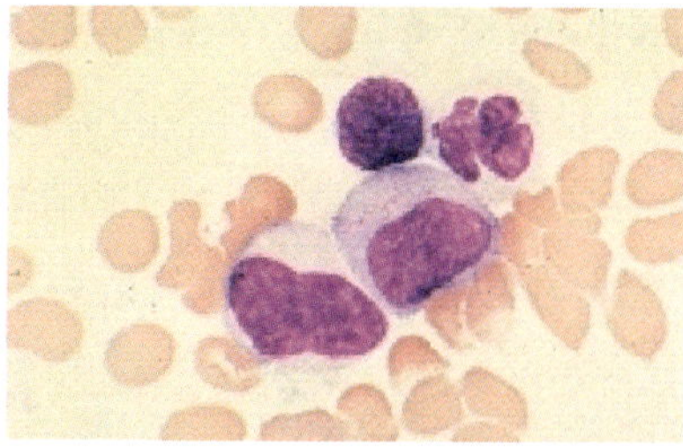

백혈구의 이상:
세포안에 있는 과립구등이 정상보다 감소되어 있으며, 세질의 성숙도가 서로 걸맞지 않음

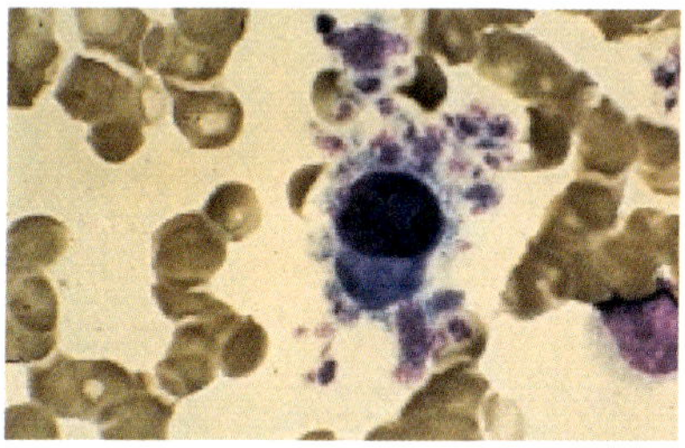

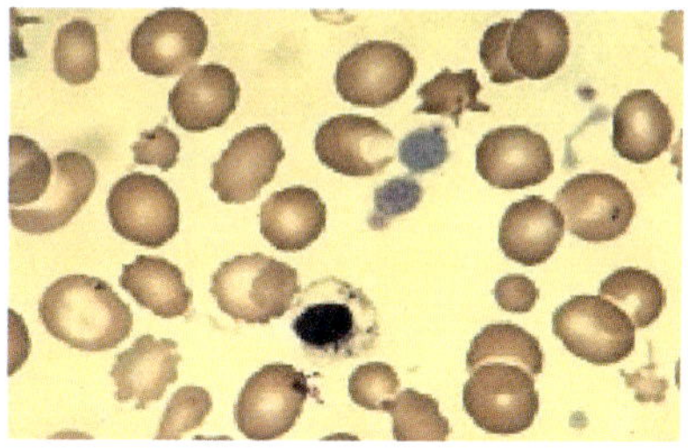

혈소판의 이상: 거대한 혈소판원조세포를 보이고 있으며,
핵과 세포질의 성숙도가 서로 걸맞지 않음

그림 6-3

백혈구

약 절반 정도의 환자가 진단 시에 백혈구의 감소가 동반되어 있다. 대개 다핵구가 많은 부분을 차지하고 있는 정상인과는 달리 병의 경과와 일치하게 단핵구의 상대적인 증가가 나타난다. 호중구의 형태적인 변화도 관찰되는데 Pegler-Huët anomaly, 아주 응축된 chromatin, 단엽 또는 이분엽성의 핵(unilobed or bilobed nuclei), 환상의 핵(ring-shaped nuclei) 등이다. 기능적으로도 백혈구의 탐식이나 세균살해능 등의 기능의 저하가 나타난다. 각종 림프구의 수와 기능의 저하도 동시에 일어난다.

혈소판

약 4분의 일 정도의 환자가 진단 시에 경증 또는 중등증의 혈소판 수의 감소를 나타낸다. 비정상적인 과립형성과 지혈능의 감소, 응집 및 접착능의 장애가 동반된다.

② 골수검사

골수는 흔히 정상처럼 보이거나 조혈세포의 골수내 밀도(bone marrow cellularity)가 증가하지만 골수이형성 증후군 환자의 약 20% 정도는 골수내 조혈세포의 밀도가 감소하기도 한다. 골수내 조혈세포의 밀도가 감소하는 경우 재생불량성 빈혈과 혼동되는 경우가 종종 있다. 골수내 세포의 모양만으로 골수이형성 증후군을 구별할 수는 없으나, 각종 조혈세포 및 조혈모세포의 이형성 변화(dysplastic change), 특히 핵모양의 이상과 적혈구계열의 적아구성 변화 및 호중구계열의 과립 감소와 핵의 분절수의 감소, 골수구 아세포(骨髓球 芽細胞, myeloblast)의 증가가 있는 경우 골수이형성 증후군을 의심하여야 한다. 골수내 골수구 아세포의 수는 환자의 예후와 관련이 있다.

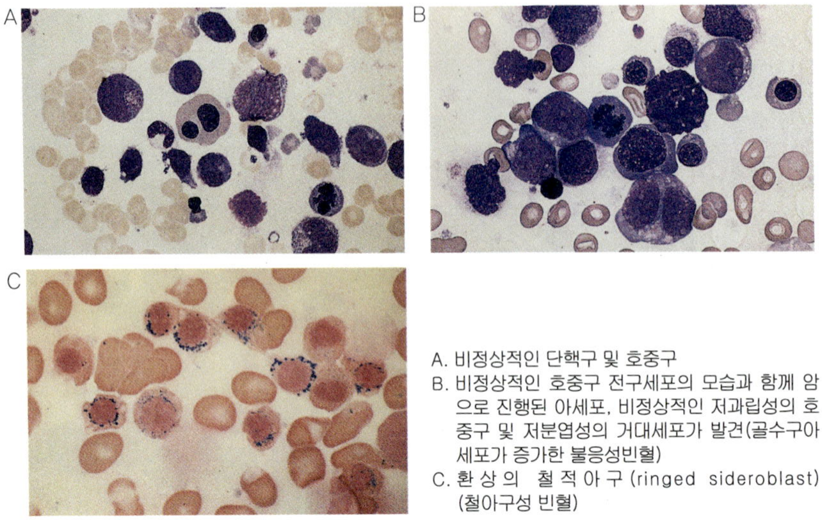

A. 비정상적인 단핵구 및 호중구
B. 비정상적인 호중구 전구세포의 모습과 함께 암으로 진행된 아세포, 비정상적인 저과립성의 호중구 및 저분엽성의 거대세포가 발견(골수구아세포가 증가한 불응성빈혈)
C. 환상의 철적아구(ringed sideroblast)(철아구성 빈혈)

그림 6-4 골수이형성 증후군의 골수도말사진

③ 염색체검사

세포유전학적 분석을 통한 염색체 검사도 중요하다. 흔치 않은 염색체 이상을 검출하기 위한 보다 민감한 검사로서 FISH(fluorescent in situ hybridization)와 중합효소 연쇄반응을 이용한 유전자 증폭(PCR, Polymerase chain reaction)이 있으며, 골수이형성 증후군에서 자주 발생하는 유전자 이상(주로 5번, 7번, 8번, 20번 염색체의 이상)이 발견되는 경우 진단적인 의미가 있다.

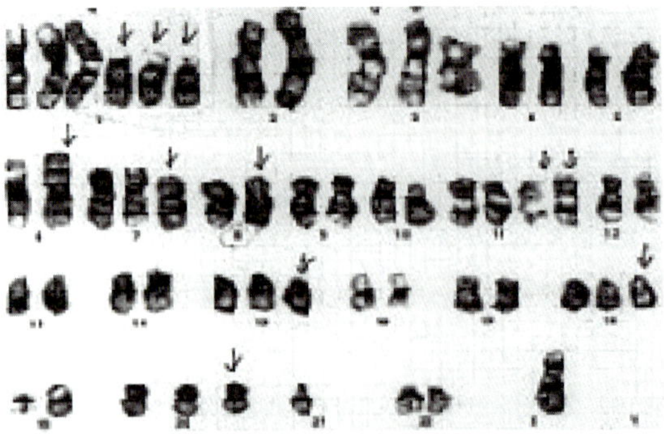

그림 6-5 골수이형성 증후군 환자들의 염색체는 위에서 보는 바와 같이 염색체들이 많이 망가져 있다(화살표).

(6) 종류

진단적 검사 결과에 따라 아래와 같은 5가지 유형으로 나뉘며 각 유형마다 치료법이 달라진다.

① **불응성 빈혈**(不應性 貧血, Refractory Anemia, RA)

빈혈을 주증상으로 하지만 백혈구 감소, 혈소판 감소가 수반되는 경우도 있다. 골수 속의 미숙한 아구(골수구 아세포)는 5% 이하인 경우 불응성빈혈에 해당된다.

② **불응성 철아구성 빈혈**(鐵 芽球性 貧血, Refractory Anemia with Ringed Sideroblast, RARS)

불응성 빈혈과 거의 같은 특징을 지니지만 골수 속에 철분을 포함한 고리 모양의 적아구라는 것이 나타나는 것이 특징이다. 이상의 불응성 빈혈과 철아구성 빈혈(sideroblastic anemia)을 합친 것의 빈도가 골수이형성 증후군 중의 30-40%를 차지한다.

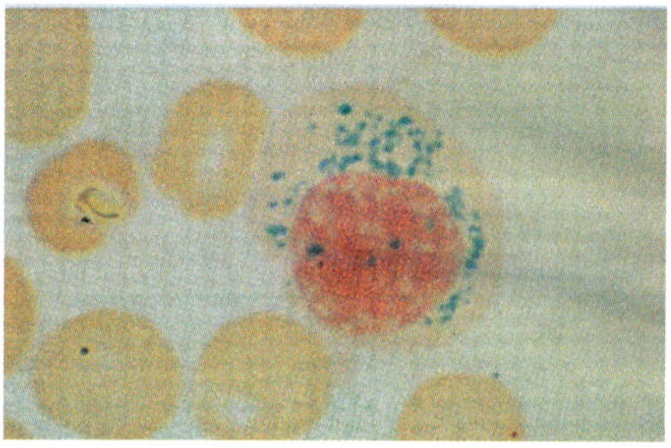

그림 6-6

③ **골수구 아세포가 증가한 불응성 빈혈**(不應性 貧血, Refractory Anemia with Excess Blasts, RAEB)

골수 속의 미숙한 세포인 골수구아세포(myeloblast)가 5-20%인 상태인 경우가 여기에 해당한다. 전형적인 혈액 및 골수의 이형성상이 확인된다. 빈도는 20-30%정도를 차지하고 있다.

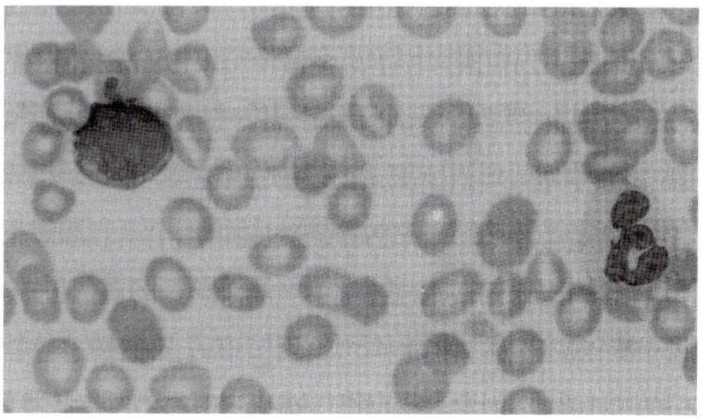

그림 6-7

④ 골수구 아세포가 악성화하여, 계속 증가하고 있는 불응성빈혈(不應性 貧血, Refractory Anemia with Excess Blasts in Transformation, RAEB-T)

골수 속의 미숙한 세포인 골수구 아세포(myeloblast)가 20% 이상, 30% 미만인 상태인 경우가 여기에 해당된다. 말초혈에도 미숙한 아세포구가 나타나기 시작한다. 빈도는 약 30-40%정도를 차지하고 있으며, 급성골수성 백혈병에 준한 치료를 시작하여야 한다. 미숙한 아구가 30% 이상이 되면 이미 급성백혈병으로 이행한 것으로 간주한다. 최근 개정된 WHO(세계보건기구)에서 정한 분류에서는 이 분류에 속한 골수이형성 증후군을 급성골수성백혈병의 범주에 포함시키고 있으며, 최근 경향은 급성골수성 백혈병으로 간주하는 것으로 점차 인정하고 있다.

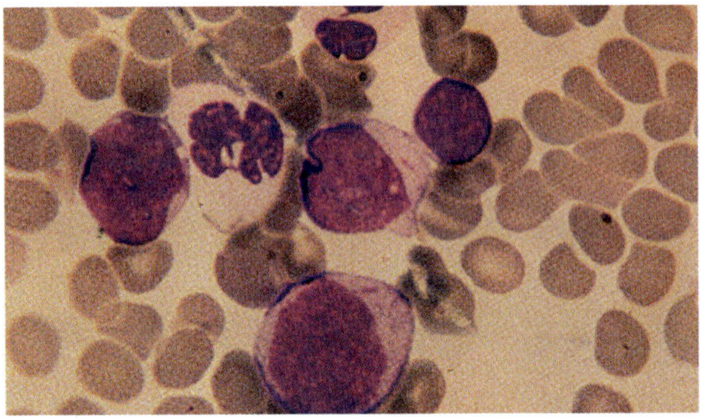

그림 6-8

⑤ 만성골수단구성백혈병(慢性骨髓單球性白血病, Chronic Myelomonocytic Leukemia, CMML)

혈액 및 골수의 이형성상이 같이 나타나며 말초혈에는 단핵구가 1000/㎕(마이크로미터) 이상 나타나기 시작한다. 이 상태가 되는 경우의 빈도는 전체의 5%로 그리 많지 않은 편이다.

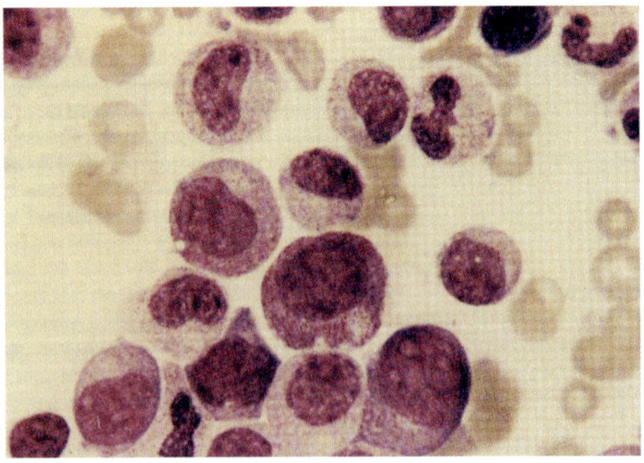

그림 6-9

(7) 골수이형성증후군의 FAB(French-American-British) 분류 및 예후

종류	골수내 아세포(%)	말초혈액내 아세포(%)	기타 세포의 특징	급성백혈병으로의 전환(%)	중앙생존기간(month)	비율
불응성빈혈(RA)	〈 5	〈 1		10-20	43	10-40
철아구성빈혈 (RARS)	〈 5	〈 1	철아구세포가 15% 이상	10-35	73	10-20
골수구아세포가 증가한 불응성 빈혈(RAEB)	5-20	〈 5		50	12	25-30
골수구아세포가 악성화하여, 계속 증가하고 있는 불응성빈혈 (RAEB-T)	21-29	≥ 5	Auer rod	60-100	5	10-30
만성골수단구성 백혈병(CMML)	≤ 20	〈 5	단핵구 〉 109/L	40	20	10-20

2) 치료를 통과하며…

(1) 치료 결과를 미리 알아낼 수 있는 방법(예후인자)

골수 내의 아세포 수가 가장 중요한 예후인자이다. 여러 연구를 통하여 알려진 생존기간은 아세포가 5% 미만인 불응성빈혈(RA)와 철아구성빈혈(RARS)이 각각 44개월, 55개월로, 아세포가 5% 이상인 골수구아세포가 증가한 불응성빈혈(RAEB) 및 골수구 아세포가 악성화하여 계속 증가하고 있는 불응성빈혈(RAEB-T)의 17개월과 5개월에 비하여 현저하게 길다. 급성백혈병으로 이행될 가능성은 RA, RARS, CMML(만성골수단구성 백혈병)이 각각 17%, 10%, 19%로 RAEB의 42%나 RAEB-T의 51%에 비하여 적다. 골수이형성증후군 환자의 30-40%가 골수기능부전으로 인한 감염과 출혈로 사망하며 골수내 아세포가 5% 이상인 CMML, RAEB, RAEB-T에서 본 합병증이 증가한다.

① 제시된 예후인자

- 골수이형성 증후군의 아형이 무엇인지
- 골수내 아세포의 수는 얼마나 많은지
- 염색체 이상소견이 불량한 예후를 보이는 소견인지
- 말초혈액 내 골수 내의 아세포가 나타나는지
- 단핵구 수가 많은지

· 혈소판 수의 부족정도가 심한지
· 간과 비장의 크기가 증가하는 소견이 보이는지
· 골수세포 배양시 집락수가 감소하는지
· 예전의 방사선 치료 혹은 항암화학요법을 받은 적이 있는지
· 비정상적인 미성숙 백혈구계 세포의 군집이 보이는지의 여부

골수이형성증후군 환자의 생존기간을 보다 정확하게 예측하기 위해 여러 변수를 이용하여 다양한 점수체계(Scoring system)가 제안되었다. 주요한 점수체계는 다음의 표와 같다.

② 골수이형성증후군의 위험도 판정을 위한 점수체계 (International Prognostic Scoring System for MDS)

골수이형성증후군은 다양한 혈액학적 양상과 이질적인 임상경과 및 같은 아형내에서도 생존기간의 편차가 심한 점 등으로 인한 예후 예측의 어려움을 해결하고자 다양한 점수체계의 개발로 환자들의 위험도 평가에 많은 진보가 있어 왔지만 향후 유전적 변이, 조혈성장인자와의 상호작용, 암 유전자에 대한 추가적인 연구가 계속되고 있다.

예후척도	생존 및 백혈병 진전에 대한 점수				
	0	0.5	1.0	1.5	2.0
골수내 아세포수 (%)	〈 5	5-10		11-20	21-30%
염색체 형태a	좋은 예후를 보이는 염색체 이상	중등도의 예후를 보이는 염색체 이상	불량한 예후를 보이는 염색체 이상		
혈구감소 상태를 보이는 말초혈액의 종류b	0-1	2-3			

위험도	총점수
저위험군	0점
중등도위험군-1	0.5-1.0 점
중등도위험군-2	1.5-2.0 점
고위험군	2.5 점 이상

a. 좋은 예후 = 정상염색체, -Y, del(5q), del(20q) 불량한 예후 = 3개 이상의 염색체 이상이 동시에 나타나는 경우 또는 7번염색체의 이상, 중등도 예후 = 나머지 염색체이상
b. 호중구 〈 1,800/㎕, 혈소판 〈 100,000/ ㎕, 혈색소 〈 10g/dl1

위에서 기술한 위험도에 따른 점수체계에 따른 예후

점수	위험도	빈도	25%의 환자가 급성골수성 백혈병으로 진행하는 기간	중앙생존기간
0	저위험군	31%	9.4년	5.7년
0.5-1.0	중등도위험군-1	39%	3.3년	3.5년
1.5-2.0	중등도위험군-2	22%	1.1년	1.2년
≥ 2.5	고위험군	8%	0.2년	0.4년

(2) 각 치료의 실제와 그 부작용들

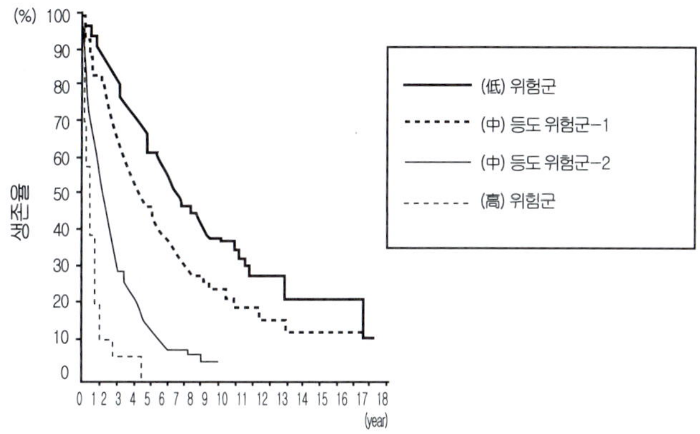

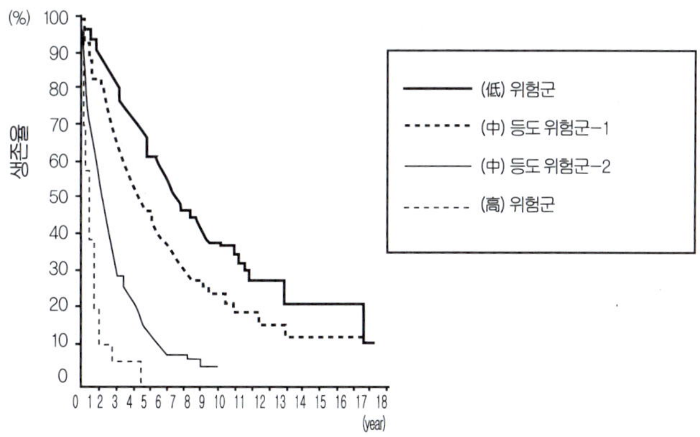

그림 6-10

골수이형성증후군 환자의 상태에 따른 개별화된 치료

골수이형성증후군 환자	치료의 목표	치료의 옵션들
무증상의 경우	병의 진행상태를 주기적으로 점검	• 정기적인 혈액검사
증상이 동반된 경우	보조치료 및 대증요법	• 수혈, 조혈촉진제
저위험군, 중등도 위험군	세포독성효과 조혈세포의 분화유도	• 저용량 항암화학요법 • 생물학적 반응조절제(Biologic response modifier) • 조혈촉진제 • 병합 및 부가치료
고위험군	악성클론의 제거 정상조혈생성의 회복	• 고강도 항암화학요법 • 병합치료 • 조혈촉진제
젊고 건강한 경우	완치	• 조혈모세포이식

① 조혈성장인자(造血成長因子, Growth Factors)

자신의 몸에 있는 세포를 자극하여 더욱 질병과 잘 싸울 수 있도록 하는 치료로서 체내에 존재하는 인자를 실험적으로 개량하여 약으로서 주사하여 병에 대한 신체의 방어력을 높이거나 유지시키는 역할을 한다. 골수이형성 증후군 환자의 골수기능 부전은 부분적으로 조혈성장인자의 생산부족과 조혈성장인자에 대한 반응성의 저하가 관련될 것으로 생각되어져 왔다. 최근 유전자 재조합으로 만들어진 조혈성장인자가 개발된 후 골수이형성 증후군환자의 세포에 이들 인자들을 투여하였더니 골수세포가 정상적으로 잘 자라고 성숙한 조혈세포로의 분화가 정상적으로 일어난다는 사실을 발견하여, 조혈성장인자의 임상적인 사용을 위한 시도가 지속적으로 이루어지고 있다. 골수이형성 증후군의 치료에 이용되는 조혈성장인자는 에리스로포이에틴(Erythropoietin, EPO), 호중구 집락자극인자(G-CSF), 호중구탐식세포 집락자극인자(GM-CSF), 인터루킨-3(IL-3), 인터루킨-6(IL-6) 및 트롬보포이에틴 (Thrombopoietin, TPO) 등이 있으며 그 치료성적이 연구 중에 있다.

② 호르몬(Hormon)

조혈기능을 자극하기 위하여 호르몬의 투여가 연구되었다. 그 중 안드로겐(Androgen)은 초기 급성백혈병으로의 이행이 지연된다는 보고가 있었으나 아직 완전히 밝혀진 것은 아니며, 다나졸(danazol)의 경우 혈소판 파괴를 줄이고 적혈구 수혈의 요구량을 감소시키는 것으로 알려지고 있으나 실제 그 효과는 미약하다. 그 외에 글루코코르티코이드 (glucocorticoid)와 리튬(lithium)이 시도되고 있으나 효과적이지 못한 것으로 알려지고 있다.

③ 항암화학요법

화학요법은 골수 중의 암세포를 죽일 목적으로 실시된다. 그러나 화학요법은 항암제가 온 몸을 돌아다니는 전신치료이기 때문에 백혈구감소증, 혈소판감소증, 탈모, 구토 등의 부작용이 일어난다. 급성백혈병에 사용되는 항암화학요법은 대부분의 골수이형성 증후군 환자에게는 큰 도움은 되지 못하고 있다. 고령과 조혈기능 회복의 지연 등으로 합병증 및 사망률이 높은 편이고 골수이형성 증후군 클론의 약제내성의 획득이 높은 빈도로 일어나며, 급성백혈병과는 달리 골수이형성 증후군의 세포의 증식율이 낮아 주로 세포분화 및 증식이 활발한 조건에서 효과를 보이는 약제들이 많은 급성백혈병의 치료제들은 더욱더 효과적이지 못한 측면이 있었다. 일반적인 항암화학요법에 대한 치료성적은 완전반응을 보이는 경우가 10-60%까지 다양하게 보고되나, 일반적으로 같은 치료를 받은 원발성 급성골수성 백혈병에 비해 관해(골수 및 말초혈액의 구성세포의 형태, 기능 및 수가 정상적인 상태로 회복된 상태를 말함)될 확률이 낮으며, 반응기간은 주로 1년 미만으로 짧다. 즉, 일부 고강도 복합 항암화학요법에서는 고위험군의 골수이형성 증후군 환자에서 높은 관해율을 보이고 일부에서는 정상적인 조혈생성기능을 회복하기도 하지만 대부분 90% 이상에서 재발하는 등 높은 재발율을 보이고 있다. 일부 환자에서 관해가 장기간 계속되는 경우도 있는데 이 환자들은 55세 미만의 젊은 나이와 정상의 염색체소견 및 골수검사상 아우에르소체(auer rod)가 보이는 특징이 있었는데, 이들의 치료는 완전관해가 약 80%정도나 되는 좋은 성적을 보이고 있으나, 반면에 고령의 경우는 완전관해가 약 30-40% 정도밖에 안되는 현저한 차이를 보이고 있다. 무병생존율(질병에서 해방된 상태에서의 생존확률, 통상 치료 시작부터 재발 시까지를 말함)과 전체 생존율(질병유무와 관계없이 생존확률, 통상 진단일로부터 사망 시까지를 말함)은 원발성 급성골수성 백혈병에 비해 나빠 3년 생존율이 7-17% 정도로 알려져 대부분의 골수이형성 증후군 환자에서 집중적인 화학요법만으로는 이득이 적으므로 관해가 유도된 환자는 동종골수이식이나 자가조혈모세포이식을 고려하여야 한다. 최근 토포테칸(topotecan)이라는 항암치료제가 고위험군의 골수이형성 증후군 환자에 단독 또는 아라씨(Ara-C)라는 항암치료제와의 병합치료로 긍정적인 결과가 나오고 있으나 심독성 등 합병증이 있어 임상연구가 계속 진행되고 있는 중이다.

통상적인 항암화학요법의 부작용을 피하고 백혈병세포를 직접적인 독성으로 손상시키기 보다는 분화를 유도할 목적으로 저용량의 항암화학요법이 사용되기도 한다. 가장 널리 사용되는 방법으로써 저용량의 아라씨 투여가 있다. 약 10-25%의 혈액학적인 반응이 관찰되기는 하였으나 지지치료와 비교시 생존율 및 생존기간의 향상이 없고 부작용이 증가하여 좀더 연구가 있어야 할 것이다.

고위험군의 골수이형성 증후군에서 고강도 항암화학요법의 성적

치료약물	완전관해율(%)	치료 관련 사망률(%)	중앙생존기간 (week)	
이다루비신+아라씨		72	15	88
플루다라빈+아라씨		61	18	33
플루다라빈+아라씨+이다루비신		48	21	30
토포테칸+아라씨 59		5	45	
사이클로포스파미드+아라씨+토포테칸		58	15	25

④ 이식

현재로서는 조혈모세포이식이 유일한 골수이형성증후군 환자의 완치를 위한 옵션이다. 전체적으로 보면 이식의 성적은 위험도 점수와 연령, 위험인자에 영향에 따라 동종 조혈모세포이식의 경우 3년 무병생존율이 35-60%정도의 분포를 보이고 있다. 그러나 환자의 연령이 대체로 높은 경향으로 이식 관련 사망률이 높고, 특히 50세 이상의 환자의 경우 이식 관련 사망률이 약 50%에 육박한다. 골수이형성 증후군의 발병시기가 통상 60-80세이고, 70세에서 최고를 보이는 점을 감안하면, 조혈모세포이식과 같은 강력한 완치의 치료옵션은 대부분의 골수이형성 증후군 환자에서는 해당되지 않는다는 것이 문제점이라 하겠다.

(가) 자가조혈모세포이식

자가조혈모세포 이식은 백혈병과 다발성골수종을 포함 많은 혈액암에서 치료의 한 옵션으로 이용되고 있지만, 항암화학요법을 이용한 관해유도 치료의 결과 골수나 혈액이 질병으로부터 깨끗해지는 경우 깨끗한 자신의 골수나 말초혈액에 존재하는 조혈모세포를 모아 이식에 이용하는 자가이식은 관해유도가 잘되지 않는 골수이형성증후군의 경우 그 이용에 제한이 있다.

최근 일부의 연구에서 골수이형성 증후군 환자에서도 가동화된 환자의 말초혈액에 정상적인 염색체를 포함한 건강한 다기능 조혈모세포를 채집할 수 있으며 이를 이용하여 이식이 가능하였음을 밝혀내었다. 이것은 동종조혈모세포이식이 치료옵션이 될 수 없는 환자의 경우 대안이 될 것임을 시사하는 것이다.

그간 골수이형성증후군의 자가조혈모세포 이식의 치료성적은 대략 장기간 무병생존율이 25-30% (전체생존율 30% 정도) 정도이고 재발율은 약 50-55% 정도를 보이고 있다. 특히 40세 이하의 환자에서 무병생존율이 더욱 좋아 동종조혈모세포이식을 할 수 없는 조건인 경우에 고려할 만한 치료로 생각되며 고령으로 동종조혈모세포이식을 견딜 수 없는 경우도 치료의 한 옵션이 되리라고 생각한다.

(나) 동종골수/말초조혈모세포이식

유일한 완치방법으로 약 40%의 장기간 무병생존율을 보이나 30-40%에 이르는 치료관련 사망율이 큰 부담으로 작용하는 치료이다(재발율 40-50%). 일반적으로 이식의 대상은 50세 이하에서 혈연간 조직적합성 항원 일치의 골수공여자가 있는 경우 시행하는데, 골수이형성증후군의 호발 연령이 60세임을 감안한다면 실제 이식이 시행되는 경우는 많지 않다. 대부분의 임상연구 결과로 발표되는 내용들도 평균연령이 50세 미만인 경우가 많고, 형제간의 조직적합성 항원이 일치하는 경우가 많아, 50세 이상의 환자나 타인이식의 경우 치료성적이 앞에서 언급한 성적보다는 좋지 않을 것으로 생각된다. 예후는 젊은 나이에 시행하는 경우가 양호하고 이차성보다는 원발성인 경우가 좋다. 골수아세포 수, 유전자 이상, 치료에 연관되어 발생한 이차성 골수이형성 증후군 등은 이식 후 재발 가능성과 관련이 있으며 질병기간은 치료에 연관된 합병증에 연관성이 있다. 따라서 젊은 나이의 환자는 질병경과 중 조기에 이식을 시행하는 것이 좋다. 동종이식시기에 관해서는 확실한 결론은 없다. 급성골수성의 백혈병의 경우 완전관해가 이루어진 후 이식을 시행하는 것이 결과가 좋으나, 골수이형성 증후군의 경우 관해여부와 이식 성적간에 관련성에 대해 서로 다른 결과를 보이는 연구들이 많다. 또한 발병에서 이식까지의 기간과 이식 성적에 대한 연구들에서도 관련성에 대한 연구들의 결과가 제각각이어서 언제 동종조혈모세포 이식을 시행하여야 하는가에 대한 결론을 내리기에는 아직 이르다고 하겠다. 그러나 지금까지는 조기에 이식을 하는 것이 일반적인 경향이다.

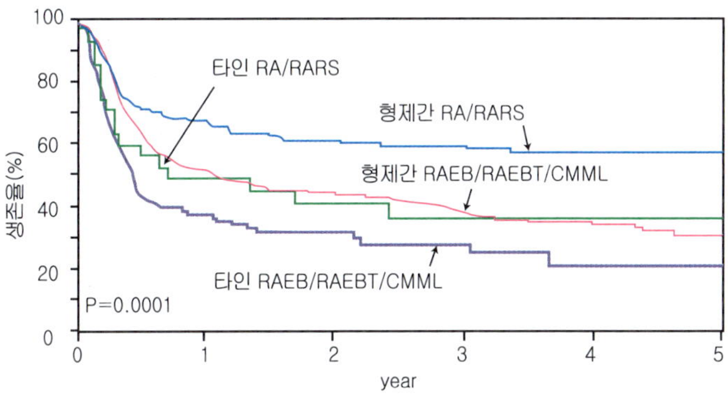

그림 6-11 골수이형성 증후군에서의 이식(형제간 및 타인)이후 생존율

(다) 미니이식

골수이형성증후군 환자는 대부분 고령이므로 이식의 전처치로서 사용되는 기존의 강력한 골수파괴성 전처치 항암제에 부작용이 많고, 잘 견디지 못하며, 이의 독성으로 인한 사망도 높은 편이다. 이것은 비교적 독성이 적고 고령의 환자도 잘 견디는 골수비파괴성 항암제로 전처치를 하는 미니이식에 당연히 관심이 증가하게 되었다. 대개 치료독성과 이식 관련 사망률은 낮지만 이식편대 숙주반응과 재발율이 높은 것이 단점인데, 향후 더 많은 결과를 지켜볼 필요가 있다. 환자의 전신상태가 비교적 불량하거나 고령인 경우 이식을 치료옵션으로 선택했다면 미니 이식을 고려할 수 있을 것이다.

(라) 동종 제대혈이식

제대혈이식의 성적은 급성백혈병에서 많은 성적이 나오고 있으며, 그 결과도 고무적이긴 하지만, 주로 소아환자에서 유리하고 성인의 경우에는 제대혈에 포함된 조혈모세포의 수가 상대적으로 적어 아직까지는 제한이 있다. 성인의 골수이형성 증후군의 경우 제대혈이식의 결과는 많지는 않으나, 2003년에 발표된 13명 성인 골수이형성증후군의 제대혈이식 성적을 보면 2년 무병생존율을 76%로 고무적인 결과를 보고하였지만, 아직까지 많은 연구결과가 있어야 할 부분으로 생각한다. 현대사회의 저출산율과 형제수의 감소 및 고령화사회로의 진행을 생각한다면 고령에 많은 골수이형성증후군의 얻기 쉬운 조혈모세포의 근원인 제대혈을 이용한 이식은 향후 결과에 따라 중요한 치료의 옵션이 될 가능성이 많으므로 지켜볼 만하다.

⑤ 면역조절치료

저세포충실도(low marrow cellularity)를 보이는 일부 골수이형성 증후군 환자에서는 면역기전에 의한 조혈계의 기능억제가 병태생리에 주요한 역할을 할 것으로 인식되고 있으며 면역억제치료를 통하여 임상적 호전을 기대할 수 있다. 저형성 골수이형성증후군(Hypocellular MDS) 환자를 대상으로 면역억제제인 사이클로스포린(cyclosporine) 치료를 시행한 임상연구에서 빈혈의 호전 및 수혈요구량이 감소하거나 없어진 경우가 있었으며 항흉선세포 면역글로불린(ATG, antithymocyte immunoglobulin) 치료의 연구에서도 유사한 결과를 얻었다. 그러나 인터페론 알파(interferon alpha)와 같은 면역조절치료는 극히 제한적인 효과만 있을 뿐 별다른 효과가 없는 것으로 알려지고 있다.

⑥ 분화유도제

골수이형성증후군의 분화유도를 통한 치료를 목적으로 사용된 약제는 레티노이드(retinoid), 비타민 D3(vitamine D3), 뷰티레이트(butylate), 헥사메칠렌 비사세타미드(hexamethylene bisacetamide), 5-아자싸이티딘(5-azacytidine) 등이 있으나 대부분의 약제들이 임상연구에서 큰 효과가 없는 것으로 결론이 나고 있고, 5-아자싸이티딘의 경우는 비교적 임상적인 효과가 있는 것으로 알려지고 있다. 5-아자싸이티딘은 생물학적 반응조절제와 세포독성제의 두 가지 효과가 동시에 있어 골수이형성 증후군의 치료에서 좋은 반응을 보이는 것으로 생각된다. 이 약제에 관해서는 '새로이 시도되는 약제들' 에서 다시 언급하겠다.

⑦ 보존적 치료(지지치료)

(가) 경과관찰

불응성빈혈 초기에는 진단이 확정된 이후에도 수혈 받을 필요없이 치료하지 않은 채 경과를 관찰하기만 해도 되는 경우가 적지 않게 있다. 빈혈에 대해서 비타민B12, 엽산 등의 약은 효과가 없고, 재생불량성 빈혈에서 종종 사용되는 남성호르몬제도 효과가 없는 것으로 알려져 있다.

(나) 적혈구수혈, 혈소판수혈

대증치료의 하나로서 빈혈이 진행되고 있는 경우 그 증상을 개선하기 위해서 적혈구 수혈을 실시하게 된다. 빈혈의 진행은 병 상태의 진행과 관련이 있으며, 일반적으로 헤모글로빈 수치가 8 이하가 되면 빈혈에 의한 증상이 나타나기 시작하며 수혈이 고려된다. 혈소판 수가 적고 출혈경향이 있는 경우에는 지혈제를 내복해야 하며, 혈소판 수가 2만 이상이면 출혈증상이 없는 한 혈소판수혈은 필요가 없다. 그러나 이보다 감소한 경우나 출혈이 멈추지 않는 경우에는 급히 혈소판을 수혈해야 한다. 백혈구감소증의 경우는 치료하지 않으면서 경과를 지켜보기도 하지만 신체의 저항력이 떨어져 감염이 쉽게 일어날 수 있다.

⑧ 새로이 시도되는 약제들

(가) 아트라(ATRA, All-Trans Retinoic Acid)

반응율과 생존율에 있어서 인상적인 성적을 보이지는 않지만 최근 들어서는 저위험군의 골수이형성 증후군 환자를 대상으로 조혈촉진제나 인터페론 알파와의 병합치료를 시행한 경우 임상적인 효과가 기대되고 있다.

(나) 아미포스틴(Amifostine)

골수이형성증후군 환자의 조혈세포의 세포사멸이 산화스트레스에 기인할 것이라는 가정하에 세포보호제의 일종인 아미포스틴이 시도되었다. 초기에는 수혈의 필요가 감소하고 말초혈액내 구성세포의 개선이 있었으나 최근의 데이터들은 그리 인상적인 치료결과를 보여주지 못하고 있다.

(다) 멜파란(Melphalan)

하루에 2mg씩 투여하는 저용량 요법이 고위험군의 고령의 환자에 시도되었고 완전관해가 33% 정도의 성적을 보이고 있다. 염색체 이상이 없거나 단순한 이상만을 가지고 있었던 환자에서 주로 완전관해가 관찰되는 경향이 있다. 재발성의 골수이형성 증후군에도 효과가 있는 것이 확인되었다. 고위험군의 고령의 환자의 경우 외래에서 경구투여로 치료할 수 있으나 이 약제의 혈액독성 등과 같은 부작용으로 그 장점들이 반감되고 있다.

(라) DNA 메틸전환효소(methyltransferase) 억제제

아자싸이티딘(azacitidine, 5-azacytidine)과 디싸이타빈(decitabine, 5-aza-2' -deoxycytidine) 이 여기에 해당된다. 이 약제들은 DNA의 메틸화(methylation)를 차단하고 전사와 분화를 유도함으로써 치료효과를 나타내게 된다. 몇몇의 치료시도에서 혈액의 개선과 임상증상의 호전 등 치료효과를 보이고 있으며, 약 49%의 반응율과 함께 최근에 시행된 보조치료와의 무작위 비교연구에서 생존의 개선을 보임으로써 이 약제를 통한 골수이형성증후군의 치료가 기대되고 있다.

(마) 탈리도마이드(Thalidomide)

신생혈관 형성억제제(antiangiogenic agents) 중 하나로서 혈관내피세포성장인자(VEGF) 수용체 타이로신 카이네이즈(Receptor tyrosine kinase)와 항 VEGF 항체(Bevacizumab)과 함께 골수이형성증후군의 치료에 도입되었고, 그 중 탈리도마이드의 성적이 기대되고 있다. 탈리도마이드는 신생혈관형성 억제효과 이외에도 항 TNF알파 효과 및 면역억제효과가 있어서 골수이형성 증후군의 치료에 많은 효과가 있을 것으로 기대하였는데, 연구결과 2달 이내에 하루 400mg의 투여로 약 31%에서 반응이 있었고 약 56%의 환자에서는 수혈 없이도 생활할 수 있는 등의 임상적인 효과를 볼 수 있었다. 부작용은 비교적 드문 편으로 향후 치료의 결과가 주목되고 있다.

(바) Farnesyltransferase 억제제

이 약제는 Ras, p53, PI 3 kinase, centromere-associated protein(CENP) E 등과 같은 골수이형성증후군의 병태생리와 진행과 연관된 여러 단백물질과 세포신호전달 경로를 조절함으로써 치료효과를 나타낸다. 그 중 대표적인 약물은 자네스트라(zanestra, R115777)이다. 이 약제를 사용한 제1상 및 제2상 임상연구에서 임상적인 반응율이 약 30%되는 것으로 알려져 있다. 경구투여가 가능하여 투약이 쉽다. 향후 자네스트라와 더불어 다른 종류의 Farnesyltransferase 억제제의 개발과 임상시험 결과가 기대된다.

(사) 비소(Arsenic trioxide)

이 약제는 재발성의 급성 전골수성 백혈병의 치료제로 개발된 약제로서 재발성 급성 전골수성 백혈병 환자의 85%에서 완전관해를 유도함으로써 인상적인 치료성적을 보이고 있는 약제이다. 이 약제가 골수이형성 증후군에 도입되어 연구되었는데, 몇몇의 증례에 사용한 결과 골수이형성 증후군에도 효과가 있다는 사실이 밝혀져 향후 그 결과가 기대된다.

(아) 항 TNF알파 단클론항체(레미케이드)

골수이형성증후군 환자의 골수에서 TNF알파의 농도가 증가하면 조혈생성이 억제된다는 사실이 밝혀졌다. 또한 골수이형성 증후군 환자의 골수에서 보이는 세포사멸현상이 TNF알파에 의해서도 유도된다는 사실이 밝혀져 많은 연구자들이 이 TNF알파를 억제함으로써 골수이형성 증후군을 치료하려는 시도를 하였다. 그 대표적인 약제가 레미케이드(Remicade, infliximab)이다. 아직은 체계적인 치료성적이 나오지 않아 골수이형성증후군의 치료에 이용여부에 대해서는 좀더 기다려보아야 할 것이다.

(3) 각 경우에서 생존율과 백혈병으로 진행되는 빈도

① 불응성빈혈(RA) 및 철아구성빈혈(RARS)

무치료, 결과관찰 내지는 수혈치료가 주로 이루어지게 된다. 악화되는 경과를 지켜 볼 수밖에 없는 경우가 68-80%로 상당히 많은 편이며, 5년-10년 생존율은 10-20% 정도이다. 장기생존의 경우, 장기간의 수혈에 의한 합병증(간염, 철분 침착 등)에 대한 대책이 필요하며, 급성백혈병으로 이행하는 경우는 10%-30% 전후로 알려져 있다.

한편, RA와 RARS의 중앙생존기간을 43개월과 73개월이다.

② 골수아구가 증가한 불응성빈혈(RAEB)

대증치료와 함께 항암제에 의한 화학요법(백혈구치료약의 소량지속투여와 표준적인 병용치료)을 적용하는 것이 효과적이라고 생각되고 있다. 때로는 세포증식인자 등도 보조치료로서 필요하게 되는 경우가 많다. 약 반에서 급성백혈병으로 이행한다.

RAEB의 중앙생존기간은 12개월이다.

③ 골수아구가 악성화하여, 계속 증가하고 있는 불응성빈혈(RAEB-T)

병 상태가 더 진행된 상태이므로 항암제에 의한 화학요법이 필요하며 반수 이상에서 급성백혈병으로 이행한다. RAEB-T의 중앙 생존기간은 5개월이다.

④ 만성골수단구성백혈병(CMML)

잠시 동안 주로 경과관찰 내지 수혈치료를 하다가, 화학요법도 실시할 수 있다. 또 10-20%의 비율로 급성백혈병으로 이행한다.

②-④의 병형은 예후가 매우 나쁘며 2년 생존율이 약 20%, 5년 생존율이 약 10% 이하이다. 화학요법에 의해 40-50%가 악성세포가 감소한 관해상태에 도달하지만 그 지속기간은 1년 정도에 지나지 않아 화학요법으로 치료한다는 것은 기대하기 어렵다. 즉 현재의 치료수단으로는 골수이식을 제외하고는 치료를 기대하기 어렵다고 봐야 한다. 그렇기 때문에 질병에 의해 일어나는 증상(빈혈, 출혈 등) 치료법의 개선 뿐 아니라, 새로운 화학요법, 동종골수이식의 임상시험, 또는 새로운 생물학적 활성물질의 임상시험 등의 치료연구가 현재 적극적으로 추진되고 있다.

⑤ 이차성 골수이형성증후군

2차성의 경우는 화학요법에 대한 효과, 예후 모두가 매우 좋지 않다.따라서 증상이 있는 경우 빈혈, 출혈 등을 개선하는 대증치료를 먼저 실시하고 그 후에 원인이 된 병을 치료하며, 마찬가지로 화학요법의 임상시험, 새로운 생물학적 활성물질의 임상시험이 적극적으로 추진되고 있다.

(4) 치료에 대한 부작용과 대책

특별한 구체적인 치료없이 그때그때마다 혈액이 부족한 경우에 수혈을 하는 경우, 수혈은 주로 적혈구수혈을 실시하게 되며 가끔은 혈소판 수혈을 필요로 하기도 한다. 최근에는 혈액제제의 안전성이 높아졌다 하더라도 수혈에 의한 급성, 만성 부작용이 일어나기도 한다.

특히 불응성빈혈의 경우, 수혈의 회수가 아무래도 많아지기 때문에 적혈구 수혈에 포함되어 있는 철분이 신체의 주요 장기에 축적되거나 피부에 침착하게 되어, 간경변이나 심부전이 일어나거나 피부가 검게 되기도 한다. 항암제를 투여하고 있는 경우에는 백혈구감소증, 혈소판감소증 등의 혈액독성으로 인한 부작용이 생길 수 있는데, 이는 항암제에 의해 정상적인 혈액세포도 장해를 받기 때문이다. 이 경우 각종 조혈촉진제나 수혈로써 부작용을 극복하게 된다.

최근의 몇 가지 세포증식인자는 투여하는 양에 따라 다르지만 발열, 골통(뼈의 통증), 권태감 등의 부작용을 가져올 수 있고 대개는 저절로 호전되지만 심한 경우는 간단한 해열진통제의 투여로 조절이 가능하다.

조혈모세포이식을 시행하는 경우 전처치로 사용되는 항암제의 독성으로 혈액의 부족, 각종 장기 독성이 생길 수 있으나, 역시 항암제가 간내 혈관의 내피를 손상시켜 유발되는 심각한 부작용인 간정맥폐쇄증이 가장 문제가 될 수 있다. 보통 전처치 후 한달 이내에 발생하는데 전체 이식의 약 10-50%의 다양한 발생율이 보고되고 있다. 증상은 황달, 간 부위 통증, 복수 등인데 이식과 관련된 다른 간 독성과 구분이 어려우므로 조심하여야 한다. 경하게 지나는 경우도 많으나 심한 경우는 생명을 위협할 정도로 위험하다. 완전한 치료대책은 없고 헤파린, 혈전용해제나 프로스타그란딘을 시도해 볼 수 있다.

동종조혈모세포이식의 경우에는 이식편대 숙주반응이 문제가 될 수 있다. 이식편대 숙주반응은 동종이식의 20-50%에서 발생하며, 형제간 이식이 아닌 타인에서 공여받은 이식이거나 조직적합성항원 불일치의 이식인 경우 더욱 빈번하게 발생한다. 이것은 생착된 형제 또는 타인의 이식편이 나의 신체의 일부를 "남"으로 간주하여 면역반응을 일으킴으로써 조직의 손상이 일어나는 것으로써 간, 피부, 눈, 장, 폐 등에서 더욱 빈번하게 발생한다. 이식 직전부터 이 부작용을 예방할 목적으로 면역억제제를 투여하게 되지만 발병하게 되는 경우 방치하면 조직손상과 병균에 대한 면역의 감소로 인해 생명을 위협하게 되므로 강력한 면역억제제를 이용하여 치료하여야 한다.

(5) 골수이형성 증후군에 관한 치료 정리

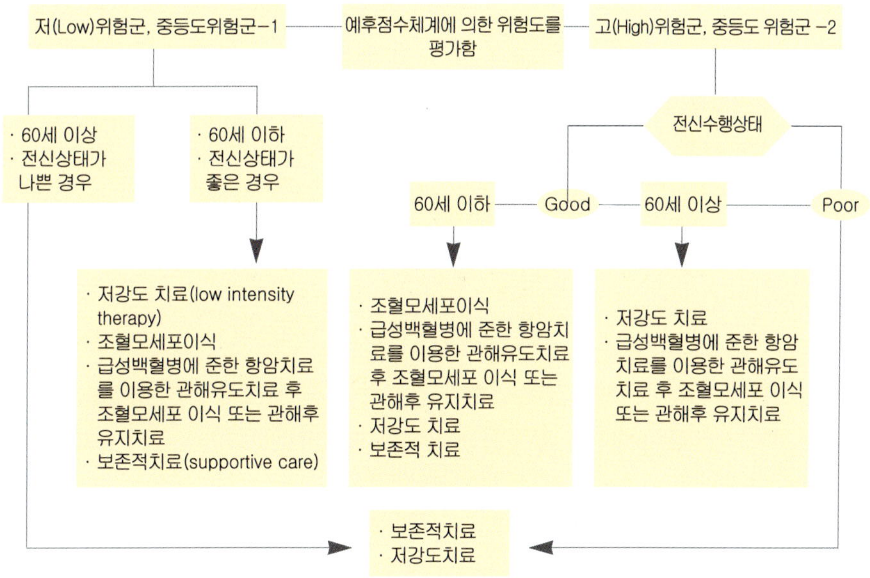

그림 6-12

3) 퇴원을 하며…

(1) 식이와 영양

백혈병에서 이미 언급한 바 있음(참조할 것).

(2) 간호 시 유의점

① 감염 및 출혈의 예방

골수이형성 증후군의 증상 때문만 아니라 대부분의 항암제는 혈액을 만드는 골수에서 백혈구, 적혈구, 혈소판의 생성을 감소시키므로 감염이나 출혈의 가능성이 높다.

감염예방

- 손을 자주 씻는다.
- 영양가가 충분한 음식물과 수분을 섭취하고 휴식을 취한다.
- 욕조보다는 따뜻한 물로 샤워를 하고 피부의 물기는 두드리듯이 닦는다.
- 대변을 본 후에는 항문주위를 깨끗이 닦고 상처나 치질이 생기는 경우 의료진과 상의한다.
- 감기에 주의하고 사람이 모이는 곳은 피한다.
- 외출 시 마스크착용을 하고 양치질을 자주한다.

• 여성의 경우 생리대를 자주 교환하고 거품목욕이나 질 세척은 피한다.

출혈예방

• 진통제나 해열제를 함부로 먹지 않는다(처방 이외의 약물 등).
• 날카로운 도구 사용 시 주의한다.
• 화상을 입지 않도록 주의한다.
• 과격한 운동이나 무리한 신체활동 및 무거운 물건의 운반은 피한다.

② 주의점

치료 전후로 열(38℃ 이상)이 난다거나 신체가 가라앉는 등 예기치 못한 부작용이 있을 시에는 반드시 의료진과 접촉하여 대책을 강구하는 자세가 필요하다.

(3) 재발 시의 치료옵션들

가장 강력한 치료인 조혈모세포이식까지 시행하였다 하더라도 주된 치료실패의 원인은 역시 재발이며, 골수이형성 증후군의 사망 중 50%를 차지하고 있다. 이식 후 재발된 환자의 일부에서는 2차 조혈모세포이식으로 완치가 된 경우도 있으나 2차 조혈모세포이식의 경우 상당한 치료 중 합병증과 치료 관련 사망률을 보일 것은 자명한 일일 것이다. 처음의 치료옵션과 마찬가지로 재발된 골수이형성 증후군 환자의 경우 고령이나 전신상태가 불량한 경우는 적극적인 치료 대신 보존적 치료나 비교적 가벼운 치료(조혈촉진인자, 호르몬, 면역억제제)로 전환하는 것이 하나의 방법이다.

여전히 전신상태가 나쁘지 않은 상황이라면 항암치료와 동시에 조혈모세포 이식, 공여자림프구주입술과 같은 적극적인 치료가 여전히 치료의 옵션이다. 이전에 항암치료만으로 관해를 유지해온 상황이라면 공여자 유무에 따라 자가이식부터 타인조혈모세포 이식까지 적극적이고 한단계 높은 치료를 시도할 수 있다. 그러나 앞에서 언급한 것처럼 질병을 앓은 기간이 길수록 이식의 성적은 불량한 경향이 있으므로 재발된 상태에서의 이식은 훨씬 더 성적이 나쁘고 예후도 불량할 것이라는 것을 염두에 두어야 한다. 만약 이전에 동종조혈모세포이식 후 재발된 상태이라면 다른 혈액질환의 치료와 마찬가지로 키메리즘(현재 골수 상태가 완전히 환자 것으로 되돌아 왔는지 또는 공여자와 환자의 골수가 반반씩 섞여 있는지 여부)의 상태에 따라 공여자림프구주입술을 시도할 수 있다. 그러나 그간의 치료성적을 살펴보면 위험도나 연령, 예후인자에서 좋은 조건을 가진 일부에서만 효과가 있을 뿐 대부분에서는 효과적이지 못하여 공여자림프구주입술을 시행하기 전에 항암화학치료를 같이 시행하는 것이 더 좋은 결과를 가져올지 그 결과를 지켜봐야 할 것이다.

미니골수이식의 장점, 적응증 등은 이미 백혈병 chapter에서 여러 차례 기술한바 있다. MDS 환자들이 비교적 나이가 많고(50대 이상) 또 제반 장기기능(심, 폐, 신장, 간장)이 대부분 저하되어 있다고 볼 때 충분히 고려해 볼 수 있다. 즉, 동종골수이식의 목적은 이루되 그 부작용을 적게 하기 위해 상당히 위험할 수 있는 전통적인 전처치보다는 독성을 줄인 전처치를 하는 것이다. 이때, 이식 이후 착상을 도와주고 그 기간을 줄이기 위해 골수 조혈모세포보다는 말초 조혈모세포를 이용한 이식이 바람직하다. 아직 MDS에서의 미니이식의 데이터는 많이 나와있지 않다. 그러나 전 세계 주요 이식기관과 국내에서도 꾸준히 시도되고 있다.

(4) 모든 치료에 듣지 않을 때(보조요법에 관하여)

이는 백혈병에서 이미 다룬 바 있다(참조할 것).

(5) 골수이형성증후군(MDS)의 신약들

① Decitabine

DNA methylation은 유전자 표출을 억누르며, p15[ink4b] 유전자 촉진제의 methylation이 MDS로부터 AML으로의 전환과 관련이 있다고 밝혀졌다. 따라서 MDS의 중요한 치료표적으로 DNA hypermethylation을 고려할 수 있다. DNA hypomethylation pyrimidine analogues인 5-azacytidine과 5-aza-2-deoxycytidine(decitabine)은 MDS에서 hypermethylation을 환원하여 중요한 암억제유전자의 재표출을 유도한다. 170명의 MDS 환자를 대상으로 시행한 무작위배정 연구에서 전체반응을 17%(CR 9%, PR 8%)에 추가하여 13%의 환자에서 HI를 보였다. 중앙반응기간은 10.3개월이었고 수혈이 필요하지 않았다. 또한 지지요법군과 비교하여 급성골수성백혈병(AML)으로 진행하거나 사망에 이루는 시간이 dectiabine치료 군에서 짧은 경향을 보였다(12.1개월 vs 7.8개월)

② Thaldomide

MDS에서 tumor necrosis factor(TNF)-α가 골수부전의 유력한 매개체로서 제안된 바 있으며 혈청 TNF-α 수치가 높으면 Epo 치료에 대한 반응이 낮다. 또한 비정상적으로 확대된 신생혈관이 MDS 발병기전과 관련이 있다.

Thalidomide를 적혈구 수혈에 의존적인 MDS 환자 88명에게 투여했을 때 15명에서 수혈이 필요 없게 되었고(17%)반응기간은 3개월부터 24개월까지 매우 다양하였다. 시험 대상환자 108명 중 24명이 thalidomide의 부작용 때문에 시험에서 제외되었고(22%), 세포유전학적 반응은 없었다. MDS에서 혈구감소증에 대한 thalidomide의 효과를 보면 약 20%에서 적혈구계 반응을 보이는 반면 백혈구와 혈소판 감소증에 대한 반응은 미미하다. Epo 치료에 실패한 젊은 층과 refractory anemia 군에서 thalidomide에 반응을 보일 수 있다.

저위험군에 속하는 47명의 MDS 환자에게 thalidomide 용량을 단계적으로 증량하면서 투여한 결과, 이들 중 39명에서 8주 이상 thalidomide 투여가 가능했고 23명(23/39+59%)에서는 HI를 보였으며 이들의 중앙반응기간은 약 7개월에 이르렀다.

Thalidomide와 recombinant erythropoietin(r-EPO)의 병합요법이 적혈구계 반응에 상승효과가 있지 않을까 하는 가정 하에, 이들 병합요법을 각각의 단독요법에 효과를 보이지 않았던 30명의 MDS 환자에게 투여했으나 이들 사이에는 상승작용이 없음이 밝혀졌고, 오히려 thalidomide 혹은 r-EPO에 각각 반응을 보이는 MDS 군이 있음이 알려졌다.

③ Arsenic Trioxide

2개의 다기관 임상시험에서 MDS 환자에 대한 arsenic trioxide의 효과를 평가했다. 전자의 시험에서는 arsenic trioxide 0.25 mg/kg/day를 정맥주사로 주당 5일동안 2주간 투여한 후 2주를 쉬면서 매 4주마다 반복 투여했고, 후자의 시험에서는 5일 동안 0.3mg/kg/day을 투여한 후 0.25mg/kg/day를 주당 2일 지속적으로 투여했다. MDS환자의 IPSS에 따라서 분류하면 저위험군(low 혹은 intermediate-1)과 고위험군(intermediate-2 혹은 high)의 비율은 전자에서는 47% 대 53%; 후자에서는 43% 대 57%를 보였다. 전자와 후자를 종합하여 반응 평가가 가능한 총 185명(전자 70명; 후자 115명) 중 38명(전자 14명, 후자 24명; 20%)에서 HI를 보였고 중앙반응기간은 전자와 후자에서 각각 6.8개월과 3.4개월이었다. 또한 적혈구 수혈 의존성 환자 총 122명(전자 47명; 후자 75명) 중 20명(전자 8명, 후자 12명;16%)은 수혈이 필요 없게 되었다.

Arsenic trioxide와 thalidomide의 병합요법도 시도된 바 있는데, 28명의 MDS환자 중 7명(25%)에서 HI를 보였고 이들 7명 가운데 trilineage 반응을 보인 2명은 공통적으로 inv 염색체 이상이었었다.

④ SU5416(Tyrosine Kinase Receptor Inhibitor)

VEGF receptor tyrosine kinase와 다른 angiogenic cytokines의 억제제가 향후 MDS 치료제로서 주목을 받고 있다. 이들 중 하나인 SU5416이 고위험군 MDS와 AML에서 어느 정도 생물학적 효과가 있는 것으로 밝혀졌다. SU5416은 VEGFR-2의 receptor tyrosine kinase inhibitor이다. 22명의 MDS 환자 중 1명은 부분반응을 보였고 18명은 stable disease를 유지했다.

⑤ Lenalidomide

4-amino-glutarimide thalidomide 유사화합물인 lenalidomide는 thalidomide 보다 더 강력하지만 신경계독성과 기형발생의 부작용이 없으며, 5q31 deletion이 있는 환자 12명 중 10명에서 적혈구계 반응을 보여 수혈이 필요하지 않게 되었다(83%). 그리고 이 중 9명은 완전세포유전학적 반응ㅇ을 보였다(75%). 정상 핵형을 가진 23명의 환자 중 57%가 반응을 보였으나 그 외의 핵형이상이 있는 환자에서는 반응이 낮았다(1/8). 10명의 혈소판감소증 환자 중에서는 단지 한 명만이 지속적으로 향상되었다. 호중구감소증과 혈소판감소증과 혈소판감소증은 흔한 부작용이며 58%의

환자가 치료를 중단하거나 용량변경이 필요했다. 5q deletion이 있는 148명의 환자를 대상으로 실시한 임사연구에서도 이들 중 66%가 major 혹은 complete 적혈구계 반응을 얻었다.

⑥ Valproic Acid

Histone acetylation은 유전자 전사를 조절하는데 있어서 주요한 역할을 하고 DNA methylation에 밀접하게 연관되어 있다. Histone deacetylase 활동성이 증가하여 histone acetylation이 감소하면 종양억제인자를 억누르게 된다. 따라서 histone deacetylation을 억제하는 약제(histone deacetylase inhibitor)들을 MDS의 치료에 적용하는 임상연구가 진행 중에 있다.

15명의 MDS환자와 3명의 MDS로부터 전환된 AMl 환자에게 valproic acid를 6개월(중앙치료기간) 투여했을 때 44%에서 반응을 보였고 중앙반응기간은 4개월이었다. 또한 7명의 환자가 HI를 보였다.

한편 valproic acid가 시험관내에서 백혈병 세포주의 분화와 세포자멸사(apoptosis)를 유도할 수 있고, 이러한 분화효과는 all-trans retinoic acid(ATRA)에 의해서 증폭될 수 있다는 사실에 근거하여, MDS 환자에게 valproic acid와 함께 ATRA를 투여했다. 총 12명의 환자 가운데 단지 한 명에서만 HI를 보였다.

또한 백혈병 세포주를 이용한 연구에서 decitabine과 valproic acid의 병용요법은 항백혈병 상승작용이 있다는 사실에 근거하여, 이들 병용 요법을 4주마다 10일씩 투여한 결과 6명의 MDS환자 가운데 3명에서 반응을 보였고 주세포유전학적 반응도 관찰되었다.

⑦ R115777(Farnesy Transferase Inhibitor)

Farnesylation을 억제하는 약제가 RAS-의존성 종양성장을 억제하는 것으로 알려졌다. Farnesyl transferase 억제제인 R115777을 27명의 고위험군 MDS 환자에게 투여했을 때 3명이 치료에 반응을 보였고 이 중 2명은 CR에 도달하였다. 또 다른 연구에서는 82명의 고위험군 MDS 환자 중 28명(33%)이 치료에 반응을 보였고 이들 중 6명 CR, 2명이 혈소판 회복이 불완전한 CRp, 2명이 부분관해(PR), 나머지 18명이 HI를 보였다.

⑧ 진행 중인 임상시험

1. A phase I study of lenalidomide in combination with azacitidine in patients with advanced MDS
2. A phase II trial of combination therapy with thalidomide, arsenic trioxide, dexamethasone, and ascorbic acid(TADA) in patients with chronic idiopathic myelofibrosis or overlap myelodysplastic/myeloproliferative disorders
3. Arsenic trioxide and etanercept in treating patients with MDS
4. A phase I and pharmacological trial of 17-allylamino-17 -demethoxygeldanamycin(17-AAG) and cytarabine in refractory leukemia and MDS

환우수기(1)

오랫동안 만성 빈혈인 줄 알고 지내다가 화학요법까지 시행함

나는 40대 중반에 들어서면서 주변에서 안색(顔色)이 좋지 않다느니 혹은 수심(愁心)이 있어 보인다는 이야기를 종종 듣는 경향이 있었다. 처음에는 불규칙한 월경 때문에 그러려니 하며 별로 신경을 쓰지 않고 지냈었다. 그러나 시간이 가면서, 가사 일을 잘 하지를 못했고, 따라서 대학 1학년인 딸아이가 밥도 하고 설거지까지 자주 하곤 하였다. 또한 자꾸 잇몸이 붓고 헐기까지 하였다. 처음에는 동네병원에서 철분과 비타민 처방을 받아 열심히 복용하였건만 두달 여가 지나도 그리 차도가 없었다. 결국 나는 대학병원 혈액종양내과를 찾았다.

담당 선생님께서는 자궁근종 등도 없이 거의 폐경으로 진입하는 중년여자에서 빈혈이(적색소: 8.2gm/*dl*)이 있다면, 이는 무엇인가 잘못된 것이라고 하셨다. 한편 내 경우에는 백혈구가 정상보다 낮았고(1000/㎕) 말초혈액검사에서 아세포(芽細胞)가 3-4%나 보이는 것이었다. 또한 각각의 세포들이 병들어(이형, 異形)있는 증거들이 있다고 하셨다. 이어서 진행된 골수검사에서는 아세포(芽細胞)가 무려 15%를 차지하고 있었고 골세포충실도 내 나이에 걸맞지 않게 80%로 높다고 하셨다. 주치의께서는 소위 골수이형성 증후군(骨髓異形性 症候群, Myelodysplastic syndrome) 중 3번째 타입인, 골수구아세포가 증가한 불응성 빈혈(過多 母細胞 不應性 貧血)이라고 하셨다. 2-3주가 지나며 나온 염색체 검사 결과에는 다행스럽게 아주 예후가 나쁜 악질은 아니었다.

가족회의로 모였을 때 주치의 선생님께서는 우선 아세포들이 늘어나는 경향이 있으니 전통적인 급성골수성 백혈병 시 사용되는 화학요법을 사용해야 한다고 했다. 그러나 동시에 조직항원(組織抗原, HLA: Human Leukocyte Antigen)을 검사하여 형제들과 맞춰 봐야한다고 했다. 그러나 내게는 누이가 한명 있었으나 수년 전 사고로 세상을 떠난 상황이었다. 따라서 형제간의 이식은 고려대상이 아니었다. 결국, 타인이식을 위해 한국, 일본, 대만의 골수은행을 알아보는 상황이었다.

화학요법 이후 심한 구강통증과 폐렴으로 상당히 고생하였고, 또 장염이 심해 10여일 동안이나 물설사를 하였다. 원래 백혈구 수치가 낮은 상황이었는데, 화학요법 이후 전체 백혈구 수는 고작 100개/㎕로 줄어들었다. 또한 수일이 지나며 나는 황달이 왔고 복부초음파 등을 시도했으나 그 원인은 분명치 않았다. 나는 거의 6주가 지나서야 피 수치가 정상화되기 시작하였다(주치의께서는 아마 수년에 걸쳐서 골수가 나빠졌으니 골수가 많이 거칠어지고 그 곳에 있는 조혈모(造血母) 세포도 부실할 것이며, 화학요법 이후 회복이 느릴 것이라고 이야기 하신 바가 있다.).

그러나 다시 1주가 지나면서 조혈촉진주사(造血促進注射) 등의 도움 없이 백혈구의 숫자와 그 내용이 충실해지기 시작하였다. 이때 골수검사가 다시 실시되었으며, 높았던 골세포밀도, 피수치(즉 적색소, 백혈구, 혈소판 등)가 정상으로 돌아왔다. 선생님께서는 2주 정도 쉰 후 다시 "다지는 요법"이 필요하다고 하셨다. 왜냐하면 진단 당시 아마 10^{11}-10^{12}개의 백혈병세포가 몸 안에 있었고 비록 지금 관해상태라고 해도 10^{9}-10^{8}개의 골수 이형성 세포가 몸에 남아 있다고 하셨다.

그사이 한국골수은행에서 조직항원에 관한 답변이 돌아왔으나, 실망스러운 결과였다. 한국, 일본, 대만을 다 뒤져 보았으나 나의 조직항원과 맞는 사람은 전혀 없었다. 6개 항원 중 2개가 틀리는 사람은 있다고 했다. 그러나 의료진은 2개씩이나 틀릴 경우에는 높은 이식편대 숙주반응으로 부작용이 너무 높아 권하지 않는다고 했다.

나는 "다지는 요법" 또는 "공고요법(鞏固療法)을 두차례 더 받았다. 이번 기간 동안에는 지난번 치료 시 왔던 심한 구강통증, 폐렴, 장염 등이 심하게 오지는 않았다. 여러 상황 등이 상대적으로 부작용 등이 경미한 편이었다. 그래도 그 기간 동안 체중이 6kg이나 줄었다. 골수검사 결과 상당히 많이 보였던 아세포가 정상범위에 있으며 기형(奇形)의 모양으로 보이던 세포들이 사라졌다고 하셨다. 무엇보다 격려가 되는 것은 망가진 염색체 소견들이 정상으로 돌아왔다고 하시며 큰 성과라고 하셨다.

현재 마지막 항암제치료 이후 20개월이 지나고 있다. 피수치는 정상이며 컨디션도 비교적 좋은 상황이다. 많은 경우에는 항암제(화학요법)에 일시적으로 듣지만 상당수에서 재발이 되지만 항암제로도 완치가 가능한 환자들도 있다고 하셨으니… 믿고 기다리고 있다. 한편, 타인골수를 위한 공여자가 시간이 가며 증가하는 추세에 있기에 만약을 대비하여 타인골수를 찾는 일은 6개월마다 내가 다니는 병원의 코디네이터가 일본과 대만골수은행을 총체적으로 검색해 보고 있다.

환우수기(2)

나이가 60이 넘어도 여전히 형제간의 동종이식이 가능(미니골수이식)

최근 들어 나는 잦은 중이염(中耳炎)과 비염(鼻炎)으로 이비인후과를 한달에도 서너번씩 다니다가 결국 폐렴으로 인해 입원까지 하게 되었다. 약 10여일 강력한 정맥 항생제를 맞으며 서서히 회복되려는 차에 내 주치의는 피수치가 너무나 낮다고 하셨다. 이번 폐렴이 좋아진 다음에 피 수치가 함께 회복이 되어야지, 만약 피 수치가 회복이 안된다면 혈액전문가를 만나야 한다고 귀띔해 주셨다. 10여일 만에 회복한 뒤 나는 일단 퇴원을 하였고 대학병원을 찾았다. 그 결과는 백혈구: 1000/μl, 적색소: 9gm/dl, 혈소판: 5만/μl이었다. 또한 서둘러 시행된 골수검사에서는 놀랍게도 골수이형성 증후군(骨髓異形性 症候群, Myelodysplastic syndrome) 중 4번째 타입인, 골수구아세포가 악성화하여 계속 증가하고 있는 불응성빈혈이라고 하시며 말초혈액에는 아세포가 7%, 골수검사에는 아세포가 25%나 보이는 것이었다. 거의 급성 백혈병에 준하는 상황을 뒤늦게 발견한 것은 무척 충격적이었다. 그러나 "호랑이에게 물려가도 정신만 차리면…" 처럼 내가 할 수 있는 최상의 것이 무엇인가를 의료진과 함께 논의하였다.

담당선생님께서는 우선 급성백혈병 치료에 준하는 치료를 받아 완전관해 상태로 만든 뒤, 형제/자매가 8명이나 있으니 그 중 조직항원이 맞는 사람의 말초조혈모(末梢造血母)세포를 이용하여 이식을 하자고 했다. 그러나 내게는 젊어서부터 해 온 과음의 후유증으로 인해 간이 많이 망가진 상태였다. 그러나 의료진은 위에서 말한 간부전은 전통적인 골수이식이 아닌 소위 미니골수이식 또는 미니말초조혈모세포이식을 함으로써 극복이 가능하다는 긍정적인 이야기를 해 주셨다. 왜냐하면 전통적인 이식에 사용되는 전처치(前處置, Conditioning Regimen)는 너무나 강력해서 환자 안에 있는 나쁜 세포와 좋은 세포 모두 다 청소가 되는 과정에서 간에 부담을 주기 때문이었다. 만약 이러한 장기들이 이미 어느 정도 망가진 상황이라면 전처치 기간동안 더욱 망가져서 그 자체가 치명적일 수 있다고 했다. 그러나 최근 개발된 미니골수이식/말초조혈모세포이식의 경우에는 기존의 전통적인 전처치의 1/3 또는 1/2 수준으로 투여하기에 비교적 안전하다고 하셨다. 그러나 조건은 미니이식을 받기 이전 완전관해이어야 하며 또 밖에서 들어간 골수/말초조혈모세포가 자리를 잡는 1달동안 신속히 나쁜 세포들이 자라나지 않아야 한다고 하셨다.

처음에는 무척 긴장이 되었다. 왜냐하면 치료가 잘 되어야 하고, 동생들이 나와 조직항원이 맞아야 하고, 또 병이 너무 급히 악화되서는 안되는 3가지 산을 넘어야 하기 때문이었다. 정말 하늘이 도와야 하는 상황이었다.

드디어 미니 말초조혈모세포이식의 준비가 시작되었다. 우선 8남매 중 4번째 동생이 나와 완전히 조직항원이 맞았기에 촉진제주사(피하주사)를 매일 맞으며 4일째 되는 날 양팔에 있는 정맥혈관에서 피를 4시간 동안 조금씩 흘려 걸러내었다. 다 모인 조혈모세포는 약 250ml 정도였고, 즉시 영하 -150℃에 얼려서 우선 보관시키는 것이었다.

반면 나의 치료 경과/과정은 그리 힘들지는 않았다. 두가지 화학요법으로 7일간 치료 받은 뒤 이틀은 쉬었다. 소위 전처치라는 이 치료는 거의 내게 부담을 주지 않았고 백혈구가 1000개 이하로 내려간 날은 불과 2-3일 정도였고, 혈소판수혈은 2만 이하로 내려간 경우가 단지 4-5일이었기에 1-2차례만 수혈을 받았다. 결과적으로 입원비도 절감할 수가 있었다. 이틀 정도 미열이 났지만 본격적인 항생제 투여는 하지 않았다. 나중에 들은 이야기이지만 미국처럼 입원비가 비싼 나라에선 미니말초조혈모세포이식의 전 과정을 외래에서 통원치료로 한다고 주치의 선생님은 이야기해 주셨다.

불과 한달도 되지 않아 회복이 너무 양호해서 나는 퇴원하게 되었고 이식 이후 100일까지는 정말로 수월하였다. 그러나 100일이 지나면서 구역질이 지속되어 다시 입원하였고 내시경을 하게 되었다. 그 결과는 식도 및 위에 온 이식편대 숙주반응이었다. 따라서 나는 스테로이드를 한동안 쓰며 서서히 좋아졌다. 그러나 이번에는 입이 너무 헐고 아파서 스테로이드를 줄이지 못하고 거의 이식 1년 때까지 써야 하는 상황이었다. 1년이 지나면서도 폐렴 등으로 2-3번 병원을 들락날락하였다. 미니말초조혈모세포이식도 동종이식이기에 각종 부작용(특히 감염과 이식편대 숙주반응)에서 완전히 벗어나진 못했다. 그래도 동종이식이 대단히 어렵거나 하지 못할 상황에서 이렇게라도 할 수 있었고 완전히 공여자로 유지하며 이식 이후 완치로 이제 2년 이상 유지할 수 있는 것만 해도 다행스러운 일이다. 지금은 지나간 이야기지만 4-5일 씩이나 촉진 주사를 맞아가며 말초조혈모세포를 나를 위해 기증한 4번째 아우가 아직도 고맙기만 하다.

환우수기(3)

칠순의 어머니를 모시며…(조혈성장인자 등의 치료)

어머니께서 67, 68세 까지만 해도 무척 정정하셨지만, 70세가 되시면서 자꾸 어지럽다고 하셨다. 내가 알기에는 폐경기에 여자들의 빈혈은 신중하게 다루라는 이야기가 기억이 나서 동네의 내과에 어머니를 모시고 갔다. 어머니는 위내시경, 장내시경, 소변검사 및 대변검사를 통해 혹시 출혈이 있으신 것은 아닌가 하여 무척이나 자세히 검사를 했지만 그 출혈부위를 찾아내지 못했다. 그렇다고 어머니께서 각혈이나 치질이 있으신 것도 아니었다. 그러나 어머님의 혈색소(헤모글로빈)는 자꾸 떨어져 7.0gm/*dl*까지 내려가는 바람에 주기적인 수혈을 하기 시작하였다. 이 시점에서 어머니와 함께 나는 대학병원 혈액종양전문가를 찾아 뵈었다.

결과를 보신 전문의선생님은 고개를 갸우뚱하시면서, "어머님의 빈혈은 출혈 등에 의한 단순빈혈이 아닌 골수기능부전(骨髓機能不全)에서 오는 빈혈입니다" 하시는 것이었다. 그 다음날 어머니는 골수검사를 받으셨다. 조금 아파하시는 어머니의 손을 꼭 잡아드리자 어머니는 덜 겁이 나시는 것 같았다. 골수검사 자체는 불과 5분이지만, 국소마취 등을 합쳐 약 20분가량 되었고, 약 15분가량 누워 계시다가 일어나셔서 함께 걸어 집에 오셨다.

수일이 지나 검사결과가 나왔다. 주치의께서는 "불응성 빈혈" 이며 이는 골수이형성 증후군의

한 부류라고 하셨다. 다행이 나쁜 아세포(芽細胞) 등은 그리 많이 증식되어 있지는 않았고 백혈구 및 혈소판을 만드는 원조세포 및 그 중간단계 세포들은 비교적 건강해 보인다고 하셨다.

이 병은 오랫동안 벤젠이나 방사선에 노출된 사람들에게 생길 수가 있다고 말씀하셨지만 우리 어머님의 경우에는 전혀 그러한 이야기가 적용이 되지 않았다. 다만 선생님께서는 지난 수개월에 생겼다기보다는 아마 상당기간(수년에 걸쳐) 전에 이 병이 시작되었을 것이라 하셨다. 그러나 지금 시점에서 너무 강공(强攻)의 치료인 화학요법이나 골수이식 등을 권하지 않는다고 하셨다. 왜냐하면 말초혈액(末梢血液)검사에 백혈구나 혈소판이 감소되어 있지 않고, 또 골수검사에서 아세포 등이 우려가 될 수준으로 증가되어 있지 않기 때문이었다. 또한 폐렴이나 출혈 등도 생기지 않으셨다는 것이 좋은 뉴스라고 했다.

그러나 이러한 상황의 상당수 환자에 있어서, 병이 서서히 진행할 수 있다고 하시며 정기적인 피수치 검사 및 골수검사를 받아야 된다고 했다. 동시에 심한 식욕부진, 체중감소, 오한/패혈증(敗血症) 등은 병의 진행을 간접적으로 이야기해 주는 척도(尺度)가 될 수 있기에 꼭 의료진에게 보고해 달라고 하셨다.

그런대로 어머니는 비록 수혈의 빈도가 좀 잦아지는 경향이 있지만 잘 버텨주시고 있다. 또한 약간 백혈구가 감소해서 3000이하로 줄어들고 있다. 어머니께서 연세가 많아지심에 따라 기력이 줄고 하시듯이, 어머니 골수 속에 있는 골수이형성 증후군의 나쁜 세포들도 조금 비활동적이길 소원해 본다. 요사이는 구강은 청결하게 하며 목감기와 폐렴 등에 더욱 신경을 쓰고 있으며 변비 등을 방지하여 백혈구가 낮을 때 올 수 있는 항문주위의 염증에 대비하고 있다. 주기적인 수혈을 받으시며 잘 견디시는 칠순의 어머니와의 하루하루가 무척 귀한 것 같다.

2. 진성적혈구증다증 (Polycythemia Vera)

진성적혈구증다증은 골수내 줄기세포 중 주로 적혈구계열의 세포들이 과다하게 증식하는 만성 골수증식성 질환을 말한다. 그러나 적혈구계열 뿐만 아니라 통상 혈소판 및 백혈구계열의 증가도 동시에 나타나기 때문에 "polycythemia"(과거에는 "적혈구증다증(erythrocytosis)" 보다는 "다혈증(polycythemia)"으로 표현하였다.)가 본 질환을 설명하는 적절한 표현이라고 볼 수 있다. 적혈구증다증을 판별하는데 혈색소(hemoglobin)보다 헤마토크릿을 사용하는데, 그 이유는 적혈구증다증에서 철결핍이 동반되면 부적절하게 혈색소가 낮아질 수 있기 때문에 진단에 혼선이 올 수 있기 때문이다. 진성적혈구증다증은 10만명당 연간 2-3명이 발생하며, 평균나이는 60세, 남녀비는 1.2대 1로 나타나 있다.

적혈구증다증의 원인

저산소증
- 일산화탄소중독
- 고지대 거주
- 폐질환
- High-affinity hemoglobin
- 수면무호흡증후군
- 호흡중추이상
- 좌우심장단락

신장병
- 신낭종
- 물콩팥증
- 신동맥협착증
- 초점사구체신염
- 신장이식

종양
- 신장암
- 간암
- 소뇌 혈관모세포종
- 부신선종
- 갈색세포종
- 수막종
- 자궁섬유근육종

가족성(정상혈색소기능)
- 적혈구생성인자수용체 변성증
- Diphosphoglycerate
- Mutase deficiency

바터증후군

안드로겐치료

진성적혈구증다증

1) 원인

진성적혈구증다증 환자에서 많은 염색체 이상이 발견되었으나, 발병과 염색체 이상 사이에 직접적인 연관성은 밝혀지지 않았다. 그러나 8번, 9번, 13번, 그리고 20번 염색체의 이상과 같은 진단 당시에 이미 발견되는 염색체 이상의 경우 진성적혈구증다증의 병인과 관련이 있을 것으로 추측된다. 한편, 한가지 흥미로운 일은 적혈구를 만드는 모(母)세포는 그것의 양분 역할을 하는 Erythropoietin이라는 성장인자가 없어도 성장할 수 있는 특이점을 가지며, 적혈구를 만드는 모세포가 정상인의 모세포에 비해 수명이 긴 것이 특징이다. 여기에 관련된 여러 유전자발현이나 신호전달물질의 변화가 진성적혈구증다증의 병인에 관련이 있는지에 대한 많은 연구가 진행되고 있다.

2) 임상증상

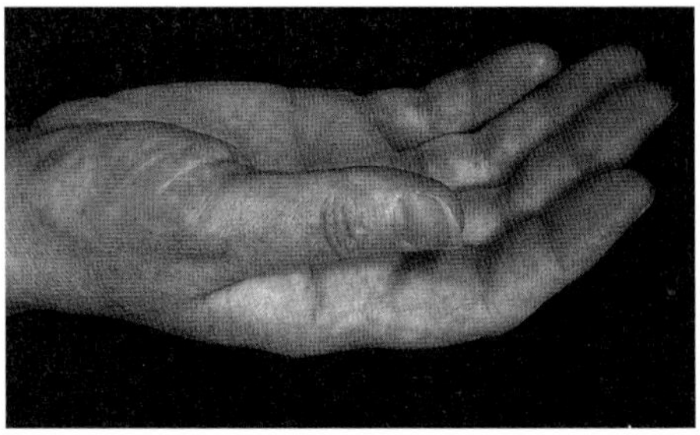

그림 6-13 손끝에 괴사가 옴

진성적혈구증다증은 대개 혈액검사에서 혈색소 및 헤마토크릿이 높은 경우 처음으로 알게되는 경우가 많다. 가끔은 우연히 비장이 커져 있음을 발견하거나, 혈전성질환을 치료하던 중 피검사에서 우연히 진단됨으로써 진성적혈구증다증을 진단받는 경우가 대부분이다. 가려움증이 나타나는 경우도 있고, 적혈구증가에 의해 얼굴이 붉어지기도 한다. 적혈구증가증이 진행되면 두통, 어지럼증, 시력장애, 이명과 같은 신경학적인 증상이 나타나기 시작하고, 혈압이 높아진다. 또한 일부 환자에서는 정맥 및 동맥이 막히는 혈전에 의한 증상이 발생되기도 하고, 출혈성향으로 소화기출혈 및 코피가 나기도 하며, 대사가 항진되어 통풍과 요로 결석 등이 생기기도 한다. 정확한 기전은 모르나 주로 하지 말단부에 홍색사지통증(erythromelalgia)가 발생하는데, 손가락, 발가락의 홍반, 발열, 통증이 발생하며, 때때로 괴사가 발생한다.

적혈구증다증이 조절되지 않으면 결국 간, 심장, 뇌, 폐 등의 중요장기에 혈전이 발생하게 되는데, 비장비대가 심해지면 적혈구증다증 없이 혈전증의 위험이 올라가게 되므로 주의를 기울여야 한다.

3) 진단

진성적혈구증가증은 혈액 검사에서 헤모글로빈 및 헤마토크리트의 수치가 증가되어 있다. 하지만 혈장의 양이 감소한 경우에도 상대적으로 적혈구증가 소견을 보일 수 있으므로 이를 감별하기 위해 방사성동위원소 검사를 통해 실제 순환 적혈구량이 증가되어 있는지를 확인하여야 한다. 절대적으로 적혈구증다증이 증명된 경우가 할지라도 이러한 현상은 환자가 심장질환 및 폐질환에 의해 저산소증인 상태이거나 적혈구계 조혈호르몬의 하나인 에리트로포이에틴(erythropoietin)이 증가되는 신장질환 및 각종 종양에 의해서도 나타날 수 있으므로, 이를 감별하기 위해 동맥의 산소농도, 복부 컴퓨터검사 및 혈청 에리트로포이에틴 수치 등을 검사한다. 한편 진성적혈구증다증에서는 많은 경우 백혈구와 혈소판도 증가된 소견을 확인할 수 있다.

1975년에 진성적혈구증다증 연구회(polycythemia vera study group, PSVG)에서 진성 적혈구증다증의 진단기준을 발표하였다. 이후에 연구를 거듭하여 단점을 보완하였고, 이 새로운 진단기준을 최근 임상에서 많이 사용하고 있다.

진성적혈구증다증의 진단기준

A1 증가된 적혈구용적(〉25% above mean normal predicted value, or PCV〉0.6 in males or 0.56 in females)

A2 이차적 적혈구증다증의 원인이 없음

A3 촉지되는 비장비대

A4 Clonality marker, acquired abnormal marrow karyotype

B1 혈소판증가증(platelet count〉400 109/L)

B2 호중구증가증(neutrophil count〉10 109/L;〉12.5 109/L in smokers)

B3 초음파검사상의 비장비대

B4 감소된 적혈구생성인자

A1+A2+A3 or A4 establishes PV

A1+A2+two of B establishes PV

그 내용을 압축하여 정리하면

(1) 적혈구 증가에 따른 총체적인 적혈구의 양(mass)이 증가

(2) 동맥 속의 산소량이 정상

(3) 비장이 커져 있음(대부분)

(4) 비장이 커져 있지 않은 경우에는 백혈구 및 혈소판 증가로 요약할 수 있다.

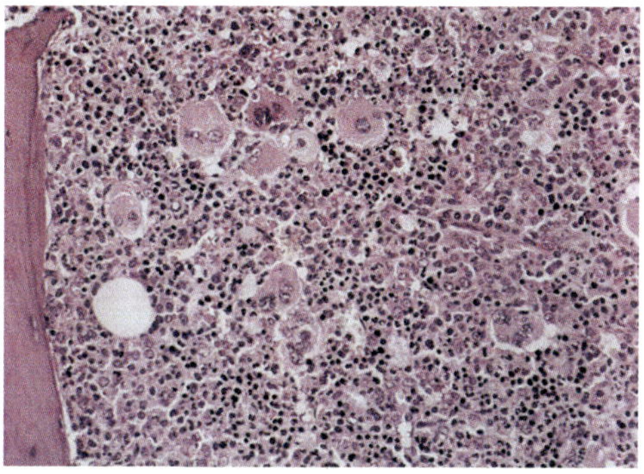

그림 6-14 골수에 조혈모세포 등이 비정상적으로 증가되어 있음.

4) 경과

진성적혈구증다증 환자의 경과는 크게 혈전발생, 골수섬유화증, 그리고 백혈병으로의 이행 3가지로 생각할 수 있다. 치료없이 자연경과를 보고한 초기연구에서 평균 생존기간은 18개월로 보고하였으나, 다양한 형태의 치료가 예후를 호전시키고 있다.

유럽의 한 연구에 의하면 진성적혈구증다증 환자의 경우 장기추적에서 중앙생존기간은 약 15년 정도이고, 정상인 보다 약 1.7배 높은 사망률을 보였는데, 주된 사망원인은 심근경색, 허혈성뇌질환 등 혈전과 관련된 합병증이었다. 대개 진성적혈구증다증 환자의 약 50% 정도가 이런 혈전성 질환의 합병증을 경험하는 것으로 알려져 있다. 또한 진성적혈구증다증이 진행하면 골수내에서 골수섬유화증이 발생하는데, 진단 후 10년 경과시 약 10-15%에서 발생하는 것으로 알려진다. 골수섬유화증이 발생하면 비장이 더욱 비대해지고 말초혈액에서 백적혈구모세포반응(leukoerythroblastosis), 골수검사상 섬유화된 골수소견을 관찰할 수 있다. 섬유화증으로 진행시 보통 3년 이내에 사망하게 된다. 진성적혈구증다증 환자의 약 5-15%는 급성백혈병으로 이행한다고 알려지는데, 이런 이차성백혈병의 경우 치료가 잘 되지 않고 치사율이 높게 된다.

5) 치료

진성적혈구증다증은 일반적으로 천천히 진행하는 만성의 경과를 취하지만, 시간이 경과함에 따라 진행속도가 점차 빨라진다. 적혈구수의 증가에 의한 혈전이 주요 합병증이므로, 일정한 간격을 두고 사혈(phlebotomy, 정맥으로 약 250-300cc이 혈액을 빼내는 것)을 실시해서 혈색소의 수치를 남자에서는 14g/dl 이하, 여자에서는 12g/dl 이하를 유지하는 것이 필요하다. 사혈이 반복되면 철분이 결핍되어 오히려 빈혈이 생길 수 있으므로 주의해야 한다. 혈소판증가가 동반되었을 때 증상이 없는 경우에는 치료할 필요가 없으나, 증상이 생기거나 비장종대가 동반되어 있는 경우에는 하이드록시유레아(hydroxyurea)나 인터페론(interferon)을 투여하여 혈소판수를 줄이는 치료를 할 수 있다. 한편 최근에 혈소판 응집을 막는 약제로 개발된 아나글렐리드(anagrelide)가 혈소판 수를 감소시켜 혈소판증가증에 도움이 된다. 그 외의 치료방법으로는 예전에 주로 사용하던 알킬화제(alkylating) 항암제나 방사선 동위원소치료(^{32}P)를 사용한 적도 있으나 이러한 약제는 백혈병을 일으킬 수 있으므로 현재에는 잘 사용하지 않고, 비장종대가 아주 심한 환자에게는 비장절제술을 시행한다. 일부 젊은 환자 중에서 빠르게 골수섬유화증으로 진행할 때 동종조혈모세포이식이 추천되기도 한다.

진성적혈구증다증의 합병증 중에 가장 우려되는 것이 혈전증이다. 혈전증을 감소시키기 위해서 이전부터 아스피린 투여를 연구하였으나 오히려 출혈의 합병증이 높아진다는 결과가 있어 아스피린을 투여하지 않는 경향이었다. 그러나, 최근의 연구에서는 진성적혈구증다증 환자에게는 트롬복세인(thromboxane)의 합성이 증가되고 이것이 혈전증을 증가시킬 것이라는 보고가 있어, 저용량(100mg)의 아스피린을 투여에 대한 대규모 연구결과 출혈의 합병증은 더 높아지지 않았고, 혈전증은 감소하였다. 따라서 아스피린을 투여받을 수 없는 경우가 아니라면, 일반적으로 진성적혈구증다증 환자에게 아스피린을 투여하는 것이 권고되고 있다.

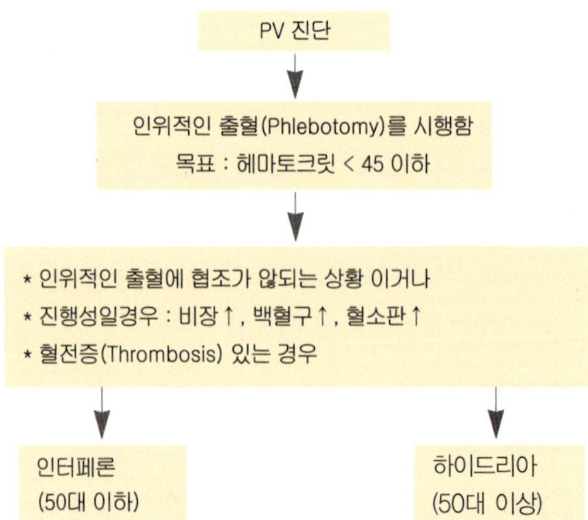

그림 6-15

3. 만성특발성골수섬유증(Chronic Idiopathic Myelofibrosis)

만성특발성골수섬유증은 다기능성 조혈모세포의 클론성질환으로 그 원인은 정확히 밝혀지지 않았다. 골수내에 있는 간질조직에 콜라겐 섬유화(fibrosis), 골경화(sclerosis), 신생혈관(angiogenesis) 등의 변성이 나타나고, 효과적이지 못한 조혈작용, 형성 이상이 동반된 거핵세포 증식, 과립구전구세포의 증식이 나타나면서, 골수가 제기능을 하지 못하여 골수 이외의 장소에서 조혈(hematopoiesis)이 생기는 골수외 조혈(extramedullary hematopoiesis)이 발생하고, 이로 인해 비장이 커지는 현상이 따라오게 된다.

인구 10만명당 0.5-1.5명 정도로 발병하고, 유태인에 많이 발생한다고 알려지며, 호발하는 연령은 65세 정도이고, 남과 여의 빈도 차이는 없다.

1) 원인

만성특발성골수섬유증의 원인은 아직 잘 알려지지 않았다. 비록 13번과 20번 염색체의 장완의 결손, 1번 염색체 장완의 세염색체(trisomy) 등의 염색체 이상이 흔히 발견되지만 만성특발성골수섬유증의 병인에 직접 관련이 있는 염색체 이상은 규명되지 않았다. 골수섬유화는 전환성장인자(transforming growth factor)와 트롬보포이에틴(thrombopoietin)의 과잉생산에 의해 발생한다.

2) 임상증상

만성특발성골수섬유증에만 나타나는 특이한 증상은 없으며, 대부분 환자에서 초기 진단시에는 증상이 없는 경우가 많다. 다른 질환으로 병원에 와서 진찰을 받을 때 우연히 비장이 커져 있거나, 피검사에서 혈액의 이상이 발견되어 이 질환을 진단 받게 되는 경우가 대부분이다. 말초혈액에서 골수외 조혈을 반영하는 백적혈구모세포증(leukoerythroblastosis; 말초혈액에 골수에서 주로 볼 수 있는 눈물방울의 적혈구, 유핵적혈구, 골수구, 전골수구, 골수모구가 보이는 현상)의 양상을 관찰할 수 있다.

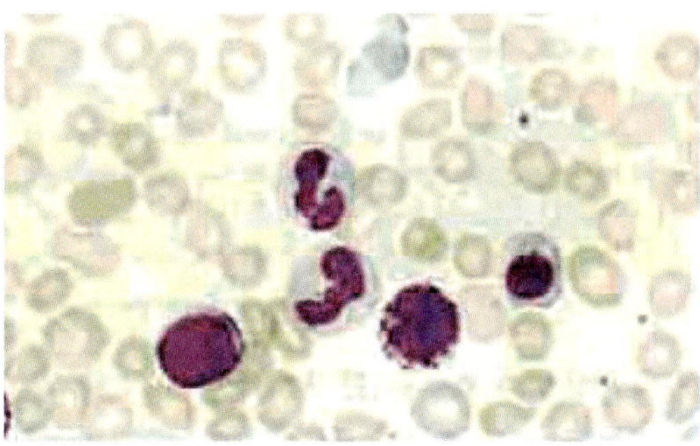

빈혈은 초기에는 심하지 않고, 백혈구수와 혈소판수는 정상이거나 증가되어 있으나, 감소될 수도 있다. 초기에는 백혈구가 증가하는 것이 보통이고 혈소판수는 반 이하의 환자에서만 증가한다. 골수검사를 시행하면 골의 섬유화 때문에 골수흡인이 잘 되지 않는 경우가 많다. 뼈의 엑스선 촬영에서는 골경화증(osteosclerosis)을 나타낼 수 있다. 골수외조혈이 심해지면 복수, 폐동맥고혈압, 장폐색, 요관폐색, 두개내 골혈압, 심장눌림증, 척수압박, 피부결절 등을 보이기도 한다. 비장의 크기가 빨리 커지는 경우에는 비장경색증에 의한 열 및 흉막통증을 보이기도 한다.

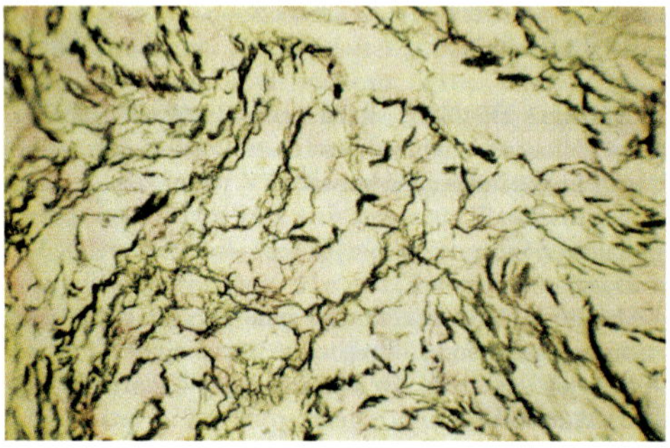

그림 6-16 골수에 심한 섬유화가 있음.

3) 진단

앞에서 언급한 임상증상 들은 만성특발성골수섬유증 뿐만 아니라 진성적혈구증다증 및 만성골수성백혈병에서도 똑같이 관찰될 수 있다. 또한 많은 여러상황이나 질병에서 골수섬유증을 관찰할 수가 있어서 혼동이 될 수 있다. 각각의 골수섬유증을 유발할 수 있는 질환들이나, 진성적혈구증다증 및 만성골수성백혈병은 각각 치료방법이 다르기 때문에 반드시 감별하여야 한다.

골수섬유증을 유발하는 원인

암종의 골수전이	만성특발성골수섬유증
감염	전신비만세포증
림프종	토륨 이산화물
호지킨병	전신홍반루푸스
급성백혈병(림프구성 혹은 골수성)	신장골형성장애
털세포백혈병	후천면역결핍증 바이러스
다발성골수종	부갑상샘항진증
만성골수성백혈병	그레이혈소판증후군
진성적혈구증다증	

눈물방울모양 적혈구, 유핵적혈구, 골수구, 전골수구 등이 말초혈액에서 관찰되면 골수외 조혈이 존재함을 의미하며, 말초혈액에 크고 비정상적인 모양의 혈소판이 존재하면서 혈소판 증가가

있거나, 골수아세포가 존재하면서 백혈구의 증가가 있으면, 2차적인 골수섬유증보다 만성특발성 골수섬유증을 의심하여야 한다. 골수검사시 골수 내에 레티큘린의 증가로 골수피의 흡인이 되지 않는 경우가 흔하다. 골수조직검사를 보면 일반적으로 세포충실도가 높고, 적혈구계, 백혈구계 및 거핵세포계가 모두 증식되어 있다.

골수외 조혈(extramedullary hematopoiesis)은 골수외 조혈이 일어날 것으로 추측되는 조직의 조직검사에서 조혈과정이 있는 세포들을 발견하거나, 핵물질을 이용한 스캔, 혹은 자기공명영상을 통해 골수외 조혈을 확인할 수 있다. 골수외 조혈이 일어나면 비장이 커지고, 문맥고혈압과 정맥류형성이 잘 일어나게 된다.

일부환자에서는 자가면역질환의 증상이 나타나는 경우도 있는데, 자가면역질환에서 관찰되는 항핵항체, 류마티스양 인자, 면역복합체, 쿰스반응이 만성특발성골수섬유증에서 관찰되기도 하나 그 이유는 잘 알려지지는 않았다.

4) 합병증

만성특발성골수섬유증 환자의 중앙생존기간은 약 5-7년 정도로 앞에서 언급한 진성적혈구증다증이나 뒤에서 언급할 진성고혈소판증 환자보다 짧다. 가장 흔한 사망원인은 감염이며, 혈전증, 출혈, 심부전 및 백혈병으로의 이행 등이 사망원인이 될 수 있다. 만성특발성골수섬유증 환자는 장기비대와 빈혈로 인하여 장기적인 수혈에 의존해야 하는 골수기능상실의 자연경과를 보인다. 감염에 약해지고, 만성골수성백혈병처럼 만성기에서 가속기로 전환되기도 하며, 이경우 증상과 골수기능부전이 모두 악화된다. 약 10%의 환자는 급성백혈병으로 진행하는데 매우 치료가 어렵고 예후가 불량해진다. 만성특발성골수섬유증이 만성기 단계에서 증상이 악화되고, 골수기능이 상실되는 가속기로 진행하는데 영향을 미치는 예후인자로는 빈혈, 혈소판감소증, 나이, 염색체 이상, 불명열, 야간발한, 및 체중감소 등이다. 특정한 염색체 이상이 관찰되면 생존이 짧아진다. 여러가지 염색체 이상이 생기면(clonal evolution) 가속기로의 전환을 강력하게 시사한다.

5) 치료

(1) 대증치료

현재까지 표준치료로 알려진 특별한 치료법은 없다. 빈혈은 엽산 혹은 철결핍에 의해 악화되므로 이들을 보충하여야 하며, 피리독신을 보충함으로서 빈혈이 호전되기도 한다. 그러나, 빈혈은 대개 적혈구 생성이 잘 되지 않아서 발생하고, 이것이 간 혹은 비장에서 발생하는 골수외 조혈로는 보상되지 않아 발생하는 경우가 대부분이므로 영양소의 보충으로 호전을 기대하기는 어렵다. 안드로겐과 같은 남성호르몬을 투여하면 약 1/3의 환자에서 빈혈이 호전되나 대개 1년 이상

효과가 지속되지는 않는다. 에리스로포이에틴과 같은 조혈촉진제를 투여하거나, 부신피질호르몬제의 투여로도 빈혈의 호전을 기대할 수가 없다. 특히 에리스로포이에틴은 비종대를 더욱 악화시킨다.

(2) 비장적출술(splenectomy)

비장적출은 비종대로 인한 비장기능 항진으로 수혈의존성 빈혈이 생기는 경우(반응율 23%), 장을 압박하여 소화기능이 나빠지거나 전신증상이 심해지는 경우(반응율 67%), 문맥압이 상승한 경우(반응율 50%)에 실시할 수 있다. 비장경색으로 통증이 생길 때 진통제로 조절되지 않으면, 비장적출이나 비장 방사선조사를 고려할 수 있다. 혈소판감소증은 비장적출을 하여도 효과가 별로 없다. 비장적출은 수술후 합병증을 최대한 줄이기 위해 악액질(cachexia, 질병 혹은 기아 등 여러가지 이유로 영양이 결핍되어 체중이 빠지고, 전신상태가 나빠지는 것을 말함)이 발생하기 전에 시행하는 것이 좋다. 그러나 비장적출은 증상을 호전시킬 수는 있지만 생존을 향상시키지는 않는다. 비장적출 전에 혈소판 수가 증가되어 있으면, 수술과 관련한 혈전증이 증가하므로 비장적출 전에 예방적으로 하이드록시유레아(hydroxyurea)를 투여하는 것이 권고되며, D-dimer라는 응고의 활성화를 보여주는 지표가 높은 경우 수술 후에 범발성혈관내응고증(DIC, diffuse intravascular coagulation)이 동반되는 경우가 흔하므로 수술을 연기하는 것이 좋다.

(3) 비장방사선조사

전신상태가 나빠서 비장적출이 곤란한 경우에는 비장의 방사선조사를 시행한다. 또한 비장경색으로 생긴 통증이 진통제로 조절되지 않는 경우에도 방사선조사가 도움이 된다. 그러나 방사선조사후 약 25%의 환자에서 범혈구감소증이 발생할 수 있으므로 주의가 필요하다.

(4) 약물치료

하이드록시유레아(hydroxyurea)는 먹는 항암제로서 백혈구증가, 혈소판증가, 간종대 및 비종대와 같은 장기종대를 조절하는데 효과적이다. 알파인터페론(interferon-alpha)도 사용할 수가 있으나 효과가 확실하게 알려지지 않았고, 노령층이 대부분이기 때문에 부작용이 심하여 그 사용이 제한된다. 클라드리빈(cladribine)을 비장적출 후 심한 혈소판 증가 및 간종대시에 하이드록시유레아 대신 사용할 수 있다. 그외 경구 멜파란(melphalan), 경구 부설판(busulfan), 경정맥 도노루비신(daunorubicin) 등이 치료에 사용된다. 과요산혈증이나 2차성통풍이 있으면 알로퓨리놀(allopurinol)을 투여하여 조절한다. 부신피질호르몬제는 자가면역성 합병증이 있을 때 사용될 수 있다.

(5) 새로이 연구되고 있는 치료법

① **탈리도마이드** (Thalidomide)

최근 신생혈관 역제제인 탈리도마이드가 만성특발성골수섬유증에 연구가 되었고, 비교적 효과가 좋은 것으로 알려진다. 매일 50mg 정도의 저용량으로 투여하면 부작용이 적고, 빈혈과 비종대가 있는 환자의 약 20%에서 호전된다고 알려져 있다. 특히 저용량 탈리도마이드에 부신피질호르몬제를 병용투여하면 부작용을 감소시키면서 적혈구생성능이 더 촉진하는 장점이 있다.

② **에타널셉트** (Etanercept)

에타널셉트는 종양괴사인자 알파(tumor necrosis factor alpha, TNF α)의 수용체 차단제로 전신증상이 있는 환자의 60%에서 효과가 있음이 알려지고 있다.

③ **조혈모세포이식**

만성특발성골수섬유증이 골수의 질환이므로 완치를 위해서 다른 사람의 골수로 대치하는 치료가 이론적으로는 완치의 치료에 가깝다고 볼 수 있다. 그러나, 만성특발성골수섬유증을 앓고 있는 환자들은 대부분 고령이므로 실제로 임상에 적용하기에는 어려움이 있고, 치료의 부작용과 치료 관련 사망률이 높아(약 50%) 고위험군의 젊은 환자에게만 고려할 수 있다. 전통적인 골수파괴성 전처치로 이식을 하면 약 30% 환자에서 완치가 된다. 저용량 전처치를 이용한 이식(미니이식)도 연구되고 있으며 성공적인 결과를 보여 주나, 아직 많은 수의 환자에서 연구되지 못하고, 그 결과도 장기추적관찰 결과가 없어 향후 결과를 지켜볼 필요가 있다. 완화치료의 목적으로 자가조혈모세포이식을 시행한 경우 약 50%의 효과가 보고되었다.

④ **글리벡** (Glivec)

글리벡은 만성골수성백혈병만큼 효과가 없고, 만성특발성골수섬유증에서는 실망스러운 성적이 보고되지만, 비장종대 환자에서는 약 70%에서 그 크기가 감소하는 것으로 알려진다.

⑤ **기타 약제**

탈리도마이드 유도체인 CC-5013 (lenalidomide)와 파네실전환효소억제제인 R115777 (Zanestra), 혈관내피성장인자 수용체 타이로신카이네이즈 억제제인 SU5416이 만성특발성골수섬유증에서 연구되고 있으나, 만성특발성골수섬유증의 치료에 역할이 있는지는 향후 연구결과를 지켜볼 필요가 있다.

6) 치료방침의 결정(예후인자를 바탕으로 한)

지금까지 연구된 예후인자들을 바탕으로 환자를 저위험군, 중등도위험군, 고위험군으로 분류하여 치료방침을 세우는데 도움을 얻으려는 노력이 시도되고 있다. 예를 들면 나이가 56세 미만인 환자들의 중앙생존기간은 10년을 훨씬 넘는다. 특히 이 환자들 중 빈혈도 없고 전신증상도 없다면 생존기간이 15년 이상이 된다. 연령과 관계없이 빈혈, 백혈구감소, 백혈구증가, 말초혈액내 골수아세포, 핵혈이상, 전신증상 모두가 없다면 중앙생존기간이 10년을 상회할 것으로 추측된다. 그러나 이 인자들 중 2개 이상을 갖고 있으면 중앙생존기간은 3년 이하에 불과하다. 따라서 위험도에 따라 치료방침을 결정할 필요가 있다.

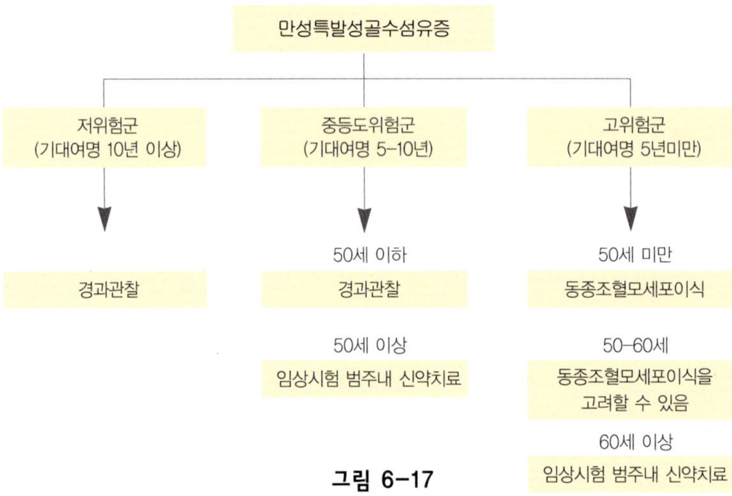
만성특발성골수섬유증
저위험군
(기대여명 10년 이상)
중등도위험군
(기대여명 5-10년)
고위험군
(기대여명 5년미만)
경과관찰
50세 이하
경과관찰
50세 이상
임상시험 범주내 신약치료
50세 미만
동종조혈모세포이식
50-60세
동종조혈모세포이식을
고려할 수 있음
60세 이상
임상시험 범주내 신약치료

그림 6-17

4. 진성고혈소판증 (Essential Thrombocythemia)

진성고혈소판증은 지속적인 말초혈액의 혈소판수 증가와 골수에서 거대핵세포의 과증식, 그리고 임상적으로는 혈전증과 자발적인 출혈경향을 특징으로 하는 질환이다. 1879년에 Epstein과 Goedel이 "지속적으로 혈소판 수치가 정상치의 3배 이상이고, 거대핵세포의 증식과다, 정맥혈전증과 자발적인 출혈의 경향"을 특징으로 하는 질환을 "출혈성 혈소판증가증 (hemorrhagic thrombocythemia)"라는 병명으로 최초로 사용하였다. 이후 1960년대에 이르러 Ozer와 Gunz가 골수증식성질환에 속하는 하나의 특정 질환으로서 진성고혈소판증 (essential thrombocythemia)을 정의하였다.

우리나라에서 정확한 발생율은 잘 알려져 있지는 않으나, 1년에 인구 10만명당 약 2명 정도 발병하는 것으로 추정된다. 대부분 50, 60대에 진단되며, 남녀의 발생빈도 차이는 없다.

1) 발병기전

진성고혈소판증의 원인도 잘 알려지지 않았지만, 발병기전도 마찬가지로 정확하게 밝혀지지 않았다. 그러나 최근에 밝혀진 바에 의하면, 혈소판과 거대핵세포의 트롬보포이에틴(thrombopoietin, TPO; 혈소판계열의 조혈세포의 증식과 분화를 자극하는 시토카인)과 그 수용체인 Mpl의 결합이상으로 혈장의 TPO 가 증가하고, 거대핵세포가 증가된 TPO작용에 현저히 예민하게 반응하여 혈소판 증가를 유도하는 것으로 알려진다.

2) 임상양상

임상적으로는 진단 당시 환자의 약 반수는 무증상이며 건강검진이나 다른 질환으로 검사 도중 우연히 발견되는 경우가 흔하다. 가장 흔한 증상은 혈관 운동장애로 두통, 시각장애, 비전형적인 흉통 등이 약 25-50% 환자에서 나타난다. 미세혈관 폐쇄로 인한 일과성 뇌허혈과 감각이상이나 괴저를 동반한 발가락의 허혈 등이 발생할 수 있다. 빈혈은 흔하지 않으며 말초혈액도말검사상 현저한 혈소판의 증가가 관찰된다. 골수검사에서는 거대핵세포의 증식을 관찰할 수 있으며, 철분염색은 대부분 정상이다. 가끔은 경한 비장비대가 발생하기도 한다.

진성고혈소판증의 주된 임상양상은 정맥혈전증보다는 동맥에 생기는 혈전증과 출혈이다. 상부위장관(식도, 위 및 십이지장)은 출혈의 가장 흔한 부위이며, 비스테로이드 소염제 사용은 합병증을 증가시킬 수 있다. 점막피부 출혈이 흔한데, 폰빌리브란트인자의 결핍과 관련이 있다.

합병증의 빈도는 대개 진단시 40-90% 정도로 나타난다. 혈전증은 주된 유병원인이며 생존에 현저하게 영향을 미친다. 약 15%의 환자에서는 심각한 혈전증과 출혈이 발생할 수 있으며, 20%와 5% 정도의 환자가 진단 후 첫 10년이 지나면 이러한 합병증이 일어난다. 혈전증의 빈도는 환자의 연령과 관련이 깊어 60세 이상이거나 이전에 혈전증의 과거력이 있는 경우에 혈전증의 위험도가 더 높다. 혈소판 수가 100만/마이크로리터 이상인 경우에는 출혈의 위험이 더 높고, 그 이하인 경우에는 혈전과 연관이 깊다.

진성고혈소판증의 환자는 장기적으로 골수섬유증이나 골수혈성이상증후군, 급성골수성백혈병이 발생될 수 있다. 골수섬유증으로의 이행은 10년에 약 8% 환자에서, 골수형성이상증후군과 급성골수성백혈병으로의 이행은 하이드록시유레아만 사용한 경우 3.5%, 두가지 이상의 세포독성약제를 병용한 경우에는 약 14%에서 발생할 수 있다. 급성골수성백혈병으로의 이행은 진단 후 첫 10년간은 드물어서 5% 이하에서 보고되나 이후에는 증가될 수 있다.

3) 진단

혈소판 수의 증가는 다양한 원인으로 발생할 수 있다.

혈소판증가증의 원인

Iron deficiency anemia
Hyposplenism
Postsplenectomy
Maligancy
Collagen vascular disease
Inflammatory bowel disease
Infection
Hemolysis
Hemorrhage
Polycythemia vera
Idiopathic myelofibrosis
Essential thrombocytosis
Chronic myeloid leukemia
Idiopathic sideroblastic anemia
Myelodysplasia(5q-syndrome)
Postsurgery
Rebound(cessation of ethanol intake, correction of vitamin B^{12} or folate deficiency)

임상에서 보는 혈소판 증가증의 약 80%는 골수의 문제가 아닌 다른 이차적인 원인에 의해 발생하므로 진성고혈소판증을 진단하기 전에 반드시 다른 이차적인 원인이 있지는 않은지 감별해 주어야 한다. 진단기준은 1976년에 제안된 PVSG의 기준을 기초로 하여 2001년에 WHO 기준으로 개정되었다.

표. 진성고혈소판증의 WHO 진단기준(2001)

기준

① 혈소판이 600 x 10^9/L 이상으로 지속적으로 증가되어 있다.
② 골수조직검사상 크고 성숙된 거대핵세포(megakaryocyte)수의 증가를 동반한 거대핵세포계통(megakaryocyte lineage)의 주된 증식을 보인다.

배제하기 위한 기준

적혈구증다증 배제를 위한 기준
① 적혈구 덩어리(RBC mass)가 정상 또는 혈색소(Hb)가 남<18.5 g/dL, 여< 16.5 g/dL이어야 한다.
② 골수 검사상 철 염색이 양성이고 혈청 페리틴(ferritin) 또는 평균적혈구용적(MCV)이 정상이어야 한다.
③ ①과 ②은 만족하지 않을 경우, 철분제재 투여 후에도 적혈구 덩어리나 혈색소가 적혈구증다증 수준으로 증가하지 않아야 한다.

만성골수성백혈병 배제를 위한 기준
① 필라델피아 염색체 및 BCR/ABL염색체가 음성이어야 한다.

만성특발성골수섬유증 배제를 위한 기준
① 콜라겐 섬유화(collagen fibrosis) 없어야 한다.
② 레티큘린 섬유화(reticulin fibrosis)이 거의 없거나 없어야 한다.

골수이형성증후군의 배제를 위한 기준
① 5번 염색체 결손 del(5q), 3번 염색체의 전위 t(3;3)(q21;q26), 3번 염색체의 자리바꿈 inv(3)(q21q26)과 같은 염색체 이상이 없어야 한다.
② 크기가 작은 거대핵세포가 있을 경우, 유의한 과립구이형성이 없어야 한다.

반응성혈소판 증가의 배제를 위한 기준
① 선행하는 감염이나 염증질환이 없어야 한다.
② 신생물이 없어야 한다.
③ 비장절제술의 과거력이 없어야 한다.

4) 치료

장기간 치료를 할때의 중요한 기준은 과거의 혈전증 병력과 60세 이상의 고령과 관련된 혈전증의 위험성이 있느냐 하는 것이다. 20-40%의 환자에서 혈전증이 나타나지만 심각한 혈전증(예를 들면, 뇌졸중, 심근경색증, 심부정맥혈전증, 폐색전증, 족부동맥 폐쇄증)은 약 10-20%에서 발생한다. 40만/마이크로리터 이하로 혈소판을 감소시키는 치료는 고위험군에서 혈전증의 빈도를 감소시킨다. 증상이 없이 혈소판 수만 증가되어 있다면 특별히 치료를 하지 않아도 무방하며, 혈전증이 있는 환자에서 치료를 시작하기 위해서는 반드시 증상의 원인이 혈소판의 증가와 연관이 있는지 확인하여야 한다. 치료적 혈소판분반술(기계를 통해 강제로 혈소판을 제거하는 것)은 도움이 되지 않으며 추천되지도 않는다.

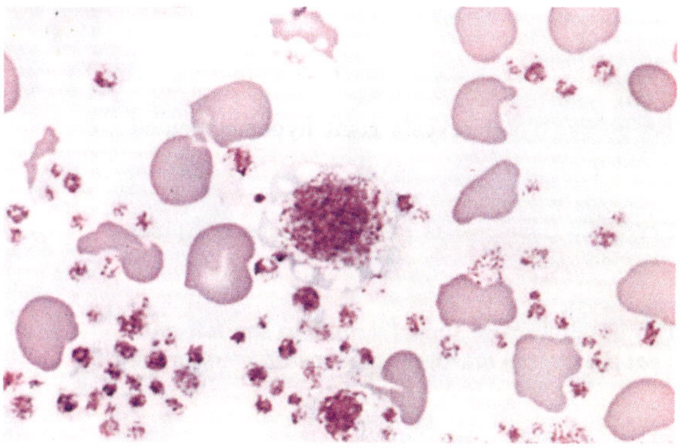

그림 6-18 혈소판이 비정상적으로 증가된 소견을 보이고 있음(먼지 같은 세포들이 혈소판)

혈소판수의 감소를 위해서는 ^{32}P, 하이드록시유레아, 알킬화제(부설판)를 사용할 수 있으나 급성백혈병을 유발할 수 있는 약제들이다. 하이드록시유레아는 고위험군 환자에서 무작위 시험을 통해 유일하게 혈전증을 감소시킴이 입증된 약물이다. 그러나 약 5-10%의 환자에서 골수형성이상증후군이나 급성골수성백혈병을 일으키는 것이 보고되었다. 혈소판 수의 감소가 지속적으로 필요한 경우 인터페론, 아나그렐리드 등이 사용되나 일정한 효과를 나타내지는 못한다. 인터페론 알파는 80%의 환자에서 반응이 있으나 20%의 환자들은 잘 견디지 못하는 단점이 있다. 그러나 임산부에서는 안전하게 사용할 수 있으므로 임신이 예상되는 고위험군 가임기 여성을 치료할 때 우선적으로 고려할 수 있다. 아나그렐리드는 80% 이상의 환자에서 혈소판증가증을 조절한다. 이 약제는 거대핵세포의 분화와 증식을 억제함으로써 비교적 혈소판을 선택적으로 억제한다. 독성은 비교적 경미하며 주로 혈관확장 및 수축반응에 의한 두통, 심계항진, 부종 등이 나타날 수 있다. 이 약제는 급성백혈병으로 이행이 아직 보고되지 않았다. 저용량 아스피린은 아직까지 논쟁이 있으나 특별한 금기사항이 없으면 투여하는 것이 표준이다.

진성고혈소판증은 생각보다는 양성질환으로 보이며, 급성백혈병으로의 이행은 질병자체보다는 치료와 관련되었을 가능성이 높다. 따라서 이 질환을 치료할 때에는 반드시 치료가 환자에게 해를 끼치지는 않는지 잘 살펴야 한다.

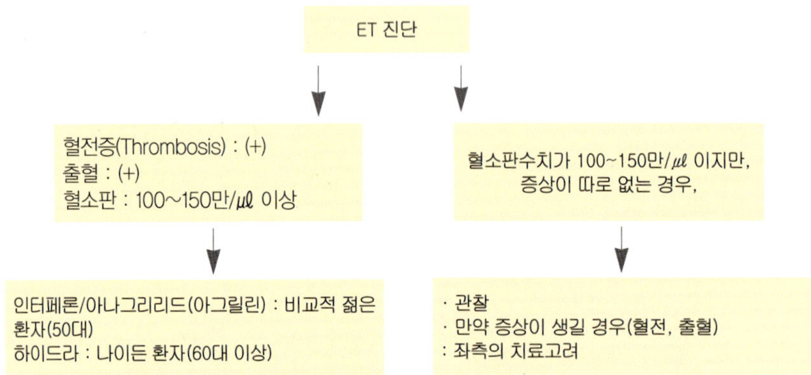

그림 6-19

5) 예후

진단 후 첫 10년 동안의 기대수명은 일반인과 차이가 없다. 그러나 10년이 지나면 급성백혈병의 발생율이 상대적으로 증가하면서 생존에 대한 예후도 나빠지는 것으로 생각된다. 진성고혈소판증 환자의 주된 사망원인은 혈전증과 혈관합병증이 가장 흔하며 일부 환자에서는 급성골수성백혈병이 사망의 중요한 원인이 되기도 한다.

제7부

다발성 골수종 (多發性 骨髓腫, Multiple Myeloma)

1. 진단이 내려지며…
2. 치료를 통과하며…

이나 흉추의 통증이 주된 증상으로, 정형외과에서 정밀검사 및 치료를 하다 발견되는 경우가 많다. 이것은 다발성 골수종이 진행과정에서 뼈의 침범하고 뼈를 녹이는 일이 흔하기 때문이다. 뼈와 관련된 증상은 주로 척추, 골반, 늑골 등 체중을 지탱하는 뼈에서 나타나며, 운동에 의해 증상이 악화된다. 빈혈이 90% 이상에서 관찰되어 이로 인해 진단되는 경우도 많다. 약 25%의 환자는 신장기능의 장애가 나타나는데, 이런 경우 예후가 불량한 것으로 되어 있다. 정상 면역글로불린이 감소하고, 그 반응도 비정상적이어서 세균감염에 취약하게 되므로, 감염이 잘 발생하게 된다. 감염은 진단 전이나 치료 도중에 발생하는 사망원인 중 가장 흔한 원인이다.

* 다발성 골수종의 보편적 임상증상

① 뼈통증 : 척추, 늑골, 고관절 부위가 특히 통증이 잘 발생한다. 통증은 손상 크기에 따라 가벼울 수도 있고, 심하게 고통스러울 수도 있다. 통증이 왔다가 사라지는 주기 역시 증세가 악화될 수록 빨라져 결국은 골절이나 신경을 압박할 수도 있다. 진단 당시 환자의 2/3에서 나타나며, 보편적으로 운동을 더 할수록 통증이 심해진다.

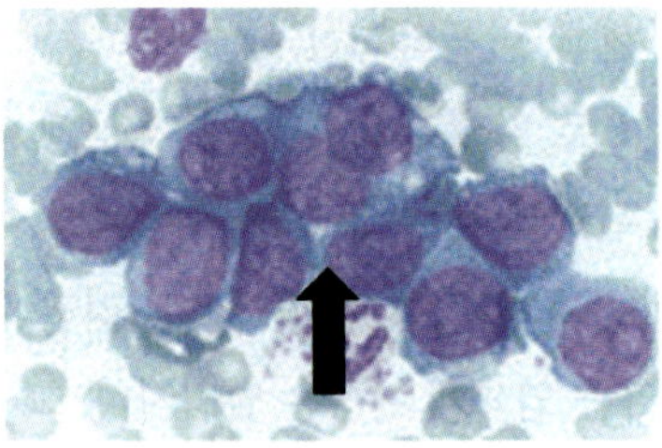

골수내의 형질세포(골수흡입검사)

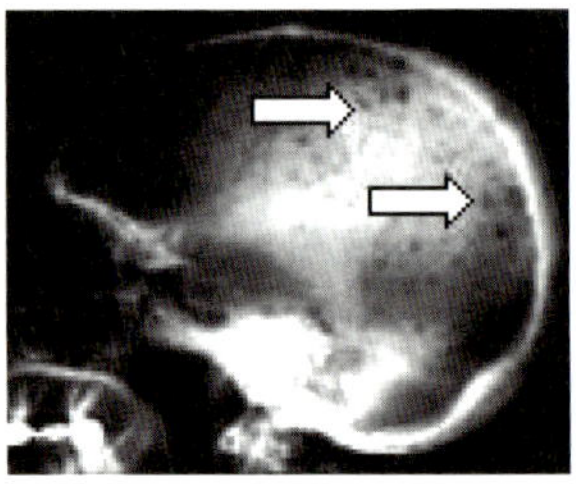

두개골 내의 골용해성 병변

그림 7-1

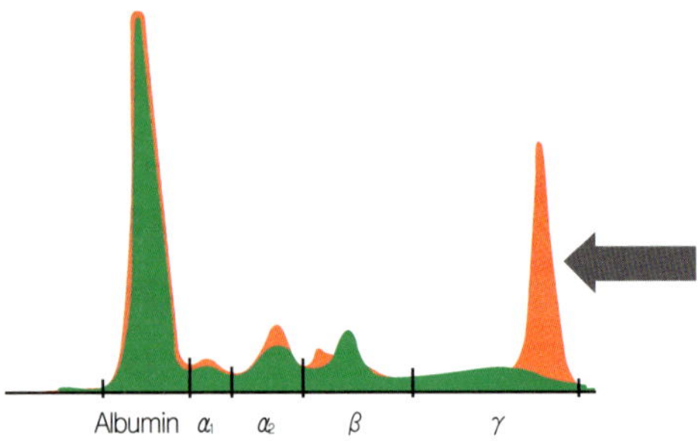

그림 7-2 혈액내 단일클론성 단백의증가(적색:다발성 골수종환자, 녹색:정상인)

② 피곤 : 빈혈의 정도와 비례한다. 더 나아가 종합적인 증세가 피곤을 더욱 악화시킨다.

③ 감염 : 저감마글로불린 혈증으로 인해 감염이 발생하여도 항체반응이 잘 일어나지 않아 감염이 자주 발생한다. 감염의 증상은 감염된 부위에 따라 다르다. 폐렴, 방광/신장염, 부비감염 및 피부감염이 일반적이다. 평균 1년에 0.5-1.5회의 감염을 경험한다고 알려지며, 가장 빈번한 시기는 치료 시작 후 2개월 이내이다. 다발성 골수종 환자의 대부분은 감염에 의해 사망하게 된다.

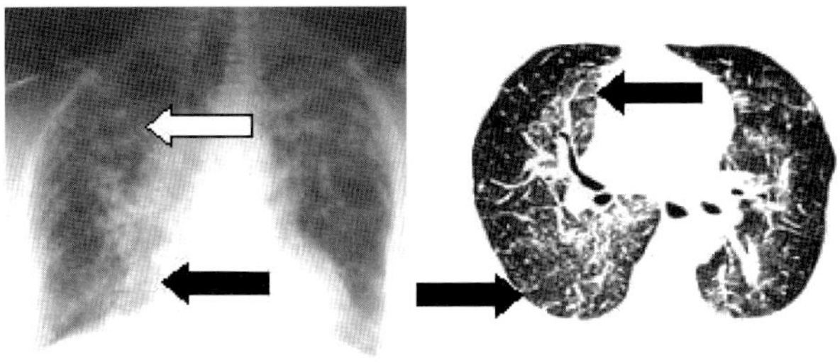

바이러스에 의한 폐렴:좌-단순흉부촬영, 우-흉부전산화단층촬영

그림 7-3

④ 고칼슘혈증 : 혈액 내 칼슘이 증가할 때의 증상은 전신무력감, 갈증, 구역질, 변비, 요붕증,정서혼란이 있다. 이러한 증상은 지속적으로 악화되다가 혈중 칼슘농도가 정상으로 돌아오면 진정된다. 고칼슘혈증이 진단 당시부터 있는 경우는 15-30%이다. 혈중 칼슘농도의 증가는 골 파괴로 인해 혈관 내에 칼슘이 증가하고, 신장기능 저하로 인한 칼슘의 배출이 원활하지 못하기 때문에 고칼슘혈증이 생기는데, 다발성 골수종 환자의 30-40%가 투병경과 중 경험하게 되며, 다발성 골수종의 침범된 양이 많은 경우 많이 발생하게 된다.

⑤ 신장부전 : 신장부전의 주된 원인은 골수종신장과 고칼슘혈증이다. 골수종신장은 악성화된 형질세포가 다량으로 만들어내는 단백인 단클론 경쇄들이 원주라는 큰 단백질 덩어리를 만들고, 이것이 신장의 말단 및 집합관에 침착되면, 신장기능이 급격히 떨어지면서 발생한다. 고칼슘혈증은 고칼슘뇨 배설과 삼투압성 이뇨에 의한 탈수 및 콩팥전 신장부전(prerenal azotemia)과 간질성 신장염을 초래하는데 이러한 이유로도 신장부전이 생긴다. 고뇨산혈증과 비스테로이드성 항염증약을 치료과정 중에 사용하게 되는데 때로는 이러한 약제들이 사구체 혈류를 감소시켜 신장부전을 초래하기도 한다.

⑥ 신경증상 : 신경증상은 연부조직의 골수종의 덩어리나 뼈조각이 척수나 신경을 누르면 생길 수 있다. 척추가 무너지면서 척수신경을 누르면 요통 및 척수신경을 따라 생기는 방사통, 하지무력감 및 마비, 요실금, 변실금이 올 수 있는데, 운동 및 감각신경이 무뎌지는 경우 응급상황으로 신속하게 방사선 치료 혹은 수술 등 조치를 취해야 한다.

② 골수외 형질세포종(Extramedullary plasmacytoma)

잘 발생하는 부위는 호흡기 공동, 코인두, 후두, 소화기 계통이다. 주로 방사선치료를 하고 10년 무병생존율이 70% 정도로 치료가 잘 된다.

③ 의미를 단정지을 수 없는 단클론 감마병증(Monoclonal gammopathy of undetermined significance : MGUS)

혈청 M단백이 3g/dl 미만, 24시간 소변 내 M단백이 미량으로 나오고, 골수 내 형질세포가 10% 미만으로 다발성 골수종에 비해 낮게 나오는 경우에 의심을 하게 되며, 골용해성 병변이나 다발성 골수종에 의한 국소 병변이 없으며, 빈혈, 고칼슘혈증, 신장애 등이 없을 경우 진단을 할 수 있다. MGUS는 70세 이상 인구의 약 3%에서 발견되는데, 이 환자들의 약 30% 정도가 평균 10년 정도를 지나면서 다발성 골수종으로 진행하고, 나머지는 큰 의미가 없는 상태로 지낸다. MGUS로 진단이 되는 경우 치료를 할 필요는 없으나 일부에서 다발성 골수종으로 진행하므로, 지속적인 모니터링을 필요로 한다.

④ 무통성 골수종(Indolent myeloma)

이것은 MGUS와 다발성 골수종의 중간쯤 된다고 보면 된다. 뼈 손상, 혈액수치 이상과 그밖에 다른 이상을 보이지만 증상은 없다. 진행속도가 느려 장기간 치료 없이 관찰한다.

⑤ 무증상 골수종(Smoldering myeloma)

골수 내 형질세포가 30% 미만이고, 골병변이 없는 무통성 골수종을 말한다. 진행속도가 느려 장기간 치료 없이 관찰한다.

(4) 다발성 골수종 진단기준(국제골수종재단 다발성 골수종 진단기준)

확진은 3가지 모두를 충족하여야 한다.

① 골수 내 단클론 형질세포 ≥ 10% 및/혹은 조직학적으로 증명된 형질세포종

② 단클론단백이 혈청 및/혹은 소변에 존재 : 혈청 M단백(〉 3g/dl), 소변 M단백(〉 1g/24시간)

③ 골수종 관련 장기기능장애 (1개 이상)

- 혈중 칼슘의 상승 : 혈청칼슘 〉 10.5mg/L 혹은 정상보다 높은 경우
- 신기능 장애 : 혈청 크레아티닌 〉 2mg/dl
- 빈혈 : 혈색소 〈 10g/dl
- 골용해성 병변 혹은 골다공증

(5) 병의 진행상태(병기) 및 치료결과를 미리 예측할 수 있는 지표(예후인자)

① 다발성 골수종이 어느 정도 진행하였나?

Durie/Salmon 병기

I 병기(적은 세포덩어리)

모두 다 만족할 것

- 혈색소 〉 10g/dL
- 혈청칼슘 정상 혹은 〈 10.5mg/dL
- 뼈 방사선검사 정상(척도0), 혹은 단일 뼈형질세포종
- 낮은 M단백 생산
  - IgG 〈 5.0g/dL
  - IgA 〈 3.0g/dL
- 소변경쇄 〈 4g/24시간

II 병기(중간 세포덩어리)

- I 병기와 III 병기 중간

III 병기(높은 세포덩어리)

다음 중 하나 이상을 만족함

- 혈색소 〈 8.5g/dL
- 혈청칼슘 〉12mg/dL
- 진행성 골용해병변(척도3)
- 높은 M단백 생산
  - IgG 〉 7.0g/dL
  - IgG 〉 5.0g/dL
- 소변경쇄 〉 12g/24시간

세분화된 분류(A 혹은 B)

- A: 혈청크레아티닌 〈 2.0mg/dL
- B: 혈청크레아티닌 ≥ 2.0mg/dL
- 표기 예: 병기 IA, IIIB

혈청 β_2-microglobulin과 알부민에 의한 분류

SWOG 분류	International staging system(과거 IPI)
I 병기	I 병기
β_2-m 〈 2.5mg/dL	β_2-m 〈 3.5mg/dL & 혈청알부민
II 병기	II 병기
β_2-m 〈 5.5mg/dL	β_2-m 〈 3.5mg/dL & 혈청알부민〈3.5 혹은 β_2-mM 3.5–5.5mg/dL
III 병기	
β_2-m ≥ 5.5mg/dL & 혈청알부민 ≥ 3.0mg/dL	
IV 병기	III 병기
β_2-m ≥ 5.5mg/dL & 혈청알부민 〈 3.0mg/dL	β_2-m 〉 5.5mg/dL

② 다발성 골수종의 공격성이 어느 정도인가?

골수종의 진행속도는 환자마다 다르며, 진행범위는 최소 몇 주에서 몇 년까지로 다양하게 나타난다. 질병의 경향은 검사에 따라 다르게 나타난다. 예를 들어, 골수종 성장속도는 증식현상을 보이는 골수종 세포의 수량과 백분비율을 나타내주는 표식(labeling index)으로 나타낸다. 혈청 베타-2 마이크로글로불린 혈액 검사를 통해 골수종의 양과 활동성을 검사할 수 있으며, 골수 염색체 테스트(Bone marrow chromosome test)로 골수종 염색체의 손상 여부를 확인할 수 있다. 특히나 염색체 11번, 13번, 14번에 손상이 심하다면, 일반적으로 치료를 한다고 해도 그 성과가 적다고 생각할 수 있다.

③ 예후인자

다발성 골수종의 경과는 매우 다양하여 생존기간이 수 개월에서 수 년에 이르며, 표준치료로 중앙생존율이 대략 3년인데, 5% 정도는 10년 이상 생존한다.

혈청 베타-2 마이크로글로불린(β_2-microglobulin)이 가장 중요한 예후인자인데, 이것은 제 1형 조직적합항원과 연관된 단백질로서 정상적으로 신장으로 배설된다. 따라서 다발성 골수종이 어느 정도 많이 생겨 있는가와 신장기능은 얼마나 나빠져 있는가가 이 검사로 반영되고, 이것과는 무관하게 얼마나 살 수 있는지 예측하는데도 도움이 된다.

혈청 C반응성 단백(C-reactive protein, CRP)은 다발성 골수종 세포가 스스로 성장하고, 뼈를 녹이는데 중요한 인터루킨-6이라는 시토카인의 활성도를 미루어 짐작할 수 있는 지표인데, 다만 염증이나 감염이 있어도 증가하므로, 염증이나 감염이 없는 상황이라면 다발성 골수종의 예후를 짐작할 수 있다.

앞에서 언급한 바 있는 병기분류는 종양이 얼마나 많이 몸에 있고, 신장기능은 어떤가에 따라 분류한 것으로 다발성 골수종의 예후를 추측할 수 있다.

그 외에도 혈관형성(angiogenesis)의 지표가 높다던가, 염색체 13번의 결손, 형질세포종의 중추신경계 침범이 있는 경우 예후가 나쁘다.

2. 치료를 통과하며…

1) 치료를 통해 기대되는 성과

치료의 목표에 따라 여러 종류의 치료가 진행될 수 있다.

- 안정 (stabilization) : 다발성 골수종으로 인한 체내 화학작용과 면역체계의 파괴를 방지하면서 정상적인 대사를 유지할 수 있도록 도와주는 치료로서, 혈액의 점도를 정상으로 유지하고 고점도증후군에 따른 발작을 예방할 수 있는 혈장교환술(plasmapheresis), 신장기능이 손상

되었을 때 신장기능을 정상적으로 돌려주는 혈액투석(hemodialysis), 그리고, 비스포스포네이트(예, 파미드로네이트 혹은 졸렌드로네이트)와 같이 높아진 혈중 칼슘농도를 낮추고, 뼈의 용해를 저지하는 약 등이 상병의 안정을 위해 사용될 수 있는 치료법이다.

- 완화 (palliation) : 환자의 아픈 증상이나 불편감을 없애고, 정상적인 활동을 할 수 있도록 도와주는 치료로서, 통증을 없애는 진통제, 뼈 조직의 손상을 방지 혹은 치유하고, 뼈 통증을 없애는 방사선치료, 빈혈이나 백혈구의 감소를 극복하기 위한 조혈촉진제, 허물어진 뼈를 재건하기 위한 정형외과적인 수술 등이 여기에 포함된다.
- 관해유도 (remission induction) : 퍼진 다발성 골수종을 없애거나 최대한 줄여, 질병의 진행을 최대한 늦추거나 멈추게 하기 위한 치료로서, 항암화학치료 및 방사선치료가 여기에 해당된다.
- 완치 (cure) : 다발성 골수종을 완치시키거나, 영구적인 소강상태를 만들기 위해 진행하는 치료로서 환자의 여건이 허락하는 경우, 현재까지 연구 결과로서는 항암화학치료 + 조혈모세포이식(자가조혈모세포이식 단독으로 혹은 자가조혈모세포이식 후 자가나 동종미니이식을 연이어 하는 경우)를 진행하는 것이 완치를 기대할 수 있는 치료법이다.

2) 다발성 골수종의 치료

(1) 어떤 환자들이 치료대상인가?

다발성 골수종은 초기에는 증상이 나타나지 않고 장기 손상이 없는 의미를 단정지을 수 없는 단클론 감마병증(MGUS), 무증상 골수종(smoldering myeloma), 1A 병기의 다발성 골수종의 상태로 시작한다. 이 경우는 아직까지 치료가 필요하지 않은 경한 단계로 병의 진행상태를 지켜보면서 다발성 골수종이 진행하거나 증상이 나타날 때까지 기다리는 것이 표준이다. 일부 연구에서는 1기의 골수종부터 치료를 하는 경우 생존율이 높아진다는 보고를 한 경우도 있지만, 1기의 다발성 골수종은 현재까지는 더 진행할 때까지 기다리는 것이 표준이라고 생각할 수 있다. 점차 병이 진행하면서 장기 손상이 나타나는 시기로 넘어가는데, 이때부터 치료를 시작한다.

(2) 다발성 골수종의 보조치료들

다발성 골수종은 치명적인 병으로써, 치료를 하지 않는 경우 평균 생존 기간은 약 10개월 정도이다. 다발성 골수종의 치료는 합병증에 대한 보조요법과 항암치료가 반드시 병행되어야 한다.

① 일반적인 보조치료를 통하여 일상적인 활동을 유지하고 통증조절과 탈수를 방지하며 골수종 자체의 합병증을 치료하는 방법으로 고칼슘혈증의 교정, 골붕괴의 교정, 감염에 대한 치료와 신부전에 따른 치료 등이 항암치료와 함께 진행된다. 골병변으로 인한 통증의 조절은 아세트아미노펜이 비스테로이드성 소염제보다 신기능장애가 적어 많이 사용한다. 코데인과 메타돈 등도 통

증을 조절할 목적으로 사용된다.

② 방사선치료나 외과적 처치가 필요한 경우도 있다. 고칼슘혈증은 내과적 응급상황으로 충분한 수액공급이 가장 중요하다. 충분한 수액과 이뇨제, 스테로이드를 사용하고 최근에는 파미드로네이트나 졸렌드로네이트 등의 비스포스포네이트 제제를 사용하기도 한다.

③ 빈혈은 수혈을 통해 교정하거나 3-6개월의 남성 호르몬 투여로 효과를 볼 수 있다. 혈청 에리스로포이에틴(erythropoietin)이 낮은 경우에는 재조합 에리스로포이에틴이 약 60%의 환자에서 효과를 보이지만 임상에서 흔히 사용되지는 않는다. 출혈 성향은 혈소판이나 응고인자 수혈로 교정한다.

④ 감염은 적절한 항생제의 투여가 필요하며 과거에는 그람양성균이 대부분이었으나, 근래에는 그람음성균들, 특히 요로 감염이 증가하는 것으로 알려지고 있다.

⑤ 신기능장애는 수액공급, 고요산증을 방지하기 위한 알로퓨리놀(allopurinol) 투여, 요로 감염에 대한 적절한 항생제가 필요하다. 투석요법이나 혈장반출술이 필요한 경우도 있다. 10%에서 골수 외 골수종에 의한 척수압박이 나타나며 스테로이드요법과 방사선치료 혹은 외과적 치료가 필요하다. 기타 신경합병증이나 고점도증후군 등에서 혈장교환술 등의 대증요법이 필요하다.

(3) 항암화학치료

화학요법은 증상이 있거나 검사소견 혹은 방사선 소견에서 합병증이 곧 나타날 것으로 판단될 때 치료를 시작하는 것이 원칙이다.

① 근본적인 치료법은 화학요법으로서 대표적인 화학요법은 1969년이래 표준요법으로 간주되어온 멜파란(melphalan)과 프레드니손(prednisone) 병용요법(MP요법)이다. 관해율은 50%이나 완전관해는 5% 이하로 매우 드물고, 평균 3년의 생존기간을 보인다. 5년 생존율은 30% 이하이고 10년 이상 장기생존할 가능성은 5% 이하로 완치가 불가능하다. 치료효과를 향상시키기 위해 MP요법에 다른 항암제를 추가하는 많은 연구가 시행되었으나 생존기간을 연장시키지는 못하였다.

② VAD (vincristine, 빈크리스틴; doxorubicin, 독소루비신; dexamethasone, 덱사메타손) 병용요법은 종양의 반감기가 3주로 매우 짧아 단기간 내 증상의 완화가 필요할 때 효과적이며 신기능장애가 있는 경우에 선호된다. 심한 골수저하가 있는 경우는 고용량 dexamethasone 치료가 권고된다. 최근에는 고용량화학요법 및 자가조혈모세포이식술의 발전으로 조혈모세포에 손상을 많이 초래하지 않는다는 점에서 VAD요법이 자가조혈모세포이식술에 앞선 관해유도요법으로 주목을 받고 있다.

③ 인터페론은 단독요법으로 20%의 관해율을 보인다. 화학요법과의 병용이나 교대요법으로 관해율이 증가된다는 보고는 있으나 생존기간이 증가하지는 않는다.그러나 다른 생물학적 제제와 마찬가지로 인터페론은 종양의 양이 적을 때, 즉 관해유도 후 유지요법으로 사용시 관해 지속기간이 연장됨을 3상 연구들에서 확인이 되었으나 생존기간의 연장은 확인되지 않았다.

(4) 고용량화학요법 및 조혈모세포이식

여러 종류의 악성 종양의 치료에 조혈모세포이식술이 보편화되었고, 한편으로 다발성 골수종에 이용되는 스테로이드 제제와 멜파란 등 알킬화약물에서 뚜렷하게 투여용량이 높으면 높을수록 반응율이 높은 관계가 입증됨에 따라, 다발성 골수종에서도 고용량 화학요법을 활용한 조혈모세포이식술이 활발하게 이용되고 있다.

• 고용량화학요법 및 자가조혈모세포이식

초기에는 주로 치료에 반응하지 않는 환자에서 연구되었다. 뚜렷한 치료방법이 없는 이런 상태에서의 자가이식치료로 관해율 50-60%, 평균 3년 이상의 생존기간이 보고되었다. 이후 자가조혈모세포이식이 진단 후 일차치료로의 역할이 있을 것으로 생각하여 많은 연구가 진행되었고, 그 결과는 완전관해 40-50%, 관해유지기간 30개월, 생존기간의 중앙값은 6년 이상으로 놀라운 결과를 보였을 뿐 아니라, 치료에 따른 합병증으로 인한 사망률도 1-3% 이하로 70세까지도 치료대상이 될 수 있는 매우 안전한 치료임이 확인되었다. 또한 자가이식술은 대개 치료 후에 더 이상의 치료를 받지 않으므로, 정상적인 일상활동으로 복귀가 가능하여, 과거의 치료의 단점인 정기적이고 반복적인 항암치료로 인한 삶의 질 저하를 피할 수 있는 것이 큰 장점이다. 이상과 같이 우수한 효과로 65세 이하의 다발성 골수종환자에서는 고용량 화학요법 및 자가조혈모세포이식술이 표준요법으로 인정되고 있다. 말초혈액의 조혈모세포이식이 골수조혈모세포이식에 비해 혈구회복과 면역회복이 빠르고, 종양세포의 오염가능성이 적으며, 골수가 심하게 침범되거나 방사선조사로 충실도가 떨어진 경우에도 사용 가능하다는 장점으로 골수이식술을 대치하였다. 최근의 제 3상 임상연구 들에서도 기존의 화학요법보다 고용량 화학요법 및 자가조혈모세포이식술의 우월성이 확인되었다. 이와 같이 자가조혈모세포이식술은 진단 시 첫 치료로서는 물론이고 재발 시 구제요법으로서도 좋은 성적을 보인다. 그러나, 자가조혈모세포이식술의 도입으로 생존기간이 2배 이상 연장되는 효과가 있었지만, 자가조혈모세포이식을 시행한 다발성 골수종 환자들을 장기적으로 추적한 결과 시간이 지나면 지날수록 재발이 계속되고 생존자가 줄어들어, 7년 생존율이 16%에 불과하다. 이것은 자가조혈모세포이식이 생존율을 향상시키기는 하지만 재발을 완전히 막지는 못하고 있음을 나타내는 것이다. 이러한 재발을 막기 위해 CD34등의 조혈모세포만을 추출이식하고, 골수를 정화시키는 방법을 동원하여 암세포의 재주입을 막기 위한 노력이 진행되었으나 재발율을 감소시키지는 못하였다. 이후 두 번 자가조혈모세포이식을 하는 것이 장기생존율을 더 높이는지에 대한 연구가 진행되었는데, 그 결과 자가조혈모세포이식을 2회 실시하는 것이 1회 실시하는 것보다 무병생존율과 전체생존율에서 더 우수하다는 것이 보고되어, 2회의 자가조혈모세포이식이 표준치료로 자리잡고 있다.

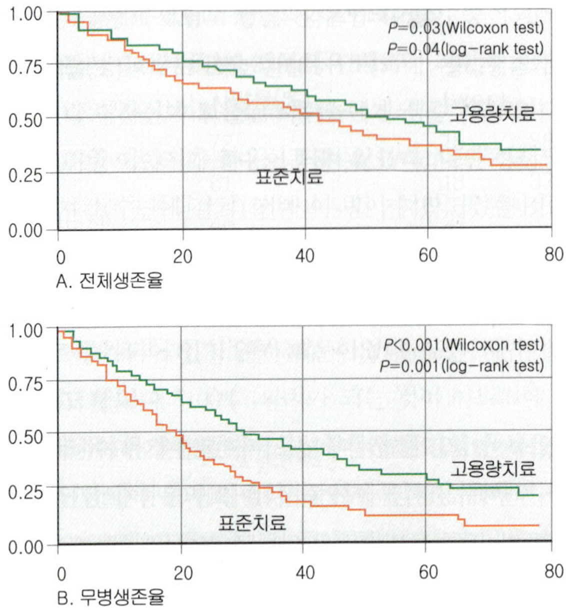

그림 7-6 고용량치료와 표준치료 비교

• 동종조혈모세포이식

동종조혈모세포이식은 치료와 관계된 치명률이 40~50%로 치명률이 매우 높으나, 그 성적은 매우 고무적이라 할 수 있다. 초기치료 항암제에 불응성인 경우 환자의 병기와 이용되는 항암화학 및 방사선요법의 종류에 관계없이 60%의 완전관해와 30~40%의 장기생존율을 보이고, 생존곡선의 모양을 보면 수평을 이루어, 상당수의 환자에서는 완치의 가능성을 시사하고 있다. 하지만 동종조혈모세포이식은 종양의 치료라는 면에서는 좋은 성적을 보였으나 심한 부작용과 높은 사망률이 주된 문제점이다. 더구나 대부분의 환자가 동종골수이식을 시행 받기에는 나이가 너무 많고, 적합한 골수 공여자를 구하기가 어렵다는 것이 큰 제약점이다. 동종조혈모세포이식술은 유럽을 중심으로 초기에는 주로 예후가 불량한 환자를 대상으로 연구가 시작되어 현재까지 많은 예에서 시행되었는데, 완전관해 40%, 장기생존율 30-35%로 보고되었고, 이중 상당수는 완치되는 것으로 추정이 된다. 하지만, 치료와 관련된 조기사망율이 50%에 육박하고, 재발율이 70%에 달하여 이식 후 10년 후에도 재발이 일어나므로 백혈병의 동종이식과는 다른 양상이고, 대부분 이식 후 중앙생존기간이 1.5년이며 7년 이상 장기생존하는 비율이 30% 미만이므로 다발성 골수종의 치료에 적극적으로 도입되기가 어렵다.

최근에는 고령의 환자에서 독성을 줄이고 사망율을 낮추기 위해 전처치를 가볍게 하는 저강도전처치 동종조혈모세포이식(allogeneic hematopietic stem cell transplantation with reduced intensity conditioning), 즉 미니이식이 도입되어 활발히 연구되고 있지만, 이식편대숙주질환의 위험성은 전통적인 골수파괴성 조혈모세포이식과 비슷하고, 저강도전처치 조혈모세포이식의 경우 이식편대 골수종반응(graft-versus-myeloma effect)이 나타나기까지 상당기간이 필요하므로, 종양이 많은 상태의 환자에서는 적극적으로 시행하기가 어렵다. 다만 자가조혈모세포이식 후 종양이 적은 상태에서 동종조혈모세포이식을 연속적으로 시행하여 3년 정도의 조기추적성적은 우수한 것으로 보고되고 있으나, 아직은 이러한 치료의 역할에 대해서 좀 더 관찰할 필요가 있다. 현재로서는 염색체 이상 등의 고 위험군이고 젊은 환자들에서는 권해볼 수 있는 치료법으로 평가되고 있다.

3) 다발성 골수종 치료의 새로운 약제들

그 동안 많은 항암제의 발전과 함께 고용량 항암치료 후 자가이식으로 치료성적이 점차 향상되어 치료 후 반응율이 50-80% 정도로 향상 되었으나, 재발이 여전히 높아 완치율이 비교적 낮은 질환으로 평가되고 있다. 이러한 기존의 항암치료나 자가 조혈모세포이식의 한계를 극복하고 치료성적을 향상시키기 위해, 분자생물학적인 표적을 차단하는 표적치료(targeted therapy)를 포함하여 다양한 새로운 치료약제의 개발이 이루어져 왔으며, 많은 수에서 임상치료에 도입되기에 이르렀고, 일부에서는 비교적 좋은 치료성적을 보이고 있다. 그들 중 대표적인 약제는 볼테조미브(bortezomib)이라는 프로테아좀 억제제(proteasome inhibitor, Velcade), 탈리도마이드(thalidomide)와 더욱 강한 면역조절역할을 하는 탈리도마이드 유도체(immunomodulatory analog) 및 비소(arsenic trioxide, Trisenox) 등이고, 그 외에도 파네실 전환효소억제제(farnesyl transferase inhibitors), 히스톤 탈아세틸화 억제제(histone deacetylase inhibitors), 혈관내피성장인자 억제제(VEGF inhibitors), 열충격단백 억제제(heat shock protein inhibitors), 인슐린양 성장인자 억제제(inhibitors of insulin-like growth factors) 등이 활발하게 연구되고 있다.

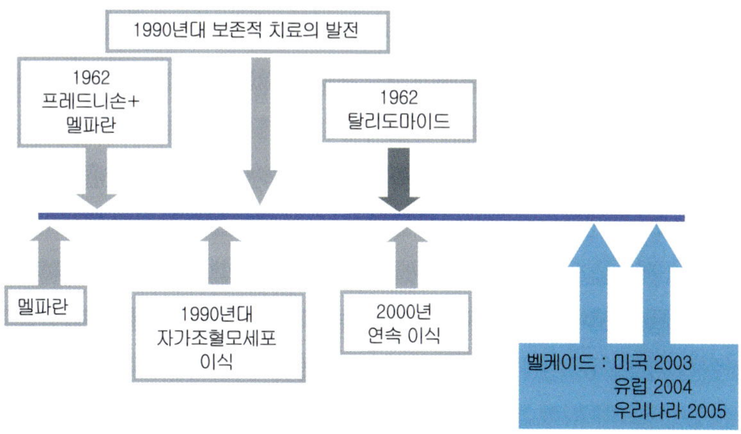

그림 7-6 다발성 골수종 치료의 발전

(1) 탈리도마이드(Thalidomide)

탈리도마이드는 1960년대 임산부의 입덧치료제로 사용되었다가, 기형을 유발함이 밝혀짐으로써 임상사용이 금지되었다가, 불응성 골수종환자에 투여 시 약 30% 반응율이 있음이 알려짐으로써 다시 각광을 받고 있는 약제이다. 탈리도마이드에 의한 항골수종 효과(anti-myeloma effect)는 약제에 의한 직접적인 골수종세포의 성장 및 생존의 억제 효과뿐만 아니라, 골수종세포가 골수내 간질세포로의 부착을 방지함으로써, 골수종세포의 성장과 생존에 필요한 IL-6 및 기타 사이토카인의 분비를 차단하며, NFkB의 DNA와의 결합을 방해하고, 항암효과를 보이는 T 및 NK 세포의 활성화와 함께, 골수종세포의 생존에 필요한 혈관신생(angiogenesis)를 차단하는 효과 등 복합적인 기전에 의해 항암효과를 나타내고있다. 탈리도마이드 단독투여로 불응성 골수종 환자의 30%, 덱사메타손과 병용투여하는 경우에는 약 50%반응율의 고무적인 성적을 보여, 현재 벨케이드와 함께 재발 및 불응성의 다발성 골수종환자에 대한 치료의 표준으로 자리잡고 있다. 최근 들어서는 처음진단 혹은 재발 시에 VAD 등 기존의 항암치료와 병합치료에 대한 연구가 진행되고 있는데, 이 경우 심부정맥 혈전증의 빈도가 증가하는 단점이 있지만, 초치료 뿐만 아니라 재발성의 환자에서도 거의 90%에 육박하는 반응율을 보이고 있어, 향후 연구결과에 관심이 집중되고 있다. 초치료 환자에 대한 탈리도마이드와 덱사메타손의 병용치료의 연구에서는 완전관해 17%를 포함하여 약 66%의 반응율을 보여 초치료로서 탈리도마이드의 역할에 고무적인 결과를 보이며, 이식 후 유지치료로서도 좋은 결과를 보여줌으로써 여러 치료단계에서 탈리도마이드가 역할이 있음이 점차 밝혀지고 있다.

(2) 탈리도마이드 유도체(면역조절제, Immunomodulary drugs, IMiDS)

여기에 해당되는 약제로서는 CC-5013 (lenalidomide, Revlimid®)와 CC-4047 (Actimid®)가 있다. 이들이 항골수종효과를 보이는 것은 면역조절(immunomodulatory) 및 항혈관신생 효과(antiangiogenic effect)에 의한 것으로 알려져 있다. 현재 2상임상시험이 진행 중에 있으며, 불응성 및 재발성 골수종환자에서 약 40-50% 반응율을 보이고 있다. 탈리도마이드와는 달리 10%미만의 낮은 심부정맥혈전증의 빈도를 보인다.

(3) 벨케이드(Velcade®, bortezomib, PS-341)

벨케이드는 골수종세포내 26S proteasome을 억제하고 NFkB의 활성화를 차단함으로써, 골수종세포의 증식 및 항세포사멸의 기전을 차단하여 항암효과를 나타낸다. 최근 연구결과로는 재발성 및 불응성 환자에서 약 35-50%의 반응율을 보이고, 중앙생존기간 14-16개월의 고무적인 성적을 보이고 있다. 탈리도마이드와 함께 기존치료에 불응 혹은 재발된 환자에서 2차약제의 표준으로 자리잡고 있으며, 최근에는 초치료로서의 역할에 대한 연구가 진행되고 있다. 한편 2차약제의 표준인 탈리도마이드와 벨케이드의 병용치료에 대한 연구도 진행되고 있으며, 덱사메타손과 같이 투여되는 경우 불응 및 재발성 환자의 약 80%내외의 환자에서 반응을 보이는 좋은 성적을 보여 차후 2차약제로서의 병합치료에 탈리도마이드+벨케이드+덱사메타손의 역할이 기대가 되고 있다.

(4) 비소(Trisenox®, Arsenic trioxide, As_2O_3)

비소는 급성전골수성백혈병의 치료제로 널리 쓰이지만, 면역조절효과 및 세포사멸유도효과로 인해 다발성 골수종의 치료에도 연구되었다. 최근 2상 임상연구까지 결과가 나왔고, 불응 및 재발성 환자에 투여 시 약 33%의 반응율 및 약 4개월의 중앙반응기간을 보이고 있다. 현재는 기존 항암제 및 ascorbic acid와 의 병용치료에 대한 연구가 진행되고 있다.

(5) 파네실전환효소 억제제(Farnesyltransferase inhibitors)

여기에 해당되는 약제는 티피파니브(tipifarnib, R115777, Zarnestra™, 로나파니브(lonafarnib, SCH66336, Sarasar™)가 있다. 아직 2상임상시험이 불응성 및 재발성 다발성 골수종 환자의 치료에 적용되어 진행되고 있다.

(6) 히스톤 탈아세틸화 효소 억제제(Histone deacetylase inhibitors)

SAHA, FK228, valproic acid, sodium phenylbutyrate, MS-275 등이 있으며, 1상 임상시험이 진행중에 있다.

(7) Bcl-2 차단 화합물(Bcl-2 antisense compounds)

골수종세포의 세포사멸을 방지함으로써 항골수종약제의 내성에 관여하는 bcl-2의 기능을 조절하는 약제로서, G3139(Genasense)가 있다. VAD와 G3139의 병용투여에 대한 2상 임상시험이 최근에 있었으며, 비교적 소규모 연구였지만, 약 70%의 반응이 있어, 재발성 및 불응성 골수종환자에서의 임상시험이 진행중이다.

(8) 혈관내피성장인자 수용체 타이로신카이네이즈 억제제(VEGF-receptor tyrosine kinase inhibitors)

PTK787(ZK222584), ZD6474, SU5416, Bevacizumab(Avastin)이 여기에 해당된다. 골수종세포 및 골수 내 간질세포에 대한 항신생혈관효과로 항암작용을 일으킨다. 아직 2상임상시험이 진행중이나, 이전의 다른 약제들 보다 좋은 반응을 보이지는 않고 있다.

(9) 기타약제

인간 CD40 항체, 이마티닙(imatinib, 글리벡), hypomethylating agents, heat shock protein inhibitors, 2-methoxyestradiol, p38a MAPK inhibitors, RANKL inhibitors 등이 실험실 연구에서 좋은 항골수종 효과가 있음이 알려져 최근 1상/2상 임상시험이 진행되고 있다.

4) 다발성 골수종의 치료지침 정리

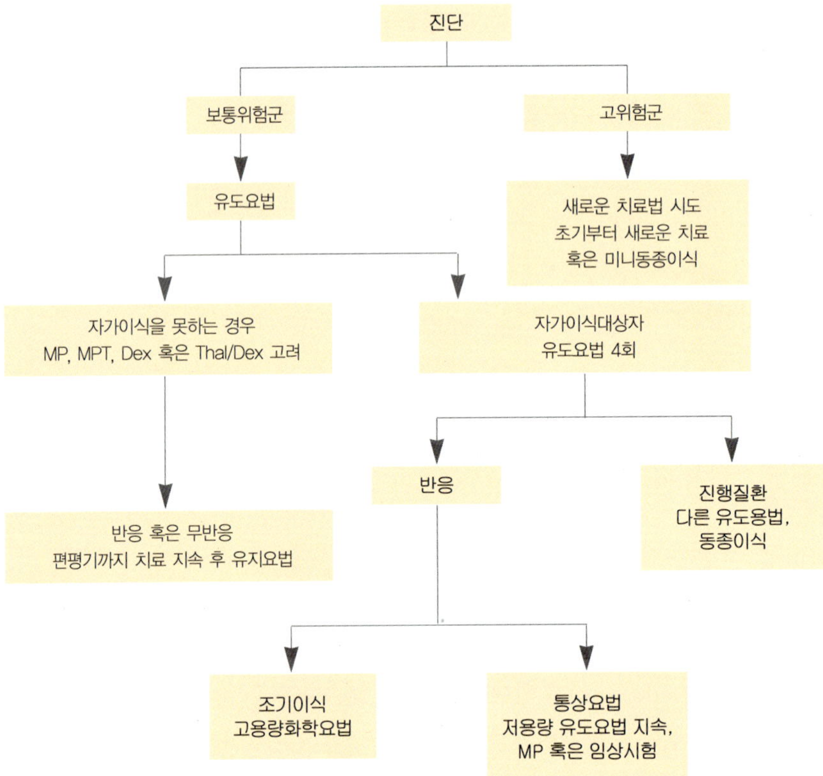

제8부

기억해야 하는 주요 정보들

1. 정상인의 피 수치 및 화학조성
2. 체표면 계산법
3. 화학요법의 작용기전(作用機轉, Mechanism)들
4. 혈액암의 치료에 사용되는 화학요법 약제들

참고문헌

용어해설

맺음말

1. 정상인의 피 수치 및 화학조성

1) 증례들 (1-3)

	증례 1	증례 2	증례 3
백혈구 (WBC)	14.6	583.0	1.1
적혈구 (RBC)	4.09	3.11	2.72
헤모글로빈 (Hb)	13.1	8.8	9.3
헤마토크릿 (Hct)	38.5	29.0	35.6
혈소판(PLT)	27	46	2
호중구(Neutro)	6	1	22
림프구(Lympho)	12	5	69
단핵구 (Mono)	1		9
호산구 (Eosino)			
미성숙세포 (blast)	81	93	

증례 1은 49세 여자 환자로 온 몸에 발생한 점상출혈(울긋불긋한 수 많은 반점들)을 주소로 내원하였다. 빈혈은 없지만 백혈구가 경도로 증가되어 있고, 혈소판이 27,000/㎕ 로 감소되어 있으며 미성숙 세포가 81%가 보였다. 면역표현형 등의 보조 검사결과와 함께 급성 골수성 백혈병 환자로 판명이 된 케이스이다.

증례 2는 14세 남자환자로 고환염을 주소로 내원한 환자이다. 백혈구가 정상에 비해 수 십 배 증가되어 있으며 대부분이 미성숙세포(93%)로 구성되어 있다. 이러한 경우는 우선은 백혈구 제거술을 시행해 주어야 한다. 그렇지 못할 경우 종양용해증후군이 생기거나 각종 기관에서 경색증이 발생할 수 있다. 역시 혈소판이 정상의 3분의1 이하로 감소되어 있다. 면역표현형 및 세포화학검사 결과, 급성골수성 백혈병 환자이다.

증례 3은 잇몸출혈을 주소로 내원한 55세 여자환자이다. 백혈구가 정상의 4분의 1정도로 감소되어 있으며 빈혈이 있고 역시 혈소판이 2,000/㎕ 밖에 되지 않는다. 급한 혈소판 수혈이 필요한 상황이다. 이러한 재생불량성 환자는 미성숙세포가 발견되지 않는다. 재생불량성 빈혈로 진단된다.

2) 정상인의 연령별 백혈구 수치의 변화 (실제 chart)

표 1. 나이에 따른 전체 백혈구, 호중구, 림프구, 단핵구 및 호산구 수치의 변화

	Total Leukocytes		Neutrophils			Lymphocytes			Monocytes		Eosinophils	
Age	Mean	Range	Mean	Range	%	Mean	Range	%	Mean	%	Mean	%
Birth	18.1	9.0–30.0	11.0	6.0–26.0	61	5.5	2.0–11.0	31	1.1	6	0.4	2
12hr	22.8	13.0–38.0	15.5	6.0–28.0	68	5.5	2.0–11.0	24	1.2	5	0.5	2
24hr	18.9	9.4–34.0	11.5	5.0–21.0	61	5.8	2.0–11.5	31	1.1	6	0.5	2
1wk	12.2	5.0–21.0	5.5	1.5–10.0	45	5.0	2.0–17.0	41	1.1	9	0.5	4
2wk	11.4	5.0–20.0	4.5	1.0–9.5	40	5.5	2.0–17.0	48	1.0	9	0.4	3
1mo	10.8	5.0–19.5	3.8	1.0–9.0	35	6.0	2.5–16.5	56	0.7	7	0.3	3
6mo	11.9	6.0–17.5	3.8	1.0–8.5	32	7.3	4.0–13.5	61	0.6	5	0.3	3
1yr	11.4	6.0–17.5	3.5	1.5–8.5	31	7.0	4.0–10.5	61	0.6	5	0.3	3
2yr	10.6	6.0–17.0	3.5	1.5–8.5	33	6.3	3.0–9.5	59	0.5	5	0.3	3
4yr	9.1	5.5–15.5	3.8	1.5–8.5	42	4.5	2.0–8.0	50	0.5	5	0.3	3
6yr	8.5	5.0–14.5	4.3	1.5–8.0	51	3.5	1.5–7.0	42	0.4	5	0.2	3
8yr	8.3	4.5–13.5	4.4	1.5–8.0	53	3.3	1.5–6.8	39	0.4	4	0.2	2
10yr	8.1	4.5–13.5	4.4	1.8–8.0	54	3.1	1.5–6.5	38	0.4	4	0.2	2
16yr	7.8	4.5–13.0	4.4	1.8–8.0	57	2.8	1.2–5.2	35	0.4	5	0.2	3
21yr	7.4	4.5–11.0	4.4	1.8–7.7	59	2.5	1.0–4.8	34	0.3	4	0.2	3

* 위 수치는 ×103μℓ 임.

3) 나이에 따른 적색소 등의 변화

표 2. 나이에 따른 적색소 등의 변화

Age	Hemoglobin(g/dl)		Hematocrit(%)		Red Cell Count(10^{12}/L)		MCV (fl)		MCH (pg)		MCHC (g/dl)	
	Mean	−2 SD	Mean	−2 SD	Mean	−2 SD	Mean	−2 SD	Mean	−2 SD	Mean	−2 SD
Birth(cord blood)	16.5	13.5	51	42	4.7	3.9	108	98	34	31	33	30
1–3 days(capillary)	18.5	14.5	56	45	5.3	4.0	108	95	34	31	33	29
1wk	17.5	13.5	54	42	5.1	3.9	107	88	34	28	33	28
2wk	16.5	12.5	51	39	4.9	3.6	105	86	34	28	33	28
1mo	14.0	10.0	43	31	4.2	3.0	104	85	34	28	33	29
2mo	11.5	9.0	35	28	3.8	2.7	96	77	30	26	33	29
3–6mo												
0.5–2yr	12.0	10.5	36	66	4.5	3.7	78	70	27	23	33	30
2–6yr	12.5	11.5	37	34	4.6	3.9	81	75	27	24	34	31
6–12yr	13.5	11.5	40	35	4.6	4.0	86	77	29	25	34	31
12–18yr												
Female Male	14.0	12.0	41	36	4.6	4.1	90	78	30	25	34	31
Male	14.5	13.0	43	37	4.9	4.5	88	78	30	25	34	31
18–49yr												
Female Male	14.0	12.0	41	36	4.6	4.0	90	80	30	26	34	31
Male	15.5	13.5	47	41	5.2	4.5	90	80	30	26	34	31

4) 골수검사 시 각 세포들의 분포

표 3. 골수검사시 세포들의 분포

	Normal, Meal%[a]	Range, %[b]		Normal, Meal%[a]	Range, %[b]
Myeloid	56.7		Eryhtroid	25.6	
Neutrophilic series	53.6		Pronormoblasts	0.6	0.2–1.3
Myeloblast	0.9	0.2–1.5	Basophilic normoblasts	1.4	0.5–2.4
Promyelocyte	3.3	2.1–4.1	Polychromatophilic normoblasts	21.6	17.9–29.2
Myelocyte	12.7	8.2–15.7			
Metamyelocyte	15.9	9.6–24.6	Orthochromatic normoblasts	2.0	0.4–4.6
Band	12.4	9.5–15.3	Megakaryocytes	〈0.1	
Segmented			Lymphoreticular	17.8	
Eosinophilic series	3.1	1.2–5.3	Lymphocytes	16.2	11.1–23.2
Basophilic series	〈0.1	0–0.2	Plasma cells	2.3	0.4–3.9
			Reticulum cells	0.3	0–0.9

5) 화학조성

	범위	
	SI Units	Conventional Units
Albumin	35–55 g/L	3.5–5.5 g/dL
Aminotransferases		
Aspartate(AST, SGOT)	0–0.58 μ kat/L	0–35 U/L
Alanine(ALT, SGPT)	0–0.58 μ kat/L	0–35 U/L
Ammonia, as NH3	6–47 μ kat/L	10–80 μ g/dL
Amylase	0.8–3.2 μ kat/L	60–180 U/L
Arterial blood gases		
[Hco3–]	21–28 mmol/L	21–30 meq/L
Pco2	4.7–5.9 kPa	25–45 mmHg
PH	7.38–7.44	
Po2	11–13 kPa	80–100 mmHg
Bilirubin, total	5.1–17 μ mol/L	0.3–1.0 mg/dL
Dirct	1.7–5.1 μ mol/L	0.1–0.3 mg/dL
Indirect	3.4–12 μ mol/L	0.2–0.7 mg/dL
Calcium, ionized	1.1–1.4 mmol/L	4.5–5.6 mg/dL
Calcium	2.2–30 mmol/L	9–10.5 mg/dL
Carbon dioxide tension(Pco2)	4.7–5.9kPa	35–45 mmHg
Chloride	98–106 mmol/L	98–106 meq/L
Creatinine	〈133 μ mol/L	〈1.5mg/dL
Ferritin		
Glucose(fasting)	4.2–6.4 mmol/L	75–115 mg/dL
Clucose, 2h postprandial		
Iron	9–27 μ mol/L	50–150 μ g/dL
Iron-binding capacity	45–66 μ mol/L	250–370 μ g/dL
Phosphatase, alkaline	0.5–2.0 nkat/L	30–120 U/L
Phosphorus, inorganic	1.0–1.4 mmol/L	3–4.5 mg/dL
Potassium	3.5–5.0 mmol/L	3.5–5.0 meq/L
Protein faractions		
Albumin	35–55 g/L	3.5–5.5 g/dL(50–60%)
Globulin	20–35 g/L	2.0–3.5 g/dL(40–50%)
Alpha 1	2–4 g/L	0.2–0.4 g/dL(4.2–7.2%)
Alpha 2	5–9 g/L	0.5–0.9 g/dL(6.8–12%)
Beta	6–11 g/L	0.6–1.1 g/dL(9.3–15%)
Gamma	7–17 g/L	0.7–1.7 g/dL(13–23)
Sodium	136–145 mmol/L	136–145 meq/L
Uric adid:		
Men	150–480 μ mol/L	2.5–8.0 mg/dL
Women	90–360 μ mol/L	1.5–6.0 mg/dL

2. 체표면 계산법

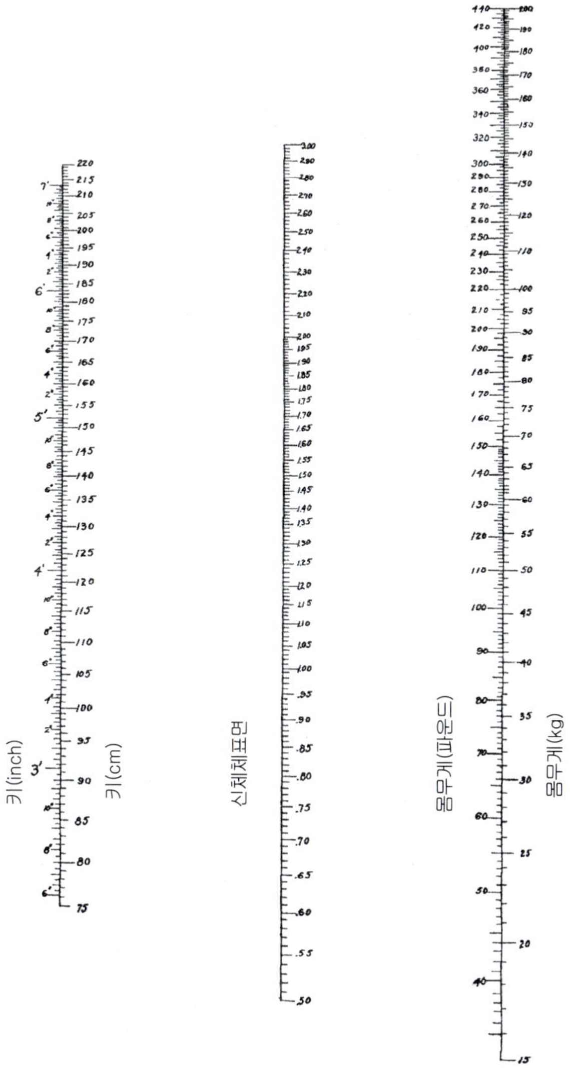

그림 8-1 키(cm)와 몸무게(kg)을 잇는 선이 중앙의 숫자를 만나게 되며 이것이 체표면(body surface)가 되는 것이다.

3. 화학요법의 작용기전(作用機轉, Mechanism)들

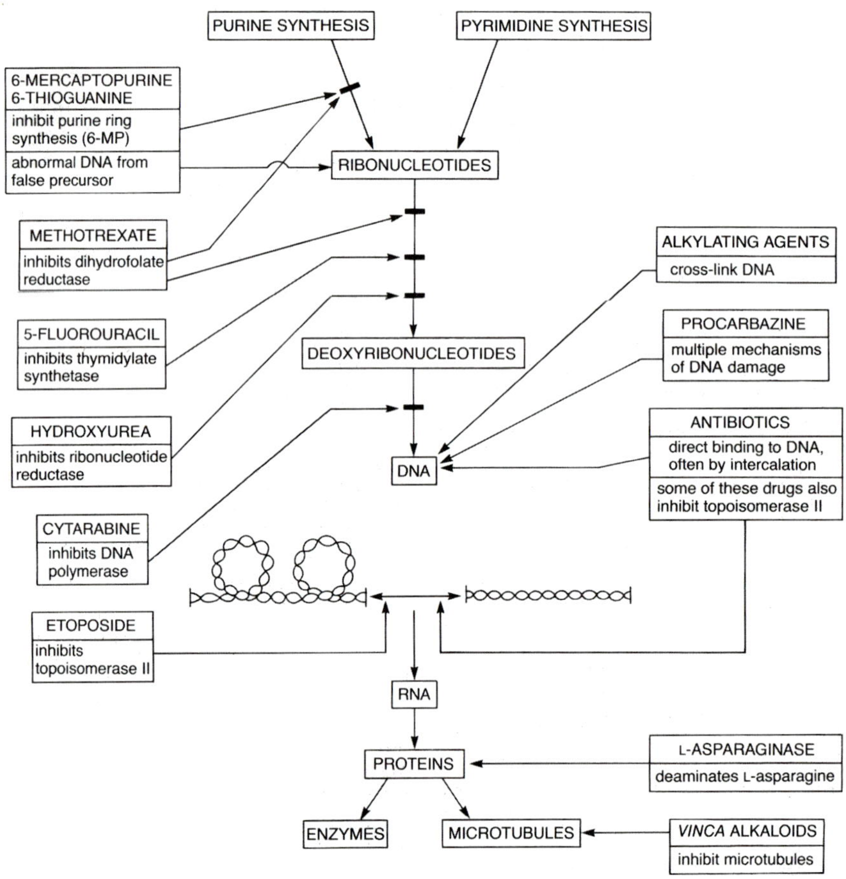

그림 8-2 각각의 약제들은 DNA, RNA 및 단백질(protein)이 형성되는 과정을 차단시킴으로 결국은 단백질 형성이 되지 않게 됨으로써 약효를 나타냄.

4. 혈액암의 치료에 사용되는 화학요법 약제들

1) Adriamycin (아드리아마이신, Doxorubicin) :

악성림프종, 급성 골수성 백혈병 등의 혈액암 뿐 아니라 고형암에서도 많이 이용된다. 심장독성이 크며 혈관 밖으로 유출될 경우 조직 괴사를 유발한다.

작용기전

- DNA와 RNA에 intercalation
- 종양세포는 항산화 작용을하는 superoxide dismutase와 glutathion system이 결핍되어 있으므로, Doxorubicin에 의해 세포 내에 Oxygen free radical이 생성되어 비가역적인 손상이 유발됨

흡수

- 위산에서 불안정하고 자극적이라 정맥 투여만 가능
- Intravesical instillation시 투여 시 원약물과 대사체의 흡수는 없음

배출

- 담즙배설: Doxorubicin의 62% 또는 80%
- 분변배설: 약 50%
- 신배설: 5일간 투여시 Doxorubicin의 3.4% 또는 10%가 신장으로 배설
- 유즙배설: 거의 배설되지 않음
- Doxorubicin 대사체: 대사체 각각의 반감기는 대략 30시간

용량조절

- 신배설이 적고 Vd가 크므로 혈액투석으로 제거되지 않음
- CLcr이 10ml/min 이하인 경우 용량조절을 하기도 함
- 간기능 저하 시

T.bilirubin	1.5~3.0 mg/dL	3.0~5.0 mg/dl	5.0mg/dL 이상
Doxorubicin	50%	25%	투약 중지

부작용

- 조혈계 : 골수기능 억제
- 소화기계 : 점막염, 구내염
- 순환기계 : 부정맥, CHF(500~550mg/m² 이상의 축적량)과 관계
  - 기전 : 심장이 다른 장기나 조직에 비해 해독요소가 부족하여 free radical을 효과적으로 제거하지 못하여 심독성을 일으킨다고 설명. 그외 Ca2+ turnover impairment 이론도 있음.

- 예방 : 되도록 축적량을 초과하여 투여하지 않도록 함
- 위험인자 : 고령, 심혈관계 질환 기왕력자

• 탈모, radiation recall 현상

• 안면홍조 : Doxorubicin이 histamine을 유리

2) ALG (림포글로불린) :

골수이식이 불가능한 중증의 재생불량성 빈혈에 사용된다. 인체 림프구를 말에게 주사하여 얻은 단백으로 면역을 억제한다.

3) Ara-C (아라씨) :

빨리 분열하는 세포에 선택적으로 작용한다. 골수성 및 림프구성 백혈병에 사용된다. 골수기능 억제가 강하고 출혈성 경향이 있다. 주사후 발열, 근육통, 결막염 등이 나타날 수 있고, 고용량 투여서 대뇌 및 소뇌의 기능에 영향을 줄 수 있다. 척수강내 주입으로 사용할 수도 있다. 주사제제로만 존재한다.

작용기전

• Cytidine이 deoxycytidine으로 전환하는데 관여하는 효소인 DNA polymerase를 억제하여 항암효과 발현

• Ara-C를 비활성화시키는 deaminase의 농도 증가로 내성이 유발됨

흡수

• 경구투여 시 20%이하의 생체이용률을 보이며 위산에 의한 신속한 분해

• 피하투여 시 흡수 양호

배출

• $T_{1/2\alpha}$ 1.2-1.9 mins, $T_{1/2\beta}$ 8.0-18 mins, $T_{1/2\gamma}$ 1-3 hrs

• $T_{1/2}$ 2hrs(IT 투여시)

• 미변화체 형태로 뇨를 통해 10% 배설

• 비활성형 대사체로 배설

용량조절

• 신, 간 장애 시 용량조절 필요 없음

• 고량의 투여 시, 신기능 장애로 인하여 Ara-CTP가 축적이 되어 중추신경계 독성이 증가될 수 있으므로 감량이 필요하다는 보고가 있으나, 최적의 용량조절 지침은 없음

부작용

- 조혈계 : 골수기능 억제-치료 첫 주부터 시작되어 약 2주 정도 지속, 빈혈, 출혈, granulocytopenia
- 소화기계 : 오심, 구토(용량과 관계), 설사, 구내염, 항문궤양
- 중추신경계 : IT투여 시 seizure유발, cerebellar syndrome, 운동실조, dysarthria, dysdiadochokinesia, 발열, 발진, 두통, 권태, 신경염
- 호흡기계 : sudden respiratory distress syndrome, 폐부종, 폐렴
- 간독성 : 경미한 황달, transaminase 수치 증가
- 피부 : 주근깨, 탈모, 주사부위의 cellulitis
- 기타 : 혈전성 정맥염, sepsis
- cytarabine syndrome : 발열, 근육통, 골통, 결막염, 흉통, maculopapular rash, malaise, 투여 6-12시간 후 발현, steroid의 투여로 예방, 치료가능
- 고용량 투여 시 부작용:
  - 가역적 cerebellar toxicity : 운동실조, dysarthria, termor, 안구진탕증, dysmetria
  - cerebral & cerebellar dysfunction : 기연, 혼수, 인격변화
  - 가역적 결막염, 각막염 : steroid dyd drop의 예방적 투여
  - 심막염, temponade
  - painful hand-foot syndrome(palmar planter erythema)
  - SIADH

4) ATG (아트감) :

림포글로불린과 유사한 약제로 중증의 재생불량성 빈혈에 사용된다. 림프구 특히 T 세포에 작용하여 세포 매개성 면역 억제를 유도한다.

- 부작용 : 오한(惡寒), 발열, 심한 알러지 현상(혈압이 떨어지며 일시적인 호흡부전), 피부 발진(發疹) 특히 피부 발진은 위의 약을 투여한 후 7일 내지 10일이 지난 후에도 생긴다. 심할 때는 관절통(貫節痛)과 관절에 물이 차는 증세도 올 수 있다. 따라서 대부분 입원환자로 치료가 진행되며 7~10일간 투여하게 된다. 그러나, 해열제 등으로 대부분 가라앉는다. 또한, 백혈구 및 혈소판 감소가 올 수 있다. 따라서 주기적으로 피 수치를 주치의에게 점검을 받아야 한다.

5) ATRA (아트라, Tretinoin, Vesanoid(베사노이드)) :

비타민 A 의 유도체로 급성전골수성백혈병(M3) 환자에서 백혈병 세포를 형태적, 기능적으로

성숙하도록 분화유도한다. 호흡기계 독성인 ATRA 증후군이 나타날 수 있으며 경구제제로 존재한다.

작용기전

- Acute promyelocytic leukemia(APL) 환자에서 human promyelocytic leukemic cell (HL-60)을 형태적, 기능적으로 성숙한 granulocyte로 분화되도록 유도
- 상피세포의 정상 분화에 관여
- 특정 cell line에서 malignant transformation을 억제하고 tumor cell line의 성장 억제

대사

- 원약물이 활성을 나타내고 cytochrome P450에 의해 신속히 대사되어 isotretinoin, 4-oxo trans/cis retinoic acid, 4-oxo trans retinoic acid glucuronide 생성
- Retinol(vit A), 그 esther와는 달리 간에서 대사는 되나 저장되지는 않음

배출

- 일차적으로 담즙을 통해 배설, 72시간 내에 투여량의 63%가 뇨배설

부작용

- 조혈계 : leucocytosis(40%) - 백혈구의 급속한 증가로 치명적일 수 있음
  출혈(50%)-이중 20%가 DIC
- 소화기계 : 점막건조, 오심, 구토
- 심혈관계 : 부정맥, 홍조, 고혈압, 저혈압
- 호흡기계 : retinoc acid-APL syndrome - 상기도 질환, 호흡곤란, pleural effusion pneumonia, rales, wheesing, asthma
- 신경계 : 두통, 현기증, 불안, 우울, 혼동, agitation

6) Busulfan (부썰판) :

이식 시의 싸이톡산과 함께 전처치 약제로 이용됨. 조혈계의 골수억제 기능이 강하며 폐섬유화의 호흡기계 독성이 있다. 1정에 2mg 의 경구 제제도 있고 1앰플에 60mg 의 주사 제제가 있다.

작용기전

- Methysulfonate기를 방출하여 암세포 단백질, 특히 DNA의 guanosine의 N-residue에 alkylation하여 항암효과 발현
- Lymphoid cells보다 myeloid cells에 효과가 좋음
- Hemopoietic stem cells에 독성작용

- 약한 면역기능억제 효과

흡수

- 위장관에서 거의 100% 흡수
- 경구투여와 정맥투여 시 생체이용률 유사함
- Tpeak 4 hrs

대사

- 대부분이 간으로 대사되고 2%이하만이 원약으로 배설됨
- 주대사체 : methanesulfonic acid, 3-OH-tetrahydrothiophene-1, 1-dioxide
- 12개의 대사체 : 비활성형

배출

- 거의 대사체 형태로 신장배설(32%)
- CL 4.5±0.9㎖/min/kg
- Elimination $T_{1/2}$ 2.5 hrs

부작용

- 조혈계 : 지연성 골수기능 억제, 심각한 pancytopenia, bone marrow fibrosis, chronic aplasia
- 소화기계 : 오심, 구토(〈10%), 식용감퇴, 설사

7) Cyclosporin A (싸이클로스포린) :

면역억제제로 이식편대 숙주병의 예방 및 치료에 사용된다. 신장독성 및 신경계 독성이 있다.

- 대개 동종이식 하루나 이틀 전부터 정맥으로 3㎎/㎏(몸무게 1㎏ 당 3㎎) 24시간 동안 주입 펌프를 이용해서 연속 주입을 하게 되며 이식 이후 2~3주 후 생착이(백혈구가 증가)될 때까지 계속된다. 한편, 생착 이후 헐었던 입안이 아물면서 경구 싸이클로스포린으로 바꾸게 된다. 이는 대개 1:3의 비율로(정맥 투여 시 양의 3배) 올려서 경구(입)로 투여된다. 대개 400~800㎎ 정도로 시작한다.

줄여나가는 절차

- 대개는(형제간 이식을 첫 번 관해 시 시행했을 경우) 이식 이후 60~90일 정도에 1주에 약 10~20%씩 먹는 약을 줄여 나간다. 따라서 5~10주 후에는 완전히 끊게 된다. 단, 타인이식 시는 6개월까지 계속 유지하다가 7개월째부터 매주 10%씩 서서히 끊어나간다.

부작용

- 고혈압 : 흔하게 경험함.
- 신장기능부전 : 흔하게 경험, 경우에 따라 용량을 줄여야 함.

- 몸에 털이 많아짐 : 비교적 자주 옴.
- 잇몸이 부어 오름 : 비교적 자주 옴.
- 면역억제에 따라 일반인들에게는 잘 오지 않는 희귀한 폐렴(소위 PCP, 뉴모씨스트 폐)이 올 수 있음. 특히 스테로이드와 병용해서 쓰는 경우 발생할 수 있음.

8) Cytoxan (싸이톡산) :

조혈계의 골수억제 기능이 있고, 심장독성 및 신장독성이 있다. 고용량에서 출혈성 방광염의 예방을 위해서 메스나(MESNA) 및 수분공급, 약물의 분할투여를 원칙으로 한다. 역시 이식시의 전처치 약제로 이용된다. 적은 용량으로 악성림프종이나 유방암 등에서도 사용된다. 1정에 50mg의 경구 제제와 1바이알에 200mg 의 주사 제제가 있다.

작용기전

- 간의 mixed microsomal oxidase system에 의해 Cyclophosphamide의 chloride ion이 제거되어 aziridium ion(positive charged reactive intermediate)을 형성하여 빠르게 증식하는 암세포의 DNA, RNA에 alkylation하고 단백질 합성을 억제하여 항암효과를 나타냄

흡수

- 경구투여 시 위장관에서 거의 100% 흡수
- Tmax 1 hr

배출

- 신장 : 뇨로 22%의 원약과 60%의 대사체 배설됨
- Elimination $T_{1/2}$ 7 hrs(108-960 mins)

용량조절

- 간 기능장애 : 최적의 용량조절 지침 없음. 일반적인 용량의 20-30% 이상 또는 용량조절 안함
- 신 기능장애 : 용량조절 안함. 신기능과 Cyclophosphamide의 배설과 관련성이 없음
- 혈액투석 시 50%정도 약물이 소실되므로 투석 후 약물 투여

부작용

- 조혈계 : 골수기능 억제
- 소화기계 : 고용량 투여 6-10시간후 오심, 구토, 식욕부진, 설사, 점막염
- 심독성 : 60mg/kg이상 투여시 급성 심근 괴사 유발 · 용량 제한 독성
- 신독성 : 50mg/kg이상 투여시 SIADH유발
- 호흡기계 : 폐렴, 간질성 폐섬유증
- 비뇨기계 : 출혈성 방광염

Urotoxicity의 기전 및 예방법

- 기전 : 대사체 acrolein에 기인함
  출혈성 방광염을 일으키는 acrolein의 농도(rat data) : 0.001%
- 예방법 : - Mesna (2-mercaptoethanesulfonate sodium)투여
  : 대사체와 결합하여 독성 예방
  - 적절한 수분공급
  - 약물의 분할 투여
- 피부 : 치료 3주후부터 탈모증, 피부반점
- 비뇨생식기계 : 불임, 무월경, 정자수 감소, 부정자증- 비가역적일 수 있음

9) Daunorubicine (도노루비신) :

급성 백혈병에 사용되며 간 기능에 따른 용량감소가 필요하다. 심장독성이 있다.

작용기전

- DNA와 RNA에 intercalation
- 종양세포는 항산화 작용을 하는 superoxide dismutase와 glutathion system이 결핍되어 있으므로, Daunorubicin에 의해 세포내에 oxygen free radical이 생성되어 비가역적인 손상이 유발됨

대사

- Daunorubicinol(metabolite II) : 간의 aldoketoreductase에 의해 13번 위치의 ketone이 환원되어 활성형으로 전환, 투여 후 수분에서 1시간 안에 활성형의 혈장농도가 원약물보다 높아짐 원약물의 1/10 약효를 가지나 극성이 증가하여 metabolic retention효과

배출

- 정맥투여 시 신장으로 6시간 이내에 13-25%가 배설
- 담즙으로 투여량의 40%가 배설되고, 초기 21시간 이내에 20%가 배설
- CL 36-67 l /hr/m^2

용량조절

- 간기능 저하

T. bilirubin	1.5-3.0 mg/dl	3.0-5.0 mg/dl	5.0mg/dl 이상
Daunorubicin	75%	50%	투약중지

- 간기능 저하 시 신장으로의 배설이 상대적으로 증가하므로 용량조절이 필요없다는 보고도 있음

부작용

- 조혈계 : 골수기능 억제

- 소화기계 : 점막염, 구내염- Doxorubicin에 비하여 발생률이 낮고 위장관 천공 등의 부작용 적음
- 순환기계 : 부정맥, CHF(축적량과 관계됨, 550mg/m²)
  - 기전 : 심장이 다른 장기나 조직에 비해 해독효소가 부족하여 free radical을 효과적으로 제거하지 못하여 심독성을 일으킨다고 설명 그외 Ca^{2+} turnover impairment 이론도 있음
  - 예방 : 되도록 축적량을 초과하여 투여하지 않고, free radical scavenger인 Dexrazoxane과의 병용투여를 고려할 수 있음
- 기타 : 탈모, 일출 시 세포괴사, radiation recall 현상

10) FK506 (타크롤리무스, 프로그라프) :

골수이식을 비롯한 각종 기관의 이식에 많이 사용되는 이식 거부반응의 예방 및 치료에 사용된다. 1정 당 1mg의 경구제제와 1앰플 당 5mg 의 주사제제가 있다.

용법

기전은 싸이클로스포린과 비슷하나 그 약의 강도는 싸이클로스포린에 비해 약 100배 정도 강력한 면역작용을 한다. 따라서 정맥주사 시 그 용량은 0.05~0.1㎎/㎏을 24시간 동안 지속적으로 투입하여 경구약으로 바꿀 때는 그 용량이 0.15~0.3㎎/㎏을 하루에 투여한다.

줄여나가는 절차

싸이클로스포린과 동일

부작용

전반적으로 싸이클로스포린(사이폴, 산디문)과 비슷하다고 보면 된다.

그 이외에도 올 수 있는 부작용들은 다음과 같다.

- 두통
- 떨림
- 설사/복통
- 오심
- 고혈압
- 빈혈

11) Fludarabine (플루다라빈) :

악성림프종, 급성백혈병 등에 사용되며 신경계 독성이 있다.

작용기전

- Vidarabine의 구조적 변형으로 ADA에 의해 분해되지 않고 수용성이 증가하여 항암제로 사용 가능
- 혈청중의 phosphatase에 의해 dephosphorylation되어 2-fluoro-vidarabne이 되고 이후 active triphosphate가 되어 DNA 합성의 경쟁적 저해제로 작용
- T cell에 더욱 선택적 활성을 나타내지만 임상에서는 B-cell 종양에도 투여가능

흡수

- 30분 infusion정맥투여시 F-Ara-A Cmax 3.4 μmol/ l
- 경구투여 시 F-Ara-A Cmax 0.9 μmol/ l , Tmax 1.5 hrs
- 경구투여 시 F 70%

배출

- 2-Fluoro-ara-A의 $T_{1/2}$ 6.9-12.4 hrs
- CLT 4.1-9.1 l /hr/m^2, 또는 15 l /hr
- 투여량의 약 23%정도가 대사체 형태(2-F-Ara-A) 로 뇨를 통해서 배설됨

용량조절

- Scr ≥ 1.5mg/dl, BUN ≥ 25mg/dl, CLcr ≤ 4.2 l /hr인 환자의 경우 2-F-Ara-A의 CL 및 Vdss가 유의성있게 감소되고 반감기가 유의성있게 증가되므로(24 hrs vs. 9.1 hrs) 신기능부전 환자는 감량이 요구됨
- Fludarabine 투여와 관련된 neutropenia는 AUC, Cmax, 그리고 반감기와 직접적으로 연관되어 있다고 보고되었으므로, CLcr가 50㎖/min 이하인 환자의 경우 감량 및 주의깊은 monitoring이 요구됨

부작용

- 조혈계 : 골수기능 억제(용량제한독성), neutropenia(60%), eosinophilia, thrombocytopenia, lymphopenia, listeriosis(특히, Prednisolone 병용투여시 빈도증가) 심각한 autoimmune hemolytic anemia
- 소화기계 : 경미하거나 중등도 정도의 오심, 구토(36%), 설사, 구내염
- 중추신경계 : progressive syndrome of CNS demyelination(96 mg/m^2 이상 고용량 투여 시), encephalopathy
- 신경성(peak 농도와 관련) - visual deficit, mental status 이상, dysarthria, paresthesia, seizure, spastic paralysis
- 호흡기계 : interstitial pneumonitis(corticosteroids 처치), 기침, 호흡곤란
- 안독성(고영량 투여 시) : 흐릿한 시야, 복시, 수명, 점차적인 실명

- Tumor lysis syndrome : flank pain, oliguria, 오심, 구토
- 기타 : 발열(60%), 감염(33%), 통증(20%), 졸음, 피로, 근육약화

12) Gleevec (글리벡) :

만성골수성백혈병의 BCR-ABL 카이네이즈 억제제로 개발되었으며 GIST 등에서도 사용된다. 이는 만성골수성백혈병에서 자세히 기술하고 있음. 참조할 것.

13) Idarubicine (이다루비신) :

급성백혈병 등에 사용되며 간기능 저하 시 역시 용량 감소시킨다. 도노루비신과 같은 계열의 약제로 역시 심장독성이 강하다.

작용기전

- 시간, 농도 의존적으로 DNA를 파괴
- Doxorubicin에 저항성을 나타내는 세포도 감수성을 나타냄
- Free radical scavenger에 의해 항종양 효과가 감소하지 않음
- Doxorubicin과 partial resistance를 나타냄
- (poor substance for P-glycoprotein mediated drug efflux)
- In vitro상에서 topoisomerase II 저해작용을 매개로 하는 항암효과가 Daunorubicin, Doxorubicin에 비해 강력하고, 심독성 저하

흡수

- 경구투여 시 신속히 흡수되나 흡수율은 불규칙
- 생체이용률이 평균 20-30%이지만 개인간 편차가 큼(30mg/m^2을 3일간 투여 시 9-39%)
- 대사체(idarubicinol)의 활성을 고려하면 생체이용률은 약 40%

대사

- Idarubicinol(4-demethoxy-13dihydrodaunorubicin):
  - 주로 간에서 aldoketoreductase에 의해 대사됨
  - 원약물만큼의 활성이 있으며, 지용성 때문에 세포로의 유입도 용이
  - 평균 반감기는 약 45시간
  - 원약물에 비하여 극성을 띄므로 metabolic retention효과
- Aglycones : 비활성형

배출

- $T_{1/2}$ 12-27 hrs(정맥투여 시), 14-35 hrs(경구투여 시)

평균적으로 단독투여 시 22시간(4-46시간)이고, Cytarabine과 병합투여 시는 20시간(7-38시간)으로 봄.

- 신배설 : 주사투여 시 4일동안 16% 정도가 뇨로 배설
- (Idarubicin-3%, idarubicinol-13%)
- 경구투여 시는 4일동안 5%정도가 뇨로 배설
- (idarubicin-0.5-0.7%, idarubicinol-4%)
- 담즙분비 : 신장과 담즙을 통한 배설이 거의 같은 비중을 나타낸다는 연구(CL 40-60 ml/min)도 있고, 신장으로의 배설이 담즙배설의 2-3배라는 연구보고도 있음.
- 유즙으로의 분비는 알려져 있지 않으나, 가능성이 있으므로 주의를 요함.

용량조절

- 간기능 저하 시

T. bilirubin	1.5mg/㎖	1.5-5.0mg/㎖	5.0mg/dL 이상
Idarubicin	100%	50%	투약중지

부작용

- 조혈계 : 골수기능 억제
- 소화기계 : 오심, 구토, 식욕부진, 점막염, 구내염
- 심혈관계 : CHF(Daunorubicin, Doxorubicin보다 빈도 낮음)
- 기타 : 탈모, 일출시 피부괴사, radiation recall 현상

14) Melphalan (멜팔란) :

다발성 골수종 및 일부 이식의 전처치로 사용된다. 1정에 2mg 의 경구 제제와 1바이알 당 50mg의 주사제제가 있다.

작용기전

- Nitrogen mustard의 phenylalanine유도체
- DNA guanine의 7번 질소위치에서 cross-linking하여 항암작용 발현
- 출혈성 방광염을 유발하지 않음

흡수

- 위장관 흡수가 불완전하고 초회통과효과를 받으며 신속히 가수분해 되므로 경구투여 후 혈장 중 Melphalan 농도 변화가 심함

(처음으로 검출되는 시간이 0-5.6시간으로 다양하고, Cmax 또한 0.166-3.741 ㎕/㎖으로 나타남)
- AUC 약 61±26%(1일 1회 0.6 mg/kg 투여 시)
- 음식과 병용 시 생체이용률이 58-85%까지 감소

대사
- 화학적 가수분해를 거쳐 mono-, dihydroxy melphalan생성

배출
- 20-50%는 분변 형태로 배설
- 1회 0.6 mg/kg 경구투여시 원약물의 terminal 혈장 소실 반감기는 89.5±50분이며, 24시간 내 뇨로 배설된 원약물의 양은 10±4.5% 임

부작용
- 조혈계 : 골수기능 억제(과립구와 혈소판 생성에 동일한 영향), 용혈성 빈혈
- 소화기계 : 오심, 구토, 설사, 구강궤양, 간독성
- 신독성 : 신부전, 방광자극, 출혈성 방광염
- 호흡기계 : 폐섬유화, 간질성 폐렴
- 내분비계 : SIADH, 불임, 무월경증
- 피부 : 소양증, 탈모증, 발진, 수포형성, 피부과민반응
- 기타 : 혈관염, anaphylaxis, secondary malignancy 유발

15) MMF (셀셉트) :

골수이식 및 각종 동종이식의 거부반응의 예방 및 치료에 사용한다. 1정 당 250mg의 경구제제가 존재한다. 이 약제를 사용할 때 스테로이드를 감량해서 투여할 수 있는 장점이 있다.

16) MTX (엠티엑스, Methotrexate) :

혈액암에서는 주로 이식편대 숙주반응의 예방약제로 사용하며 각종 고형암에서 사용된다. 간기능이나 신기능에 따른 용량 변화에 예민하며 경구제제와 주사제제가 있다.

작용기전
- dihydrofolate reductase(DHFR) inhibitor : thymidine 합성과정중, dihydrofolate(FH2)가 tetrahydrofolate(FH4)로 변환하는 과정을 저해하여 thymidylate와 purine의 합성 억제
- Dihydrofolate polyglutamates의 축적으로 de novo purine 합성 저해
- Cell cycle중 S-phase에 특이적으로 작용
- 내성발현 기전

① Methotrexate의 막수송 변화
② Methotrexate와 dihydrofolate reductase의 친화력 변화
③ Dihydrofolate reductase생성 유전자의 증가로 효소 과량 생산 : 약제 저항성 백혈병과 자궁암에서 임상적으로 증명됨
④ Polyglutamation의 감소

흡수

- 30mg/m² 이하 투여 시 위장관으로의 흡수용이(F〉80%)
- 30mg/m² 이상 투여 시 carrier-mediated mechanism의 포화로 흡수율 감소(F〈50%) : 비경구투여 권장
- 세포내로의 수송 : 저농도에서는 환원형 folate와 같이 포화성, active transport system에 의해, 고농도에서는 carrier의 포화로 수동확산에 의해서 유입됨

배출

- 미변화된 형태로 사구체 여과, 세뇨관 분비, 재흡수를 통해 배설
- 뇨의 속도, pH, 탈수정도 등에 의해 영향받음
- 담즙배설 : 투여량의 10-20%
- $T_{1/2\alpha}$ 2-3 hrs, $T_{1/2\beta}$ 8.4-10.4 hrs

용량조절

- 혈액투석으로 제거되지 않음
- 간기능 저하 시

T.bilirubin	3.0 mg/dl 이하	3.0-5.0 mg/dl	5.0 mg/dl 이상
MTX	100%		투약중지

- 신기능 저하 시

CLcr	50 ㎖/min 이상	10-50 ㎖/min	10 ㎖/min 이하
MTX	100%	50%	투약중지

부작용

- 조혈계 : 골수기능 억제
- 위장관계 : 점막염, 설사, 오심, 구토
- 간독성 : LFT의 가역적인 일시적 증가
- 호흡기계 : 급성 폐렴(발열, 기침, 호흡곤란 증세, 가역적)
- 지주막염 : 경막내 투여 시(운동장애, 발작, 혼수)
- 신독성 : MTX, 7-OH MTX의 침전으로 인한 renal tubular damage
- 피부 : 탈모증, photosensitivity

17) Velcade (벨케이드, Bortezomib)

다발성 골수종에서 사용됨. 특히 Thalidomide, Dexa 등과 사용시 더 효과가 우수

용법

1회 1.0~1.3㎎/㎡를 주 2회씩 2주간 (1, 4, 8, 11일) 정맥주사(bolus)하고 10일간 (12-21일) 휴식하는 것으로 총 3주가 1cycle이 됨.

부작용

피로, 권태감, 허약, 오심, 구토, 설사, 식욕부진, 변비, 혈소판감소증, 빈혈, 말초신경증

주의

간 · 신기능장애 환자, 말초신경염이 있는 환자, 저혈압과 관련성 있는 약물 투여자.

18) Vincristine (빈크리스틴) :

악성림프종, 급성 백혈병 및 각종 고형암에 사용된다. 간기능에 따른 용량 감소가 필요하며 신경계 독성이 심하다.

작용기전

- Mitotic arrest : 다른 microtuvule toxins와 달리, tublin dimers에 결합하여 microtubules의 형성을 방해하는 paracrystalline을 형성하여 microtubules와 tubulines사이에 균형이 깨짐으로 microtubulines의 형성 저해
- 농도에 따른 반응
  - 0.01-0.1 μM : in vitro 일부 cell lines에서 농도에 따른 독성을 나타냄
  - 0.1 μM : single drug-gublin 복합체 형성으로 microtubule 형성을 저해
  - 0.1 μM 이상 : in vitro에서 leukemic myeloblasts의 Methotrexate 방출을 저해하나 동물 실험에서는 별다른 차이가 없었음
- 내성 발현 기전
  - MDR phenotype으로 Vincristine에 저항성을 지닌 암세포라도 같은 계열의 Vinblastine에 완전히 교차내성을 발현하는 것은 아님

흡수

- 경구투여는 흡수가 불량하므로 정맥 내 투여

대사

- 주로 간에서 대사

배출

• 일차적으로 담즙과 대변으로 분비되고, 10-20%는 뇨배설

분변 : 70%(대사체 40%), 뇨 : 12%(대사체 50%)

• $T_{1/2\alpha}$ 5mins 이하, $T_{1/2\beta}$ 50-155 mins, $T_{1/2\gamma}$ 23±17-85±65 hrs

용량조절

• 상용량 : 2mg/m²/week(소아), 1.4mg/m²/week(max 2mg)

• 간기능 저하 시

T. vilirubin	1.5mg/dl 이하	1.5-3.0mg/dl	3.0mg/dl 이상
Vincristine	100%	50%	투약중지

• 신기능 저하 시 용량 조절 필요없음

부작용

• 조혈계 : 빈혈, leukopenia, thrombocytopenia(빈도 낮음)

• 신경계 : 말초 신경독성(용량제한적 독성), 성인에게 더 심함

축적량이 5-6mg일때 시작해서 15-20mg이 되면 심해지고, lymphoma 환자의 경우 발현빈도가 높으므로 투여를 중지하거나 감량하여야 함

• 소화기계 : 변비, 설사, 구토, 장폐색 등

• 심혈관계 : 고혈압, 저혈압, AMI

• 비뇨기계 : 다뇨, 핍뇨, 급성 뇨저류

• 내분비계 : SIADH

• 피부 조직 및 기타 : 탈모증, vesicant, 발열

참고문헌

급성골수성 백혈병(AML)

- Lowenberg B, Downing JR, Burnett A. Acute myeloid leukemia. N Engl J Med. 1999;341 : 1051-1062.
- List A, Kopecky K, Willman C, et al. Benefit of cyclosporine modulation of drug resistance in patients with poor-risk acute myeloid leukemia : a Southwest Oncology Group study. Blood. 2001;98 : 3212-3220.
- Lowenberg B, Suciu S, Archimbaud, et al. Use of recombinant granulocyte-macrophage colony-stimulating factor during and after remission induction chemotherapy in patients aged 61 years and older with acute myeloid leukemia (AML) : final report of AML-11, a phase III randomized study of the Leukemia Cooperative Group of European Organisation for the Research and Treatment of Cancer (EORTC-LCG) and the Dutch Belgian Hemato-Oncology Cooperative Group (HOVON). Blood. 1997 ; 90 : 2952-2961.
- Keating S, de Witte T, Suciu S, et al. The influence of HLAmatched sibling donor availability on treatment outcome for patients with AML : an analysis of the AML 8A study of the EORTC Leukaemia Cooperative Group and GIMEMA. Br J Haematol. 1998 ; 102 : 1344-1353.
- Burnett AK, Wheatley K, Stevens R, Goldstone AH, et al. Further data to question theuse of alloBMT in AML CR1 in addition to intensive chemotherapy : the MRC experience in 715 patients under 44 years with donors available. Blood. 2002 ; 10(11) : 269a.
- Kelly LM, Gilliland DG. Genetics of myeloid leukemias. Annu Rev Genomics Hum Genet. 2002 ; 3 : 179-198.
- Hiddemann W, Kern W, Schoch C, et al : Management of acute myeloid leukemia in elderly patients. J Clin Oncol. 1999 ; 17 : 3569-3576.
- Leith C, Kopecky KJ, Godwin J, et al : Acute myeloid leukemia in the elderly : Assessment of multidrug resistance(MDR1) and cytogenetics distinguishes biologic subgroups with remarkably distinct responses to standard chemotherapy. A Southwest Oncology Group study. Blood. 1997 ; 89 : 3323-3329.
- Lim J, Giles F, Cortes J, et al : Steroids protect against infusion-related reactions to gemtuzumab. Blood. 2001 ; 98 : 587a, (suppl 1, abstr).
- Giles F, Kantarjian HM, Kornblau SM, et al : Mylotarg (gemtuzumab ozogamicin) therapy is associated with hepatic venoocclusive diesease in patients who have not received stem cell transplantation. Cancer. 2001 ; 92 : 406-413.
- New agents for the treatment of acute myeloid leukemia Best Practice & Research Clinical Haematology Vol. 19, No. 2, pp. 311 320, 2006
- Approval Summary: Gemtuzumab Ozogamicin in Relapsed Acute Myeloid Leukemia

Clinical Cancer Research Vol. 7, 1490-1496, June 2001

급성림프구성 백혈병(ALL)

- Schrappe M, Reiter A, Ludwig WD, et al. Improved outcome in childhood acute lymphoblastic leukemia despite reduced use of anthracyclines and cranial radiotherapy : results of trial ALL-BFM 90. Blood. 2000 ; 95 : 3310-22.
- Gaynon PS, Trigg ME, Heerema NA, et al. Children' s Cancer Group trials in childhood acute lymphoblastic leukemia : 1983-1995. Leukemia.2000 ; 14 : 2223-33.
- Silverman LB, Gelber RD, Dalton VK, et al. Improved outcome for children with acute lymphoblastic leukemia : results of Dana-Farber Consortium Protocol 91-01. Blood. 2001 ; 97 : 1211-8.
- Kantarjian HM, O' Brien S, Smith TL, et al. Results of treatment with hyper-CVAD, a dose-intensive regimen, in adult acute lymphocytic leukemia. J Clin Oncol. 2000 ; 18 : 547-61.
- Linker C, Damon L, Ries C, Navarro W. Intensified and shortened cyclical chemotherapy for adult acute lymphoblastic leukemia. J Clin Oncol. 2002 ; 20 : 2464-71.
- Hughes TP, Kaeda J, Branford S, et al. Frequency of major molecular responses to imatinib or interferon alfa plus cytarabine in newly diagnosed chronic myeloid leukemia. N Engl J Med. 2003 ; 349 : 1423-32.
- Druker BJ. STI571 (Gleevec) as a paradigm for cancer therapy. Trends Mol Med. 2002 ; 8 : Suppl : S14-S18.
- Treatment of Acute Lymphoblastic Leukemia N Engl J Med 2006;354:166-78.
- Treatment of Philadelphia chromosome positive acute lymphocytic leukemia with hyper-CVAD and imatinib mesylate Blood, 15 June 2004, Vol. 103, No. 12, pp. 4396-4407.

골수이식/ 제대혈 이식

"성주명 교수의 골수이식 클리닉", 2003, 한국의학사

- Cord blood transplantation for children with acute leukemia. Eurocord Transplant Group. Bone Marrow Transplant. 1998 ; 21 (Suppl. 3) : S63-S65.
- Factors associated with outcome after cord blood transplantation in children with acute leukemia. Eurocord-Cord Blood Transplant Group. Blood. 1999 ; 93 : 3662-3671.
- Comparison of outcomes of unrelated bone marrow and umbilical cord blood transplants in children with acute leukemia. Blood. 2001 ; 97 : 2962-2971
- Transplantation of unrelated donor umbilical cord blood in 102 patients with malignant and non malignant diseases : influence of CD34 cell dose and HLA disparity on treatment-related mortality and survival. Blood. 2002 ; 100 : 1611-1618.

만성골수성 백혈병(CML)

- Medical Management of CML. Talpaz, Kantarjian, 성주명, Marcel Dekker 출판사, 1999.
- Kantarjian H, Sawyers C, Hochhaus A, et al. Hematologic and cytgenetic responses to imatinib mesylate in chronic myelogenous leukemia. N Engl J Med. 2002 ; 346 : 645-652.
- Hematology, Basic Principles and Practice 3rd edition Treatment options for newly diagnosed patients with chronic myeloid leukemia. Curr Hematol Rep. 2004 Jan ; 3(1) : 54-61.
- Combination of imatinib and established antileukemic treatment modalities for otherwise refractory BCR-ABL positive lymphoblastic leukemia. Haematologica. 2002 ; 87 : (12).
- International randomized study of interferon and STI571 trial. New Engl J Med 2003 Long-Term Survival Benefit and Improved Complete Cytogenetic and Molecular Response Rates with Imatinib Mesylate in Philadelphia Chromosome-Positive, Chronic-Phase Chronic Myeloid Leukemia after Failure of Interferon-alpha. Blood. 2004 Jun 15.
- Chronic Myeloid Leukemia: Diagnosis and Treatment. Mayo Clinic Proceedings. Rochester: Jul 2006. Vol. 81, Iss. 7; pg. 973, 16 pgs
- Dasatinib in Imatinib-Resistant Philadelphia Chromosome Positive Leukemias N Engl J Med 2006;354:2531-41.
- Nilotinib in Imatinib-Resistant CML and Philadelphia Chromosome Positive ALL N Engl J Med 2006;354:2542-51.

만성림프구성 백혈병 (CLL)

- Hematology, Basic Principles and Practice. 3rd edition, 2000.
- Treatment of chronic lymphocytic leukemia. Semin Oncol. 2004 Apr ; 31(2 Suppl 4) : 60-5.
- Guidelines on the diagnosis and management of chronic lymphocytic leukaemia. Br J Haematol. 2004 May ; 125(3) : 294-317.
- Role of fludarabine as monotherapy in the treatment of chronic lymphocytic leukemia. Hematol J. 2004 ; 5 Suppl 1 : S10-9.

골수이형성 증후군(MDS)

- Aguayo A, Kantarjian H, Manshouri T, et al. Angiogenesis in acute and chronic leukemias and myelodysplastic syndromes. Blood. 2000 ; 96 : 2240-2245.
- Raza A, Meyer P, Dutt D, et al. Thalidomide produces transfusion independence in long-standing refractory anemias of patients with myelodysplastic syndromes. Blood. 2001 ; 98 : 958-965.
- Smolich BD, Yuen HA, West KA, Giles FJ, Albitar M, Cherrington JM. The antiangiogenic protein kinase inhibitors SU5416 and SU6668 inhibit the SCF receptor (c-kit) in a human myeloid leukemia cell line and in acute myeloid leukemia blasts. Blood. 2001 ; 97 : 1413-

1421.

· Apperley JF, Gardembas M, Melo JV, et al. Response to imatinib mesylate in patients with chronic myeloproliferative diseases with rearrangements of the platelet-derived growth factor receptor beta. N Engl J Med. 2002 ; 347 : 481-487.

골수 증식성 질환(CMPD)

· Vardiman JW, Harris NL, Brunning RD. The World Health Organization (WHO) classification of the myeloid neoplasms. Blood. 2002 ; 100 : 2292-2302. polycythemia vera. Semin Hematol. 1997 ; 34 : 40-50.

· Cortelazzo S, Finazzi G, Ruggeri M, et al. Hydroxyurea for patients with essential thrombocythemia and a high risk of thrombosis. N Engl J Med. 1995 ; 332 : 1132-1136.

· Fruchtman SM, Mack K, Kaplan ME, Peterson P, Berk PD, Wasserman LR. From efficacy to safety : a polycythemia vera study group report on hydroxyurea in patients with polycythemia vera. Semin Hematol. 1997 ; 34 : 17-23.

· Gruppo Italiano Studio Polycythemia (GISP). Polycythemia vera : the natural history of 1213 patients followed over 20 years. Ann Intern Med. 1995 ; 123 : 656-664.

· Tomer A. Effects of anagrelide on in vivo megakaryocyte proliferation and maturation in essential thrombocythemia. Blood. 2002 ; 99 : 1602-1609.

· Reeder TL, Bailey RJ, Dewald GW, Tefferi A. Both B and T lymphocytes may be clonally involved in myelofibrosis with myeloid metaplasia. Blood. 2003 ; 101 : 1981-1983..

· Devine SM, Hoffman R, Verma A, et al. Allogeneic blood cell transplantation following reduced-intensity conditioning is effective therapy for older patients with myelofibrosis with myeloid metaplasia. Blood. 2002 ; 99 : 2255-2258.

용어해설(한글)

ㄱ

· **가동화(Mobilization)**

조혈모세포가 골수 안에 있는 환경(micro-environment)에 잘 적응하여 있다가 촉진제 또는 화학요법 등의 큰 외부 자극이 오면 내피세포 사이를 빠져서 말초혈액(末梢血液)으로 나오게 되는데 이 과정을 말한다.

· **가속기(加速期, Accelerated Phase, AP) 만성골수성백혈병(慢性骨髓性白血病, Chronic Myeloid Leukemia, CML)**

만성골수성백혈병이 진행이되면서 체중감소, 비장이 커지고, 열이 나며, 또 말초혈액(末梢血液)에 혈소판 감소 및 아세포(芽細胞, Blast)가 출현하게 된다. 이 기간은 약 6개월 지속되며 충실히 치료를 하지 않는 경우 급성기(Blastic Crisis, BC)로 빠지게 된다.

· **간 정맥 폐쇄증(靜脈閉鎖症, Veno-Occlussive-Disease(VOD))**

동종골수이식의 중요한 합병증의 하나로 이식 직후로부터 피 수치가 회복될 때까지 발생할 수 있다. 전처치 약물로 인한 부작용으로 간정맥에 혈전이 생겨 간 내의 정맥류가 막혀서 오는 제반 임상증상(체중증가, 복수, 우상복부압통, 황달)이 동반되면서 진단이 되며, 간조직검사, 도플러 간초음파 등이 진단에 도움이 된다.

· **간(肝)기능검사(Liver Function Test)**

간의 기능을 보는 피검사로 ALT/AST 또는 SGOT/SGPT로 부른다. 공복 시 검사를 해야 한다.

· **간 조직 검사(肝組織檢査, Liver Biopsy)**

동종이식 이후 착상이 된 후 100일까지 또 이식 100일부터 1년까지 간수치가 올라가는 수가 흔하다. 이때 감별질환으로서는 간에 생기는 이식편대 숙주병, 약에 의한 간염, 바이러스에 의한 간염(Hepatitis A, B, C) 등이다. 이때 간 조직검사를 시행함으로써 감별이 가능하다.

· **간질성 폐렴(IP, Interstitial Pneumonia)**

대개 CMV(거대 세포바이러스, Cytomegalovirus)에 의해 생기는 폐렴으로 동종이식 이후 30일부터 100여일 기간에 잘 동반된다.

· **감염(感染, Infection)**

박테리아, 곰팡이, 바이러스 등에 의해 피부, 폐, 간, 피, 장, 뇌 등에 오는 염증을 말한다.

· **간염(肝炎, Hepatitis)**

여러 Virus에 의해 간염이 올 수가 있다. 그 대표적인 것이 Hepatitis-B 와 Hepatitis C 이다. 전자는 음식물, 긴밀한 신체접촉, 수혈 등으로 옮게 되며 수주의 잠복기를 지나 간 수치상승 및 황달이 올 수 있다. Hepatitis-C 는 주로 수혈에 의해 감염이 된다.

· **감작반응(減作反應, Hypersensitivity reaction)**

이에는 면역글로빈 E에 의해 mast 세포에서 분비되는 물질로 인해 혈관이 늘어나고 혈압이 떨어지는 경우(Type I), 면역글로빈 M, G 등의 항체에 의해 탐식세포가 complement 등에 관여하는 반응들(Type II), 항원과 항체가 함께 complex를 이루어서 백혈구를 활성화시키는 반응(Type III)과 T세포가 관여하여 탐식세포를 활성화시키는 (Type IV) 등이 있다.

· **갠싸이클로비어(Ganciclovir)**

가장 잘 알려진 항(抗) CMV(싸이토메갈로바이러스, 거대 세포 바이러스)치료제이다. CMV 감염은 이식편대 숙주병에 걸린 환자의 치료로서 스테로이드를 장기간 투여 시 잘 올 수 있다. 갠싸이클로비어 치료의 부작용으로는 골수억제에 따른 피 수치 감소가 흔하다.

· **거대 세포 바이러스(CMV, Cytomegalovirus)**

동종이식 이후 착상이 되는 1달여부터 100여일 정도까지 특히 잘 생기는 바이러스 감염균이다.

· **거부(拒否, Rejection)**

"이식편 거부(移植片 拒否, Graft Rejection)"를 보시오.

· **검색(檢索, Search)**

이는 "공여자 검색(Donor Search)"을 보시오.

· **고용량(高用量) 화학요법(High-Dose Chemotherapy)**

종전에는 치료의 독성 때문에 고량 화학요법을 쉽게 시도하지 못하였다. 그러나 말초조혈모세포 이식술의 발전으로 인해 기존의 화학요법보다 5배 이상의 양을 투여한 후 말초조혈모세포를 부어줌으로 인해 독성을 줄이며 암세포를 효율적으로 퇴치함이 가능하게 된다.

· **고 위험군(高 危險度群, High risk group)**

이는 급성골수성백혈병, 급성림프구성백혈병 또는 골수이형성 증후군에서 염색체 소견 등 여러 요소(要素, Factor)을 종합적으로 판단하여 치료가 잘 안되거나 또는 치료 이후 재발이 잘 될 지를 미리 예측할 수 있는 group.

· **고 칼슘혈증(Hypercalcemia)**

뼈에서 피로 녹아 든 칼슘이 너무 많을 때 생기는 증상. 탈수가 되며, 의식이 떨어진다.

· **골수(骨髓, Bone Marrow)**

조혈모세포(造血母細胞, Hematopoietic Stem Cell)가 있는 곳. 모든 뼈속에는 골수가 포함되어 있으나 기술적인 이유로 엉치뼈에서 골수 검사 및 이식을 위한 골수채취가 이루어진다. 제 1부에서 자세히 기술하고 있음.

· **골수검사(骨髓檢査, Bone Marrow Examination)**

일반 피검사는 피에 있는 세포들(적혈구, 백혈구, 혈소판)의 조혈(造血)상태를 극히 부분적으로 알려주는 상황이다. 따라서, 더 자세한 조혈현상을 판단하기 위해 필요한 것이 골수검사이다. 국소마취 후에 10-20㎖정도의 골수를 뽑으며(소위 Bone Marrow Aspiration), 이어서 골수의 뼈부분을 떼어내어(Bone Marrow Biopsy) 현미경으로 보기도 한다.

· **골수 공여자(骨髓供與子, Normal(Bone Marrow) Donor)**

동종이식 시 전처치가 끝난 환자에게 필요한 골수를 기증하는 사람을 말한다. 이때 HLA(조직적합항원)이 동일(맞아야)해야 한다.

· **골수공여자 검색(骨髓供與子 檢索)**

이는 "공여자 검색"을 보시오.

· **골수기증(骨髓機能, Bone marrow donation)**

몸에는 자신이 필요한 골수의 양에 비해 약 10배 가량이나 더 있다. 그 중 약 1/10 가량을 골수가 필요한 환자에게 공여할 경우, 받는 사람에게는 귀중한 것이 된다. 이때 소위 조직항원(HLA, Human Leukocyte Antigen)은 일치해야 한다.

· **골수기능부전(骨髓機能不全, Bone marrow failure)**

골수자체의 이유로, 특이한 virus(예, Human Herpes Simplex Virus-6) 독성이 있는 chemical, 또는 방사선 노출 등에 의해 골수기능이 떨어지는 것. 대부분 피 수치(백혈구, 혈소판, 적혈구)가 감소된다.

· **골수세포 충실도(骨髓細胞 充實度, Bone Marrow Cellularity)**

사람의 골수는 어린아이의 경우에는 70-80% 정도 되지만 30대, 40대, 50대가 되면 골수 세포 충실도는 50, 40, 30%까지 감소하게 된다. 한편 백혈병의 상황에서는 비정상적으로 90-100%까지 골수 세포 충실도로 올라간다. 이때, 강력한 화학요법에 의한 관해요법, 공고요법 이후에는 골수 세포 충실도가 한동안 낮게 되다가 정상을 회복하게 된다.

골수검사 시 바늘을 깊이 넣어 골수의 부분(고형부분)을 채취해서 현미경 하에서 관찰하며 판단한다. 이는 어린아이들에게서는 높다가(70-80%), 40대(40%)를 거쳐, 50-60대가 되면서 20-30% 정도를 유지한다.

· **골수이식(骨髓移植, Bone Marrow Transplantation)**

이에는 동종(同種) 골수이식, 자가(自家) 골수이식 등이 있다.

· **골수이식 병동(骨髓移植 病棟)**

이는 "무균실"을 보시오.

· **골수이식센터**

골수이식을 전문적으로 시행하는 의료기관.

· **골수 이형성 증후군(骨髓 異形成 症候群, Myelodysplastic Syndrome, MDS)**

골수 안에 있는 조혈모세포의 질환으로 분화의 과정이 막혀있는 상황이다. 빈혈, 백혈구 감소, 혈소판 감소 등이 한꺼번에 찾아오기도 하지만, 빈혈만 생길 수도 있다. 골수검사 시 아세포(芽細胞, Immature Cell)가 서서히 증식되면서 급성백혈병으로 진행되기도 한다. 빈혈, 백혈구 감소, 혈소판 감소가 동시에 있거나, 골수검사시 아세포가 20-30%까지 높게 보이거나, 또는 염색체 검사 시 -5, 및 여러 염색체가 망가져 소위 "Complex"인 경우 특히 그 예후(豫後)가 나쁘다.

· **골수 주입(Bone marrow infusion)**

전신마취 후 엉치뼈에서 여러 차례 바늘로 찔러 채취하며 뽑혀진 골수를 전처치 이후 환자에게 피처럼 정맥을 통해 주입한다.

· **골수채취(骨髓採取, Bone Marrow Harvest)**

전신마취하여 골반뼈에서 반복적인 주사바늘 천자(穿刺)로 1~1.5리터 정도의 골수를 뽑는 것을 말한다.

· **곰팡이성 폐렴**

"진균성 폐렴"을 보시오.

· **공고요법((鞏固療法), Consolidation 또는 Post Remission Therapy)**

백혈병 치료 시 관해 이후, 몸 속에 숨어있는 세포들을 퇴치하기 위한 화학요법이다. 대개 2-4차례 하며 치료 전체가 마감된다.

· **공여자(donor)**

조직적합성항원(HLA)이 일치하여 조혈모세포를 제공할 수 있는 환자의 형제, 부모나 타인을 말한다.

· 공여자 검사

이중 가장 중요한 것이 HLA(조직적합성항원검사)이며, 이밖에 간기능, 신장기능, 폐기능, 가슴사진, EKG(심전도)검사 등이 포함된다.

· 공여자 검색(供與子 檢索, Donor Search)

형제간에 조직항원이 맞는 사람이 없을 경우 한국조혈모세포은행 등에 조회를 해서 컴퓨터를 통해 조직항원의 A, B, DR 등이 맞는 사람을 찾는 과정이다.

· 공여자림프구주입(Donor Lymphocyte Infusion, DLI)

동종골수(또는 동종 말초 조혈모세포이식)이식 이후, 상당수 재발이 생길 수 있다. 이때 상황에 따라, 특히 만성골수성백혈병(만성기)의 경우 화학요법 치료 없이 처음에(이식 시) 공여한 사람의 말초혈액을 뽑아 그 중 림프구를 환자의 몸에 수혈함으로써 재완치가 가능하다. 이 상황(DLI를 시행할 때)에서는 반드시, 약간이라도 공여자의 골수가 환자의 몸 안에 남아 있어야 한다.

· 공여자백혈구주입(供與子白血球注入, Donor Leukocyte Infusion)

이는 "공여자 림프구 주입" 을 보시오.

· 과립구(顆粒球, Granulocyte)

백혈구의 한 부분으로 세포내에 과립이 있는 것이 특징. 외부의 균에 대해 싸우는 중요한 기능이 있다.

· 과립백혈구(顆粒白血球, Granulocyte)

호중구를 가리킨다. "호중구" 를 참조

· 과 백혈구 증후군(過 白血球 症候群, Hyper leukocytic syndrom)

급성백혈병과 같은 경우 많은 아세포(芽細胞, Remission)들이 폐나 뇌의 미세혈관을 막아 저산소증이나 뇌졸증을 유발시키는 것을 말한다. 이 경우 신속하게 피를 걸러냄으로 인해(Apheresis) 아세포를 물리적으로 제거해야 한다.

· 관해(寬解, Remission)

이에는 완전관해(完全寬解, Complete remission)와 부분관해(Partial remission)가 있다. 전자는 비 정상적인 피 수치(적색소, 백혈구, 혈소판)가 완전 정상을 회복하며 동시에 골수검사 시 아세포가 5% 이하로 오고, 또 골수 충실도로 정상을 회복하는 것을 말하며 후자는 회복 여부가 부분적으로 되는 것을 말한다.

· 관해 유도치료(Remission Induction Therapy)

관해를 목표로 시행하는 복합화학요법. 급성골수성백혈병에서는 소위 7+3(Ara-c : 7일간 투여, Idarubicin : 3일간 투여)가 널리 사용되며 급성림프구성백혈병에서는 싸이톡산, 빈크리스틴, 아드리아마이신 및 스테로이드가 사용된다.

· 관해(寬解) 후 치료(Post-Remission Therapy)

백혈병 치료 이후 비록 관해는 왔지만 여전히 잔류(殘留) 백혈병세포(예 : 108-9정도)가 남아 있다고 봐야 한다.

따라서 관해 이후에 투여하는 항백혈병 치료를 통괄적으로 "관해 후 치료" 라 부르며 동종이식으로 가지 않는 경우 보통 2-4차례 시도하면서 치료를 마치게 된다.

· 구강 건조증

이식편대 숙주반응 특히, 만성 이식편대 숙주반응시에 입안의 점막손상으로 인해 건조해지는 경우, 심한 통증이 동반될 수 있다. 스테로이드로 치료한다.

· **구강 점막염(口腔粘膜炎, Oral Mucositis)**

화학요법, 이식을 위한 전처치, 방사선치료 이후 입안의 점막이 허는 상태로 통증이 있으며 헌 점막을 뚫고 균이 침입할 수 있다.

· **구염(口炎)**

이는 "구강 점막염"을 보시오.

· **국소마취(局所痲醉, Local Anesthesia)**

시술을 하고자 하는 부위에 마취약을 주사바늘을 이용해 투약한다.

· **글리벡(Gleevec, Glivec, STI-571)**

만성골수성백혈병의 원인이 되는 필라델피아 염색체의 기능(신호전달체계)을 막음으로써 병을 치료하며 정상으로 환원시키게 하는 약제로 다른 이름은 STI571이다. 이는 복용하는 약으로 대개 400mg으로부터 시작한다.

· **급성골수성백혈병(急性骨髓性白血病, Acute Myeloid Leukemia)**

골수안에 골수성 세포들이 급하게 증식하는 백혈병이다(급성백혈병 참조). 세가지 그룹으로 분류가 되어 예후가 좋은 그룹(염색체 소견이 t(15 : 17)또는 M3 또는 APL이라 부름, t(8 : 21), inv(16)이 여기에 속함), 예후가 중등도의 그룹 또 예후가 나쁜 그룹(염색체소견이 -5, -7, complex 등을 보여주는 그룹) 등으로 나뉜다. 한편 예후가 좋은 그룹에서는 화학요법만으로(골수이식 없이) 70-90%까지 완치가 될 수 있다.

· **급성기(急性期, Blastic Crisis, BC) 만성골수성백혈병(慢性骨髓性白血病, Chronic Myeloid Leukemia, CML)**

만성골수성백혈병은 3-4년의 만성기(慢性期, Chronic Phase, CP)를 지나면서 점진적으로 진행이 되며 가속기(加速期, Accelerated Phase, AP)를 거쳐 결국은 급성기로 빠지게 된다. 이 경우는 급성백혈병 또는 그 이상으로 여러 부작용(감염, 출혈) 등이 동반되며 적절한 치료(글리벡 또는 화학요법)를 신속히 하지 않으면 생명이 위험할 수 있다.

· **급성백혈병(急性白血病, Acute Leukemia)**

골수에 아세포(芽細胞, Blast 또는 Immature Cell)가 급하게(급성) 증식을 함과 동시에 분화가 막힌 상태이다. 따라서 백혈병 세포들은 규모 없이 계속 골수를 침범하게 되며 정상세포가 밀려나게 되어 빈혈, 정상백혈구 감소, 혈소판 감소가 동반된다. 이에 따라 부작용으로 폐렴, 패혈증과 출혈이 오게 된다.

· **급성(急性, Acute) 이식편대 숙주병(移植片對 宿主病, Graft versus Host Disease, GVHD)**

이는 "이식편대 숙주병"을 보시오.

· **급성(急性)림프구성백혈병(Acute Lymphocytic 또는 Lymphoblastic Leukemia, ALL)**

골수 안에 림프구성 세포들이 급하게 규모 없이 증식하는 백혈병(급성백혈병 참조). 성인 ALL은 대개 염색체 검사 시(진단 시) 1/3에서 필라델피아 염색체(Philadelphia Chromosome)가 동반되며, 또한 많은 경우 백혈구 숫자가 5만/μl 이상으로 진단이 된다. 위의 그룹과 더불어 관해요법 이후 4주 안에 관해가 안오는 그룹의 경우에는 특히 예후가 좋지 않다(완치율 10%이하). 따라서 가급적이면 성인의 ALL에서는 동종이식을 시도해야 한다.

한편, 소아의 ALL은 이식 없이 화학요법만으로 80%이상 완치가 되며 동종이식은(몇몇 예외를 빼고는) 대개 재발된 경우에 고려하는 경향이다.

· **기관지 내시경(氣管支 內視鏡, Bronchoscopy)**

골수이식 이후이거나 백혈병 치료를 위해 화학요법을 투여한 경우 수치가 낮아지며 폐렴 등이 동반된다. 대부분 폐렴은 항 박테리아 및 항 곰팡이 등의 치료로 조절이 가능하지만, 간혹 열이 지속되거나 폐렴이 진행되는 수가 있다. 이 경우 내시경을 코와 기도를 통해 폐렴부위까지 진입시켜 폐렴 부위에서 필요한 균들을 채취하게 된다. 채취된 검사액은 현미경 검사 및 배양을 통해 원인균들을 밝히는데 중요하다.

ㄴ

· **낙센(Naproxen)**

널리 쓰이는 소염진통제 중 하나.

· **남성호르몬 치료(男性호르몬 治療, Male Hormone therapy)**

주로 안드로젠(Androgen)계통의 약으로 치료하게 되며 골수이형성 증후군이나 재생 불량성 빈혈에서 이약이 사용될 수 있다.

· **내분비(內分泌) 기능장애**

전신방사선조사 혹은 고량의 싸이톡산치료 이후 올 수 있는 내분비(內分泌)장기의 기능저하.

· **냉동보관(冷凍保管, Cryopreservation)**

주로 자가 조혈모세포이식을 위해 환자로부터 채취한 말초혈 조혈모세포를 전처치 이후 이식을 하기 위해 영하 -150℃의 질소에 보관하는 기법. DMSO라는 냉동보존제를 이용하여 얼리며 환자에게 주입시 다시 해동한다. 한편, 동종이식의 경우에도 공여자가 정확히 Day 0(이식하는 날)에 병원에 오지 못하는 경우에는 미리 채취하여 영하 -150℃에 얼릴 수 있다. 이 경우 10년 이상까지도 보존이 가능하다.

· **녹색연쇄구균(Streptococcus viridans)**

감염을 일으키는 균 중 하나의 예.

· **누바인(Nalbuphine)**

합성된 마약계통 중 하나의 예.

ㄷ

· **다발성 골수종(Multiple Myeloma)**

골수의 질환으로 M-단백질이 상승하며, 빈혈, 고칼슘증이 생기며 뼈가 여러 군데 녹아내린다.

· **다형핵구(多形核球, Polymorphonuclearated Leukocyte)**

호중구를 가리킨다. 호중구를 참조.

· **단순포진 바이러스(Herpes Simplex Virus, HSV)**

면역이 억제된 사람에게 잘 오며 입주의 및 항문주위에 잘 온다.

· **대만골수은행(Tzu Chi Taiwan Marrow Donor Registry)**

· **대상포진(Herpes zoster)**

허페스 바이러스에 의해 생기는 가슴, 배 또는 얼굴에 신경분포를 따라 띠처럼 생기는 피부발진.

- **더블-루멘 도관(Double lumen Catheter)**
  이는 "중심정맥관"을 보시오.
- **데메롤(Meperidine)**
  통증약 중 하나.
- **독성(毒性, Toxicity)**
  화학요법 이후 몸의 각종 장기에 피해를 줄 수가 있다. 이때 제 1, 2, 3, 4도의 독성을 각 장기(조혈계, 심장, 폐, 간, 신장, 소화기, 신경계)에서 판정할 수 있다. 이것에 따라 반복되는 화학요법 시 그 용량을 가감(加減)하게 된다.
- **독일 골수은행(German National Bone Marrow Donor Registry ; ZKRD)**
- **동의서(同意書, Consent)**
  백혈병치료 시 또는 동종골수이식 시, 각각의 치료 시 겪을 수 있는 위험도와 부작용 등에 대해 설명을 들은 뒤에 그 이후 동의서에 도장을 찍게 된다. 표준치료의 경우에도 동의서를 잘 읽고 서명이나 도장을 찍어야 한다(의료진은 자세하게 가능한 모든 부작용들을 설명하는 것이 통례이며 보호자 및 환자 당사자는 이것에 대한 이해가 충분히 있어야 한다.).
- **동종(Allogeneic)**
  자가에 대응하는 용어로 나 자신 이외의 개체에서 조혈모세포(골수 또는 말초 조혈모세포)를 얻어 이식에 사용되는 경우이다.
- **동종 면역반응(Alloimmunization)**
  형제자매 혹은 타인간 골수이식시, 주입되는 동종 골수공여자의 골수에 포함되어 있는 면역세포(주로 T-세포)와 환자의 체내에 순환하고 있는 면역세포 사이에 일어나는 면역거부반응. 이로 인해 이식편 거부 및 생착실패, 이식편대 숙주질환이 생긴다.
- **동종이식(同種移植)(Allo-graft)**
  항암제 또는 전신 방사선조사(Total Body Irradiation) 등 강력한 치료를 통해 몸에 있는 나쁜 세포를 박멸(撲滅)할 때 환자 자신의 골수에 있는 모세포도 동시에 심각한 타격을 받아 스스로 회복을 못하게 된다. 이때, 외부에서 골수조직형이 맞는 건강한 형제 또는 타인의 골수를 주입시키는 것이다.
- **디엠에스오(DMSO)**
  이는 뽑혀진 골수 조혈모세포나 말초 조혈모세포를 -150℃로 얼리는 과정에 손상될 수 있는 조혈모세포의 생명력을 보호하기 위해 첨가하는 화학물질이다.

ㄹ

- **림프계(Lymphatic System)**
  감염과 싸우는 백혈구 세포를 포함하는 몸 전체에 거미줄처럼 퍼져 순환하는 면역 조직.
- **림프구(Lymphocyte)**
  백혈구(白血球, White Blood Cell) 중의 한 타입으로 몸의 면역체계에서 항체(抗體), Antibody)를 만드는 B-림프구와 이식편대 숙주병에 직접 관여하는 T-림프구 등이 있다.
- **림프종(Lymphoma), 악성 림프종**

인체 면역계에서 림프계에서 기원하는 악성 종양이며 주로 림프절, 비장 및 여러 실질 장기와 혹은 골수 등을 침범할 수 있다. 크게 나누어 호지킨과 비호지킨 림프종이 있다.

· **림프절(LN, Lymph Nodes)**
동맥, 정맥, 림프관이 연결되어 있고 각각 T-림프구, B-림프구가 구성되어 있는 콩알만한 크기의 림프 조직으로 전신에 림프관에 의해 연결되어 산재해 있다. 악성 림프종이 발생할 수 있는 림프조직이다.

ㅁ

· **마그네슘(Magnesium, Mg)**
금속성 캐미칼로 인체구성의 중요요소. 항 곰팡이 치료인 Amphoterecin-B 투여 시 또는 싸이클로스포린 복용 시, 신장(腎臟)을 통해 Mg이 빠져나가면서 Mg이 낮아질 수 있기에 보충이 필요하다.

· **마약(Narcotics)**
통증약 중 가장 강도가 있는 약제.

· **마취(痲醉, Anesthesia)**
골수검사를 위해 골수천자(骨髓穿刺) 전에 시행하는 국소마취(局所痲醉, Local Anesthesia)와 이식을 위한 골수 채취(骨髓採取, Bone Marrow Harvest)를 위해 시행하는 전신마취(全身痲醉, General Anesthesia)가 있다. 후자 시에는 삽관을 해서 인공으로 호흡을 유지시키며, 전신마취이기에 공여자는 통증을 느끼지 못한다.

· **만성골수성백혈병(慢性骨髓性白血病, Chronic Myeloid Leukmia, CML)**
골수 안에 백혈구 및 혈소판을 만드는 계열(系列, Lineage)이 증식(增殖)되어 빈혈이 오며 백혈구 및 혈소판의 증상이 동반되며 비장이 커져 있다. 소위 필라델리아(Philadelphia, PH) 염색체는 이 병의 원인 및 진행에 관여하고 있다.

· **만성파종성 캔디다증(Chronic Disseminated Candidiasis)**
면역이 떨어진 상태에서 캔디다(곰팡이)가 전신(피부)으로 퍼지는 경우.

· **만성이식편대숙주병(晩性移植片對宿主炳, Chronic Graft versus Host Disease, Chronic GVHD)**
동종 골수이식 이후 환자에게 주입된 공여자의 T-림프구가 환자의 눈(건조증), 구강(통증), 관절(뻣뻣해짐), 피부(발진, 통증, 가려움), 소화기관(설사, 출혈), 간(황달, 간 기능이상) 등의 장기를 공격하는 것을 가리키며 특히 골수이식 후 100일째 이후에 나타나는 경우를 말한다.

· **만성기(Chronic Phase)**
만성골수성백혈병의 한 유형으로 이 질환의 초기에 해당하며 골수이식 시 재발이 가장 적어 골수이식을 하는 경우 이 병기에 골수이식을 시도하여야 한다.

· **말초혈(Peripheral Blood, PB)**
혈액세포들이 생성되는 골수에 대응하는 용어로서, 성숙된 혈액세포가 골수에서 혈관을 통해 순환하는 혈액으로 나오는데 이것이 말초혈액이다.

· **말초혈 조혈모세포(PBSC, Peripheral Blood Stem Cell)**
말초혈액에 존재하는 조혈모세포. G-CSF 또는 항암제와 더불어 G-CSF를 투여하면 골수의 조혈모세포가 말초혈에 많은 수가 방출되는데 이를 가동화(Mobilization)라고 하며, 가동화를 통하여 채취한 조혈모세포를 말초 혈조혈모세포라 한다.

· **말초조혈모세포 이식(末梢造血母細胞 移植, PBSCT, Peripheral Blood Stem Cell Transplantation 또는 Progenitor Cell Transplantation)**

말초 혈조혈모세포를 이용한 조혈모세포이식. 이에는 동종(同種) 말초 조혈모세포이식, 자가(自家) 말초 조혈모세포이식 등이 있다.

· **말초 조혈모세포 주입(PBSC infusion)**

이식에 필요한 조혈모세포를 얻기 위해 골수가 아니라 말초혈액을 이용할 수가 있다. 말초 혈조혈모세포 채취 때는 전신마취가 필요 없다. 이렇게 뽑혀진 세포를 환자에게 정맥을 통해 주입하는 것. 동종간의 공여인 경우에는 공여자의 조직적합성항원검사가 필요하다.

· **망상구(網狀球, Reticulocyte)** 몸의 피가 부족할 때 골수에서 말초혈액으로 급하게 공급해야 되는 과정에 피검사 시 보일 수 있다. 특히 용혈성 빈혈일 때 이것이 증가하게 되며, 반대로 골수 부전 시(예, 재생불량성 빈혈)에는 대단히 낮게 된다.

· **메토트렉세이트(Methotrexate)**

이식 이후(Day 0), 이식편대 숙주반응을 예방하고자 Day 1, 3, 6, 11에 투여하는 약제.

· **멜파란(Melphalan)**

다발성 골수종(多發性骨髓腫, Multiple Myeloma)에 흔히 쓰는 화학용법이며, 최근에는 미니(Mini) 골수이식의 전처치(前處置, Conditioning Regimen)약제로 쓰여지고 있다. 고량으로 쓸 경우 피수치 감소 및 설사 등을 유발한다.

· **면역(免疫)글로불린(I.V.- Globulin)**

이는 동종이식 이후 대개 6개월까지 환자에게 주기적으로 외부 주사하는 약제로 면역기능을 항진시켜줄 뿐더러 이식편대 숙주반응을 줄여주는 장점도 있다.

· **면역억제치료(免疫抑制治療, Immune Suppression Therapy)**

동종이식 이후 약 100일까지는 급성(急性) 이식편대 숙주병(移植片對 宿主病, Graft vs Host Disease, GVHD)이 오며 그 이후 2-3년까지 만성(慢性) 이식편대 숙주반응이 올 수가 있다. 이때 스테로이드(Steroid)를 싸이클로스포린 등과 함께 면역억제치료를 함으로써 조절이 가능하다. 한편 중증(重症) 재생불량성빈혈의 치료시에도 이런 용어를 쓰지만, 더 정확한 용어는 면역조절치료이며 "면역조절치료"를 참조하시오.

· **면역조절치료(免疫調節治療, Immume Modulation Thecapy)**

재생불량성빈혈(再生不良性貧血)의 치료 중 한 방법으로 망가진 면역체계를 바로잡기 위한 치료. 대개 스테로이드(Steroid), 싸이클로스포린(Cyclosporin), 다나졸(Danagole) 등과 조혈세포(造血細胞)성장촉진인자(成長促進因子, Growth Factor) 등을 복합적으로 시도한다.

· **몰핀(Morphine)**

통증(痛症)약제 중에서 가장 강력한 부류의 약제.

· **무균식**

소독한 모든 식기(스텐레스 스틸)에 조리되어 상차림 전체를 대보로 1회 잘 싸고 미리 예열이 된 콘보스타에서 소독한 음식.

· **무균실(Protective Environment)**

Hepa Filter 등과 음압을 이용하여 환자가 머무는 방안에 먼지 수(Particle)가 100개 이하로 유지되도록 디자인된 방이다. 전처치가 끝나면 동종이식이 시작되는(Day 0) 시점에서 입실(入室)하여 생착이 될 때까지 약 3주 정도 머물게 된다.

· **미국골수은행협회(National Marrow Donor Program : NMDP)**

· **미니 골수이식(Mini-Bone marrow transplantation)**

전통적인 이식보다 강도가 경한 전처치를 함으로써 여러 독성(폐렴, 출혈, 정맥폐쇄증 등)을 줄일 수 있는 장점이 있는 이식 방법.

· **미세잔류병(微細殘留炳, Minimal Residual Disease(MRD))**

관해요법 등으로 육안으로는 백혈병세포 등이 보이지 않는 상황에서도 백혈병세포들이 상당수 몸 안에 숨어 있을 수 있다. 이 경우 공고요법 등을 하지 않는 경우 재발하게 된다. 이러한 MRD는 극심한 전처치 이후 시행하는 동종이식 후에도 생길 수 있다.

ㅂ

· **방사선전신조사(放射線全身照射, Total Body Irradiation, TBI)**

동종이식 전에 시행하는 전처치(前處置, Conditioning Regimen)로서 혹시 환자의 골수에 숨어 있는 미세 잔류병이 TBI로 다 처리가 된다. 동시에 TBI는 환자의 면역을 확실하게 억제시켜 줌으로써 외부에서 들어가는 공여자의 골수가 잘 자리잡도록 도와 주기도 한다.

· **방사선 치료(Radiation Therapy)**

방사선을 이용하여 종양세포를 치료하는 과정.

· **방선균증(Aspergillosis)**

곰팡이 균의 일종으로 조직 침입력이 강하며 기존 항진균약제에 내성이 높다.

· **범혈구 감소증(Pancytopenia)**

이는 빈혈(남 : 〈14g/*dl* 이하, 여 : 〈12g/*dl* 이하), 혈소판 감소(10만/㎕ 이하), 백혈구(호중구 〈 1500/㎕)를 동시에 보이는 낮은 피 수치. 재생불량성빈혈의 진단 시 또는 백혈병 치료 이후 상당기간(3-4주) 올 수 있다.

· **배양(培養, Culture)**

박테리아, 바이러스 또는 곰팡이 균이 피 속에 있는가의 여부를 알기 위해 각각 자라기에 적절한 조건(적당한 온도, 양분, 습기유지)을 만들어 외부에서 키움으로 그 균의 정체(Identity)를 알 수 있다.

· **백혈구감소증(白血球減少症, Leukopenia)**

이는 백혈구(호중구 〈1500/㎕) 수치가 낮아지는 것을 말한다. 백혈병치료 시 강한 화학요법 이후에 회복(관해)되기 전에 약 2-3주동안 올 수 있다.

· **백혈구공여자**

백혈구를 공여하는 공여자는 B형 간염 등이 없어야 하며 피 수치가 정상인 사람만이 가능하다.

· **백혈구성분채집(Leukapheresis)**

혈액종양환자들이 강력한 백혈병 치료를 받거나 골수이식을 위해 전처치를 받을 경우 백혈구 수치가 심하게 감소된다. 이때 심한 폐렴 등이 올 수 있는데 적절한 항생제 치료에 감염이 호전되지 않을 경우 백혈구 수혈이 필요하다. 백혈구성분채집도 혈소판성분채집과 마찬가지로 혈액성분채집기라는 장비를 이용하여 백혈구 성분만을 선택적으로 채집하고 나머지 성분은 다시 공여자에게 되돌려주는 헌혈이다. 이 경우 백혈구 공여자는 공여 24시간 전에 백혈구를 올리는데 필요한 덱싸메타존이란 약을 복용하거나 전날 G-CSF(조혈 성장 촉진제 주사)를 맞기도 한다.

· **백혈병(Leukemia)**
골수의 백혈구계 조혈과정에 이상(분화가 막히거나, 비정상으로 증식이 증진됨)이 생겨 특정계 세포의 과도한 생산으로 골수와 말초혈액 그리고 신체의 각 장기에 비정상 백혈구의 아세포가 침범하여 빈혈, 면역기능 저하 및 출혈 등의 임상증상을 보이며 치료하지 않으면 그 결과가 치명적이 되는 악성 혈액질환이다.

· **백혈병어린이후원회**

· **변이(變移, Transformation)** 만성기 만성골수성 백혈병이나 골수이형성 증후군의 초기 단계에서 급성기(급성백혈병)의 상황으로 진행되는 것을 말한다.

· **병기(病期, stage)**
만성림프구성 백혈병이나 다발성 골수종에서 각각의 병기가 결정되며 이는 치료의 반응 및 예후에 반영이 된다.

· **부루펜(brufen)**
소염진통제.

· **부분관해(部分寬解, Partial Remission)**
관해요법 이후 그 결과(피 수치 및 골수의 내용)가 부분적으로 정상화됨을 말한다(완전관해를 참조하시오).
한편, 부분관해는 각각의 질환(예, 백혈병, 다발성 골수암)에 따라 그 내용이 달라질 수 있으며, 또한 각각의 임상연구 디자인에 따라 조금씩 차이가 날 수 있다. 또한 고형암(예, 림프선종양, 호지킨스림프종, 유방암 등)에서는 보이던 암세포 덩어리가 치료 이후 그 크기가 원래의 크기에 비해 반이나 그 이하로 보이는 것을 말한다.

· **부설판(Busulfan, Myleran)**
동종이식 시 널리 쓰이는 전처치 약제 중 하나(알약과 정맥주사가 있음).

· **분자세포유전학(分子細胞遺傳學, Molecular Genetics)**
염색체의 구조, 기능 등을 분자생물학적으로 분석하는 분야. 예로서, 필라델피아 염색체에서 관여하는 유전인자의 BCR-ABL이 글리벡이나 동종이식 이후 질환(만성골수성백혈병)을 추적하는데 이용된다.

· **불임(不姙, Infertility)**
강력한 화학요법이나 전처치로 쓰이는 싸이톡산, 부설판 및 전신조사 이후 난소(卵巢, Ovary) 및 고환(睾丸, Testis)에 피해를 줌으로서 난자(卵子, Ovum) 및 정자(精子, Sperm)생성에 타격을 주어 아이를 못 갖게 되는 현상이다.

· **비경구적 영양(非經口的 營養, Parenteral nutrition)**
입이 너무 심하게 헐거나 심한 설사가 있는 경우 빗장뼈 아래에 있는 중심정맥관(Central Vein)을 통해 관을 삽입한 후 1000-2000 kcal 정도의 양분을 보조해 주는 것.

· **비 마약성 진통제**

마약성 진통제에 비교가 되는 그룹으로 마약성 진통제에 비해 비교적 부작용이 적지만 통증해소 능력은 조금 약하다.

· **비장비대(脾臟 肥大, Splenomegaly)**

만성골수성 백혈병, 골수증식성 질환시, 또는 기타 백혈병시 비장이 커질 수 있다. 이는 피를 만드는 골수기능이 부진해지면서 간이나 비장 등이 그 기능을 대신하려 하면서 시작이 된다.

· **비혈연 골수이식(非血緣 骨髓移植, Matched Unrelated Transplantation)**

형제간(Sibling)에 조직항원(HLA)이 일치 않는 경우, 환자와 피를 나누지는 않았지만 HLA가 동일한(Identical) 타인(他人)의 골수 또는 말초 조혈모세포를 이용하여 전처치(Conditioning Regimen, 예 : 전신조사, 싸이톡산, 부설판) 이후 이식을 하는 것이다.

ㅅ

· **생착(生着, Engraftment)**

골수이식 이후 약 3주가 지나면서 밖에서 주입시킨 조혈모세포가 골수에서 자리를 잡는 과정. 이 증거로 중성구(中性球, Neutrophil)가 3일 이상 500/㎕로 되며 혈소판이 7일 동안 수혈없이 2만개/㎕를 유지하게 된다.

· **생존율(生存率, Survival rate)**

A 이란 치료이후 환자가 6개월, 1년, 2년, 3년이 지나며 계속 살아있는가를 측정하는 통계방법. 이에는 비록 병이 있더라도 생존을 하고 있다면 포함시킨다. 특히 무병생존율(無病生存率, Disease free survival)이란 병이 완전히 사라진 상황에서의 생존율을 이야기한다.

· **생착거부(Graft rejection)**

이식 이후 생착은 잘 되었지만 그 상황이 오래가지 않고 수개월 이후 또는 드물게는 수 년 이후에 밖에서 들어간 골수 또는 조혈모세포가 떨어져 나가는 것을 말한다. 백혈구와 혈소판 수치가 감소한다.

· **생착실패(生着實敗, Graft failure)**

이식 이후 일정기간이 지나도 생착이 되지 않는 상황(피 수치의 회복이 없음)을 말하며 이를 특히 1차성(Primary) 생착실패(Graft Failure)라 하며 한번 생착되었다가 피 수치의 감소와 동반되며 골수가 허(虛)해 지는 것을 2차성(2ndary Graft Failure)이라고 한다.

· **성분채취(Apheresis)**

성분 수혈을 위해 공여자 혈액에서 필요한 혈액성분을 채취하는 시술. 혈액분반기라는 기계를 이용해서 원심분리의 원리를 이용하여 혈소판, 림프구, 백혈구 및 조혈모세포 등의 혈액성분을 선택적으로 채취한다.

· **세포유전학(細胞遺傳學, Cytogentics)**

염색체의 양상(숫자적인 증가/감소 및 구조의 변화)을 분석함으로써 백혈병환자 등의 골수에서 치료 이후의 예후(豫後, Prognosis)를 예상할 수 있다. 또한 동종이식 시 남자 공여자가 여자 환자(또는 그 반대 시)에게 이식을 하였을 경우, 성염색체를 통해 생착여부를 추적할 수 있다.

· **수두(Chicken Pox)**

바이러스 감염 중 하나.

· **수혈(輸血, Transfusion)**
이에는 피 속에 있는 세포의 성분(적혈구, 백혈구, 혈소판)만을 주입시켜주는 성분헌혈(成分獻血)과 혈장 및 피 속의 세포 등을 한꺼번에 주입시키는 전체헌혈이 있으나, 최근에는 주로 성분헌혈이 주종을 이루고 있다.

· **숫자통증등급(Numeric Rating Scale, NRS)**
직선을 0에서부터 10까지 11단계로 나누어 환자의 통증의 심한 정도를 숫자로 표현하도록 한다. 이는 신뢰성과 타당성이 비교적 검증되어 있어서 전화로도 통증을 평가할 수 있다.

· **스테로이드(Steroid)**
부신피질호르몬, 이식편대 숙주반응 시 널리 쓰이는 약제.

· **심장(心腸)기능검사**
소위 Ejection Fraction이라하며 심장의 펌프기능을 평가하게 된다.

· **싸이클로스포린(Cyclosporin A, 산디문, 사이폴)**
이는 통증이식 이후 이식편대 숙주병을 방지하기 위해 복용하는 약.

· **싸이톡산(Cytoxan : Cyclophosphamide)**
고량요법(자가이식)시 널리 쓰이며 특히 동종이식 시 전처치 약제 중 대표적인 것.
이식편대 숙주반응을 방지하기 위해 사용되는 약제.

· **씨디 34+세포(CD 34+Cell)**
세포 표면에 존재하는 CD34라는 항체를 이용하여 조혈모세포를 찾아낸다. 이러한 방법으로 뽑혀진 골수 및 말초 조혈모세포의 양(量)을 정량할 수 있다.

ㅇ

· **아라씨(Ara-c, 싸이토신 아라비노싸이드, Cytosine Arabinoside)**
급성골수성백혈병에서 널리 쓰이는 약제 중 하나.

· **아세포(芽細胞, Blast 또는 Immature Cell)**
미성숙단계의 세포이며, 정상 아세포와 백혈병 아세포가 있다.

· **아스퍼질러스(Aspergillus)**
곰팡이 균의 하나로서 폐렴 등을 일으킬 때 다른 곰팡이(예 : 캔디다, Candida)보다 더 강력하며 치료가 잘 되지 않을 수 있다.

· **알로퓨리놀(Allopurinol)**
백혈병의 치료 시 uric 산 등이 죽어가는 세포에서 많이 분비가 되며 신장(腎臟)에 피해를 줄 수 있다. 이때 알로퓨리놀로 uric 산 등이 높아지는 것을 방지할 수 있다.

· **암세포 오염**
자가이식의 경우, 미리 뽑아둔 자가 조혈모세포 안에 백혈병 또는 림프종세포 등이 섞여 있는 상황이다.

· **암포테리신-B(Amphotericin-B)**
현재 임상에 사용되는 항-곰팡이 약제 중 가장 효과적인 것들 중 하나.

· **약제내성(藥劑耐性, Drug resistance)**

화학요법이 백혈병세포에 투여가 되면 백혈병 세포는 순순히 그것을 몸에 지니고 죽게 되지 않는다. 오히려 백혈병세포 내에 있는 펌프(pump)를 이용하여 몸 밖으로 보내게 된다. 이러한 기전 이외에도 여러 다른 기전을 동원하여 백혈병세포는 화학요법으로부터 생존하게 된다.

· **얼굴통증등급(Pain Affect Faces Scale)**

얼굴표정으로 통증의 정도를 평가한다(대개 소아과 환자에 적용).

· **에이싸이클로비어(Acyclovir)**

항 Virus 약제 중 하나로 Herpes 감염 시 잘 사용된다.

· **에토포사이드(Etoposide)**

자가이식에 흔히 쓰는 항암제.

· **예후(豫後, Prognosis)**

백혈병이나 재생불량성빈혈에서 치료 이후 그 결과(완치여부)를 말한다.

· **예후인자(豫後因子, Prognostic Factor)**

급성골수성백혈병의 경우 염색체의 소견이 중요한 예후인자 중 하나이며, 급성림프구성백혈병의 경우에는 진단 시 백혈구의 숫자, 관해요법 이후 4주 내에 관해가 오는지 여부, 또한 필라델피아 염색체 등의 유무 여부가 예후 인자이다.

· **염색체(染色體, Chromosome)**

생명의 온갖 비밀을 다 갖고 있으며 사람의 경우 46개, 23쌍으로 이루어져 있으며, 남자의 경우에는 44+XY이며 여자의 경우에는 44+XX를 이루고 있다. 머리, 눈색 등을 결정함은 물론이며 신장, 얼굴모습 및 피부색 등을 유전시킨다. 또한 백혈병세포의 경우 대부분 망가진 염색체를 지니고 있다. 이는 치료가 되면서 정상을 회복한다.

· **염색체(染色體)검사**

이는 "세포유전학"을 보시오.

· **예방주사(Vaccination)**

이는 동종이식이 성공적으로 된 후 1년 정도를 지나면서 갓 태어난 아이의 경우처럼 시작된다.

· **완전관해(完全寬解, Complete Remission)**

백혈병의 경우, 관해요법 이후 골수검사 시 아세포(芽細胞)가 5% 이하이며 골밀도가 20% 이상을 보여주며 또 피의 수치가 정상(예, 헤모글로빈〉 12gm/*dl*, 백혈구의 호중구〉1500/*μl*, 혈소판〉10만)을 회복하며 이러한 소견이 4주 이상 지속될 때를 말한다. 한편, 완전관해는 각각의 질환(예, 다발성 골수종, 재생불량성빈혈 등)에 따라 그 내용이 달라질 수 있으며, 또한 각각의 임상연구 디자인에 따라 조금씩 그 차이가 날 수 있다. 또한 고형암(예, 유방암, 임파선종양, 호지킨스림프종 등)에서는 보이던 암세포 덩어리가 치료 이후 완전히 사라지는 것을 말한다.

· **완전일치**

조직항원의 A, B, DR 각각(2쌍씩 따라서 도합 6개)의 항원이 환자와 공여자가 서로 일치하는 것.

· **완치율**

완치(cure)가 되는 확률.

· **욕창(褥瘡, Bed Sore)**

오랫동안 누워있는 환자의 경우, 피순환이 좋지 않아 생길 수 있다. 이 경우, 2-3시간 마다 position을 바꿔줘야 한다.

· **유전자(遺傳子, DNA)**

생명의 가장 기본이 되는 핵산(核酸)으로 이것들이 염색체(染色體)를 이루며 각종 생명체의 특성을 전수(傳輸)시키게 된다.

· **유지치료(維持治療, Maintenance)**

급성 림프구성 백혈병의 경우 관해요법과 공고요법이 끝나는 시점(대개 진단으로부터 6-7개월)에서 6MP/ MTX 등으로 약 2년까지 화학요법을 매일/매주 유지하게 된다. 또한 APL(M3)에서도 관해/ 공고요법이 끝나는 시점에서 고량의 비타민 A(ATRA)를 격달로 약 2년까지 유지하게 된다.

· **이식편 거부(移植片 拒否, Graft Rejection)**

동종이식 이후 착상(着床, Engraftment)은 잘 되었으나 시간이 지남에 따라 여러 기전(예 : 병의 재발, 면학적인 이유, HHSV6 등의 감염)에 의해 이식편이 떨어져 나가는 것. 피 수치가 심하게 감소한다.

· **이식편대 백혈병효과(移植片對 白血病, Graft vs Leukemia Effect)**

밖에서 들어간 건강한 공여자의 골수성분 중, 특히 T-림프구는 환자의 몸에 남아있거나 숨어 있는(잔류병(殘留病)) 백혈병을 면역적으로 잡아 먹어치우게 된다.

· **이식편대 숙주병(移植片對 宿主病, Graft vs Host Disease, GVHD)**

정상 공여자의 T-림프구가 환자의 몸 속에 남아있는 면역체계와의 갈등으로 발생하는 증상들이다. 가장 대표적인 것으로 피부 발진(發疹), 간 기능 부전, 특히 황달(黃疸) 및 설사 등이 있다. 이식 이후 100일까지 생기는 경우를 급성(急性, Acute) 이식편대 숙주병이라 하며, 이식 100일 이후에 생기는 경우를 만성(慢性, Chronic) 이식편대 숙주병이라 한다. 만성 이식편대 숙주병 시에는 눈, 입, 폐, 장, 피부 등에 병변이 생기며 관절이 뻣뻣해지기도 한다.

· **이형성(異形成, Dysplasia)**

정상의 경우에는 조혈모세포에서 각각의 단계를 거쳐 분화/ 성숙해가야 하는데, 이형성이 있는 경우에는 어떤 단계에서 결국 유전자의 오작동으로 인해 멈춰 버리는 경향이 있다.

· **이차성 백혈병(二次性 白血病, Secondary leukemia)**

이는 유방암이나 폐암등 고형암의 치료로서 화학요법을 쓴 후 수년이 지난 후, 환자가 고형암에서 완치가 되었지만 2차성으로 백혈병을 얻는 경우를 말한다. 또는 골수이형성 증후군에서 수년이 지나면서 병이 더 진행되어 이차성 백혈병으로 가기도 한다.

· **인도메타신(Indomethacin)**

소염진통제 중 하나.

· **인터페론(Interferon)**

항 바이러스 효과를 가지는 약물. 특히 만성골수성백혈병에서 동종 골수이식이 가능하지 않은 경우 사용된다.

· **일본골수은행협회(Japanese Marrow Donor Program : JMDP)**

· **림프구 주입**
이는 "공여자 림프구 주입" 을 보시오.

ㅈ

· **자가이식(自家移植, Auto-graft)**
조혈모세포 또는 골수이식 시 미리 뽑아놓았던 자신의 조혈모세포를 전처치 이후 사용하는 것.

· **자가정자동결**
화학요법 이전 1달 여에 걸쳐 3-4차례 자위(自慰, Masturbation)를 통해 얻은 정자를 영하 150℃에 냉동 보관한 뒤 차후에 사용하도록 하는 것.

· **재발(再發, Relapse)**
관해에는 성공했지만 공고요법 도중이거나 혹은 공고요법을 다 마친 후 백혈병이 다시 살아 나올 수 있다. 백혈병의 재발은 특히 관해 후 1년 이내에 가장 높으며 관해 이후 2년이 넘어가면서 비교적 드물다.

· **재생불량성빈혈(再生不良性貧血, Aplastic Anemia)**
골수검사시 조혈모세포(造血母細胞)가 극도로 감소되며 골밀도(骨密度)가 현격히 떨어지며(예, 5-10%) 따라서 피검사시 중증(重症, Severe)의 경우에는 극심한 빈혈(헤모글로빈(8gm/dl) 및 망상구 감소(〈1%), 혈소판 감소(〈2만/ul), 호중구 감소(〈500/ul) 등을 보인다.

· **적혈구 조혈성장인자(Erythropoietin, EPO)**
주로 적혈구를 촉진/성장시키는 성장인자.

· **전신마취(全身痲醉, General Anesthesia)**
기도에 삽관을 하여 마취약이 들어감으로 인해 통증에 관한 인식이 전혀 없게 된다.

· **전신방사선조사(TBI, Total body irradiation)**
동종 골수이식을 시행하기 전 방사선을 조사하면 숨어있는 백혈병 세포가 제거되고 또 환자의 면역기능을 억제하여 이식된 조혈모세포가 생착하기 이상적인 상황이 된다.

· **전처치(前處置, Conditioning Regimen)**
골수이식(동종 및 자가)을 하기 전 골수 안에 혹시 남아있을 잔류(殘留) 백혈병 세포를 깨끗하게 치우는 목적과 동종이식 시 외부에서 들어간 건강한 공여자의 조혈모세포(造血母細胞)가 자리를 잡도록 하기 위해 환자의 면역 기능을 최소화시키는 목적으로 사용하는 화학요법 또는 전신조사(全身助射).

· **절대호중구수(ANC, Absolute Neutrophil Count)**
백혈구의 한 부류로서 각종 감염균과 싸우게 된다.

· **점막염(粘膜炎, mucositis)**
구강 등의 점막에 생기는 염증. 주로 백혈구 수치가 감소할 때(특히 ANC〈1000) 잘 생긴다.

· **정맥폐쇄성 간질환(靜脈閉鎖性 肝疾患, Veno-Occlusive-Disease, VOD)**
이는 골수이식 직후 착상이 되는 기간 동안 황달, 체중증가(10% 이상), 간 부위의 통증, 복수 등으로 나타나는 질환이다. 골수이식을 위해 전처치를 세게 하면서 간에 있는 정맥들이 손상이 오면서 각종 싸이토카인 등이 나쁜 영향을 나타냄으로써 생긴다(간정맥 폐쇄증을 참조할 것).

· **정자동결**

동종이식 시 남자 환자의 정자생성에 타격을 주기 때문에 미리 뽑아 얼려둔다.

· **정자은행**

정자동결을 전문적으로 다루는 곳.

· **제대혈(臍帶血, Cord Blood)**

제대혈은 어머니와 태아를 연결시키는 탯줄에서 채취되는 혈액을 말한다. 그간 분만 후 버려져 왔으나, 조혈모세포가 들어있다는 것이 알려지면서 골수 조혈모세포 이식을 대체하는 소중한 자원이 되고 있다.

· **제대혈은행(臍帶血銀行, Cord Blood Bank)**

산모(産母)가 아기를 낳은 후 아기와 엄마 사이의 탯줄 속에 있는 피로, 그 안에 이식에 유용하게 쓰이는 제대혈을 모아 타인이식에 활용할 수 있도록 코디네이션을 해주는 곳.

· **제대혈이식(Umbilical Cord Blood Transplantation)**

· **제한식품**

백혈구 수치가 낮을 때(예 500/μl 이하)시 유의해야 하는 음식들

· **조직적합성항원 검사(組織適合性抗原 檢査, HLA study)**

이는 단순 피검사로 항원과 항체 반응을 보는 Class I의 검사(A, B, C)와 분자생물학적(DNA 검사)으로 보는 Class II(DR) 검사가 있다.

Class I 검사는 대개 1일이면 항원 및 항체를 이용한 검사들의 결과가 나오며 Class II는 대개 분자생물학적으로 DNA를 이용(수 일 소요)하여 판명한다. 한편, Class I도 DNA 검사를 할 수 있으며 이는 주로 타인이식을 위한 공여자의 검사 시 사용된다.

· **조직(적합성)항원(組織適合性抗原, HLA : Human Leukocyte Antigen)**

몸 안에 있는 유핵 세포들은 소위 조직적합성항원(HLA)을 발현한다. 골수이식은 HLA가 일치(identical)해야 이식 이후 이식편대 숙주반응(移植片對 宿主反應, Graft vs Host Disease, GVHD)이 생기지 않는다. 조직적합성항원에는 Class I(A, B, C)와 Class II(DR, DP, DQ)가 있으며, 그간 임상에서는 주로 Class I의 A와 B, Class II의 DR을 주로 관심있게 보아 왔다. 한편 최근에는 C 및 DP, DQ 등도 중요하다고 보고되고 있다.

· **조혈(造血, Hematopoiesis)**

적혈구(赤血球), 백혈구(白血球) 및 혈소판의 생성은 골수(骨髓)에서 조혈모세포(造血母細胞)로부터 일어나며 이 과정을 조혈이라 한다. 그 조절은 생리적인 요구에 따라 계속 변하게 된다. 예로서, 출혈 시에는 비교적 신속하게 적혈구 생성이 되며, 감염 등이 있을 때에는 백혈구의 생성이 활성화된다.

· **조혈모세포(造血母細胞, Hematopoietic Stem Cell)**

조혈(造血)을 담당하는 어미(母)가 되는 세포이다. 쥐를 이용한 실험에 의하면 골수이식 시 불과 기십 개의 진정된 조혈모세포만 주면 쥐에 필요한 각종 피의 세포가 생성된다. 그러나 사람에 있어서는 이식 시 너무 적은 양의 조혈모세포를 주입할 경우 너무 오랜 시간이 지나면서 회복되어 여러 부작용(폐렴, 출혈)이 생기기 때문에 실제에 있어서는 조혈모세포와 더불어 많은 양의 좀더 분화한 세포들을 주입하게 된다.

· **조혈성장인자(造血成長因子, Hematopoietic Growth Factor)**
조혈(造血)을 도와주는 성장인자(成長因子). 그 대표적인 것들로는 G-CSF(그라신, 뉴트로진), GM-CSF, SCF, TPO 등이 있다.

· **중성구(中性球, Neutrophil)**
백혈구의 한 부류. 각종 감염과 싸운다.

· **중심정맥관(中心靜脈管, Central Venous Line)**
백혈병치료를 위한 화학요법 투여시 팔에 있는 혈관을 통해 주입할 경우 부작용(새거나, 정맥감염, 정맥이 막히는 것 등)이 흔히 생길 수 있다. 따라서 빗장뼈(쇄골(鎖骨))아래를 통해 정맥주사를 위한 통로를 마련하는 것으로 이관을 통해 수혈, 화학요법 투여, 항생제 투여가 가능하며 각종 검사시 피도 뽑을 수 있다. 중심정맥관의 관 중간이 나뉘어져서 두 개 짜리일 수도(더블-루멘(double lumen)) 있고, 3개로 나뉘어 트리플-루멘(Triple Lumen)일 수도 있다. 각각의 용도에 따라 더블, 트리플을 삽입할 수 있다.

· **중심정맥관리**
막히지 않도록 매일 헤파린(Heparin)과 증류수로 적당량을 그 관을 통해 주사해 주어야 하며, 1주에 한 번씩은 관을 덮은 거즈를 드레싱(dressing)해 주어야 한다.

· **진균성(眞菌性) 폐렴(Fungal Pmeumonia)**
진균에 의한 폐렴을 가리키며, 이식편대 숙주병에 걸린 환자를 스테로이드로 치료하는 동안 잘 동반되며, 급성백혈병환자의 관해 및 공고요법기간에도 올 수 있다.

ㅊ

· **채혈금지대상자**
혈액원에서 지정한 규정으로 나이, 체중, 감염여부, 임신여부에 따라 피 공여를 해서는 안되는 사람.

· **척수강(脊髓腔, Intrathecal Space)**
척수가 지나가는 곳 주위의 공간을 말하며 주변에 피가 자유롭게 지나지 못하는 특수한 막이 형성되어 있다. 한편, 급성림프구성백혈병 등은 뇌척수강을 잘 침범한다.

· **척수강 화학요법(脊髓腔 化學療法, Intrathecal Chemotherapy)**
급성백혈병, 특히 급성림프구성백혈병의 경우 척수강 내에 침범하는 수가 흔히 있다. 이 경우 바늘로 직접 척수강 내에 진입한 후 화학요법을 투여하게 된다.

· **척수액(脊髓液) 검사(Spinal Fluid Examination)**
급성림프구성백혈병의 경우 중추신경계(中樞神經系)로 잘 침범을 하며 이 경우 척추강(脊椎腔)에 바늘을 직접 넣어 척수액을 빼서 백혈병 세포의 존재여부를 알아낼 수 있다. 백혈병이 존재할 경우에는 척수강을 통해 1주에 2번씩 백혈병 세포가 사라질 때까지 화학요법(주로 아라씨(Ara-C) 또는 메토트렉세이드(MTx)를 사용)을 투여해야 한다. 한편, 골수이식 이후 면역이 떨어진 상황에서 각종 바이러스(virus), 박테리아(Bacteria) 등에 의해서 뇌막염(腦膜炎) 등이 올 수가 있으므로 이 경우 진단의 목적으로 시행한다.

· **체외증폭(體外增幅, Ex Vivo Expansion)**
어른의 경우 제한된 수의 제대혈에 있는 조혈모세포만으로 안전하게 이식하기에는 그 조혈모세포의 양이 부족하다. 따라서 이 경우 뽑는 제대혈에 각종 성장인자(成長因子)를 넣고 체외(體外)에서 약 7-10일간 그 조혈모세포의 수를 늘린 이후 이식하는 것을 말한다.

· **출혈(出血, Bleeding)**

백혈병 혹은 재생불량성빈혈 등의 질환에서 혈소판을 만드는 세포들의 기능저하 및 생성저하로 지혈에 필수적인 혈소판의 감소가 오며 출혈이 합병될 수 있다. 이때 혈소판 수혈이 중요한 예방 및 치료법이다.

· **최하점(Nadir)**

약물치료 후 혈액세포 수가 가정 적게 되는 때를 뜻한다. 이때는 면역기능이 떨어져 감염의 위험과 혈소판 감소로 출혈의 위험성이 높다.

ㅋ

· **카노프스키 활동점수(Karnofsky Score)**

걸어다니고 일상 생활을 할 수 있는 능력과 침대에 머무는 시간 등을 숫자적으로 평가하는 것.

· **카이메리즘(Chimerism)**

동종이식 이후 공여자의 골수로 완전히 바뀌었나를 확인하는 검사. 반드시 골수로 검사하지 않고 피로서도 그 판정이 가능하다. 모든 사람의 지문이 다 다르듯이 개개인의 골수의 특이한 지표가 있다. 이를 이용하여 이식 전과 이식 후의 변화를 추적할 수 있다. 그 방법으로는 분자생물학적 방법(VNTR)과 염색체로써 확인하는 세포유전학적 방법이 있다.

· **캔디다 감염증(Candidiasis)**

주로 피부를 침윤하지만, 경우에 따라서는 간, 비장 및 폐(폐렴을 유발)에도 심한 염증을 일으킬 수 있다. 이식편대 숙주반응 시 면역억제제(스테로이드)를 투여할 때 구강 등에 생길 수 있다.

· **캔디다혈증(Candidemia)**

캔디다(곰팡이)균이 피에서 발견되는 것.

· **코데인(Codeine)**

중등도(中等度)의 강도를 갖은 통증약.

ㅌ

· **타이레놀(acetamiophen)**

널리쓰이는 해열/소염진통제로 아스피린과는 달리 혈소판 저하 등의 부작용이 없다.

· **타인(他人)이식**

조직적합항원(HLA)이 형제, 자매 중에서 맞지 않아 이것이 맞는 타인으로부터 시술하는 이식.

· **트리돌, 트라마돌(Tramadol)**

널리 쓰이는 중등도의 통증약.

· **트리풀-루멘도관(Triple luemen Catheter)**

이는 "중심정맥관"을 보시오.

· **티오테파(Thiotepa)**

자가이식 시 쓰이는 항암제 중 하나.

· **티 림프구(T-lymphocyte)**
림프구 중 B-림프구에 상응되는 림프구로 이식편대 숙주반응과 이식편대 백혈병의 작용시 중요하다.

· **특발성(特發性, Primary 또는 Essential)**
이는 어떤 이유가 있어서 생기기 보다는, 그 원인을 정확히 알 수 없는 상황에 사용되는 용어이다. 이는 원발성이란 단어와도 혼용이 된다.

ㅍ

· **패혈증(敗血症, Sepsis)**
면역이 떨어진 상황에서 박테리아, 곰팡이, 바이러스 등이 피에서 계속 증식을 하며 고열 및 기타 부작용을 일으키는 것. 진행이 될 경우 혈압이 심각하게 떨어져 위험할 수 있다.

· **펑거스 폐렴(Fungus Pneumonia)**
이는 "진균성 폐렴"을 보시오.

· **펜타닐 패취(Fentanyl Patch)**
강력한 마약성 통증약을 몸에 붙이게 되어 있으며, 2-3일동안 서서히 흡수 및 분비가 되어 그 기능(통증약)이 오래 유지된다.

· **폐결핵(肺結核, Tuberclosis)**
결핵균에 의해 생기는 감염. 주로 폐렴(肺炎), Pneumonia)이나 늑막염(肋膜炎)을 유발시키나 경우에 따라 신장, 뼈, 복막염, 장염 등도 일으킬 수 있다.

· **폐(肺)기능검사(Pulmonary Function Test)**
자가 및 동종이식 이전에 폐가 고량의 전처치를 잘 견딜 수 있는가를 미리 점검하는 것.

· **포도상구균(Staphylococcus)**
면역이 떨어졌을 때 환자에게 올 수 있는 감염 중 하나.

· **플루다라빈(Fludarabine)**
면역억제기능이 뛰어나 미니 골수이식 시 널리 쓰이는 전처치 약제 중 하나. 또한 만성림프구성백혈병에 효과적인 항 백혈병제제.

· **피부조직검사(皮膚組織檢事), Skin Biopsy)**
골수이식 이후 이식편대 숙주반응(移植片對 宿主反應) 때 피부에 우선 나타난다. 이 상황에서 약에 의한 피부발진(皮膚發進) 또는 감염(곰팡이, 박테리아 등)에 의한 발진 등을 구분시키기 위해 조직검사가 필요하다.

· **피-씨-알(PCR, Polymerase Chain Reaction)**
분자생물학적 방법을 이용하여 만성골수성백혈병에서 필라델피아 염색체가 관여되는 BCR-ABL이나 또는 급성골수성백혈병에서 AML- ETO, 또는 PML-RARA 등의 유전자를 추적하는 법. 몸의 백만개 세포중 1개만 양성으로 숨어 있거나 잔류할 경우 찾아낼 수 있는 장점이 있다. 그러나 이 검사가 모든 검사 중에서 최상이라기보다는 FISH 및 염색체 검사들과 호혜적으로 사용되고 있다.

· **필라델피아 염색체(Philadelphia 염색체(染色體))**

95%의 만성골수성백혈병에 발견되는 비정상 염색체로서 염색체 중 9번과 22번이 서로 주고 받은(치환(置換), Translocation) 결과 생기게 된다. 이 염색체는 인터페론, 글리백 또는 골수이식 이후 정상으로 돌아오게 된다. 치료가 잘 되며 치환이 더 이상 보이지 않게 된다.

ㅎ

· **하이-도즈-아라씨(High Dose Ara-c)**

백혈병 치료시 표준관해요법에 관해가 오지 않았을 때 시도해 볼 수 있는 치료의 한 방법(대개 18gm/m2, 체표면 당 18gm이상을 투여함).

· **한국복지재단**

의료보험이 인정된 골수이식, 자가 말초혈 조혈모세포 이식을 받는 환자를 선별하여 이식비용의 일부를 지원하고 있는 재단.

· **한국심장재단**

의료보험이 인정된 골수이식, 자가 말초혈 조혈모세포 이식을 받는 환자를 선별하여 이식비용의 일부를 지원하고 있는 재단.

· **한국조혈모세포은행협회(Korean Marrow Donor Program)**

대한적십자사 산하의 단체로서, 혈연(血緣) 중에 조직적합항원(HLA)이 일치하는 공여자가 없을 경우 이 곳에 의뢰할 수 있다.

· **한국혈액암협회**

백혈병 환우들의 동우회이며 최근 사단법인 "한국혈액암협회"로 개칭하였다. 환우들에게 혈소판 공여자 연결, 입원비 보조, 후원 및 교육사업 등을 담당하고 있다.

· **합병증(合併症, Complications)**

화학요법 이후 피 수치가 떨어지면서 감염, 출혈, 신기능 부전, 간기능 부전 등이 올 수 있다. 위의 것들을 총체적으로 이야기한다.

· **항 림프구혈청(抗 림프球血淸, Anti-thymocyte-globulin)**

재생불량성 빈혈 시 면역억제/ 조절 요법으로 사용되며 동종이식 시 전처치로서 싸이톡산과 함께 사용되기도 한다. 또한 동종이식 이후 이식편대 숙주병(移植片對 宿主炳, Graft Versus Host Disease) 시, 스테로이드 다음 이차 약으로 사용되기도 한다.

· **항암화학치료(Chemotherapy)**

화학약물로 백혈병 및 암질환을 치료하는 과정.

· **헌혈증**

가까운 헌혈차나 헌혈의 집, 또는 혈액은행이 있는 종합병원에서 전혈, 혈소판이나 백혈구, 혈장 등의 헌혈을 한 경우 헌혈일자와 헌혈종류, 헌혈량 등이 기입된 헌혈증을 지급하게 된다. 이 헌혈증은 특히, 수혈을 많이 받은 환자들에게는 수혈료를 대신할 수 있다.

· **혈소판(血小板, Platelet)**

피 응고에 관여하며, 그 수치가 2만/μl 시에는 수혈을 받아서 예기치 않은 출혈을 방지해야 한다.

· **혈소판 조혈성장인자(TPO : Thrombopoietin, IL-11)**

골수에서 혈소판을 공급 및 조절에 중요한 역할을 하는 조혈 성장인자.

· **혈소판공여자**

· **혈소판성분채집(Platelet apheresis)**

혈액성분채집기라는 장비를 이용하여 혈소판 성분만을 선택적으로 채집하고 나머지 성분은 다시 공여자에게 되돌려주는 채집방법.

· **혈연(血緣, Related)**

형제, 자매 및 사촌, 8촌 등 집안의 친척을 지칭. 조직적합항원(HLA)이 완전일치(match)이건 1개가 틀린 상황이건 같은 조건에서는 혈연이 타인보다는 이식을 진행할 때 독성이 적으며 그 성적이 우수하다.

· **호중구(好中球)**

백혈구(白血球, White Blood Cell, WBC, 또는 Leukocyte)에는 여러 종류의 백혈구들이 있으며 호중구는 백혈구 중에서 중요한 부분을 차지한다. 특히 박테리아 등과 싸우는 중요한 방어 역할을 한다.

· **호흡기 세포융합 바이러스(Respiratory Syncytial Virus, RSV)**

동종이식 이후 면역이 억제된 그 기간에 생길 수 있는 호흡기(폐렴 등)에 피해를 주는 바이러스 감염.

· **휘쉬(FISH, Fluorescent In Situ Hybridization)**

분자생물학적 방법을 이용하여 골수 또는 피에서 보고자하는 유전자를 추적하기 위해(예, 필라델피아 염색체 등 각종 염색체의 문제점과 잔류병(殘留柄 : 숨어 있는 백혈병에 관해) 색깔이 나는 형광물질로 찾아내는 방법.

· **흉부 X-레이**

폐렴 등을 확인하기 위해 방사선을 이용하여 가슴을 촬영한다.

· **히크만 도관(導管, Hickman Catheter)**

백혈병이나 재생불량성빈혈의 치료 시 쓰이는 도관(이는 수술을 통해 몸 안에 관을 갖게 함). 이 관을 통해 화학요법, 수혈, 항생제 투여가 가능하다. 특히 화학요법을 말초혈관으로 투여할 때 오는 정맥염증, 정맥손상 등을 방지할 수 있다.

한편, 백혈구 수치가 낮을 때, 히크만 도관에 심한 염증이 올 때(특히 전처치 이후 골수이식은 했지만 아직 회복이 되지 않았을 때)는 치료가 어렵게 되는 수가 있다. 따라서 요사이는 Hickman Catheter 처럼 몸 안에 수술을 통해 박는 도관보다는 외부에서 빗장뼈 아래 삽입하는 중심정맥관(中心靜脈管)을 더 선호하는 경향이 있다. 이는 원하는 때 필요에 따라 수술 없이 그냥 뽑아버리는 장점이 있다.

용어해설(영문)

A

· **ABO 형** : 피 안의 적혈구세포의 표면에는 각각 A, B, AB등의 항원을 표현하게 되며 이에 따라 각각의 피의 ABO형이 결정된다. 단 O형의 경우에는 A 또는 B의 항원의 발현이 없다. 특히 골수이식 이후 착상이 되면서 환자의 A, B, O형은 서서히 공여자의 ABO형으로 바뀌게 된다. 따라서 이식 이후에 적혈구의 수혈을 대단히 조심해야 한다.

· **Acyclovir(아시클로비르, 조비락스)** : 허피스바이러스와 거대세포(CMV) 바이러스에 효과가 있다.

· **Alopecia** : 탈모. 이는 대부분의 화학요법 이후에 동반된다.

· **Androgens** : 남성의 이차 성을 나타낼 때 긴요한 홀몬(굵은 목소리, 수염, 남성의 성적 특징이 유지되도록 함). 골수이형성 증후군 또는 재생불량성 빈혈 시 사용된다.

· **Anemia** : 빈혈. 적혈구수의 감소 또는 헤모글로빈의 감소가 동반되며 쉽게 피곤하고 기운이 없게 된다.

· **Antibiotics** : 항생제. 입(경구), 정맥으로 대부분 투여하지만 피부에 바르거나 눈에 넣는 경우도 있다.

· **Antibody** : 항체(抗體). 외부에 박테리아 또는 바이러스 등에 의한 외부의 침입이 있을 때 B-림프구에서 그것에 대응하기 위해 만든다.

· **Apheresis** : 피에서 어떤 특정한 세포 또는 성분을 추출하는 기술. 따라서 백혈구, 혈소판 또는 조혈모세포를 추출할 수 있으며 또는 혈장(plasma) 등을 추출할 수도 있다.

· **Aspergillosis** : 곰팡이류의 한가지로, 특히 면역이 심하게 떨어진 환자에게 올 수 있으며 치명적인 폐렴 등을 일으킨다. 최근 여러 항-곰팡이 약들이 개발 중이다.

· **ATG(Anti-Thymocyte-Globulin)** : 재생불량성 빈혈 시 효과가 있는 치료(면역 조절요법)중 하나. 동물에 항원을 주사하여 얻은 혈청.

· **Autograft** : 자가 골수세포 또는 자가 말초조혈모세포를 말한다.

· **Autologous bone marrow transplant ation** : 자가골수 이식

B

· **Bactrim(박트림)** : PCP(피-씨-피, 폐염)등은 동종이식 이후 면역억제 기간동안 올 수가 있다. 박트림을 주말(토, 일) 기간동안 복용할 경우 PCP 등을 예방할 수 있다.

· **Basophil** : 백혈구의 한 종류이며 호염기구라 부른다. 이 세포 안에는 히스타민 등이 있으며 과민 반응 시 이것 등이 분비된다. 이 세포는 염증반응에도 관여한다.

· **Blast** : 아세포(芽細胞). 골수의 세포를 조사해 보면 미성숙세포 또는 원조가 되는 세포들이 관찰된다. 이 세포들은 분화하면서 혈소판, 백혈구, 적혈구 등으로 분화하게 된다.

· **Blood Culture** : 세균의 침범이 진행이 되면서 균들은 피에까지 들어오게 된다. 이때 피를 적절한 상황에서 배양을 하며 균들을 찾아내게 된다.

· **Bone Marrow Donor Worldwide** : 전세계적으로 타인이식을 위해 여러 나라들이 조직항원검사(HLA)를 서로 공유하도록 발족한 기관. 아직 우리 나라는 이에 가입되어 있지 않다.

· **Bronchoscopy** : 기관지 내시경. 폐렴 치료 시 균(박테리아, 곰팡이, 바이러스)에 따라 그 치료가 결정

적으로 달라지는 수가 있다. 이때 bronchoscopy는 유용한데 렌즈가 달리 긴 관을 기관지를 통해 하부 폐까지 들어가게 된다.

· **Bronchitis Obliterans** : 폐쇄기관지염. 이는 골수이식 이후 착상이 된 다음 약 6개월부터 2년 사이에 기관지염이 심하게 오며 호흡곤란이 동반된다. 최근에 이식편대 숙주반응의 한 부류로 보기도 한다.

C

· **Catheter** : 작고 가는 플라스틱 관을 통해 동맥, 정맥, 또는 몸의 어떤 부위(장기)에 삽입이 가능하게 된다.

· **Central Nervous System** : 뇌와 척추의 신경계를 총괄적으로 지칭한다.

· **Cerebrospinal fluid** : 척수액. 이는 직접 ventricle 안이나 척수강(脊髓腔)에 바늘을 넣어 채취할 수 있다. 백혈병세포의 침입 또는 뇌막염의 침입 시 cerebrospinal fluid를 뽑아 분석하게 된다.

· **Chemotherapy** : 화학요법. 백혈병세포를 퇴치하고 더 증식하지 못하게 한다.
아직 백혈병세포만 특이하게 퇴치시키지는 못하며 정상세포들도 Chemotherapy에 의해 피해(피수치의 감소등)를 보게 된다.

· **Chloroma** : 피부등에 약간 녹색을 띤 백혈병 세포의 응어리.

· **Chromosomes** : 염색체. 모든 유전자들이 뭉뚱그려있는 집합체로 핵이 있는 모든 세포들은 Chromosome을 갖고 있다.

· **Ciprofloxacin(씨푸로플록싸신, 씨푸로)** : 널리 쓰이는 항생제 중 하나.

· **Cyclosporin** : 동종골수이식시 또는 재생불량성 빈혈 시 면역억제 또는 면역조절 작용으로 사용된다.

· **Cytogenetics** : 세포유전학. 염색체의 분석을 함. 백혈병환자들은 대부분 Chromosome에 결손(缺損, Deletion) 내지는 증폭(增幅, Amplification) 또는 치환(置換, Translocation) 등이 있다.

· **Cytomegalovirus** : 약자로 CMV 라고 통하는 이 바이러스는 건강한 사람에게는 간단한 감기정도로 지나간 뒤에는 몸에 잠복해 버리면서 일생동안 머물게 된다. 대부분 이 경우 더 이상의 문제를 일으키지는 않지만 골수이식 등을 한 경우에는(대개 이식이후 30-100일 사이) 폐렴, 간염 등을 일으킨다. 간혹 심각한 경우가 유발되나 겐싸이클론 비어(Ganciclovir)등으로 대부분 치료가 된다.

D

· **DMSO** : 조혈세포의 냉동보관 시 사용하는 세포 보호약물.

E

· **Erythropoietin** : 이는 줄여서 EPO 라고도 하며 조혈모세포에서 적혈구로 분화되는 과정에 긴요한 조혈성장 인자이다.

F

· **Fluconazole(플루코나졸, 디플루칸)** : 구강에 있는 곰팡이 치료에 우수한 항진균제.

· **FK506(프로그라프, Tacrolimus)** : 싸이클로스포린과 비슷한 기능을 갖고 있으며 이식편대 숙주반응을 방지하는 약제.

· **Fibrosis** : **섬유화**. 조혈모세포는 가장 적합한 골수 환경에서 성장/ 분화가 된다. 이때 골수환경에서 성장/ 분화가 된다. 이때 골수환경에 섬유화가 생기는 경우가 있다. 이런 경우에는 골수가 제 기능을 잘 하지 못하기에 비장이나 간에서 대신 담당하느라 커지게 된다.

G

· **Ganciclovir(겐싸이클로비르)** : 항 CMV 바이러스 치료제.

· **G-CSF(필그라스팀(그라신)**, 레노그라스팀(뉴트로젠)) ; 백혈구가 골수에서 말초혈액으로 나오는 것을 촉진시켜주는 조혈성장인자(造血成長因子)로서 피하주사 또는 정맥주사가 있다. 또한 말초조혈모(末梢造血母) 채취(採取) 시에도 G-CSF를 이용하여 가능하다. 부작용으로서는 감기몸살 증상과 같은 느낌, 뼈통증 등이 있다.

· **Genetics** : 유전학

· **Graft** : **이식편(移植片)**. 동종골수이식 시 건강한 골수(공여자의 것).

· **Graft versus Host Disease(GVHD)** : 이식편대 숙주병.
비록 조직항원(HLA, human Leukocyte Antigen)이 완전히 일치하여 동종 골수이식을 한다 하더라도 여전히 각 개체간에 minor-antigen등이 다르며 또한 밖에서 들어간 T-림프구는 환자의 면역체계를 인식하며 문제(갈등)가 생긴다. 주로 피부발진, 황달을 비롯한 간 기능 부전, 설사 등이 동반된다.

H

· **Hematopoiesis** : **조혈**. 이는 조혈모세포가 성장인자의 도움을 받아 각종 필요한 다양한 피를 구성하는 세포(백혈구, 적혈구, 혈소판)로 분화하는 과정을 이야기한다.

· **Hepatitis** : **간염**. 독물질이나 바이러스에 의해 오는 간의 질환.

· **HLA(Human Leukocyte Antigen)** : 원래 백혈구에 있는 항원으로 골수이식(사실 모든 이식이 포함) 시 서로(공여자와 환자) 면역학적으로 공존할 수 있는가를 예측할 수 있다. 그 후 연구결과, 밝혀진 것은 모든 핵(核, Nucleus)이 있는 세포는 다 갖고 있으며 HLA 유전자는 6번 염색체에 자리잡고 있음이 판명되었다.

I

· **Immunosuppression 면역억제** : 스테로이드, 싸이클로스포린, 메토트렉세이트, 싸이톡산 등은 여러기능을 각각의 약들이 가고 있으나 이 중 면역억제기능이 있으며 따라서 밖에서 들어간 공여자 조혈모세포가 환자 안에 남아있게 된다.

· **Immunotherapy** : 면역요법. 이 용어는 대게는 신장암 등에서 인터페론이나 인터루킨을 이용해서 치료하는 데서 보다 많이 사용되지만 재생불량성 빈혈, 만성 림프구성 백혈병의 치료 시에도 사용된다. 최근에는 급성골수성. 림프구성 백혈병, 만성골수성 백혈병 및 골수이형성 증후군에서도 본 면역요법이 개발, 시도되어지고 있다.

· **Incompatibility** : 불일치. 골수이식 시 공여자의 조직항원(HLA)과 환자의 조직항원(HLA)이 일치하지 않을 때를 말하며 함께 공존하지 못한다.

· **Irradiation** : 방사선조사.

J

· **Jaundice** : 황달. 피부가 노랗게 바뀌는 현상으로 대부분 간질환 시 생기며 이식편대 숙주반응 시 설사, 피부발진과 함께 동반되기도 한다. 또한 적혈구가 용혈 시에도 올 수 있다.

L

· **Leukocyte** : **백혈구**.

· **Leukopenia** : 백혈구 감소증. 심한 바이러스 감염이 등이 일시적으로 올 수 있으며 재생불량 시에도 심하게 온다. 상당수의 급성백혈병에서는 오히려 말초혈액을 검사할 경우 좋은(정상) 세포의 공급이 부진한 결과 Leukopenia가 올 수 있다.

· **Lumbar puncture** : 척추검사. 이는 뇌막염이 있거나 백혈병이 중추신경계를 침범한 것이 의심스러울 때 시행하는 검사이다. 요추와 요추 사이에 가느다란 바늘을 넣어 주사기에 연결시킨 후 뇌척수액을 뽑아서 분석/ 관찰(현미경 하에서) 하는 것이다.

· **Lymph** : **림프.** 이는 림프혈관을 통해 순환하고 있으며 백혈구(림프구 포함) 등을 포함하고 있다. 외부에서 침범한 세균에 대해 대응하는 기능이 있다.

· **Lymphadenopathy** : 림프선 종대(림프線 腫大). 각종 감염이나 암세포 등이 활동할 때 몸의 방어기전으로 림프선이 활성화되며 그 크기가 커진다.

· **Lymphocyte** ; **림프구**. 이는 림프결절에서 증식하게 되며 백혈구의 한 구성원이다. 외부에서 세균들의 공격 시 면역기능을 담당한다. 예로서 B-림프구는 항체를 만듦으로 해서 탐식세포가 처리하게 도와주기도 하며 T-림프구는 세균을 갖고 있는 조직항원이 발현된 세포를 인식하여 처리하게끔 한다.

· **Lymphoma** : **림프선 종양**. 림프선에 생기는 악성종양으로 악성의 정도에 따라 상(high grade), 중(Intermediate grade), 하(low grade)등으로 나뉘게 되며 치료 또한 차이가 난다. 복합 화학요법과 자가골수이식이 치료의 근간(近刊) 이지만 경우에 따라서는 동종이식도 권장이 된다.

M

· **Macrophage** : **대식세포**. T-림프구에 의해 활성화 된 대식세포는 외부에서 들어온 균들을 탐식 하게 된다. 백혈구 계열의 한 종류.

· **Malignant cells** : **악성세포**. 암세포는 조절작용이 망가짐에 따라 계속 증식이 되며 결국 주변 장기까지 침범하게 된다.

· **Major ABO Mismatch** : 환자의 isohemagglutinin이 공여자 RBC-항원에 관한 불일치(incompatibility) 때문에 생기는 부작용.

· **Meningitis** : **뇌막염**. 바이러스, 박테리아, 또는 곰팡이류 들이 면역이 떨어진 환자의 중추신경계에 침범하여 구토, 뇌신경 마비 현상등을 유발시킨다.

· **Minor ABO Mismatch** : 공여자의 isohemagglutinin이 환자의 RBC-항원에 관한 불일치로 인해 생기는 부작용.

· **Molecular biology** : **분자생물학**. 이는 세포의 핵과 세포질 안에서 생기는 일을 세포수준을 넘어 보다 깊이 연구하는 학문. 분자생물학을 통해 백혈병 세포들의 조절, 증식, 사멸(死滅) 등이 규명되어지고 있다.

N

· **NST(Non-Myeloablative Stem cell Transplantation, 경(經)한 동종이식)**

· **Neutrophil** : **중성구**. 백혈구의 한 구성원으로 각종 감염에 대처하는 기능이 있으며 이것이 너무 감소했을 때(Neutropenia) 감염이 쉽게 생길 수 있다.

O

· **Opportunistic infection** : 골수이식 이후 첫 1년 기간이나 또는 화학요법으로 백혈병 치료를 받고 있는 기간 중 곰팡이(캔디다, 애스퍼질러스 등)이나 기생충(PCP) 등이 면역이 심하게 떨어진 환자에게 감염을 일으킨다.

· **Osteoporosis** : **골다공증**. 뼈 안에 칼슘이 감소됨에 따라 뼈가 약해지는 것. 폐경기 여성이나 장기간의 스테로이드 치료 시 잘 동반된다.

P

· **Petechia** : **점상출혈**. 점상(點狀) 모양의 출혈이 피부에 오는 것. 이는 주로 혈소판 감소 시 동반된다.

· **Phlebitis** : **정맥류**. 대개 하지에 잘 생기며, 여성, 흡연자, 비만이 있는 사람들. 또는 오래 침대에 누워 있는 환자들에게 잘 오며 다리가 붙고 통증이 동반된다.

· **Philadelphia Chromosome** : 만성골수성 백혈병에서 자세히 기술하고 있다.

· **Plasma** : **혈장**. 피의 액상 성분을 가르키며 그 안에는 혈액응고, 단백질, 당, 항체, 지방 등이 포함된다.

· **Plasmapheresis** : 혈장제거술(血漿除去術). 특수장비를 통해 피에 있는 세포들(백혈구, 적혈구, 혈소판)은 다시 환자에게 되돌려 주지만 혈장은 외부로 빼서 제거하는 시술.

· **Pneumocystosis** : **뉴모씨스토시스증**, 면역이 심하게 감소된 환자에게 올 수 있는 기생충 감염. 폐렴이 가장 흔하며 치료는 하지 않을 경우 급하게 나빠질 수 있다. 박트림등의 항생제를 이용하여 치료가 가능하다.

· **Purpura** : **자반(紫斑)**. 피하출혈로 인해 반점이 생긴다.

· **Purging(정화(淨化), 골수청소)**

자가(自家)이식을 위해 자가 골수세포 또는 자가 말초조혈모(末梢造血母)세포를 뽑은 후 이식 이전에 조작(造作)을 통해(예 ; 뽑힌 자가세포에 항암제를 투여한다든지 또는 항체를 통해 좋은 세포만 선별한다든지 혹은 나쁜 세포를 걸러낸다든지 함) 깨끗하게 함으로써 정화시키는 작업을 말한다.

R

· **Remission** : 관해(寬解). 한글용어해설을 참조.

· **RFLP** : 이는 이식 이후 성공적인 착상의 여부 및 유지를 확인하기 위해 시행하는 검사로 피 또는 골수를 이용해 검사한다. VNTR 등과 비슷한 기능을 하며 방사선 동위 원소를 이용해서 시행한다.

R

· **Splenomegaly** : **비장종대(脾臟腫大)**. 비장이 커지는 상황을 말함. 백혈병과 골수증식성 질환에서 흔히 동반되지만 박테리아 감염, 바이러스 감염 시에도 온다.

· **Stem cells** : **줄기세포**. 각각의 세포(백혈구, 적혈구, 혈소판, 림프구)를 만드는 원조가 되는 세포. 1부에 자세히 기술하고 있다.

T

· **Thrombosis** : **혈전**. 혈관에 염증이 진행이 되며 혈소판 및 지방분 등이 혈관을 막는 현상.

· **Transfusion reaction** : 수혈반응. 3부에서 자세히 다루고 있다.

U

· **Unrelated donor** : **비혈연간(非血緣間) 공여자(供與者)**. 타인공여자로 혼용이 되기도 한다.

· **Uric acid** : **요산**. 백혈병세포들이 심하게 증식된 경우, 또는 관해요법이 시작되며 백혈병 세포 등이 죽어/ 파괴 되어가며 세포내부에 있는 여러 대사물질 중 요산이 갑자기 피로 유입되는 수가 있다. 이때 신기능(腎機能) 부전이 오며 피해를 줄 수 있다. 수액공급, 알로퓨리놀 치료 등으로 방지가 가능하다.

V

· **VNTR** : 각 개인의 지문의 모양이 각기 다 다르듯이, 피 또는 골수를 분자생물학적으로 분석해 볼 때 반복되는 특이한 유전자의 분포가 각 개인에서 상이하다. 이를 이용하여 골수이식 이후 공여자의 골수로 잘 바뀌었는가를 판단하는데 유용한 검사이다.

X

· **XY-FISH** : 이는 VNTR과 함께 골수이식 이후 공여자의 골수로 잘 바뀌었는가를 확인할 수 있는 방법이다. 즉 환자는 남자이고 공여자는 여자일 때 위의 방법으로 분석을 해 볼 경우, 성공적인 골수이식 이후에는 염색체 검사(골수)에서 남자세포는 보이지 않으며 여자세포만 보이게 된다.

맺음말

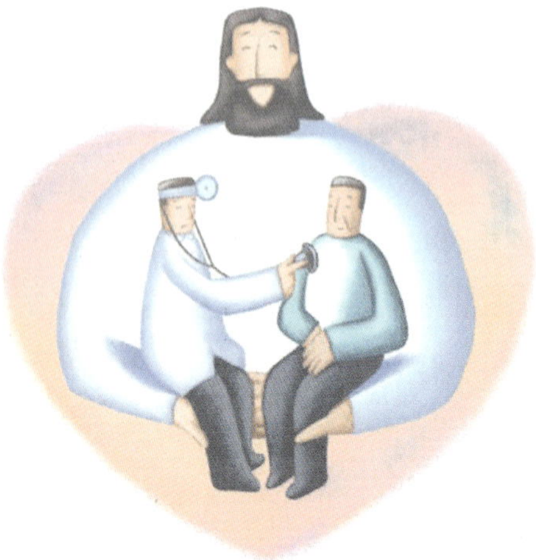

백혈병에 걸려 치료를 받느라 고행하는 환우들에게는 물론이지만 우리 모두에게도 삶은 예기치 않은 일들의 연속인 것 같다. 동시에 우리 모두 불확실한 미래에 대해 상당한 두려움이 있는 것을 부인할 수 없다. 그러나 역설적으로 이야기 하자면, 우리가 미래에 무슨 일이 일어날지 잘 모르기에 하루하루 살지, 만약 앞으로 일어날 일들을 소상히 다 안다면 우리가 두려운 마음에 어떻게 살 수 있을까?

동방의 의인(義人)이었던 욥은 하루아침에 자녀들이 불의 사고로 모두 죽게되고 자신도 몸이 엉망이 되었다(본인의 죄나 실수로 인한 것이 아님). 이때 욥은 오히려 하나님을 저주하기보다는 오히려 "내가 모태에서 적신(赤身)이 나왔사온즉 또한 적신이 그리로 돌아가올지라. 주신 자도 여호와시요 취하신 자도 여화와시오니 여호와의 이름이 찬송을 받으실지니이다 (욥기 1 : 21)" 라고 구약의 [욥기]에서 고백하고 있다. 이와 같이 우리도 이땅에서 우리 앞에 벌어진 불행들을 놓고 왜 라는 질문을 계속 던지며 원망을 안고 살기보다는 비록 지금 어렵다 해도 정해주신 주어진 시간동안 감사거리를 찾으며 열심히 사는 것이 우리가 갖어야 할 태도인 것 같다. 중요한 것은 우리에게 각자에게 맡겨져있는 삶의 목적이 있기에 그 목적에 합당하게 사는 것이다. 결국 우리의 삶의 목적이란 우리에게 주어진 귀한 시간, 은사 및 물질들을 마음껏 사용하여 내 이웃을 사랑하고, 또 섬기는 것으로 압축되어지는 것 같다.

원래, 하나님이 우리를 세상에 보내실 때에는 우리로 하여금 편하게 살며 서로가 서로를 사랑하게끔 지어 주신 것 같다. 그러나 우리는 성장기간 동안 가정에서 사회에서, 학교에서 빗나간 것들을 강요당하고 또는 터득하게 되면서 우리의 마음과 혼이 망가지게 되는 것 같다. 이렇게 망가진 자아를 우리는 이생의 자랑으로(경제력, 학위, 권력, 외모 등) 포장(包裝)/ 위장(僞裝)하게 되는 것 같으며 그 과정에 가까운 사람을 포함한 주변에 깊은 상처를 남기는 것 같다. 그러나 하나님께서는 이렇게 망가진 우리를 오래 참아 주시며 우리에게 회복의 기회를 세번, 네번.. 셀 수 없는 많은 회복의 기회를 주시니 감사한 마음이다.

저자는 1997년 귀국 이후 백혈병 환자들을 치료하며 환우나 보호자들께 백혈병이라는 질환에 대해 보다 자세하고 체계적인 정보를 드리고 싶은 마음이 있었고 동시에 그것들은 내게 숙제처럼 부담을 느껴왔었다. 결국 집필이 시작되었고, 집필이 시작된 지 어느덧 2년여가 지났다…. 이제는 마감의 시간이다.

이책을 통해 백혈병 치료를 통과하는 환우들과 그 보호자들에게 필요한 정보를 줌으로써 조금이라도 유익했으면 하는 바람이지만, 동시에 많은 부족함을 느낀다. 한편, 본 저서의 내용들은 2004년에 시행되는 표준 치료라는 것을 밝히고 싶다. 물론, 앞으로 수년 내에 더 좋아진 치료들이 충분히 나올 수 있으며, 그 경우에는 이책에 기술된 내용들이 낙후(落後)되거나 또는 적절하지 못할 수도 있다는 것을 상기드리고 싶다. 따라서 저자는 2-3년마다 기회가 있다면 새롭게 정착되는 표준치료를 포함시켜 수정판을 다시 낼 계획이 있다.

한편, 아침부터 저녁까지 병원, 학교, 연구실에서 정상근무를 하며 저녁시간이나 주말에 이 책을 집필을 하다보니 그간, 가족들 및 친우들과 시간을 잘 보내지 못함이 미안한 마음이다. 이제 어느 정도 끝을 냈으니… 가족들과 시간을 좀더 보내고 또 친우들과 전화도 걸고 함께 만나서 그간 밀렸던 이야기도 하고, 또 내가 좋아 하는 근교 북한산에도 다시 다니기 시작해야 겠다. 서문에서 기술한 바 있으나 마지막으로 꼭 언급하고 싶은 것은, 늘 나와 82병동 환우들을 위해 기도해 주시는 어머님, 아내, 두자녀, 그리고 내 주변의 믿음의 친우들께 감사의 말을 꼭 전하고 싶다. (Rejoice in the Lord, always. 빌립보서 4 : 4)